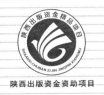

陕西出版资金资助项目

家庭护理丛书

老年护理

编著 张玉莲

主审 徐永刚

编委（以姓氏笔画为序排名）

王 丹 张 茜 李 婷 蒋 佳

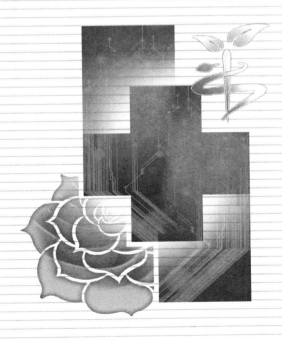

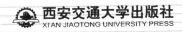

西安交通大学出版社

XI'AN JIAOTONG UNIVERSITY PRESS

图书在版编目(CIP)数据

老年护理/张玉莲编著. —西安:西安交通大学出版社,
2014.12
ISBN 978 - 7 - 5605 - 6956 - 7

Ⅰ.①老…　Ⅱ.①张…　Ⅲ.①老年医学-护理学
Ⅳ.①R473

中国版本图书馆 CIP 数据核字(2014)第 307069 号

书　　　名	老年护理
编　　　著	张玉莲
责任编辑	张沛烨　郭泉泉

出版发行　西安交通大学出版社
　　　　　(西安市兴庆南路 10 号　邮政编码 710049)
网　　址　http://www.xjtupress.com
电　　话　(029)82668357　82667874(发行中心)
　　　　　(029)82668315(总编办)
传　　真　(029)82668280
印　　刷　陕西宝石兰印务有限责任公司

开　　本　727mm×960mm　1/16　印张 30.125　字数 512 千字
版次印次　2015 年 1 月第 1 版　　2015 年 1 月第 1 次印刷
书　　号　ISBN 978 - 7 - 5605 - 6956 - 7/R · 719
定　　价　78.00 元

序

据联合国预测,到 2020 年我国 65 岁以上老龄人口将达 1.67 亿人,约占全世界老龄人口 6.98 亿人的 24%,全世界每四个老年人中就有一个是中国老年人,这无论从增长速度还是比重上都超过了世界老龄化的发展速度和比重,关系到家庭和整个社会的和谐与健康发展。养老问题日渐突出就需要有更健全的养老措施为老年人的健康保驾护航。虽然我国养老机构日益发展,但是我国老年人人口基数大,加之经济条件的限制,家庭养老目前在我国仍然占据着重要的地位,因此在我国,居家老人的护理就显得尤为重要。

上述背景和现实要求,必须建立健全一套面向老年专业护理工作者、社区养老机构以及家庭成员的专业性、实用性和指导性强、内容覆盖面广、通俗易懂的老年护理类图书作为重要资源和必备指导用书。作为卫生医疗机构及其管理部门,我们一直密切关注着这项工作的进程,同时也感到有责任和义务在这方面有所作为,为此,经过充分论证,我们组织编写了这本《老年护理》。

本书在内容选择和文体架构安排上,体现了三个基本原则:一是内容上求新。文中吸取了本学科新的较成熟的研究成果,如老年护理新理论、新技术。二是注重开放性。在结合我国实际,充分利用我国研究成果的基础上,注重国际化养老新理念、新知识、新技术和新措施的吸纳,使其具有全球化的高度和特点。三是注重广泛实用性。本书内容的科学性、全面性决定了其使用的广泛性,不仅适用于家庭、社区成员,同样也适用于临床护理工作者,是为患者提供专业护理服务、健康教育和延伸护理服务的指导用书。

该书的编写也是贯彻执行国务院有关文件精神,根据国家新闻出版广电总局、陕西省新闻出版局的指导思想撰写而成,旨在关注和尽力解决我国老龄化程度迅猛发展情况下而带来的老年健康保障问题,以满足我国当前形势下的卫生事业发展需求,弘扬社会主义核心价值观。

　　该书为系列丛书之一,是一个长期的探索过程,现在呈现给读者的是这一时期的阶段性成果,相信随着医学的不断进步和发展、社会养老机构的不断完善,在大家的共同努力下,老年护理类丛书内容将更加丰富和完善,为进一步推进我国老年护理事业的发展发挥更大的作用。

陕西省人民医院院长

2014 年 11 月

前言

　　伴随着我国社会老龄化程度不断地加快,老年护理在我国护理学的发展中占有重要的地位。老年护理学的核心在于从老年人生理、心理、社会文化以及发展的角度出发,研究自然、社会、文化教育和生理、心理因素对老年人健康的影响,探讨如何用护理手段或措施解决老年人健康问题。它着重强调老年人健康的的保持、促进、康复,以及预防和控制由急、慢性疾病引起的功能障碍,实现老年机体的最佳功能,保持老年人的尊严和舒适生活直至生命终结。

　　本着需求性、实用性和指导性的原则,编者们编写了《老年护理》。本书共分为十章,包括老龄化社会发展概况、老年人心理护理、家庭护理、老年常见疾病的护理等。尤其详细介绍了老年人呼吸、循环、神经、消化、内分泌和泌尿生殖系统常见疾病以及精神障碍的护理干预措施,老年常见健康问题的护理要点,老年人常见的风险防范(跌倒、压疮等)和功能障碍(疼痛、便秘、尿失禁与尿潴留等)的处理。此外,还包括老年临终关怀与护理、老年康复护理、老年人养生与保健。本书主要面向老年人及其家庭成员等主要照护者使用,同时也可供护理学专业人员、广大临床护理工作者使用和参考。

　　本书编写组成员所在单位是陕西省老年病重点学科所在地——陕西省人民医院,主编具有扎实的老年人及慢性病护理知识和丰富的临床护理与管理经验,编写组成员由临床护理专家、护理管理专家、公共卫生专业专家和具有高学历层次的年轻骨干组成,她们曾分别就读于西安交通大学、中南大学、中国医科大学、南华大学等国内知名院校,具有较强的护理科研能力,编写过程中也得到了以上大学老师不同程度的指导。同时,阅读了大量的国内外相关文献,尤其是老年人家庭护理方面的相关知识和新的研究进展,拓宽和更新了视野,体现了与时俱进、不断创新的特点。

鉴于老年护理研究尚处于探索和发展阶段,在本书的编写过程中,难免会有一些不足和疏漏,恳请广大读者和护理同仁提出宝贵的意见,不断改进和完善,为加快老年护理学的发展、提高老年人的生活质量和健康水平而共同努力。

目录

Contents

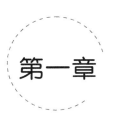

第一章

概　述

　　21 世纪是人口老龄化的时代。 老年人口的快速增加，特别是 80 岁以上的高龄老年人和失能老年人年均 100 万的增长速度，使得对老年人的生活照料、康复护理、医疗保健、精神文化等需求日益凸显，养老问题日趋严峻。而随着年龄增长，老年人出现了生理、心理等一系列变化，如身体老化、各种适应能力低下，受慢性疾病的长期折磨，认识能力下降，退休后情感、意识的改变及经济来源受限等，都不同程度地影响着老年人生活质量，成为严重的卫生保健问题。 这些问题已成为亟待解决的社会问题。

第一节 老年人与人口老龄化

一、人的寿命和老年人年龄划分

（一）人的寿命

衡量人类寿命主要有两种指标：一是平均寿命或预期寿命，它代表一个国家或地区人口的平均存活年龄；二是最大或最高寿命，也就是在没有外因干扰的条件下，从遗传学角度人类可能存活的最大年龄。

1. 平均期望寿命

平均期望寿命简称平均寿命，是指通过回顾性死因统计和其他统计学方法，计算出一定年龄组的人群能生存的平均年数。一般常用出生时的平均预期寿命，作为衡量人口老化程度的重要指标。平均寿命是以死亡作为终点。

2004 年，我国居民平均期望寿命达到 72.0 岁，比世界平均水平约高 5 岁。这不但反映了我国人民生活水平和生活质量的提高，也反映了我国疾病预防、控制、治疗水平的提高。

2. 最高寿命

现代科学家们用各种方法来推测人的最高寿命，例如按性成熟期（14～15 岁）的 8～10 倍，生长期（20～25 岁）的 5～7 倍，细胞分裂次数（40～60 次）的 2.4 倍等方法推算，人的最高寿命应该是 110～175 岁。但由于受到疾病和生存环境的影响，目前人类寿命与最高寿命的差距仍然较大，但随着科学的发展，人类的平均寿命将逐渐接近或达到最高寿命。

3. 健康期望寿命

健康期望寿命是指去除残疾和残障后所得到的人类生存曲线，即个人在良好状态下的平均生存年数，也就是老年人能够维持良好的日常生活活动功能的年限。健康期望寿命的终点是日常生活自理能力的丧失，即进入寿终前的依赖期。因此，平均期望寿命是健康预期寿命和寿终前依赖期的总和。

测定健康期望寿命的方法与日常生活能力（ADL）的指标结合起来，广泛用来计算和评定各年龄组的健康期望寿命。健康期望寿命约占平均期望寿命的 80%～90%。2000 年，我国人均健康寿命仅 62.3 岁，位居世界第 81 位，而日本位居世界第一，高达 74.5 岁。

（二）老年人的年龄划分

1. 世界卫生组织对老年人年龄的划分标准

世界卫生组织（WHO）的标准：60岁和65岁，即在发达国家将65岁以上的人群定义为老年人，而在发展中国家（特别是亚太地区）则将60岁以上人群称为老年人。

老年是人类生命周期的最后一个阶段，根据老年期人类生理、心理结构上的变化，又可以划分为以下阶段：60~74岁为年轻老年人，75~89岁为老老年人，90岁以上为非常老的老年人或长寿老年人。

2. 我国对老年人年龄的划分标准

我国中华医学会老年医学会于1982年建议将我国60岁以上者称为老年人，老年期的划分标准为：45~59岁为老年前期，也可称为中年老年人；60~89岁为老年期，又称为老年人；90岁以上为长寿期，称为长寿老年人。

二、人口老龄化相关概念

（一）人口老龄化

人口老龄化（aging of population）是指总人口中因年轻人口数量减少、年长人口数量增加而导致的老年人口比例相应增长的动态。国际上通常把60岁以上的人口占总人口比例达到10%，或65岁以上人口占总人口的比重达到7%作为国家或地区进入老龄化社会的标准。它包含两个含义：一是指老年人口相对增多，在总人口中所占比例不断上升的过程；二是指社会人口结构呈现老年状态，进入老龄化社会。反映人口老龄化程度的主要指标是老年人口系数，即老年人口在总人口中所占的百分比。

（二）健康老龄化

健康老龄化（healthy aging）是指个人在进入老年期时，没有慢性疾病，在身体活动和认知能力方面仍能保持良好状态。"健康老龄化"最早出现于1987年5月召开的世界卫生大会，1990年世界老龄大会将"健康老龄化"作为应对人口老龄化挑战的一项发展战略和对策。它的目标是老年人口群体的大多数人健康长寿，体现在健康的预期寿命的提高，更重要的是生命质量的提高。它区别于基本健康和非常健康。基本健康是指没有突发疾病、近期无癌症史、血压正常、慢性疾病控制良好，而非常健康是指没有慢性疾病、无服药史、血压正常、维持标准体重。

（三）积极老龄化

积极老龄化（active aging）是指人到老年时，为了提高生活质量，使健康、参与和保障的机会尽可能获得最佳的机会的过程。它于2002年的马德里国际老龄大会上提出,是应对人口老龄化的新思维。它是健康老龄化在理论上的完善和必要条件。积极老龄化的目的在于使所有进入老年的人,包括虚弱、残疾和需要照料的人,都能提高预期寿命和生活质量。"积极"强调的是继续参与社会、经济、文化、精神和公民事务,不仅仅指身体的活动能力或参加体力劳动的能力。它使人们认识到自己在一生中能够发挥自己的体力、社会、精神等方面的潜力,按自己的权利、需求、爱好、能力参与社会活动,并得到充分的保护、照料和保障。

(四) 老龄化社会

WHO根据不同国家的人口年龄结构状况制定了不同的老龄化社会标准,见表1-1。

表1-1 老龄化社会的划分标准

	发达国家	发展中国家
老年人年龄界限	65 岁	60 岁
青年型(老年人口系数)	<4%	<8%
成年型(老年人口系数)	4%~7%	8%~10%
老年型(老年人口系数)	>7%	>10%

1. 发达国家的标准

65岁以上人口占总人口的7%以上,定义为老龄化社会(老龄化国家或地区)。

2. 发展中国家的标准

60岁以上人口占总人口的10%以上,定义为老龄化社会(老龄化国家或地区)。

三、人口老龄化的现状和发展趋势

(一) 世界人口老龄化趋势与特点

1. 老年人口数量庞大且增长速度快

据官方统计,截止到2012年,世界60岁以上的老年人口达到8.2亿,预计2050年这一数字将达到20亿,同时也将第一次超过全世界儿童(0~14岁)的人口数。根据联合国专题项目的研究估算,到2050年每5人中将会有一个老年人,到了2150年,每3人中就会有一个60岁以上的老年人。

2. 老年人口地区分布不均衡

目前,世界上一半多的老年人生活在亚洲(占54%),其次是欧洲(22%)。尤其是我国,联合国预测,中国在21世纪上半叶将一直是世界老年人口最多的国家,占世界老年人口的20%。

3．老年人口本身老化程度加深

2006 年 80 岁以上的老年人已经占到老年人总数的 13％，到 2050 年这一数字将增加到 20％。并且在 1950—2050 年间，80 岁以上人口以平均每年 3.8％的速度增长，这将大大超过 60 岁以上人口的平均增长速度（2.6％）。百岁以上老年人也将从 2006 年的 28.7 万增加到 2050 年的 370 万，多达 13 倍的增幅。

4．老年人口性别比例失衡

由于女性的预期寿命大于男性，所以 60 岁以上的老年人的男女性别比例是 82：100，80 岁以上人群中这一比例更是只有 55：100。独居老年人占老年人总数的 14％。独居的女性老年人比例为 19％，明显高于男性的 8％。

5．老龄化程度及发展速度地区差异明显

有研究表明，1950—2050 年的 100 年间，发达国家的老年人口将增加 3.8 倍，而发展中国家为 14.7 倍，因而老年人口发展的中心集中在了发展中国家。2000 年发展中国家的老年人口数约占全球老年人总数的 60％，预计到 2050 年，世界老年人口总数的 82％将会在发展中国家。

（二）我国人口老龄化趋势与特点

我国自 1999 年已进入老龄化社会，目前是世界上老年人口最多的国家（据《中国人口老龄化发展趋势预测研究报告》）。截止 2013 年底，我国 60 周岁及以上人口达到 20243 万人，占总人口的 14.9％，65 周岁及以上人口 13161 万人，占总人口的 9.7％。

1．老年人口规模巨大

我国目前 60 岁以上老年人口占世界老年人口总量的 20％，占亚洲老年人口的 50％。有关专家预计，到 2050 年，我国老龄人口将达到总人口数的三分之一。21 世纪下半叶，中国也还是仅次于印度的第二老年人口大国。解决好我国老年人口问题，对亚洲乃至世界来说都具有举足轻重的作用。

2．老年人口增长速度加快

从 1980—1999 年，在不到 20 年的时间里，我国人口年龄结构就基本完成了从成年型向老年型结构的转变，与世界发达国家相比比，速度十分惊人。而法国完成这一过程用了 115 年，瑞士用了 85 年，美国用了 60 年，英国用了 45 年，最短的日本也用了 25 年。老年人口高龄化趋势明显。人口学认为，60～69 岁为低龄老年人口，70～79 岁为中龄老年人口，80 岁以上为高龄老年人口。我国高龄老年人口以每年 5.4％的速度增长，高龄人口已从 1990 年的 800 万人增长到目前的 1300 万人，到 2020 年将达到 2780 万人。高龄人口丧偶和患病的几率高，高龄女性多于男性，高龄老年人生活自理能力差。因此，他们不仅需要经济上的供养，而且需要生

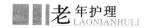

活上的照料。

3.老龄化地区间差异较大

在东部经济发达地区和大中城市,人口已经进入老龄化阶段。如上海市老年人口2000年已达238万人,占总人口的18.5%;到2025年将达到最高峰468.8万人,占总人口的32.7%。2000年北京老年人口为188万人,占总人口的14.6%。2025年将会猛增到416万人,老年人口的比例接近30%,大大超过目前发达国家人口老龄化程度。而在中西部地区,人口老龄化的程度低于东部。东部上海在1979年最早进入人口老年型地区行列,和最迟2012年进入人口老年型地区行列的西部宁夏比较,时间跨度长达33年。

4.老龄城乡倒置显著

2005年底,我国农村老年人口为8557万人,占老年人口总数的65.82%,农村的老龄化水平高于城镇1.24个百分点,这种城乡倒置的状况将一直持续到2040年。到21世纪后半叶,城镇的老龄化水平面才将超过农村,并逐渐拉开差距。这是我国人口老龄化不同于发达国家的重要特征之一。

5.女性老年人口数量多于男性

目前,老年人口中女性比男性多出464万人,2049年将达到峰值,多出2645万人。21世纪下半叶,多出的女性老年人口基本稳定在1700万~1900万人。多出的女性老年人口中50%~70%都是高龄老年人。

6.老龄化超前于现代化

欧美一些发达国家人口老龄化伴随着城市化和工业化呈渐进的步伐。当它们的65岁以上老龄人口达到7%时,人均国内生产总值一般都在5000~10000美元以上。而中国进入老龄化国家时,人均国内生产总值仅为800美元,世界发达国家的人口是"先富后老"或"富老同步",而我国属于"未富先老",目前位于中等偏低收入国家行列,应对人口老龄的经济实力还比较薄弱。

四、人口老龄化的影响

（一）加重社会负担

我国老年人口负担系数,即60岁以上人口与15~59岁人口的比例,在1999年为1:8.2,2000年为1:2.2,即2个劳动人口就要供养1个老年人。各国研究结果都得到相类似的结论:抚养一位老年人的平均费用与儿童的费用比大体上为2:1~3:1。尽管中国儿童人口比例的下降抵消了老年人口比例的上升,在相当长的时期内被扶养人口总比例增加不多,但社会费用的支出仍将稳定地增长。因为医疗费用及退休金是社会对老年人主要的支出项目。

（二）对家庭养老方式提出了挑战

我国现行的养老方式是以居家养老为基础、社会养老为依托、机构养老为补充的家庭养老方式。但是,人口老龄化所产生的"四、二、一"家庭模式和抚养系数比上升将使得现行的家庭养老模式发生困难。一方面,人口老龄化普遍产生了"四位老年人、一对年轻夫妇以及一个未成年小孩"这样一种家庭结构模式,另一方面,它也导致老年抚养比从1964年的6.3%逐渐上升到2000年的10.1%以及2050年的33%。在人口流动频繁的今天,这两种情况必然导致家庭物质供养、生活照料以及精神安慰等方面严重缺乏,依靠现有的居家养老方式难以实现养老目标。

（三）对我国医疗保障的需求增加

老年人是一个容易患病的特殊群体,随着人口老龄化的加剧,他们对医疗保险的需求将会急剧增加。由于我国目前离退休人员医疗费用实行国家与单位共同负担,因此,在离退休人员高速增长的情况下,人口老龄化对整个医疗费用的承受能力提出了严峻挑战。

（四）对劳动力结构的冲击与挑战

与西方国家不同,我国人口老龄化对劳动力的挑战主要不是体现在劳动力数量不足问题,而是深刻地体现在我国劳动力质量不能满足经济社会的发展需要。中老年劳动者重新学习与培训的费用较高、职业流动性较差,他们往往是结构性失业的最先承担者,而且一旦失业常常很难就业。

（五）加重了养老保障的负担

老龄化社会发展面临的最主要的社会和经济问题其主要包括物质上的供养、生活上的照料、精神上的慰藉三方面的内容。可是,随着人口老龄化程度的不断加深,对养老保障冲击是巨大的。人口老龄化加大了养老保障需求,而养老保障需求的加大将使我国总人口的经济负担日益加重,国民收入中消费基金比例扩大,投资率、积累率下降,减慢经济发展速度。

五、人口老龄化的对策

人口老龄化是世界人口发展所面临的共同问题,况且我国的老龄化情况较严重,因此必须在充分借鉴国外经验的基础上,从我国的实际出发,探索出具有我国特色的解决人口老龄化问题的途径。

（一）推动经济快速发展

面对我国目前的国情,只有发展经济,增强经济承受能力,才能实现老年人与其他人共同享受经济社会发展成果。从现在到2020年左右,我国还处于劳动年龄人口比重较大、总供养系数不高、国家负担较轻的黄金时期,因此要充分利用这个经济发展的好时期,大力发展我国的经济,为迎接老龄化高峰期的来临打好坚定的物质保障基础。

（二）建立和完善老年法规体系

加快保护老年人正当权益的法律、法规建设,使老年人的民主权利、人身权利、消费权益和社会地位得到保护,受到尊重,做好立法和伦理道德准备。同时也应加大老年相关法律知识的宣传和教育,让老年人真正地懂得法律知识,学会用法律武器来保护自己,捍卫自己的人身权利。

（三）尽早建立和健全养老保险及医疗保健等社会保障制度

2005年,我国公共养老保障体系的覆盖面只占人口总数的15%,低于世界劳工组织确定的20%的国际最低标准。建立完善的养老社会保障体系,为广大参保职工和离退休人员提供适当水平的基本生活保障,这就需要我国健全中国养老保险制度。它是国有企业改革和经济结构调整的迫切需要,有利于改善居民对改革的心理预期,增加即期消费,促进我国经济的持续、快速增长,是应对人口老龄化的需要。同时建立建全老年医疗健康保险制度,逐步实现健康老龄化。因此应该加快深化医疗卫生改革,健全社区医疗卫生服务体系,组织并建立和发展多种形式的医疗保障制度,解决看病难、看病贵的问题。

（四）积极发展老龄产业,开拓老年消费市场

所谓老龄产业,就是指由老年消费市场需求增长带动而形成的特色产业,它包括所有有关满足老年人特殊需求的商品生产、销售和服务等经济活动。我国老年人口绝对数多,老年消费市场规模庞大。发展老龄产业的根本目的是为了提高老年人的生活质量,而不仅仅是为经营者获利,为此,政府应从多方面创造条件支持老龄产业发展,包括给予政策优惠和扶持。应对人口老龄化社会的到来,还要树立和发扬尊老助老的社会风尚,提倡中国传统文化中优秀的孝文化:赡养父母和老年人,对父母和老年人要和顺,要尊敬父母和老年人,要精心对待父母及老年人的生活和疾病。

（五）大力开展健康老龄化和积极老龄化

健康老龄化是世界卫生组织提出并在全世界积极推行的老年人健康生活目标。它是指老年人在晚年能够保持躯体、心理和社会生活的完好状态,将疾病或生活不能自理推迟到生命的最后阶段。联合国提出,将健康老龄化作为全球解决老龄问题的奋斗目标。积极老龄化是在健康老龄化基础上提出的新观念,它强调老年群体和老年人不仅在机体、社会、心理方面保持良好的状态,而且要积极地面对

晚年生活,作为家庭和社会的重要资源,继续为社会作出有益的贡献。各级政府和全社会各行各业要根据老年人的需要、愿望和能力,充分发挥他们的智慧优势、经验优势、使他们真正成为社会发展的建设性力量。

老年人不只是被关怀照顾的对象,也是社会发展的参与者和创造者。健康老龄化也不只是我们的终极目标,让老龄化迅速迸发出积极的政治、经济和文化的影响力,进一步增强社会可持续发展的能力,使老年人成为社会发展的建设性力量,才是解决老龄化问题的重要途径。

第二节 老年护理学概述

一、老年护理学相关知识

(一)老年护理学的概念及内容

老年护理学是以老年人为研究对象,研究老年期的身心健康和疾病护理特点与预防保健的学科,也是研究、诊断和处理老年人对自身现存和潜在健康问题反应的学科。它是护理学的一个重要分支,与社会科学、自然科学相互渗透。

老年护理学起源于现有的护理理论和社会学、生物学、心理学、健康政策等学科理论。美国护士协会(American Nurses Association,ANA)1987年提出用"老年护理学"概念代替"老年病护理"概念,因为老年护理学涉及的护理范畴更广泛。它包括评估老年人的健康和功能状态,制订护理计划,提供有效护理和其他卫生保健服务,并评价照顾效果。老年护理学强调保持和恢复、促进健康,预防和控制由急、慢性疾病引起的残疾,发挥老年人的日常生活能力,实现老年人机体的最佳功能,保持人生的尊严和舒适生活直至死亡。

老年护理学研究的重点在于从老年人生理、心理、社会文化以及发展的角度出发,研究自然、社会、文化教育和生理、心理因素对老年人健康的影响,探讨用护理手段或措施解决老年人的健康问题。

(二)老年护理的目标

1. 增强自我照顾能力

面对老年人的虚弱和需求,医护人员常常寻求其他社会资源的协助,而很少考虑到老年人自身的资源,老年人在许多时候都以被动的形式生活在依赖、无价值、丧失权利的感受中,自我照顾意识淡化,久而久之将会丧失生活自理能力。因此,要善于运用老年人自身资源,以健康教育为干预手段,采取不同的措施,尽量维持老年人的自我照顾能力,巩固和强化其自我护理能力,避免过分依赖他人护理,从而增强老年人生活的信心,保持老年人的自尊。

2. 延缓恶化及衰退

广泛开展健康教育,提高老年人的自我保护意识,改变不良的生活方式和行为,增进健康。通过三级预防策略,对老年人进行管理。避免和减少健康危险因素的危害,做到早发现、早诊断、早治疗、积极康复,对疾病进行干预,防止病情恶化,预防并发症的发生,防止伤残。

3. 提高生活质量

护理的目标不仅仅是疾病的转归和寿命的延长,而应促进老年人在生理、心理和社会适应方面的完美状态,提高生活质量,体现生命意义和价值。老年人要在健康基础上长寿,做到年高不老、寿高不衰,更好地为社会服务,而不是单纯满足人们长寿的愿望,让老年人抱病余生。

4. 做好临终关怀

对待临终老年人,护理工作者应从生理、心理和社会等方面全方位为他们服务。对其进行综合评估分析,识别、预测并满足其需求,以确保老年人能够无痛、舒适地度过生命的最后时光。不再做延长死亡的"抢救",让老年人走得平静,生命终末阶段有陪伴照料。给家属以安慰,并让他们感受到医务人员对患者的关心和帮助。

（三）老年护理的原则

老年护理工作有其特殊的规律和专业的要求,为了实现护理目标,在护理实践中还应遵循相关的护理原则。

1. 满足需求

人的需要满足程度与健康成正比。因此,首先应基于满足老年人的多种需求。护理人员应当增强对老化过程的认识,将正常及病态老化过程及老年人独特的心理社会特性与一般的护理知识相结合,及时发现老年人现存的和潜在的健康问题和各种需求,使护理活动能提供满足老年人的各种需求和照顾的内容,真正有助于其健康发展。

2. 社会护理

老年护理的对象不仅是老年患者,还应包括健康的老年人、老年人家庭的成员,因此,老年护理必须兼顾到医院、家庭和人群,护理工作不仅仅是在病房,而且也应包括社区和全社会。从某种意义上讲,家庭和社会护理更有其重要性,因为不但本人受益,还可大大减轻家庭和社会的负担。

3. 整体护理

由于老年人在生理、心理、社会适应能力等方面与其他人群有不同之处,尤其是老年患者往往有多种疾病共存,疾病之间彼此交错和影响,因此,护理人员必须树立整体护理的理念,研究多种因素对老年人健康的影响,提供多层次、全方位的护理。一方面要求护理人员对患者全面负责,在护理工作中注重患者身心健康的统一,解决患者的整体健康问题;另一方面要求护理业务、护理管理、护理制度、护理科研和护理教育各个环节的整体配合,共同保证护理水平的整体提高。

4. 个体化护理

衰老是全身性的、多方面的、复杂的退化过程,老化程度因人而异。影响衰老和健康的因素也错综复杂,特别是出现病理性改变后,老年个体的状况差别很大,加上患者性别、病情、家庭、经济等各方面情况不同,因此,既要遵循一般性护理原则,又要注意因人施护,执行个体化护理的原则,做到针对性和实效性护理。

5. 早期防护

衰老起于何时,尚无定论。又由于一些老年病发病演变时间长,如高脂血症、动脉粥样硬化、高血压、糖尿病、骨质疏松症等一般均起病于中青年时期,因此,一级预防应该及早进行,老年护理的实施应从中青年时期开始入手,进入老年期应更加关注。要了解老年人常见病的病因、危险因素和保护因素,采取有效的预防措施,防止老年疾病的发生和发展。对于慢性病患者、残疾老年人,根据情况实施康复医疗和护理的开始时间也越早越好。

6. 持之以恒

随着衰老,加上老年疾病病程长,并发症多,并发症多,后遗症多,多数老年病患者的生活自理能力下降,有的甚至出现严重的生理功能障碍,对护理工作有较大的依赖性。老年人需要连续性照顾,如医院外的预防性照顾、精神护理、家庭护理等。因此,开展长期护理是必要的。对各年龄段健康老年人、患病老年人均应做好细致、耐心、持之以恒的护理,减轻老年人因疾病和残疾所遭受的痛苦,缩短临终依赖期,对生命的最后阶段提供系统的护理和社会支持。

第三节 | 老年护理的发展

一、国外老年护理的发展

20世纪20年代在国外开始出现了一门新兴学科——老年学,直到20世纪60年代才开始出现老年护理教育计划和教科书,从此老年护理学在国外不断发展。

世界各国老年护理发展状况不尽相同,各有特点,这与人口老龄化程度、国家经济水平、社会制度、护理教育发展等有关。老年护理作为一门学科最早出现于美国,美国老年护理的发展对世界各国老年护理的发展起到了积极的推动作用。故以美国为例简要介绍如下。

1900年,老年护理作为一个独立的专业需要被确定下来,至20世纪60年代,美国已经形成了较为成熟的老年护理专业。1961年美国护理协会设立老年护理专科小组,1966年晋升为"老年病护理分会",确立了老年护理专科委员会,老年护理真正成为护理学中一个独立的分支。从此,老年护理专业开始有较快的发展。1970年首次正式公布老年病护理职业标准,1975年开始颁发老年护理专科证书,同年《老年护理杂志》诞生,"老年病护理分会"更名为"老年护理分会",服务范围也由老年患者扩大至老年人群。1976年美国护理学会提出发展老年护理学,关注老年人对现存的和潜在的健康问题的反应,从护理的角度和范畴执行业务活动。至此,老年护理显示出其完整的专业化发展历程。

自20世纪70年代以来,美国老年护理教育开始发展,特别是开展了老年护理实践的高等教育和训练,培养高级执业护士(advanced practice nurses,APNs),具备熟练的专业知识技能和研究生学历,经过认证,能够以整体的方式处理老年人的复杂的照顾问题。高级执业护士包括老年病开业护士(geriatric nurse practitioners,GNPs)、老年病学临床护理专家(clinical nurses specialists,CNSs)。老年开业护士在多种场所为老年人提供初级保健,社区卫生服务主要由开业护士来管理。老年病学护理专家具有对患者及其家庭方面丰富的临床经验,具有设计卫生和社会政策的专业知识,多数护理专家在医院内工作,作为多科医疗协作组的咨询顾问,并协助在职护士在医院、养老院或社区卫生代理机构之间建立联系。目前,在老年病护理专业训练中增加了老年精神病护理,老年精神病护理专家一般在医院、精神卫生中心和门诊部工作。

美国早期有关老年护理的研究侧重描述老年人及其健康需求,以及老年护理人员的特征、教育与态度。目前更多研究具有临床意义的课题,例如在约束与跌倒、压疮、失禁、谵妄与痴呆、疼痛等研究领域取得了满意的效果。此外,老年护理场所的创新实践模式、长期护理照顾、家庭护理等问题也受到重视。近年来,由政府资助成立老年教育中心或老年护理研究院,以改进老年护理实践质量。某些护理学院拥有附属的老年人院,便于教学、研究以及学生实习。美国护理协会每年为成千上万名护理人员颁发老年护理专科证书。

在美国老年护理发展的影响下,许多国家的护理院校设置了老年护理课程,并有老年护理学硕士和博士项目。

二、我国老年护理的发展

我国老年护理相较于国外起步晚、发展较滞后,且我国老龄化的到来不同于先进发达国家,这与很多因素有关。中国老年护理学由于长期以来被划入成人护理学范围,加上护理事业的一度停滞与倒退,严重影响了老年护理学的发展。直到1977年后,尤其是20世纪80年代以来,中国政府对老年工作十分关注,成立了中国老龄问题委员会,建立了老年学和老年医学研究机构,促进了我国老年学的发展,老年护理也随之提到我国护理工作的正式议事日程。

但是,老年护理在我国近些年的发展越来越受到重视。上海在1998年出台了我国第一个地方性法规(上海市养老机构管理办法),以法制的形式规范养老机构的运作,鼓励、引导社会力量兴办养老机构,努力形成政府支持、社会参与的社会福利社会化的新模式。2006年2月9日国务院办公厅转发全国老龄委办公室和发展改革委等部门关于加快发展养老服务业的意见的通知。大力发展老年社会福利事业、社会养老服务机构;鼓励发展居家老年人服务业务;支持发展老年护理、临终关怀服务业务;促进老年用品市场开发和加强教育培训,提高养老服务人员素质等,这对我国的养老护理事业的发展起到了促进作用。当然我国目前还存在一些不足,比如老年护理医护资源较缺乏,老年人的医疗保险、社会福利等制度还不完善,社会、企业等对老年人护理的投入还不足等。按照目前我国老年护理的发展方向与速度,达到基本满足老年护理需求的任务还很重,但是希望却很大,前景也非常好。

第四节　老年护理的职业道德和职业标准

护理的目标是在尊重人的需要和权利的基础上,提高生命质量,促进健康,预防疾病,减轻痛苦。通过护理不仅要维护和促进个体的健康水平,更重要的是要面向家庭和社区,为提高整个人类的健康水平发挥作用。因此,护理职业是神圣而艰巨的,护理人员必须严格遵守职业道德准则和职业标准。

一、老年护理职业道德

护理职业道德是人们在护理临床实践与护理科学发展中总结出来的,具有护理行业的特点。护理职业道德历经多年的发展,已经形成了较为完备的体系和内容。护理道德的突出特点在于护理是充满着关爱和照顾的"善举"。而"善"是道德的重要范畴,更是护理职业道德首要的、必需的内涵。护理职业道德(nursing professional ethics)简称护理道德,是指护士在执业过程中应遵循的,用于调节护士与患者之间、护士与其他医务人员以及社会之间关系的行为原则和道德规范的总和。

老年人属于社会人口中的一个庞大的弱势群体,老年人的生理、心理和社会具有特殊性,使其处于较大可能发生不良后果的危险之中。随着人口老龄化的发展,给护理工作带来了更大工作量和工作难度,同时也对当前的护理道德产生了深远影响。强化"老吾老,以及人之老"的尊老、敬老、爱老观念,用科学的手段,无微不至的关爱和亲人般的道德情感照护好老年人,成为老年护理职业道德的重要内容。

(一)尊老爱老,扶病解困

中华民族历来奉行尊老、养老的美德,这种优良传统成为我国文化传统的主要内容之一,并著称于世。1982年联合国大会批准《维也纳老龄问题国际行动计划》时,秘书长瓦尔德海姆就提出"以中国为代表的亚洲方式,是全世界解决老年问题的榜样"。

老年人,尤其是高龄老年人有着特殊的需求,特别是对于日常生活照料、精神安慰和医疗保健三个方面的服务需求尤为迫切。广大护理工作者应倾心于此,尽力于此,无论是在医院,还是在社区家庭,都应将尊老、敬老、助老的工作落到实处。为老年人分忧解难,扶病解困。老年人一生操劳,为社会作出了很大贡献,理应受到社会的尊重和敬爱,医护人员必须为他们争取各种伦理和法律权利。

(二)热忱服务,一视同仁

热忱服务是护理人员满足患者需要的具体体现。在护理工作中要注意观察老年人病情和情感的变化,始终贯彻诚心、爱心、细心、耐心的原则,尽量满足要求,保证他们的安全和舒适;对患者应一视同仁,无论职位高低、病情轻重、贫富如何、远近亲疏、自我护理能力强弱,都要以诚相待,尊重人格,体现公平、公正的原则并能提供个性化护理;设身处地体谅患者因患病的痛苦、看病的艰难和治疗的麻烦而引起的烦躁和焦虑等不良情绪,始终给患者一种亲切温和、热情可信的感觉。

(三)高度负责,技术求精

老年人对疾病的反应不敏感,容易掩盖很多疾病的体征,加之老年人病情发展迅速,不善于表达自己的感受,很容易延误病情。这不仅要求护理人员具有较高的专科护理知识水平、娴熟的专科护理技能,更重要的是强烈的责任心,在工作中做到严谨、审慎、周密,千方百计地减轻和避免后遗症、并发症。绝不能因为工作中的疏忽而贻误患者的治疗。尤其是对待感觉迟钝、反应不灵敏和昏迷的老年患者,在独自进行护理时,要认真恪守"慎独"精神,在任何情况下都要忠实于患者的健康利益,不做有损于患者健康的事。

精湛的护理技术是护理效果的重要保证。只有刻苦钻研护理业务,不断扩展和完善知识结构,熟练掌握各项护理技术操作,才能准确地发现和判断病情变化,恰当地处理各项复杂的问题,也才能在操作中做到快捷、高效,最大限度地减轻患者的痛苦。

二、老年护理职业标准

随着人口老龄化的发展,社会老龄化的到来,越来越多的护理人员从事老年人健康照顾服务。老年护理人员的角色也发生了变化,他们除提供传统的护理照顾外,还是老年人及其照顾者的咨询者、教育者、协调者、管理者和研究者。老年护理的工作场所也扩展到家庭、老年人中心、日间照顾中心、敬老院、康复部门、保护性服务机构及老年人门诊等。

1987年,美国护理学会界定了老年护理的职业范围,其内容包括:①评估老年人的健康和功能状态、制订计划并提供健康服务、评估照顾服务的有效性;②增进日常活动的功能性能力;③促进、维持和恢复健康,包括生理和心理健康;④预防和减少因急性或慢性疾病导致的残障;⑤维持生命的尊严与舒适直到死亡。

随着老年护理职业范围的扩展,如何为老年人提供高质量的护理,明确照顾与结局的关系,也是护理人员应该深思的问题。职业标准可以被用来作为护理人员在特殊专业领域中确认个人责任的指引,它是一个概念框架,提供了老年专科护理人员独特的工作和贡献,同时职业标准着重职业内容,提供了价值导向,明确职业中最重要的因素。职业标准可广泛用在:①协助护理人员评价以及改善工作;②当护理人员表现极佳的护理时,给予了护理人员满足感;③提供客观的标准评估护理人员的表现;④确定临床护理人员的需要;⑤确认护理人员发展计划的需要和内容;⑥规划课程内容和评价学生的标准;⑦提供更好的健康护理;⑧确立研究的重点。

目前我国尚无老年护理的职业标准,美国护理学会于1987年制定了老年护理标准,明确护理人员在提供老年护理服务时应负的责任,该项标准可以作为国内从事老年专科护理人员的参考。

下列为老年护理职业标准的具体内容。

(1)老年护理服务的组织:所有的老年护理服务计划必须是有计划、有组织的,且是由专业护理人员管理。执行者必须具有学士以上学历且具有老年护理及老年长期照护或急救机构的相关工作经验。

(2)理论基础:老年护理人员参与理论的发展和检验,并以此作为临床决策的基础,护理人员使用理论概念指引有效的护理工作。

(3)收集资料:老年人的健康状况需要定期进行完整、详尽、正确、系统的评估。在健康评估中所获得的资料可以和健康照护小组的成员分享,也包括老年人及其家属。

(4)护理问题:护理人员根据健康评估资料为老年人提出正确的护理问题。

(5)护理计划:护理人员与老年人和参与照护老年人的适当人选共同制订护理计划。计划应包括共同的目标、优先顺序、护理方式和评价方法,达到满足老年人治疗性、预防性、恢复性和康复性需求。护理计划可帮助老年人达到和维持最高程度的健康、安宁、生活质量和平静的死亡,并提供给老年人持续的照顾,即使老年人在不同情境也能获得持续照顾,且在必要时可以修改。

（6）护理措施:护理人员按照护理计划为老年人提供护理措施,以恢复老年人的功能性能力并且预防并发症或残障的发生。护理措施必须针对护理问题且以老年护理理论为指导。

（7）护理评价:护理人员持续地评价老年人及其家属对护理措施的反应情况,以决定实现目标的进度,并根据评价结果及时修正护理问题和护理计划。

（8）团队协作:护理人员与健康护理小组成员合作,在各种不同情况下给予老年人照顾服务。小组成员定期评价反馈老年人及其家属对护理计划执行的有效性,并根据需要及时改变、调整护理计划。

（9）护理研究:护理人员参与科学研究,以发展系统的老年护理理论知识,宣传研究成果并应用于临床工作。

（10）护理伦理:护理人员使用美国护理学会制定的"护理人员守则"作为临床伦理抉择的指引。

（11）专业发展:护理人员承担专业发展的责任,并且应对健康照护小组成员的专业成长作出贡献。护理人员参与团队的评价以及其他评价方式,确保老年护理工作的质量。

第五节 老年人各系统生理功能的变化

一、感觉系统

（一）皮肤

皮肤老化导致皮肤萎缩、弹性差、损伤代谢和修复能力减弱,皮肤变薄,真皮表皮连接变平,对剪切力的承受差,易受机械、物理、化学等刺激而损伤,长期卧床老年人易出现压疮,去除胶布敷料时也可能导致损伤而出血。皮下脂肪少,感受外界环境的细胞数减少,体温调节功能下降,对冷、热、痛、触觉等反应迟钝,特别是下肢。皮脂腺萎缩,皮脂分泌减少或成分改变,使皮肤表面干燥、粗糙、无光泽,皮肤排泄功能和体温调节功能降低。

（二）眼和视觉

随着老化,眼部肌肉弹性减弱,眼眶周围脂肪减少,老年人可出现眼睑皮肤松弛,上眼睑下垂,下眼睑可发生脂肪袋状膨出即眼袋。泪腺、杯状细胞功能下降,眼泪产生减少,但是眼睛流泪现象并不少,主要因为组织萎缩导致泪点的移位和较少的有效排出。

(1)角膜的直径轻度变小或呈扁平化,使角膜的屈光力减退引起远视及散光。角膜表面的微绒毛显著减少,导致角膜干燥及角膜透明度减低。60 岁以后会在角膜边缘基质层因胆固醇酯、胆固醇、中性脂肪的沉积而形成一圈灰白色环状,称"老年人环"。

(2)晶状体老化调节功能逐渐减退,可出现"老视"。晶状体弹性降低和睫状肌的聚焦功能逐渐减弱,视近物能力下降,出现远视,即"老花眼"。晶状体中非水溶性蛋白增多而出现晶状体浑浊,使晶状体的透光度减弱,增加了老年白内障的发病率。晶状体悬韧带张力降低,使晶状体前移,有可能使前房角关闭,影响房水回流,导致眼压升高。病理性眼压升高可引起视神经损害和视力障碍,发生青光眼。

(3)玻璃体的老化主要表现为液化和玻璃体后脱离。随年龄增长,玻璃体液化区不断扩大。玻璃体后脱离可引起视网膜剥离,同时玻璃体因衰老而失水,色泽改变,包涵体增多,可引起"飞蚊症"。

(4)视网膜的老化主要是视网膜周边带变薄,出现老年性黄斑变性。另外,视网膜血管狭窄、硬化,甚至闭塞,色素上皮层细胞及其细胞内的黑色素减少,脂褐质增多,使视力显著下降。由于视网膜色素上皮层变薄和玻璃体的牵引,增加了老年人视网膜剥离的危险。

(5)由于老年期瞳孔括约肌的张力相对增强,瞳孔缩小,视野变窄。老年人对光照条件的改变适应较慢,主要由于瞳孔僵硬、晶状体不透明,光色素合成变慢,在低光条件下适应减弱,由明到暗时感觉视物困难,并可能诉说视物不明亮。同时,晶状体的改变增加了光散射,使老年人对强光特别敏感,到室外时往往感觉耀眼。

(三)耳和听觉

耳郭表皮皱襞松弛、凹窝变浅,收集声波和辨别声音方向的能力降低。

听觉高级神经中枢对音信号的分析减慢,反应迟钝,定位功能减退,造成在噪音环境中听力障碍明显。老年人耳垢干硬,堆积阻塞,容易形成中耳耳垢嵌塞,可造成传导性听力障碍。

(四)味觉

随着年龄的增长,味蕾逐渐萎缩,味觉功能减退。口腔黏膜细胞和唾液腺发生萎缩,唾液分泌减少,口腔干燥也会造成味觉功能减退,食欲缺乏,因而影响机体对营养物质的摄取,还可增加老年性便秘的可能性。为提高老年人对食物的敏感性,往往在烹饪时增加 2～3 倍的盐,但过量摄入盐会对患心血管疾病的老年人健康不利。

（五）嗅觉

随年龄的增长，嗅神经数量减少、萎缩、变性，嗅觉敏感性下降是非常明显的。老年人识别熟悉气味能力降低，对一些危险环境的分辨能力下降，如变质的食物、有毒气体如煤气等。老年人食欲的下降，很大一部分是由于嗅觉的丧失，将影响机体对营养物质的摄取。

二、呼吸系统

（一）上呼吸道

老年人鼻黏膜变薄，腺体萎缩，分泌功能减退，分布于鼻黏膜表面的免疫球蛋白（IgA）减少；鼻道变宽，鼻黏膜的加温、加湿和防御功能下降。因此老年人易患鼻窦炎及呼吸道感染；加上血管脆性增加，容易导致血管破裂而发生鼻出血。

（二）气管和支气管

老年人气管和支气管黏膜上皮和黏液腺退行性变，纤毛运动减弱，防御和清除能力下降，容易患支气管炎。细支气管黏膜萎缩、黏液分泌增加，可导致管腔狭窄，增加气道阻力；同时细支气管壁弹性减退及其周围肺组织弹性牵引力减弱，在呼吸时阻力增高，使肺残气量增加，也可影响分泌物的排出，而易致感染。

（三）肺

肺泡壁变薄，泡腔扩大，弹性降低，肺组织重量减轻，呼吸肌萎缩，肺弹性回缩力降低，导致肺活量降低，残气量增多，咳嗽反射及纤毛运动功能退化，老年人咳嗽和反射机能减弱，使滞留在肺内的分泌物和异物增多，易感染。

（四）胸廓及呼吸肌

老年人大多易发生骨质疏松，造成椎体下陷，脊柱后凸，胸骨前突，引起胸腔前后径增大，出现桶状胸。肋软骨钙化使胸廓顺应性变小，从而导致呼吸费力。胸壁肌肉弹性下降，肋间肌和膈肌弹性降低，会进一步影响胸廓运动，从而使肺通气和呼吸容量下降。因此老年人在活动后易引起胸闷、气短，咳嗽，使痰液不易咳出，导致呼吸道阻塞，更易发生肺部感染，使肺功能进一步损害，甚至引起呼吸衰竭。

三、循环系统

（一）心脏

心脏增大，80 岁左心室比 30 岁时增厚 25％，心肌细胞纤维化，脂褐素沉积，胶原增多，淀粉样变，心肌的兴奋性、自律性、传导性均降低，心瓣膜退行性变和钙化，窦房结 P 细胞减少，纤维增多，房室结、房室束和束支都有不同程度的纤维化，导致心脏传导障碍。

（二）血管

随着年龄的增加,动脉内膜增厚,中层胶原纤维增加,造成大动脉扩张而屈曲,小动脉管腔变小,动脉粥样硬化,由于血管硬化,可扩张性小,易发生血压上升及体位性低血压。

四、消化系统

（一）口腔

牙龈萎缩,齿根外露,齿槽管被吸收,牙齿松动,牙釉质丧失,牙易磨损、过敏,舌和咬肌萎缩,咀嚼无力,碎食不良,食欲下降,唾液腺的分泌减少,加重下消化道负担。

（二）食管

肌肉萎缩,收缩力减弱,食管颤动变小,食物通过时间延长。

（三）胃

胃黏膜及腺细胞萎缩、退化,胃液分泌减少,造成胃黏膜的机械损伤,黏液碳酸氢盐屏障的形成障碍,致胃黏膜易被胃酸和胃蛋白酶破坏,减低胃蛋白酶的消化作用和灭菌作用,促胰液素的释放降低,使胃黏膜糜烂、溃疡、出血、营养被夺,加之内因子分泌功能部分或全部丧失,吸收维生素 B_{12} 的能力下降,致巨幼红细胞性贫血和造血障碍;平滑肌的萎缩使胃蠕动减弱,排空延迟,是引发便秘的原因之一。

（四）肠

小肠绒毛增宽而短,平滑肌层变薄,收缩、蠕动无力,吸收功能差,小肠分泌减少,各种消化酶水平下降,致小肠消化功能大大减退,结肠黏膜萎缩,肌层增厚,易产生憩室,肠蠕动缓慢无力,对水分的吸收无力,大肠充盈不足,不能引起扩张感觉等,造成便秘。

（五）肝

肝细胞数目减少、变性,结缔组织增加,易造成肝纤维化和硬化,肝功能减退,合成蛋白能力下降,肝解毒功能下降,易引起药物性肝损害,由于老年人消化、吸收功能差,易引起蛋白质等营养缺乏,导致肝脂肪沉积。

（六）胆囊

胆囊及胆管变厚、弹性减低,因含大量胆固醇,易发生胆囊炎、胆石症。

（七）胰

胰腺萎缩,胰液分泌减少,酶量及活性下降,严重影响淀粉、蛋白、脂肪等消化、吸收,胰岛细胞变性,胰岛素分泌减少,对葡萄糖的耐量减退,增加了发生胰岛素依赖型糖尿病的危险。

五、泌尿系统

（一）肾

肾重量减轻,间质纤维化增加,肾小球数量减少,且玻璃样变、硬化,基底膜增厚,肾小管细胞脂肪变性,弹性纤维增多,内膜增厚,透明变性,肾远端小管憩室数随年龄增长而增加,可扩大成肾囊肿。肾单位减少,70 岁以后可减少 1/2～1/3。肾功能衰减,出现少尿,尿素、肌酐清除率下降,肾血流量减少,肾浓缩,稀释功能降低,肾小管分泌与吸收功能随年龄增长而下降,肾小管内压增加,从而减少有效滤过,使肾小球滤过率进一步下降。肾调节酸碱平衡能力下降,肾的内分泌机能减退。

（二）输尿管

肌层变薄,支配肌肉活动的神经减少,输尿管驰缩力降低,使泵入膀胱的速度变慢,且易反流。

（三）膀胱

膀胱肌肉萎缩,纤维组织增生,易发生憩室,膀胱缩小,容量减少,残余尿增多,75 岁以上老年人残余尿可达 100mL,随年龄增加膀胱括约肌萎缩,支配膀胱的自主神经系统功能障碍,致排尿反射减弱,缺乏随意控制能力,常出现尿频或尿意延迟,甚至尿失禁。

（四）尿道

老年人尿道肌萎缩,纤维化变硬,括约肌松弛,尿流变慢,排尿无力,致较多残余尿、尿失禁。由于尿道腺体分泌减少,男性前列腺增生,前列腺液分泌减少,使尿道感染的发生率增高。

六、神经系统

（一）脑

随年龄增长脑组织萎缩,脑细胞数目减少。一般认为,人出生后脑神经细胞即停止分裂,自 20 岁开始,每年丧失 0.8% 且随其种类、存在部位等的不同而选择性减少。60 岁时大脑皮质神经和细胞数减少 20%～25%,小脑皮质神经细胞减少 25%。70 岁以上老年人神经细胞总数减少可达 45%。

（二）脑室

老年人脑室扩大,脑膜增厚,脂褐素沉积增多,阻碍细胞的代谢,脑动脉硬化,血循环阻力增大,脑供血减少,耗氧量降低,致脑软化,约半数 65 岁以上的正常老年人的脑多种神经递质的能力皆有所下降,导致老年人健忘、智力减退、注意力不集中、睡眠不佳、精神性格改变、动作迟缓、运动震颤、痴呆等,脑神经突触数量减少发生退行性变,神经传导速度减慢,导致老年人对外界事物反应迟钝,动作协调能力下降。

七、内分泌系统

（一）下丘脑

下丘脑是体内自主神经中枢。一些学者认为"老化钟"位于下丘脑,其功能衰退,使各种促激素释放激素分泌减少或作用减低,接受下丘脑调节的垂体及下属靶腺的功能也随之发生全面减退,从而引起衰老的发生与发展。随着年龄增加的发生,下丘脑的受体数减少,对糖皮质激素和血糖的反应均减弱。对负反馈抑制的阈值升高。

（二）垂体

随年龄增加垂体纤维组织和铁沉积增多,下丘脑-垂体轴的反馈受体敏感性降低。

（三）甲状腺

老年人甲状腺重量减轻,滤泡变小,同化碘的能力减弱,T3(三碘甲状腺原氨酸)水平降低,血清抗甲状腺自身抗体增高,甲状腺在外周组织的降解率降低,垂体前叶促甲状腺激素释放激素(TRH)刺激的反应性亦降低。

（四）甲状旁腺

老年人的甲状旁腺细胞减少,结缔组织和脂肪细胞增厚,血管狭窄,PTH(甲状旁腺素)的活性下降,Ca^{2+}转运减慢,血清总钙和离子钙均比年轻人低。老年妇女由于缺乏能抑制 PTH 的雌激素,可引起骨代谢障碍。

（五）肾上腺

老年人肾上腺的皮质、髓质细胞均减少,不论性别,随年龄增长肾上腺皮质的雄激素分泌皆直线下降,使老年人保持内环境稳定的能力与应激能力降低。

（六）性腺

男性 50 岁以上,其睾丸间质细胞的睾酮分泌下降,受体数目减少,或其敏感性降低,致使性功能逐渐减退。女性 35～40 岁雌激素急剧减少,60 岁降到最低水平,60 岁以后稳定于低水平。

(七)胰腺

老年人随年龄增加胰岛功能减退,胰岛素分泌减少,细胞膜上胰岛素受体减少和对胰岛素的敏感性降低,致 65 岁以上老年人 43％糖耐量降低,糖尿病发生率高。

(八)松果体

老年人垂体产生的胺类和肽类激素减少,使其调节功能减退,下丘脑敏感阈值升高,对应激反应延缓。

八、运动系统

(一)骨骼

老年人骨骼中有机物质含量逐渐减少,骨小梁数目减少,骨皮质变薄;肌纤维逐渐萎缩,肌力减退,弹性变差,因此老年人易发生骨质疏松及骨折,还易出现肌疲劳和腰酸腿疼等症状。此外,老年人还会出现骨老化。骨老化的总特征是骨质吸收超过骨质形成。皮质变薄,髓质增宽,胶质减少或消失,骨内水分增多,碳酸钙减少,骨密度减低,骨质疏松,脆性增加,易发生骨折、肋软骨钙化、易断、老年人骨质畸形,越活越矮。

(二)关节

老年人关节软骨含水量和亲水性黏多糖减少,软骨素亦减少,关节囊滑膜沉积磷灰石钙盐或焦磷酸盐而僵硬;滑膜萎缩、变薄,基质减少,液体分泌减少,关节软骨和滑膜钙化、纤维化、失去弹性;血管硬化,供血不足,加重变性,韧带、腱膜、关节素纤维化而僵硬,使关节活动受到严重影响,引起疼痛,骨质增生形成骨刺。

(三)肌肉

老年人随年龄增长使得肌细胞水分减少,脂褐素沉积增多,肌纤维变细,重量减轻,肌肉韧带萎缩,耗氧量减少,肌力减低,易疲劳,加之脊髓和大脑功能衰退,活动减少,反应迟钝、笨拙。

第二章
老年人的健康管理

目前，慢性病已经成为全球的头号健康公敌，而老年人又是慢性病的主力军，做好老年人的健康管理越来越重要。老年人的健康管理应该受到政府、医院、社区、养老院、家庭以及老年人自身的重视。而老年人的健康管理在我国起步较晚，需要进一步的探索和实践，应该充分借鉴国外的先进管理经验和技术来更好的发展。对于老年人的健康管理，应该涉及老人的生理、心理、社会、生活中的方方面面，对于老人经常生活的家庭和养老院更应该给予重视。大力提倡与宣传老年人健康管理的相关知识，使健康管理成为老年人进行自身保健的一种重要方法。

第一节 老年人健康管理概述

一、老年人健康管理的概念和兴起

（一）老年人健康管理的概念

老年人健康管理是指对老年人的健康进行全面的调查、分析、评估、监测，并提供健康咨询和指导以及对影响健康危险的因素实施干预的过程。调查的核心是运用管理学理念的方法对老年人的相关健康知识方面进行扩充，对危险因素实施全面、直观的知识灌输。

人口老龄化目前成为许多国家面临的关键性问题，它从某种程度上来讲反映了当代社会的进步和科技的发展，然而对于我们国家来说也是一种挑战。2009 年国家启动基本公共卫生服务项目，将老年人健康管理列为项目之一，因此对老年人进行健康管理是十分重要的。

（二）健康管理的兴起

健康管理是 20 世纪 50 年代末最先在美国提出的概念，它是在日益增长的医疗费用支出的社会背景下，为了平衡不断增长的医疗支出和一定的医疗资源之间的矛盾而诞生的。在最早诞生健康管理的美国，健康管理发展日益迅速。有 7700 万的美国人在大约 650 个健康管理组织中享受医疗服务，超过 9000 万的美国人成为健康管理计划的享用者。而美国健康管理 20 多年的实践表明：90％ 的个人和企业通过健康管理后，医疗费用降到原来的 10％ ；没有进行健康管理的 10％ 的个人和企业，医疗费用会比原来上升 90％。健康管理就是一种追本溯源的预防医学。它针对个体及群体进行健康教育，提高自我健康管理的意识和水平，对其生活方式相关的健康危险因素进行评估、监测，并提供个性化干预，大大降低疾病风险，降低医疗费用，从而提高个体生活质量。

在国外，尤其是发达国家，伴随着经济体制和政府机制的变化，社会性组织和社会性医疗是老年人的主要健康管理手段，政府在老年健康方面有着不可或缺的地位。在市场化的社会背景下，医疗保健体系也是市场化运作。在发达国家健康管理中，保险行业最初应用于健康管理，老年人医疗费用在保险行业的支持和帮助下，健康管理组织为老年人医疗费用支付机构提供一定的报酬，减少他们的医疗收费标准。

我国的老年健康服务机构以社区卫生服务机构为主，老年健康管理服务人员以社区护士等卫生技术人员为主。但是，我国老年健康管理体系还存在不足：①我国尚未建立完善的老年人保障和福利体系;②老年人相关政策法规建设缺少配套;③老年人社会保障和福利并未完全落到实际,存在执行难的问题;④卫生资源配置不合理,卫生资源过度集中于大中型公立医院。不足的老年人健康管理体系不能适应老年人的需要,因为老年人行动迟缓、适应环境能力差,在没有家人陪同的情况下,需要特殊的医疗服务和便捷的服务。目前,各地政府已经加大了对社区等基层卫生服务机构的投入力度,老年人健康管理体系要遵循政府政策为主、社会服务组织为辅的方针,将政策付诸行动,行之有效的法规,逐渐建立起城乡结合的医疗保险、护理保险、医疗救护。在城市老年健康管理实施的同时,还应加大农村老年健康保障服务政策落实。

二、老年人健康管理的程序

健康管理的基本服务包括三个步骤:即收集个人健康信息、进行健康及疾病风险性评估、进行健康干预。常用的五个服务流程:健康管理体检、健康评估、个人健康管理咨询、个人健康管理后续服务、专项的健康及疾病管理服务。

（一）健康管理的基本步骤

健康管理的基本步骤主要由三个方面组成,具体如下所示。

1. 健康信息采集

只有在了解老年人健康状况及其影响因素的基础上才能有的放矢地制订健康计划。这是老年人健康管理的第一步,也就是寻找和发现健康危险因素的过程,即通过调查、健康体检和周期性健康评估等方法收集老年人的健康信息。以问卷调查、健康体检等方法,对老年人的健康危险因素等有关健康信息进行收集:包括一般情况(性别、年龄、身高、体重等)、生活方式(膳食、体力活动、吸烟、饮酒、锻炼等)、目前健康状况和疾病家族史、医学体检(身高、体重、血压等)和实验室检查(血脂、血糖、血压等)等。

2. 健康风险评估

根据所收集到的老年人的健康信息,对他们的健康状况及健康危险性用数学模型量化评估,预测在一定时间内发生某种疾病或健康危险的可能性。确定处于何种健康状况,并系统分析存在的危险因素及其发展变化趋势,为促使其改变不良生活方式、降低危险因素做好前期工作。

健康风险评价及预测一般有两种方法:一是在危险因素与疾病发生风险的基础上,根据个体暴露于危险因素产生疾病的风险点数和被测个体暴露的危险因素种类,经加权评分处理后,计算被评估个体的危险得分与人群平均风险得分,再比较确定此个体发生某疾病的风险;二是采用概率论的方法,运用多因素数理分析得出患病风险与危险因素之间的关系模型。根据定量的疾病危险性评价模型可将服务对象按高危、中危和低危进行分级、分类,从而指导健康改善方案的制订。

3. 制订健康计划和实施干预

制订健康计划和实施干预是健康管理的第三步骤,即解决健康危险因素的过程。这一步骤是整个健康管理过程的核心。在明确个人患慢性病的危险性及疾病危险因素分布的基础上,可通过个人健康改善行动计划及指南对不同危险因素实施个体化的健康指导。个体化健康管理计划应包括综合体检方案、综合保健方案、健康教育处方、饮食与运动处方等。与一般的健康教育不同的是,健康管理的干预更加注重个体化、目的性、反馈性和动态管理。根据评估、预测结果制订个性化的健康计划并督促实施,把健康理念和健康计划转化为健康行为,指导被管理者采取正确的生活方式和行为来减少发病危险。在健康管理过程中要通过各种途径与被管理者保持联系,对其给予及时的咨询和科学指导,并对其健康状况的改变及时了解,定期进行重复评估,给个人提供最新的健康维护方案。

健康管理的三个步骤可以通过互联网的服务平台及相应的用户端计算机系统来帮助实施。应该强调的是,健康管理是一个长期的、连续不断的、周而复始的过程,即在实施健康干预措施一定时间后,需要评价效果、调整计划和干预措施。只有周而复始,长期坚持才能达到健康管理的预期效果。

（二）健康管理的流程与环节

健康管理的常用服务流程由五个部分组成,具体如下所示。

1. 健康体检管理

健康体检管理是以人群的健康需求为基础,按照"早发现,早干预"的原则来选定体格检查的项目。检查的结果对后期的健康干预活动具有明确的指导意义。如血压值高,通过医学体检会得出高血压的结论,会建议老年人到医院接受治疗。如果通过健康体检得出其是心血管病的危险因素的结论,会考虑到其与肥胖、盐摄入过多等生活方式类危险因素有关,会进一步进行综合评估和健康干预。健康体检管理项目可以根据个人的年龄、性别、工作特点等进行调整。它的目的是为健康风险评估收集资料。

2. 健康评估

健康风险评估是通过分析个人健康史、家族史、生活方式和精神压力等问卷获取的资料,可以为服务对象提供一系列的评估报告,其中包括用来反映各项检查指标状况的个人健康体检报告、个人总体健康评估报告、精神压力评估报告、疾病危险度分级报告、心理健康评估报告、运动身心健康评估报告等。

3. 个人健康管理咨询

在完成上述步骤后,个人可以得到不同层次的健康咨询服务。个人可以去健康管理服务中心接受咨询,也可以由健康管理师通过电话、电子邮件、上门等方式与个人进行交流沟通。内容可以包括以下几方面:解释个人健康信息、健康评估结果及其对健康的影响,制订个人健康管理计划,提供健康指导,制订随访跟踪计划。

4. 个人健康管理后续服务

个人健康管理后续服务的内容主要取决于被服务者(人群)的情况以及资源的多少,可以根据个人及人群的需求提供不同的服务。后续服务的形式可以是通过互联网查询个人健康信息和接受健康指导,定期寄送健康管理通讯和健康提示,以及提供个性化的健康改善行动计划。

监督随访是后续服务的一个常用手段。随访的主要内容是检查健康管理计划的实现状况,并检查(必要时测量)主要危险因素的变化情况。健康教育课堂也是后续服务的重要措施,在营养改善、生活方式改变与疾病控制方面有很好的效果。

5. 专项的健康及疾病管理服务

除了常规的健康管理服务外,还可根据具体情况为老年人提供专项的健康管理服务。这些服务的设计通常会按患者及健康人来划分。对已患有慢性病的个体,可选择针对特定疾病或危险因素的服务,如糖尿病管理、心血管疾病及相关危险因素管理、精神压力缓解、戒烟、运动、营养及膳食咨询等。对没有慢性病的个体,可选择的服务也很多,如个人健康教育、生活方式改善咨询、疾病高危人群的教育及维护项目等。

三、老年人健康管理的意义

（一）帮助老年人树立正确的健康观念

在健康管理的过程中,可通过健康咨询和健康教育帮助人们树立正确的健康观,使他们认识到健康不仅是没有疾病或不虚弱,而是身体的、精神的健康和社会适应的完美状态。将重点放在"未病先防"、"防微杜渐",而不是病后甚至病重再治,通过合理膳食、适量运动、规律生活、调节情绪等促进健康,远离疾病,让老年人积极、自觉地学习健康知识,逐步形成健康的生活方式。

（二）预防控制影响老年人健康的危险因素

健康管理的基本模式就是通过健康检测、健康风险评估和分析,以早期发现影响健康的各种危险因素,并调动各种资源进行健康危险因素干预,以达到疾病的预防和控制。通过健康管理,老年人可以得到可量化的危险性评估和综合可信的健康报告,改变以往健康体检缺少后续服务的状况,从而对他们实施全程的健康促进。

（三）增强老年慢性病的治疗效果

老年人患病率高,患病时间长,以慢性病为主,且慢性病大多与不健康的生活方式有关,治疗方法需要将非药物治疗与药物治疗相结合,而通过健康管理,可以有目的地改善老年人的不良生活方式,从根本上提高慢性病的治疗效果,降低慢性病的发病率、致残率和死亡率。

(四)节约医疗费用支出及社会资源

有资料显示:普通人群 2 周患病就诊率为 16.95%,而老年人的 2 周患病就诊率为 28%。老年人患病具有多样性、复杂性特点,平均住院时间长,为非老年人的 1.5 倍;住院费用为非老年人的 1.8 倍。美国的一项研究表明,大约有 80% 的 65 岁及以上老年人患有 1 种以上的慢性疾病,50% 的老年人患有 2 种以上的慢性疾病,大约 50% 的老年人患有高血压,36% 的老年人患有关节炎,20% 的老年人患有冠心病和癌症,15% 的老年人患有糖尿病,9% 的老年人患有脑出血。美国夏威夷医疗保险服务公司实施"健康通行证(Health Pass)"计划的经验表明,通过健康管理,老年人慢性病治疗的总医药开支大幅减少,参与者个人每年少支出医药费用 200 美元,每年平均住院时间减少 2 天,社会总体医疗支出大大降低。慢性病医疗费用高、危害大,健康管理以预防为主的思想,做到早发现、早治疗,将疾病控制在萌芽阶段,可以极大节约医疗支出,并减少社会成本,减轻对家庭成员的影响和整个医疗体系的负担。

第二节 老年人自我与社区的健康管理

一、老年人的自我健康管理

(一)老年人自我健康管理的概念与意义

1. 概念

自我健康管理是指自己对自己身体的健康信息和健康危险因素进行分析、预测和预防的全过程,其管理手段是借助健康量表、健康评估软件或健康信息系统,随时监测自己的健康信息,掌握健康状况。老年人自我健康管理就是老年人对自身的身心健康方面的监测和预防。

自我健康管理对未患疾病的老年人而言,是一种保持健康状态的能力,包括对自身健康状况的认识、对健康知识的了解及健康生活方式的选择等;自我健康管理对患病的老年人而言,是处理慢性病所必需的能力,包括对疾病症状的认识、治疗以及生活方式的改变等。

2. 意义

一个人的健康需求与其自感健康状况和行为功能密切相关。伴随着年龄增大,慢性病及生理行为功能的退化使老年群体切实体会到健康危机,从而产生自我健康管理的迫切需求。自我健康管理是实现老年人健康管理效果最大化的切入点,它可以帮助老年人群树立正确的健康管理理念,提高健康素养,促使老年人为自己的健康负责。

（二）老年人自我健康管理的内容

老年人自我健康管理的内容应包括生理、心理和社会三个方面。自我健康管理在美国、英国等西方发达国家已有多年的应用史,并形成了较为成熟的服务体系,覆盖生理、心理、社会层面。主要服务形式包括:生活方式管理、需求管理、疾病管理、灾难性病伤管理、残疾管理以及综合人群健康管理。美国的持续性照护老年社区,正是这样一种综合多种服务形式、促进老年人自我健康管理的代表模式。该社区是通过政府资金和政策支持、慈善机构和民间团体等的积极配合发展起来的,面向所有年龄段的老年人,不仅可提供医护照顾、紧急呼救服务,还包括家政、社交娱乐等社会服务。

目前,我国老年人自我健康管理与国外相比形式较为单一,主要是生活方式管理和疾病方面的管理。国内研究者总结出老年人自我健康管理的要素包括:合理用药、慢性病管理、心理管理、生活方式管理、社会环境等。而针对我国老年人的具体情况,应将老年慢性病作为自我健康管理的重点,同时也应兼顾老年人心理、社会的健康教育和健康促进,提高老年人对自我健康管理的需求和接受度,逐步将先进可行的自我健康管理模式由城市向农村推广,由医疗机构引入社区和家庭。

二、老年人社区健康管理的内容

对老年人的社区健康管理,一般应选择年龄在 65 岁及以上的人群,在老年人知情同意的情况下,每年进行 1 次老年人健康管理。健康管理的内容包括健康体检、健康咨询和健康干预等。

（一）健康体检

1. 健康危险因素评估

健康危险因素评估包括体育锻炼、静态行为、吸烟情况、饮酒情况、职业暴露情况和各慢性疾病常见症状和既往所患疾病、治疗情况及目前用药等。对患高血压病、糖尿病、心脑血管疾病等慢性生活方式疾病的危险度和患冠心病、脑卒中等大病的危险度进行分级评价,为健康危险因素干预和健康诊疗管理提供基础和依据。

2. 体格检查

体格检查包括体温、脉搏、呼吸、血压、体重、腰围、臀围、皮肤、淋巴结、心脏、肺部、腹部等检查以及视力、听力和活动能力的一般检查。

3. 辅助检查

每年检查 1 次空腹血糖和血脂。有条件的地区建议增加血常规、尿常规、血钾、血钠、大便潜血、糖化血红蛋白、B 超、眼底检查、肝肾功能、心电图检查等以及认知功能和情感状态的初筛检查。女性应增加乳腺、妇科检查。

（二）健康咨询

告知居民健康体检结果并进行相应干预。对发现已确诊的原发性高血压和 2 型糖尿病等患者纳入相应的慢性病患者健康管理；对存在危险因素且未纳入其他疾病健康管理的居民建议定期复查；告知居民进行下一次健康检查的时间。

（三）健康干预

对所有老年居民进行慢性病危险因素和疫苗接种、骨质疏松预防及防跌倒措施、意外伤害和自救等健康指导。经常针对性地举办一些专题讲座，如糖尿病、高血压、冠心病等方面；也可以经常为社区老年人进行健康义诊服务，免费测血压等。定期对老年人的健康进行治疗以及知识方面的服务。教会老年人一些简单的自我检测方法，如自测血压、血糖等来进行健康的自我检测，随时监测自身病情的变化。

（四）建立健康档案，定期随访

对社区老年居民在健康、医疗方面的需求进行全面普查。通过对健康信息的采集，全面收集个人健康状况信息，为社区老年人建立健康档案，让社区对老年居民的健康情况有全面的了解，从而有计划的、有针对性地举办各类健康咨询活动，更有效的吸引老年居民参与此活动。健康档案材料需集中保存，并统一归档形式，一人一档。规范了社区老年居民健康档案的管理，可确保实现档案管理责任到人、网络健全、制度到位、硬件落实、管理达标的目标。健康档案的建立和统一管理，为社区居民保健及疾病防治工作提供了准确、有效的数据。定期随访，可以促进医患沟通，了解老年人的自我管理能力，有利于健康教育的实施。

（五）心理健康管理

老年人有着不同程度的心理问题，如焦虑、恐惧、空巢综合征、离退休综合征、抑郁症等。心理状况不佳又容易导致疾病的发生，可以让老年人结合自身的爱好，找一些有益于提高身心健康的活动来娱乐身心，保持愉快的心情，促进健康，同时定期向老年人宣教高血压病、糖尿病、冠心病、脂肪肝等慢性疾病知识，讲解其发病的原因、临床表现、危害以及防治手段，引起老年人的重视，以消除疾病原因所引起的心理问题。

（六）建立健康管理信息平台

目前随着科技的发展，一些社区可以建立健康管理信息平台，可以与因特网和手机联机,健康信息可以实时共享、随时查询。信息平台的功能应包括:①网上进行健康体检预约登记;②网上查询健康档案;③网上生活习惯调查和评估;④网上查询保健计划;⑤网上随访干预指导;⑥网上咨询等。这些信息化的建设对于老年人的健康管理是非常方便和有用的。

第三节 老年人的社区健康评估

老年人的病史采集和健康评估过程同成年人,但是,由于老年人具有机体老化和患各种慢性疾病比例较高等特点,在评估的过程中,应遵循一定的原则和一些注意事项。

一、老年人健康评估的相关知识

(一)老年人健康评估的原则

1. 了解老年人身心变化的特点

在对老年人进行健康评估前必须要清楚老年人的身体特点与心理特点。老年人由于功能的衰退,机体的组织、器官、细胞都有退行性变化,这些都是正常的生理现象。然而由于一些生物、物理或化学因素导致老年人患病,发生病理性改变,这些变化是不正常的。此外还应关注老年人的心理变化,老年人由于年龄的增长,在智力方面,反应速度减慢、学习能力下降;记忆力方面,记忆力减慢,主要以意识记忆为主,无意识记忆为辅;在个性方面,老年人由于多种原因,会形成孤独、任性、怀旧、焦虑、烦躁的性格;但是老年人的情感和意志相对来说比较稳定,思维方面个体差异性比较大。

2. 明确老年人与其他人群实验室结果的差异

老年人实验室检查结果的差异性主要由以下原因构成:①疾病原因所致;②正常老年期变化所致;③老年人服用的某些药物的影响。但目前老年人实验室检查标准的正常值资料很少,需要进一步完善,同时也需要医务人员不断地观察来收集资料。例如老年人的尿常规检查,其中尿蛋白、尿胆原同成年人,但尿沉渣中的$WBC > 20/HP$才有病理意义,同时老年人中段尿培养污染率高,可靠性较低,所以老年男性中段尿培养菌落计数 $\geqslant 10^3/mL$,女性 $\geqslant 10^4/mL$,才能判断为真性菌尿。

3. 重视老年人疾病中的非典型表现

老年人,伴随着机体功能的衰退,感受性和敏感性降低,因此老年人患病的特点不同于其他年龄的人群。老年人患病后往往症状、体征不典型。如老年人发生肺炎时表现为食欲差、全身无力、脱水、突然意识障碍；阑尾炎至肠穿孔时无发热，仅主诉轻微疼痛。这些疾病的非典型表现给疾病的诊断带来了困难，容易造成漏诊或误诊，因此对于老年人的健康评估应重视客观检查，尤其是体温、脉搏、意识等重要体征的监测。

（二）老年人健康评估的注意事项

1. 提供适宜的环境

对老年人进行体检时一定要注意室内温度的调节，一般为22℃～24℃，因为老年人的感觉功能降低，代谢率降低，血流慢，体温调节功能下降，易因受凉引起感冒；同时避免直接光照，因为老年人的视力、听力功能下降，以免造成不适；保持体检环境安静、无干扰，保护老年人的隐私。为老年人体检时也应当留有充足的时间，要有耐心，因为老年人反应慢、易疲劳，可分次进行评估。

2. 选择合适的方法

对老年人体检时，根据评估的要求，选择适当的体位，易发生皮损的部位应该重点检查。如对于卧床老年人应重点检查易发生压疮的部位；检查口腔和耳部时取下义齿和助听器；进行感觉检查时（痛、温、触觉），手法轻重应适宜，对于活动受限的老年人，应该帮助其摆放适宜的体位。

3. 注意沟通技巧的使用

在进行体格检查时，评估者语速应减慢，语音清晰，使用通俗语，注意语言的停顿、重复。在检查过程中应该与老年人随时保持沟通，并注意倾听老年人所反馈的信息，切忌打断老年人的对话；在交谈中注重非语言技巧的使用，如适当的触摸、拉近空间距离（可与老年人一起坐着）等；也应观察老年人的非语言性信息，以便收集到准确、完整的信息；对于认知功能障碍的老年人，在询问时要间接、明了，必要时可从家属和照顾者处获得信息。

（三）老年人健康评估内容

随着全世界人口老龄化的加速，老年人健康状况和健康需求越来越受到重视。如何从人的整体出发，多维度、全面科学实施老年人综合健康状况评估，是开展老年人健康管理、实现健康老龄化目标的关键。世界卫生组织（WHO）将健康定义为："健康不仅仅是身体没有疾病，而且还包括躯体健康、心理健康、社会适应良好和有道德。"这个定义从现代医学模式出发，既考虑了人的自然属性，又侧重于人的社会属性，把人既看成是生物的人，又是心理、社会的人。老年综合评估（comprehensive geriatric assessment，CGA），是依据生物—心理—社会—环境的医学模式发展起来的一种多维度、跨学科的对老年人健康状况综合评价的技术，是指一种从躯体健康、精神健康、功能状态、社会功能、环境状况等多维度测量老年人整体健康水平的评价方法。因此,对老年人进行健康评估时,应该全面考虑问题,采用老年综合评估的方法确定躯体健康、精神心理、社会、生活质量等方面存在的问题。

（四）老年人健康评估的方法

对老年人进行健康评估的方法包括以下几种。

1. 交谈

交谈指通过与老年人、亲友、照护者及相关的医务人员进行谈话沟通,了解老年人的健康状况。在交谈中,护士应运用有效的沟通技巧,与患者及相关人员建立良好的信任关系,有效获取老年人的相关健康资料和信息。

2. 观察

运用感官获取老年人的健康资料和信息。可以通过视、听、嗅、触等多种感官,观察老年人的各种身体症状、体征、精神状态、心理反应及其所处的环境,以便发现潜在的健康问题。在观察的过程中,必要时可采用辅助仪器,以增强观察效果。

3. 体格检查

运用视诊、触诊、叩诊、听诊等体格检查的方法,对老年人进行有目的的全面检查。

4. 阅读

阅读指通过查阅病历、各种医疗与护理记录、辅助检查结果等资料,获取老年人的健康信息。

5. 测试

用标准化的量表或问卷,测量老年人的身心状况。量表或问卷的选择必须根据老年人的具体情况来确定,并且需要考虑量表或问卷的信度及效度。

二、老年人躯体健康的评估

（一）健康史的采集

1. 基本情况

基本情况包括老年人的姓名、性别、出生日期、民族、婚姻状况、职业、籍贯、文化程度、宗教信仰、经济状况、医疗费用支付方式、家庭住址与联系方式、入院时间等。

2. 健康状况

健康状况包括:既往的健康状况,即既往疾病、手术、外伤史,过敏史、药物使用情况等;目前的健康状况,即目前有无慢性病,疾病的发生时间、主要症状、治疗情况等。

（二）体格检查

体格检查的内容包括:①全身状态检查,主要包括:体温、脉搏、血压、呼吸、营养状态、智力、意识状态等;②体位、步态;③皮肤;④头面部与颈部检查;⑤胸部;

⑥腹部;⑦泌尿生殖器;⑧脊柱与四肢;⑨神经系统等方面的检查。

（三）功能状态评估

功能状态主要是指老年人处理日常生活的能力,其完好与否影响着老年人的生活质量。对老年人的功能状态定期进行评估对维持和促进老年人独立生活能力、提高其生活质量,具有重要的指导作用。

1. 老年人功能状态的评估内容

其可分为以下三个层次。

（1）基本日常生活活动能力（basic activities of daily living,BADL）:是个人为维持基本生活所需要的自我照顾能力和最基本的自理能力,是老年人每天必须从事的日常生活活动的能力。BADL 包括照料自身衣食住行和个人卫生所进行的一系列活动。如果该活动能力下降,将会影响老年人基本生活需要的满足,从而影响老年人的生活质量。日常生活能力的评估不仅是评估老年人功能状态的指标,也是评估老年人是否需要补偿服务或评估老年人死亡率的指标。

（2）工具性日常生活活动能力（instrumental activities of daily living,IADL）:是老年人在家中寓所内进行自我护理活动的能力,包括购物、家庭清洁和整理、使用电话、做饭、洗衣和旅游等,这一层次的功能提示老年人是否能独立生活并具备良好的日常生活能力。

（3）高级日常生活活动能力（advanced activities of daily living,AADL）:是反映老年人的智能能动性和社会角色功能的能力,主要包括参加社交、娱乐活动、职业等。这是反应老年人整体健康状况的指标之一。一旦发现老年人有高级日常生活能力下降,即需进一步作基本日常生活活动能力和工具性日常生活活动能力的评估。

2. 老年人功能状态评估的工具

对老年人功能状态的评估工具有很多,目前被医院、社区、康复中心等经常使用的量表如表 2-1 所示。而使用较广泛的工具包括 Katz ADL 量表和 Lawton IADL 量表。

表 2-1　评估日常生活能力常用的量表

量表	功能
Katz ADL 量表（Katz ADL scale）	基本自理能力
Barthel 量表（Barthel Index）	自理能力和行走能力
Kenny 自护量表（Kenny Self-care Scale）	自理能力和行走能力
IADL 量表（IADL scale）	烹饪、购物、家务等复杂活动
Lawton IADL 量表（Lawton IADL scale）	IADL 能力
老年日常生活能力评估量表	BADL 和 IADL 进行了合并

(1)Katz ADL 量表(Katz ADL scale):Katz 等人设计制定的语义评定量表,可用于测量、评价慢性疾病的严重程度及治疗效果,也可用于预测某些疾病的发展(见表 2-2)。

表 2-2　Katz 日常生活功能指数评价量表

生活能力	项目	分值
进食	进食自理无需帮助	2
	需帮助备餐,能自己进食	1
	进食或经静脉给营养时需要帮助	0
更衣	完全独立完成	2
(取衣、穿衣、扣扣、系带)	仅需要帮助系鞋带	1
沐浴	取衣、穿衣需要协助	0
(擦浴、盆浴或淋浴)	独立完成	2
移动(起床、卧床,从椅子上站立或坐下)	仅需要部分帮助(如背部)	1
	需要帮助(不能自行沐浴)	0
如厕(如厕大小便自如,便后能自洁及整理衣裤)	自如(可以使用手杖等辅助器具)	2
	需要帮助	1
控制大小便	不能起床	0
	无需帮助,或能借助辅助器具进出厕所	2
	需帮助进出厕所、便后清洁或整理衣裤	1
	不能自行进出厕所完成排泄过程	0
	能完全控制	2
	偶尔大小便失控	1
	排尿、排便需别人帮助,需用导尿管或失禁	0

结构和内容:此量表根据人体功能发育学的规律制定,有六项评定内容,依次为:洗澡、穿着、如厕、转移、大小便控制、进食。六项评定内容按照由难到易的顺序进行排列,不宜随意改变次序。

评定方法:通过与被测者、照顾者交谈或被测者自填问卷,确定各项评分,计算总分值。

结果解释:总分值的范围是 0~12 分,分值越高,提示被测者的日常生活能力越高。

(2)Lawton 功能性日常生活能力量表:日常生活能力量表(activity of daily living scale,ADL),由美国的 Lawton 氏和 Brody 制定于 1969 年。由躯体生活自理量表(physical self-maintenance scale,PSMS)和工具性日常生活活动量表(instrumental activities of daily living scale IADL)组成,主要用于评定被试者的日常生活能力(见表 2-3)。

表 2-3　Lawton 功能性日常生活能力量表

		自己完全可以做	有些困难	需要帮助	根本无法做
1	乘公共汽车	1	2	3	4
2	行走	1	2	3	4
3	做饭菜	1	2	3	4
4	做家务	1	2	3	4
5	吃药	1	2	3	4
6	吃饭	1	2	3	4
7	穿衣	1	2	3	4
8	梳头、刷牙等	1	2	3	4
9	洗衣	1	2	3	4
10	洗澡	1	2	3	4
11	购物	1	2	3	4
12	定时上厕所	1	2	3	4
13	打电话	1	2	3	4
14	处理自己的财物	1	2	3	4

结构和内容：ADL 共有 14 项，包括两部分内容：一是躯体生活自理量表，共 6 项：上厕所、进食、穿衣、梳洗、行走和洗澡；二是工具性日常生活能力量表，共 8 项：打电话、购物、备餐、做家务、洗衣、使用交通工具、服药和自理经济。

评定方法：评定时按表格逐项询问，如被试者因故不能回答或不能正确回答（如痴呆或失语），则可根据家属、护理人员等知情人的观察评定。如果无从了解，或从未做过的项目，例如没有电话也从来不打电话，记为 9 分，以后按研究规定处理。

结果解释：评定结果可按总分、分量表分和单项分进行分析。总分最低为 14 分，14 分为完全正常，大于 14 分有不同程度的功能下降，最高 64 分。单项分 1 分为正常，2～4 分为功能下降。凡有 2 项或 2 项以上≥3 分，或总分≥20 分，为功能有明显障碍。

三、老年人的心理健康评估

（一）情绪与情感的评估

情绪和情感直接反映人们的需求是否得到了满足，是身心健康的重要标志。焦虑和抑郁是老年人最常见的也是最需要干预的情绪状态。

1. 焦虑（anxiety）

焦虑是个体感受到威胁时的一种紧张的、不愉快的情绪状态，表现为紧张、不安、急躁、失眠等,但无法说出明确的焦虑对象。常用的评估方法有以下三种。

(1)访谈与观察:询问和观察是否有焦虑的症状。

(2)心理测验:采用使用较多的汉密尔顿焦虑量表、状态-特质焦虑问卷进行评估,本节只介绍汉密尔顿焦虑量表。

汉密尔顿焦虑量表(Hamilton Anxiety scale,HAMA)由 Hamilton 在 1959 年编制,是目前临床使用较为广泛的评定焦虑严重程度的量表(表 2-4)。

表 2-4　汉密尔顿焦虑量表

项目	主要表现
1. 焦虑心境	担心、担忧,感到有最坏的事将要发生,容易激惹
2. 紧张	紧张感、易疲劳、不能放松、情绪反应,易哭、颤抖、感到不安
3. 害怕	害怕黑暗、陌生人、一人独处、动物、乘车或旅行及人多的场合
4. 失眠	难以入睡、易醒、睡得不深、多梦、夜惊、醒后感疲倦
5. 认知功能	注意力不能集中,记忆力差
6. 抑郁心境	丧失兴趣、对以往爱好缺乏快感、抑郁、早醒、昼重夜轻
7. 躯体性焦虑(肌肉系统)	肌肉酸痛、活动不灵活、肌肉抽动、肢体抽动、牙齿打战、声音发抖
8. 躯体性焦虑(感觉系统)	视物模糊、发冷发热、软弱无力感、浑身刺痛
9. 心血管系统症状	心动过速、心悸、胸痛、心血管跳动感、昏倒感、心搏脱漏
10. 呼吸系统症状	胸闷、窒息感、叹息、呼吸困难
11. 胃肠道症状	吞咽困难、嗳气、消化不良(进食后腹痛、腹胀、恶心、胃部饱感)、肠动感、肠鸣、腹泻、体重减轻、便秘
12. 生殖泌尿神经系统症状	尿意频数、尿急、停经、性冷淡、早泄、阳痿
13. 自主神经系统症状	口干、潮红、苍白、易出汗、起鸡皮疙瘩、紧张性头痛、毛发竖起
14. 会谈时行为表现	①一般表现:紧张、不能松弛、忐忑不安、咬手指、紧紧握拳、摸弄手帕、面肌抽动、不宁顿足、手发抖、皱眉、表情僵硬、肌张力高、叹气样呼吸、面色苍白;②生理表现:吞咽,打呃,安静时心率快、呼吸快(20 次/分以上)、腱反射亢进、震颤、瞳孔放大、眼睑跳动,易出汗,眼球突出

结构和内容:包括 14 个条目,分精神性和躯体性两大类,每类由 7 个条目组成(精神性:1～6 项,第 14 项;躯体类:7～13 项)。本量表,除第 14 项需结合观察外,所有项目都根据患者的口头叙述进行评分;同时特别强调受检者的主观体验,这也是 HAMA 编制者的医疗观点。因为患者仅仅在有病的主观感觉时,方来就诊,并接受治疗,故因此可作为病情进步与否的标准。

方法:应由经过训练的两名评定员进行联合检查,采用交谈与观察的方式,检查结束后,两评定员各自独立评分。HAMA 的评分为 0～4 分,5 级:0 分为无症状;1 分为轻度;2 分为中等,有肯定的症状,但不影响生活与劳动;3 分为重度,症状重,需进行处理或影响生活和劳动;4 分为极重,症状极重,严重影响生活。做一次评定,大约需 10～15 分钟。

结果解释:按照全国精神科量表协作组提供的资料,总分超过 29 分,可能为严重焦虑;超过 21 分,肯定有明显焦虑;超过 14 分,肯定有焦虑;超过 7 分,可能有焦虑;如小于 7 分,则没有焦虑症状。

(3)焦虑可视化标尺技术:请被评估者在可视化标尺相应位点上标明其焦虑的程度。

2. 抑郁(depression)

抑郁是个体失去某种其重视或追求的东西时产生的情绪状态,其特征是情绪低落,甚至出现失眠、悲哀、自责、性欲减退等表现。评估方法如下。

(1)访谈与观察:询问和观察是否有抑郁的症状。

(2)心理测验:采用使用较多的汉密尔顿抑郁量表、老年抑郁量表进行评估。本节只介绍汉密尔顿抑郁量表。

汉密尔顿抑郁量表:由 Hamilton 于 1960 年编制,目前是临床上使用较为广泛的评定抑郁状态的量表(表 2-5)。

表 2-5　汉密尔顿抑郁量表(24 项)

1. 情绪抑郁(沮丧、无望等)	0. 没有
	1. 只在问时才诉述
	2. 在谈话中自发的表达
	3. 不用言语也可从表情、姿势、声音、或欲哭中表现这种情绪
	4. 病人的自发言语和非言语表达(表情、动作)几乎完全表现为上述情绪
2. 有罪感	0. 没有
	1. 自责,感到连累他人
	2. 认为自己犯了罪,或反复思考以往的失误或过错
	3. 认为目前的疾病是自己所犯错误的惩罚,或有罪的妄想
	4. 罪恶妄想伴有指责或威胁性妄想
3. 自杀	0. 无
	1. 觉得活着没有意义
	2. 希望自己已经死去,或经常想到与死有关的事情
	3. 自杀念头

	4. 严重自杀行为
4. 入睡困难	0. 入睡无困难
	1. 有时入睡困难,即上床半小时扔无法入睡
	2. 每晚均有入睡困难
5. 睡眠不深	0. 没有
	1. 患者诉睡眠浅、多噩梦
	2. 半夜起床两次(不包括上厕所)
6. 早醒	0. 没困难
	1. 早上较早醒来,但能再次入睡
	2. 起床后不能再次入睡
7. 工作和兴趣	0. 没困难
	1. 有对工作、嗜好失去兴趣,无精打采的感觉
	2. 自发或间接的表达活动、工作或学习失去兴趣。如感到没精打采、犹豫不决,不能坚持或需要强迫自己去工作或活动
	3. 活动时间减少或成效降低,住院患者每天参加病室劳动或娱乐不满三小时
	4. 因目前的疾病而停止工作,住院患者不参加任何活动或者没有他人帮助便不能完成病室日常事务
8. 迟缓	0. 正常的思维和言语(速度)
	1. 精神检查时发现轻度迟缓
	2. 精神检查中发现明显迟缓
	3. 精神检查进行困难
	4. 完全不能回答问题(木僵)
9. 激越	0. 无
	1. 检查时有些心神不定
	2. 时显心神不定或小动作多
	3. 不能静坐,检查中曾起立
	4. 搓手、咬手指、扯头发、咬嘴唇等
10. 精神性焦虑	0. 无
	1. 主要是紧张和易怒
	2. 对小事感到担忧
	3. 表情和言语流露出明显焦虑
	4. 明显惊恐
11. 躯体性焦虑	0. 无
	1. 轻度

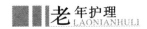

2. 中度,有肯定的上述症状

3. 重度,症状严重,影响生活或需要处理

4. 严重影响生活和活动

12. 胃肠道症状　　0. 无

1. 食欲减退,但不需要他人鼓励便自行进食

2. 进食需要他人催促或请求,或需要应用泻药或助消化药物

13. 全身症状　　　0. 无

1. 四肢、背部、头部、肌肉沉重感或疼痛,全身无力,疲乏

2. 症状明显

14. 性症状　　　　0. 无(不适用)

1. 轻度

2. 重度

15. 疑病　　　　　0. 无

1. 对身体过分关注

2. 反复考虑健康问题

3. 有疑病妄想

4. 伴幻觉的疑病妄想

16. 体重减轻　　　0. 无

1. 可能体重减轻(一周内体重下降≥0.5公斤)

2. 确实体重下降(一周内体重下降≥1公斤)

17. 自知力　　　　0. 知道自己有病,表现为抑郁

1. 自己知道有病,但归咎于伙食环境问题,工作过忙,病毒感染或需要休息等外部原因

2. 完全否认有病

18. 日夜变化　　　0. 无

1. 轻度变化

2. 重度变化,症状昼重或夜重,请注明并评价其严重程度

19. 人格或现实　　0. 无
　　解体　　　　1. 轻,问及才诉述

2. 中,自发诉述

3. 严重,有虚无妄想

4. 伴有幻觉的虚无妄想

20. 偏执症状　　　0. 无

1. 有猜疑

	2. 偏执观念
	3. 关系妄想或被害妄想
	4. 伴有幻觉的关系或虚无妄想
21. 强迫症状	0. 无
	1. 轻,问及才诉述
	2. 中,自发诉述
22. 能力减退感	0. 无
	1. 仅在提问时引出主观体验
	2. 病人主动表示有能力减退感
	3. 需要鼓励、指导和安慰才能完成病室日常事务或个人卫生
	4. 穿衣、擦洗、进食、铺床等以及个人卫生均需要他人协助
23. 绝望感	0. 无
	1. 有时怀疑:"情况是否会好转",但解释后能接受
	2. 持续感到"没有希望"
	3. 对未来感到灰心,悲观和绝望,解释后不能排除
	4. 自动反复诉述:"我的病不会好了",或诸如此类的话
24. 自卑感	0. 无
	1. 仅在询问时诉述有自卑感
	2. 自动诉述有自卑感
	3. 病人自动诉述:"我一无是处"
	4. 自卑达到妄想的程度,例如:"我是个废物"

结构和内容:该量表经过多次修订,有 3 种版本,分别为 17 项、21 项和 24 项的,本书介绍的是 24 项版本。这些项目包括抑郁所涉及的各种症状,并可归纳为 7 类因子结构。

评定方法:一般采用交谈和观察的方式,由经过训练的两名评定员对被评定者进行 HAMD 联合检查,待检查结束后,两名评定员独立评分。在评估心理或药物干预前后抑郁症状的改善情况时,首先在入组时评定当时或入组前一周的情况,然后在干预 2～6 周后再次评定来比较抑郁症状严重程度和症状谱的变化。

结果解释:总分是一项很重要的资料,能较好地反映病情的严重程度,即症状越轻,总分越低;症状越重,总分越高。通过总分在心理咨询或药物治疗前后的变化来衡量各种心理、药物干预的效果。同时,在研究入组病例时,通过 HAMD 的测评,可以较详细地了解研究对象症状的严重程度,用于不同研究结果之间的类比和重复。按照 Dayris JM 的划分,对于 24 项版本,总分超过 35 分可能为严重抑郁;超过 20 分,可能是轻或中度的抑郁;如小于 8 分,则没有抑郁症状。在 17 项版本则分别为 24 分、17 分和 7 分。

(3)抑郁可视化标尺技术:请被评估者在可视化标尺相应位点上标明其抑郁程度。

(二)认知评估

认知即个体推测和判断客观事物的思维过程,个人完成各种活动所需要的基本能力,反映个体的思维活动,达到一定年龄阶段的老年人均会不同程度地伴有认知功能障碍,故认知能力是心理健康评估的重要内容之一。老年人认知的评估包括思维能力、语言能力以及定向力三个方面。对老年人认知功能评估中的最普及的测试是简易智力状态检查(MMSE)和简易操作智力状态问卷(SPMSQ)。

1. 简易智力状态检查

简易智力状态检查由 Folstein 编制于 1975 年。它是最具影响的认知缺损筛选工具之一,被选入诊断用检查提纲(DIS)。主要用于筛查有认知缺损的老年人,适用于社区老年人群调查(表 2-6)。

表 2-6 简易智力状态检查评估的范围

评估范围	项目
1. 时间定向	1、2、3、4、5
2. 地点定向	6、7、8、9、10
3. 语言即刻记忆	11(分 3 小项)
4. 注意和计算能力	12(分 5 小项)
5. 短期记忆	13(分 3 小项)
6. 物品命名	14(分 2 小项)
7. 重复能力	15
8. 阅读理解	16
9. 语言理解	17(分 3 小项)
10. 语言表达	18
11. 绘图	19

(1)结构与内容:MMSE 共 19 项,30 小项,评估范围包括 11 个方面。

(2)评定方法:评定时,被测者回答或操作正确记"1"分,错误记"5"分,拒绝或说不会,记 9 分或 7 分。全部答对总分为 30 分。

(3)结果解释:MMSE 的主要统计指标为总分,为所有记"1"的项目(小项)的总和,即回答(操作)正确的项目(小项)数,范围为 0~30。根据国内对 5055 例社区老年人的检测结果证明,MMSE 总分和教育程度密切相关,提出教育程度的分界值:文盲组(未受教育)17分,小学组(教育年限≤6年)20分,中学或以上组(教育年限>6年)24分。

2. 简易操作智力状态问卷

简易操作智力状态问卷由 Pfeiffer 于 1975 年编制,适用于评定老年人认知状态前后比较。

(1)结构与内容:问卷评估包括定向、短期记忆、长期记忆和注意力4个方面、10项内容,如"今天是星期几?""今天是几号?""你在哪里出生?""你家的电话号码是多少?""你今年几岁?""你的家庭住址?"等以及由被试者20减3,再减3,直至减完。

(2)评定方法:评定时,向被试者直接询问,被试者回答或操作正确记"1"。

(3)结果解释:问卷满分为10分,评估时需要结合被试者的教育背景做出判断。错2~3项,表示认知功能完整;错3~4项者,为轻度认知功能损害;错5~7项者,为重度认知功能损害;错8~10项,为中度认知功能损害。受过初等教育的老年人允许错一项以上,受过高等教育的老年人只能错一项。

四、老年人社会健康状况的评估

全面认识和衡量老年人的健康水平,除生理、心理状态评估外,还应评估老年人的社会健康状况。对老年人的社会健康评估包括:角色功能、所处环境、文化背景、家庭状况。

(一)角色功能的评估

1. 角色的内涵

(1)角色:即社会角色,是社会对个体或群体在特定场合下职能的划分,代表了个体或群体在社会中的地位和社会期望表现出的符合其地位的行为。老年人一生中经历了多重角色的转变:①婴儿→青年→中年→老年;②学生→踏上工作岗位→退休;③儿子/女儿→父母亲→祖父母。适应对其角色功能起着相当重要的作用。

(2)角色功能:指从事正常角色活动的能力,包括正式的工作、社会活动、家务活动等。老年人由于老化及某些功能的退化而使这种能力下降。老年个体对角色的适应与年龄、性别、环境、家庭背景、社会地位、经济状况等因素有关。

2. 角色功能的评估

对老年人角色功能进行评估,可通过交谈、观察两种方法收集资料,内容包括:

(1)角色的承担:主要包括一般角色、家庭角色、社会角色。

一般角色:了解老年人过去的职业、离退休年份和现在的工作状况,有助于防范由于退休所带来的不良影响,也可以确定目前的角色是否适应。进行评估时,可询问"目前在家庭、单位或社会所承担的角色与任务有哪些?""是否感到角色任务过多、过重或不足?""哪些事占去了大部分时间?""你感到太闲还是休息、娱乐时间不够?"等。

家庭角色:老年人离开工作岗位后,家庭成了主要的生活场所,并且大部分家庭有了第三代,老年人的角色就发生了变化,由父母的地位上升到祖父母的地位,家庭角色增加,常常担当起照料第三代的任务;若有的老年人丧偶,则要失去一些角色。进行评估时,可询问"是否照顾孙辈?""老伴还在不?""对家庭是否满意?"等。

社会角色:社会关系形态的评估,可提供有关自我概念和社会支持资源的信息。收集老年人每日活动的资料,对其社会关系形态进行分析评价,如果被评估者对每日活动不能明确表述,提示社会角色的缺失或是不能融合到社会活动中去。不明确的反应,也可提示是否有认知或其他精神障碍。进行评估时,可询问老年人"对自我一生评价如何?""朋友多吗?""喜欢参加集体活动吗?"等问题。

（2）角色的认知:让其描述对自己角色的感知和别人对其担任角色的期望,是否认同他人对其角色的期望。进行评估时,可询问"您退休后是否适应?""您愿意为子女做家务吗?""您愿意参加老年人的活动吗?"等。

（3）角色的适应:让其描述对自己承担的角色是否满意,观察是否有角色不适应的表现:如头痛、头晕、疲乏、睡眠障碍、焦虑、抑郁、忽略自己等,可询问"您现在过得好吗"等问题。

（二）环境的评估

老年人的健康与其生活环境有着密切的联系,如果环境因素的变化超过了老年人体的调节范围和适应能力,就会引起疾病。通过对环境进行评估,可以更好地去除妨碍生活行为的因素,创造发挥补偿机体缺损功能的有利因素,促进老年人生活质量的提高。

1. 物理环境

物理环境是指一切存在于机体外环境的物理因素的总和。自 2000 年中国进入老龄化社会以来,老年人空巢家庭比例持续增加,大量老年人面临着独立居住的问题。老年人的养老问题日益突出,老年人居住环境问题也备受关注。居住环境是老年人的生活场所,是学习、社交、娱乐、休息的地方,评估时应了解其生活环境是否存在一些特殊性,在评估时,对于居家安全环境因素的评估是重点（表 2-7）。

表 2-7　老年人居家环境安全评估要素

部位	评估要素
一般居室	
光线	光线是否充足
温度	是否适宜
地面	是否平整、干燥、无障碍物
地毯	是否平整、不滑动
家具	放置是否稳固、固定有序,有无阻碍通道
床	高度是否在老年人膝盖下、与其小腿长度基本相等
电线	安置如何,是否远离火源、热源
取暖设备	设置是否妥善
电话	紧急电话号码是否放在易见、易取的地方
厨房	
地板	有无防滑措施
燃气	"开"、"关"的按钮标志是否醒目
浴室	
浴室门	门锁是否内外均可打开
地板	有无防滑措施
便器	高低是否合适,是否设扶手
浴盆	高度是否合适?盆地是否垫防滑胶垫
楼梯	
光线	光线是否充足
台阶	是否平整无破损,高度是否合适,台阶之间色彩差异是否明显
扶手	有无扶手

2. 社会环境

社会环境包括经济、文化、教育、法律、制度、生活方式、社会关系、社会支持等方面。这些因素与人的健康密切相关,本节着重于经济状况、生活方式、社会关系和社会支持的评估。

(1)经济状况:在社会环境因素中,对老年人的健康以及患者角色适应影响最大。了解经济来源、工资福利、收入是否够支付食品、生活用品、医疗费用、家庭有无经济困难等方面对老年人的健康有着重要的作用。因为老年人因退休、固定收入减少或者其他方面的原因造成经济困难,可以导致失去家庭、社会地位或生活的独立性。

(2)生活方式:护理人员可以通过交谈或直接观察,评估饮食、睡眠、活动、娱乐等方面的习惯,以及有无吸烟、酗酒等不良嗜好。若有不良生活方式,应进一步了解对老年人带来的影响。

（3）社会关系与社会支持：评估是否有支持性的社会关系网络，家庭成员关系、邻居、同事关系，是否能提供必要的护理及支持性服务。

3. 文化与家庭的评估

文化和家庭因素可以直接影响老年人的身心健康和健康保健。

（1）文化评估：文化评估的目的是了解老年人的文化差异，为制订符合老年人文化背景的个体化的护理措施提供依据。老年人文化评估的主要内容包括价值观、信念和信仰、习俗等，它们也是文化的核心要素，决定了老年人对健康疾病、老化和死亡的看法及信念。应该注意老年人是否有文化休克，对于独居老年人，应详细询问老年人是否有亲近的朋友、亲属。

（2）家庭评估：中国是一个强调家庭观念的传统型国家，人进入老年期后，个体的社会、躯体功能均发生退化，其活动中心由社会转向家庭，家庭是老年人生活的主要空间。家庭结构、家庭关系和家庭气氛对老年人的心理产生巨大影响。

进行家庭评估的目的是了解老年人家庭对其健康的影响，以便制订有益于老年人疾病恢复和健康促进的护理措施。家庭评估内容主要包括家庭成员的基本资料、家庭类型与结构、家庭成员的关系、家庭功能与资源、家庭压力等。常用家庭功能评估的量表为 APGAR 家庭功能评估表：适应度 A（adaptation），合作度 P（partnership），成长度 G（growth），情感度 A（affection），亲密度 R（resolve）。通过评估可以了解老年人有无家庭功能障碍及其障碍程度。

五、老年人生活质量的评估

（一）生活质量的概念

生活质量（quality of life，QOL）：是在生物-心理-社会医学模式下产生的一种新的健康测量技术。WHO 将其定义为：生活质量是指不同文化和价值体系中的个体对他们的生存目标、期望、标准以及所关心的事情相关的生存状况的感受。中国老年医学会指出：老年人生活质量是指 60 岁或 65 岁以上的老年人群身体、精神、家庭和社会生活满意的程度和老年人对生活的全面评价。

生活质量作为生理-心理-社会功能的综合指标，可用来评估老年人群的健康水平、临床疗效以及疾病的预后。

（二）生活质量的评估

生活质量的评估主要包括以下几个方面。

1. 生活满意度的评估

生活满意度是指个人对生活总的观点以及现在实际情况与希望之间、与他人之间的差距。常用量表为生活满意度指数（life satisfaction index，LSI）。

2．**主观幸福感的评估**

其包括认知和情感两个基本成分。常用量表为纽芬兰纪念大学幸福度量表（memorial university of newfoundland scale of happiness，MUNSH）。

3．**生活质量的综合评估**

生活质量是一个带有个性的和易变的概念。评估时最好以老年人的体验为基础进行评价，不仅评定客观状态，还要注意其主观评价。常用适合老年人群的量表包括生活质量综合评定问卷、老年人生活质量评定表。本节只给出老年人的生活质量评定表(表2-8)。

表 2-8 老年人生活质量评定表

项 目	得分	项 目	得分
身体健康		6．智力	
1．疾病症状		(1)思维能力、注意力、记忆力都较好	3分
(1)无明显病痛	3分	(2)智力有些下降,注意力不集中,遇事易忘,但不影响生活	2分
(2)间或有病痛	2分		
(3)经常有病痛	1分	(3)智力明显下降,说话无重点,思路不清晰,健忘、呆板	1分
2．慢性疾病			
(1)无重要慢性病	3分	7．生活满意度	
(2)有,但不影响生活	2分	(1)夫妻、子女、生活条件、医疗保健、人际关系等基本满意	3分
(3)有,影响生活功能	1分		
3．畸形残疾		(2)某些方面不够满意	2分
(1)无	3分	(3)生活满意度差,到处看不惯,自感孤独苦闷	1分
(2)有(轻、中度驼背)不影响生活	2分		
(3)畸形或因病致残,部分丧失生活能力	1分	心理健康共计得分	
4．日常生活功能		**社会适应**	
(1)能适当劳动、爬山、参加体育活动,生活完全自理	3分	8．人际关系	
		(1)夫妻、子女、亲戚朋友之间关系融洽	3分
(2)做饭、管理钱财、料理家务、上楼、外出坐车等有时需人帮助	2分	(2)某些方面虽有矛盾,仍互相往来,相处尚可	2分
(3)丧失独立生活能力	1分	(3)家庭矛盾多,亲朋往来少,孤独	1分
身体健康共计得分	—	9．社会活动	
心理健康		(1)积极参加社会活动,在社团中任职,关心国家集体大事	3分
5．情绪、性格			
(1)情绪稳定,性格开朗,生活满足	3分	(2)经常参加社会活动,有社会交往	2分
(2)有时易激动、紧张、忧郁	2分	(3)不参加社会活动,生活孤独	1分
(3)经常忧郁、焦虑、压抑、情绪消沉	1分	社会适应共计得分	—

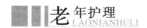

续表 2 − 8

项 目	得分	项 目	得分
环境适应		11. 环境条件	
10. 生活方式		(1)居住环境、经济收入、医疗保障较好,社会服务日臻完善	3 分
(1)生活方式合理,无烟、酒嗜好	3 分	(2)居住环境不尽如人意,有基本生活保障	2 分
(2)生活方式基本合理,已戒烟,酒不过量	2 分	(3)住房、经济收入、医疗费用等造成生活困难	1 分
(3)生活无规律,嗜烟,酗酒	1 分	环境适应共计得分	

第四节 养老院老年人的健康管理

一、环境要求及日常生活管理

（一）老年人对居住环境的生理要求

1. 安全

老年人居住环境要求不同于普通人群,对于台阶、地板、楼梯、座椅、便器的选择都有特殊性。如厕所应设长明灯,在坐便器等位置安装扶手。老年人容易摔倒,地面和浴池底部应防滑,浴池、厕所、楼梯和走廊两侧应设扶手等。

2. 健康

养老院医疗条件应该较好,除了附近要有较大型的医疗机构外,也应针对老年人的健康设有急救设施、老年病等配合治疗的基础医疗站,形成完善的医疗网。

3. 安静

老年人一般比较喜欢安静的生活环境。像城市喧闹的生活环境和快速的生活节奏不适合老年人的居住。所以,养老院居住区应保证环境的安静幽雅。可以选择在郊区等环境较好的地方。

4. 舒适

老年人一般年老以后对居住环境的档次和豪华要求不高,面积不需太大,但只要住的舒适即可。

（二）老年人对居住环境的心理需求

随着老年人年龄增大、身体机能衰退,社会角色和经济地位由主导变为辅助,这些变化给他们带来了心理上的压力。老年人对居住环境的心理需求有以下几点。

1. 对家庭的依恋和亲情关爱需求

老年人需要来自晚辈的关怀和照顾,却不愿意在生活上给子女增加更大的负担,然而,正常的亲情交往是保持老年人身心健康的良药。

2. 社会和邻里交往需求

增加社会交往是老年人减少孤独和寂寞的重要方式,除家庭成员之间的交流外,老年人还需要朋友、同事、邻里甚至素不相识者之间的交往和交流。

3. 精神文化的需求

在养老院内应附设有生活综合服务中心、图书室、休息室、公共餐厅、活动室、会议室等公用设施。让老年人有了较多的空暇时间从事兴趣爱好和娱乐活动,以满足过去的遗憾和不足,如演唱京剧、练习书法和绘画、进行体育活动以及棋牌娱乐等。

4. 安定感的需求

由于老年人对安定感的需求和怀旧心理,使其对久居的环境产生依恋,熟悉的人群、房屋、街道和树木都会给老年人带来安定感。因此,有的老年人宁愿住在条件不好但自己熟悉的居住环境而不愿迁移。但是,这个老年人重要的心理特征也是最容易被忽略和不容易满足的需求。

5. 安全感的需求

安全感来自治安、交通、环境及管理等诸方面。养老院环境陌生、交通道路混乱、人员嘈杂都会使老年人感到恐慌,而安全、宁静的居住环境会使老年人心态安宁,利于身心健康。

（三）老年人居住场所存在的问题

1. 可达性不足

养老设施不设扶手,无论是在走廊、楼梯,还是在老年人的居室内,很少有专门为老年人设置扶手。老年人的活动也因此或多或少地受到影响和限制,甚至容易发生危险。有的设施内虽然安装了扶手,但是因为设计不合理(如高度不适、形状不对等),造成老年人使用不方便。

2. 安全性不足

在养老设施内设置报警措施,可保障老年人在发生紧急情况时能够及时呼救。而大多数的养老设施内并没有设置紧急呼救系统。有些养老设施内虽然安装了呼救设备,但比较简陋,一般只有警铃和呼叫器两种,且往往只设在居室的床头部位或卫生间内,不能够遍布老年人的所有空间,而且按铃还常布置在老年人不方便操作的位置。养老设施存在高差,在卫生间、走廊、公共浴室、防火区处等都有不同的高差,有些很危险的小高差,老年人很难注意到,容易在行动中被绊倒。

3. 私密性不足

老年居室无法保障私密性,缺乏储藏空间,卫生间设计不合理,不细致,附属设备考虑不周。

4. 配套服务设施不足

老年公共活动空间功能单一,空间封闭,空间之间缺乏联系,设备的配置没有做到协调统一。楼梯踏步过高,地面材料过于光滑,走廊过窄,功能单一,电梯设置偏少,尺寸不够合理。

二、身心健康的管理

（一）老年人身心健康管理的原则

养老院对老年人身心健康的管理原则如下所示。

1. 与环境相协调原则

养老院老年人心理健康的发展过程,实质上就是人与环境相互适应、保持动态平衡、达到协调一致的过程,一般人对生活环境的适应、协调,不仅仅是简单的顺应、妥协,更为主要的是积极能动地对环境的利用和改造,使之更加利于发展个体和群体的心理健康,尤其最为重要的是养老院老年人之间人际关系的协调,在老年生活中,往往会碰到破坏平衡的情况,而增加了老年人不良刺激的困扰,因此养老院老年人应学会协调人际关系,对老年心理健康具有重要的意义。

2. 身心统一发展原则

人与环境都是在不断地变化,养老院老年人的身体和心理都会随之发生改变。养老院护理员在进行老年护理时,通过积极的体育锻炼、卫生保健和培养老年人良好的生活方式来增强老年人的体质和生理功能,这将促进老年人的心理健康,同时在老年人发生这种变化中需要学会自知,做到自爱、自尊,学会接受自己,接纳自己,爱惜和保护自己。

3. 个体与群体相结合原则

生活在群体之中的个体无时无刻都会受到群体的影响,因此养老院老年人的心理健康维护也会依赖于群体的心理健康水平,这就需要养老院老年人创建一个良好的群体心理卫生氛围,促进养老院老年人的心理健康。

（二）老年人身心健康管理的措施

1. 安全管理是保证老年人身心健康的基础

首先加强护理人员的防范意识,并根据现存的或潜在的不安全因素制订有关管理规定。管理人员每天早晚定时和不定时巡视房间,发现问题及时处理。每天早晨交接班,并认真记录。老年人不允许自行使用电器和蚊香,由护理人员分工负责管理,以防止火灾的发生。每月进行一次安全分析,对安全隐患实行"三不放过"的原则,即原因不查清不放过,不找出对策不放过,不吸取教训不放过。

2. 有力的医疗服务是促进老年人身心健康的必要条件

在养老院中老年人有许多都患有不同程度的慢性疾病,随时都可出现急性发作。因此应该与医院合作,给养老院配备一定数量的有丰富临床经验的医护人员,实行 24 小时不间断服务,当老年人发病时随时都可得到及时诊治。对已患有慢性病需要服药的老年人,实行集体摆药、发药,喂服到口,减少了慢性病复发的危险性,使养老院成为老年人们放心的家园。

3. 为老年人创造良好的生活环境

良好、舒适的环境对于老年人的身心健康尤为重要,是促进老年人身心健康的前提条件。护理人员认真落实岗位职责及周计划,帮助老年人穿衣、叠被、倒便盆、洗澡(夏天每天一次,冬天每星期一次)、剪指甲端茶、送饭、消毒碗筷、消毒毛巾、打扫整理房间,按时给老年人更衣换被,及时清理排泄物,使老年人皮肤清洁,房间无异味,使养老院成为老年人们舒适的家园。

4. 保持乐观的心态是促进老年人身心健康的主要因素

据有关资料表明,老年人中 85% 的人有不同程度的心理问题,心理问题已成为影响老年人健康的一个重大问题。对此,可以采用以下方法:尽可能将相同性格、相同爱好、有共同语言的老年人安排在同一房间。老年人入院前,根据家属的介绍、直接观察及询问老年人,以全面了解老年人的性格、爱好、习惯和身体状况,给老年人一个最佳"配对"。刚入院几天,护理人员应经常与两位老年人坐在一起,引导他们交流并安排好老年人的生活起居,使两位老年人能顺利地度过磨合期,逐渐进入到达稳定期。当发现老年人有思想问题时要善于疏导,管理员巡视时随时注意了解老年人的思想变化,并及时帮助其化解心理障碍。初次入院的老年人总认为是被家人遗弃,感觉孤独。对此,一方面应联系家属经常来看望老年人,另一方面及时与老年人交心谈心,消除各种顾虑,从而消除他们的孤独感。此外,可以组织老年人参加力所能及的集体劳动,如择菜、包饺子等,老年人们在一起边劳动边聊天,这样既交流了感情,又获得了劳动的愉快,一举两得。

5. 开展丰富多彩的文体娱乐活动

经常组织老年人进行各种各样的活动,如听健康讲座(每月一次)、打麻将、经常自编自演文艺节目等。医护人员每天早晨应组织园内老年人做半小时医疗保健操,每天下午半小时散步,对步态不稳的老年人由护理员搀扶慢步行走,每天 2 次,每次半小时。另外,安装各种健身器械,老年人可根据自己的兴趣爱好,自由选择

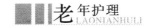

不同运动,让其每天乐在其中。

三、家庭及社会的关爱

中国人盛行的是"百善孝为先",从我国的历史文化传统来说,尊老、敬老、爱老一直是中华民族的传统美德,在新世纪,敬老也是我国社会主义精神文明建设的重要组成部分,是对我国优秀的道德遗产的继承和发扬。

敬老的要求是:在家庭生活中子女要从物质生活、精神生活方面给予老年人以照顾、安慰,任何虐待老年人的行为,都是不容许的,都要受到道德的谴责,严重的要受到法律制裁。

关爱老年人,就要敬重老年人,尊重老年人的思维方式和自主选择,就要提供更多的便利使老年人感受到关爱,就要为老年人创造更好的颐养天年的环境,就要对老年人放手,使他们有自身的生活方式,就要创造条件使他们树立自己新的社会价值自信和家庭价值自信。

（一）建立健全老年社会保障制度，真正做到老有所养

建立健全老年社会保障制度,是应对人口老龄化问题的最重要的战略性措施。因此,不论是党政机关,还是企业,也不论姓"公"还是姓"私",都要实行基本养老保险,及时足额上缴养老保险金;要鼓励有条件的企业建立补充养老保障,鼓励个人参加商业保险,形成多层次的养老保险体制;同时,要完善老年人社会救济制度,对于因各种原因没有享受养老和医疗保障、经济贫困的少数老年人,有关部门要摸清底数,建立特困老年人档案,通过社会救济制度提供帮助。

（二）营造和谐家庭是老有所乐的重要基础

家庭是我国老年人主要的养老场所,因此,家庭成员之间的关系对老年人的身心健康影响很大。家庭成员是老年人生活联系最为紧密、日常最为依靠的亲人,因而关爱老年人的主要责任是由家庭成员承担的。尤其在当前社会保障体制不健全、社会保障措施还不完善的情况下更是如此。老年人与子女在一起生活能避免产生孤独感。老年人与家庭成员之间要相互理解、相互适应,子女应尊重老年人,多关心老年人的生活起居、身心健康。不应只顾事业和孩子而疏忽对老年人的照顾。若远离老年人,应经常电话联系,关心、安慰老年人。家人要主动照顾好老年人的饮食起居,关心老年人的身心健康,帮助老年人更好地融入社会,跟上社会进步的节奏,充分享受日益丰富的社会生活所带来的便利和乐趣。老年人也要理解、关爱晚辈,主动融入年轻人的生活,相互体谅、相互包容,充分体现代与代之间的平等性和互动性。

（三）丰富老年人多彩的文化生活

对于广大老年朋友来说，能利用空余时间，培养各种兴趣爱好，通过看书读报、欣赏音乐、棋牌歌舞、书法篆刻、种花养鸟等方式丰富文化生活，陶冶性情，从而提高自身的生活质量，这是一种积极的人生态度和正确选择。同时，健康向上的老年文化生活会使老年人心情愉快，心情愉快又会增强老年人的身体健康。因此，社会各界，尤其是地方党委政府应该为老年文化活动的开展多创造一些条件，提供更多便利，多为老年朋友提供一些融思想性、知识性、趣味性于一体的老年文化艺术活动，充分满足他们的参与意识，在引导健康生活情趣的同时，使广大老年朋友建立与社会同呼吸、与时代共进步的广泛联系。对我们广大的老年朋友，应该怀着对生活、对社会的一份热爱和责任，积极地投入到更多有利有益的体育活动、丰富的精神文化生活，力所能及地参与社会的发展。

（四）需要全社会共同努力

关爱老年人，需要社会各方面的共同参与和支持。一要充分发挥志愿者和各类社会组织的作用，他们已日渐成为关爱老年人的重要社会力量；二要发挥老年人组织的作用，他们当中的低龄老年人、有专业技能的老年人、热心的老年人，一些有较强的帮助他人的意愿，他们自发形成的一些老年人组织，由于年龄相近，心理相通，在关爱老年人方面，可以收到其他人难以起到的效果；三是仍要适当发挥单位工会、人事部门的作用，尽管随着体制改革和认识制度改革的深入，单位对老年人的关爱日渐减弱，这也是必定的趋势，但单位工会、人事部门在关爱老年人方面不能完全退出，节假日的慰问，开座谈会，对一些老年人上门探望，组织一些活动，一些重大事项征求一下老年人的意见等，都会使老年人感到欣慰；四是发挥各类媒体在关爱老年人中的作用，各种媒体举办有关老年人专题节目，就某一有关老年人的话题展开讨论，对某一有关老年人事件进行深度报道等，都会传播对老年人的关心、关爱，引起老年人的关注。只有社会各方面共同参与，相互拾遗补缺，发挥各自的特定作用，才能形成关爱老年人的社会立体网络。

第三章

老年人的常见
心理问题与护理

进入老年期，人的各种生理功能都逐渐进入衰退阶段，并面临社会角色的改变、社会经济地位的变化、家庭赡养能力下降、子女分居、丧偶等生活事件，老年人必须努力面对和适应这些事情。在面对和适应过程中，老年人常会出现一些特殊的心理变化，影响着其老化过程、健康状况、老年病的防治和预后。掌握老年人的心理活动特点及其影响因素，正确评估老年人的心理健康状况，采取有的放矢的措施维护和促进老年人的心理健康，对促进健康老龄化和积极老年化有重要意义。

第一节 | 老年人心理的变化

一、老年人心理变化的特点

大量心理研究表明,老年期的心理变化伴随生理功能的减退而出现老化,使某些心理功能或心理功能在某些方面出现下降、衰退,而另一些心理功能或心理功能的某些方面仍趋于稳定,甚至产生新的适应代偿功能。人的心理活动包括人脑对外界的反映过程(心理过程)和反映结果(心理内容)。心理活动的内容主要包括感知、记忆、智力、思维、情绪、情感、意志、人格等内容。老年人的心理变化特点主要表现在以下几方面。

(一)感、知觉减退

感、知觉是心理过程的重要组成部分,是其他心理过程,如记忆、思维、想象、情感、意志的基础。老年人由于相应的感知器官老化、功能衰退,导致视觉、听觉、味觉、嗅觉等感知功能下降,从而引起反应迟钝、行为迟缓、注意力不集中、易跌倒等改变,进而出现悲观、孤独、冷漠、猜疑等心理,易产生丧失感、隔绝感、衰老感。

(二)记忆力下降

随着年龄增长,老年人记忆能力变慢、下降,有意识记忆为主,无意识记忆为辅,再认能力尚好,回忆能力较差,表现在能认识熟人但叫不出名字。老年人意义记忆完好,但机械记忆不如年轻人。总的来说,老年人的记忆能力是下降的,但并非全面均衡下降。此外,老年记忆减退存在个体差异,出现有早有晚,速度有快有慢,程度有轻有重。因此,坚持用脑,注意记忆训练,保持稳定的情绪,可延缓记忆的衰退。

(三)智力下降

智力是学习能力或实践经验获得的能力。老年人在限定时间内加快学习速度比年轻人难,老年人学习新东西、新事物不如年轻人,其学习也易受干扰。人的智力与个体因素(如遗传、身体状况等),社会环境因素(文化水平、职业等)有密切关系。

(四)思维能力下降

思维是人类认识过程的最高形式,是一种复杂的心理过程,思维的衰退一般出现的较晚。首先,老年人思维过程减慢,反应迟钝;其次,老年人思维转换较困难;

此外,老年人的创造性思维下降。老年人由于退休等原因,其思维的主动性会降低,创造想象能力弱化,在生活、工作中缺乏创造性。故应鼓励老年人加强身心保健,多进行娱乐性益智活动,从而提高其思维能力。

（五）情绪不稳定

老年人情绪体验的强度和持久性随年龄的增长而提高,因而其情绪趋向不稳定,常表现为易兴奋,易激怒,动不动便大发雷霆或易哭泣,经常产生抑郁、焦虑、孤独感,自闭并对死亡恐惧。对外界的人和事漠不关心,不易被环境激发出热情,还经常出现消极言行。

（六）人格改变

1. 老年人的人格改变

老年人随年龄增长出现的生理、心理和社会多方面因素改变的影响,表现出不同于成年人的一些特点。

（1）传统保守:与青年人相比,老年人相对保守,更尊重传统,往往习惯于自身经历的熟悉的事物和做法,不易接受新的事物,做事更稳妥。

（2）被动退缩:随着年龄增长出现的自身和环境因素变化,使得老年人的各种欲望及要求主动或被动地减少,在各个方面趋于被动和退缩。

（3）内向孤独:因退休后社交范围缩小和躯体疾病造成的行动不便,使得老年人与外界、与他人的接触及沟通和交流明显减少,与成年人相比显得内向和孤独。

2. 老年人的人格类型

（1）成熟型:有智慧,具有十分统一的人格。能以积极的态度面对现实、理解现实,根据自己的能力和身体条件安排适当的活动,妥善处理社会和家庭中的人际关系,正视疾病,承认衰老,理解死亡。

（2）防御型:不敢面对衰老这个现实,用不停的繁忙活动来克服内心的焦虑和不安,回避对老年期的展望和死亡问题,对年轻人持嫉妒心理。

（3）安乐型:自愿从工作岗位上下来,满足现状,不再工作,除简单的家务劳动外,不关注其他事情,从事自己喜欢的娱乐活动,将重心转为自我保养。

（4）愤怒型:也称不服老型。缺乏理性,容易发怒,不承认自己的衰老,怨恨自己尚未达到人生的目标,把失败归咎于他人,并表示出敌意和攻击性,有较深的偏见。对年华的流逝有强烈反感,自我闭塞,常表现为恐惧和抑郁。

（5）自责型:对一切事物持悲观态度,对别人没有任何兴趣,认为自己的许多选择是错误的,给别人造成了痛苦,生活在自责感之中,不愿与他人交往,有时甚至走向自杀的绝路。

在现实生活中,不是每个老年人都符合上述类型之一,也可能在一个老年人身上表现出几种人格类型的特点,但多数老年人以某一人格类型为主。

二、老年人心理变化的影响因素

（一）各种生理功能减退

随着年龄的增加,各种生理功能减退,并出现一些老化现象,如神经组织,尤其是脑细胞逐渐发生萎缩并减少,导致精神活动减弱,反应迟钝,记忆力减退,尤其表现在近期记忆力方面。视力及听力也逐渐减退。由于骨骼和肌肉系统功能减退,运动能力随之降低。

（二）社会地位的变化

由于社会地位的改变,可使一些老年人发生种种心理上的变化,如孤独感、自卑、抑郁、烦躁、消极等。这些心理因素均会促使身体老化。

（三）家庭人际关系

离退休后,老年人主要活动场所由工作场所转换为家庭,家庭成员之间的关系对老年人影响很大,如子女对老年人的态度,代沟产生的矛盾等,对老年人的心理也都会产生影响。

（四）营养状况

为维持人体组织与细胞的正常生理活动,需营养充足,如蛋白质、糖、脂肪、水、盐类、微量元素、维生素等都是必需的营养物质。尤其是神经组织及细胞对营养物质的需要更甚。当营养不足时,常可出现精神不振、乏力、记忆力减退、对外界事物不感兴趣,甚至发生抑郁及其他精神、神经症状。

（五）体力或脑力过劳

体力及脑力过劳均会使记忆力减退、精神不振、乏力、思想不易集中,甚至产生错觉、幻觉等异常心理。

（六）疾病

有些疾病会影响老年人的心理状态,如脑动脉硬化,使脑组织供血不足,使脑功能减退,促使记忆力减退加重,晚期甚至会发生老年痴呆等。还有些疾病,如脑梗死等慢性病,常可使老年人卧床不起,生活不能自理,以致产生悲观、孤独等心理状态。因此,为了使老年人的心理状态保持良好,应加强锻炼以减慢各种生理功能老化,经常保持心情舒畅,坚定信念,培养情操,合理安排生活等都可以促进良好的心理状态。

三、老年人心理发展的主要矛盾

（一）角色转变与社会适应的矛盾

这是老年人退休后带来的矛盾。退休、离休本身是一种正常的角色变迁,但不同职业群体的人,对离退休者的心理感受是不同的。据对北京市离退休干部和退休工人的对比调查,工人退休后的心理感受变化不大。他们退休后摆脱了沉重的体力劳动,有更充裕的时间料理家务、消遣娱乐和结交朋友,并且有足够的退休金和公费医疗,所以内心比较满足,情绪较为稳定,社会关系良好。但离退休干部的情况则不同,这些老干部在离退休之前,有较高的社会地位和广泛的社会关系,其生活重心是机关和事业,退休、离休以后,从昔日紧张有序的工作中突然松弛下来,生活的重心变成了家庭琐事,广泛的社会联系骤然减少,并因无所事事的现状与他们强烈的社会责任感发生冲突而使他们感到很不习惯、很不适应。

（二）老有所为与身心衰老的矛盾

具有较高的价值观念和理想追求的老年人,通常在离开工作岗位后,都不甘心于清闲。他们渴望在有生之年,能够再为社会多做一些工作,退而不休、老有所为,便是这些老年人崇高精神追求的真实写照。然而,很多年高志不减的老年人,身心健康状况并不理想。他们或者机体衰老严重,或者身患多种疾病,有的在感知、记忆、思维等心理能力的衰退方面也非常明显。这样,就使得这些老年人在志向与衰老之间形成了矛盾,有的人还为此陷入深深的苦恼和焦虑之中。

（三）老有所养与经济保障不充分的矛盾

根据国外的一些研究,缺乏独立的经济来源或可靠的经济保障,是老年人心理困扰的重要原因。一般来说,由于缺乏经济收入,社会地位不高,因而使得这类老年人容易产生自卑心理。他们心情也比较郁闷,处事小心,易于伤感。如果受到子女的歧视或抱怨,性格倔强的老年人常常会滋生一死了之的念头。所以,老有所养与经济保障不充分的矛盾,即是社会矛盾,也是社会心理矛盾。

（四）安度晚年与意外刺激的矛盾

老年人都希望平平安安、幸福美满地度过晚年,而且大多数老年人都希望长寿,但这种美好愿望与实际生活中的意外打击、重大刺激,往往形成强烈的对比和深刻的矛盾。当老年人突然遇到丧偶的打击,若是缺乏足够的社会支持,容易引发疾病,甚至导致早亡。除丧偶之外,夫妻争吵、亲友亡故、婆媳不和、突患重病等意外刺激,对老年人的心灵打击也十分严重。

第二节　老年人常见的心理问题与护理

一、老年人心理健康的评估

老年人的心理状况对其老化过程、健康长寿、老年病的治疗及愈合后均有较大的影响，所以掌握老年人的心理活动特点和影响因素，正确评估其心理健康状况，对维护和促进老年人的身心健康、有的放矢地进行心理指导具有重要作用。老年人的心理健康常从情绪和情感、认知能力、压力与应对等方面进行评估。

（一）情绪与情感的评估

情绪和情感直接反映人们的需求是否得到满足，是身心健康的重要标志。老年人的情绪纷繁复杂，焦虑和抑郁是最常见的也是最需要护理干预的情绪状态。

（二）认知的评估

认知是人们认识、理解、判断、推理事物的过程，通过行为、语言表现出来，反映了个体的思维能力。认知功能对老年人是否能够独立生活以及生活的质量起着重要的影响作用。老年人认知的评估包括思维能力、语言能力以及定向力三个方面。在已经确定认知功能失常的筛选测试中，最普及的测试是简易智力状态检查和简易操作智力状态问卷。

（三）压力与应对的评估

进入老年期后，日常生活中大大小小的事件，例如退休、工作和地位的失落、丧偶、亲朋好友去世、慢性疾病折磨、身体功能受限以及经济状况的改变等，都可能给老年人带来压力，如果应对不当，将给老年人的身心健康造成危害。护理人员及家庭其他成员应全面评估老年人压力的各个环节，及时了解有无压力源存在，压力源的性质、强度、持续的时间以及对老年人的影响。压力与应对的评估采用访谈、观察、心理测验相结合的综合评定方法，评定量表包括生活事件量表、各种应对方式问卷以及社会支持量表等。

二、老年人常见的心理问题

人在整个生命过程中，每个阶段都存在着一些心理方面的问题需要解决。当步入老年期后，由于生理方面的衰退，社会使用能力减弱，再加上离退休遇到的问题，更容易出现心理和精神上的问题，老年人常见的心理问题有离退休综合征、空巢综合征、老年焦虑症、恐惧症、孤独症及高楼住宅综合征等。

（一）离退休综合征

离退休综合征是指老年人由于离退休以后不能适应新的社会角色、生活环境和生活方式的变化而出现的一种适应性的心理障碍。离退休是人生的一个重要转折，是老年期开始的一个标志。老年人离退休后职业生活和个人兴趣发生了很大的变化，从长期紧张而规律的生活，突然转到无规律、懈怠的离退休生活，加之随着离退休后社交范围的缩小，人际关系发生了改变，这种应激因素对心理、身体方面的干扰，使一些老年人在一个时期内难以适应现实生活，并且出现一些偏离常态的行为，甚至由此引起其他疾病的发生或发作，严重地影响了健康。

离退休综合征多发生于平时工作繁多、事业心强、争强好胜和毫无心理准备而突然退休的老年人，平时活动范围大且爱好广泛的老年人则较少发生。女性适应快，发生率较低。

1. 临床表现

（1）精神抑郁：表现为萎靡不振、意志消沉和自卑、情绪低落；常有强烈的失落感、对未来感到悲观、偏执多疑、孤独自卑；自信心下降、行为退缩，对人对事淡漠，近乎麻木，空虚无聊；人际关系疏远，离群索居，自感自己已经风烛残年。

（2）心理焦虑：离退休后主要表现有坐卧不安、行为重复犹豫不决、不知所措，注意力不集中、烦躁不安、爱发牢骚、发脾气，敏感多疑、失眠、多梦、忧郁等。绝大多数老年人在1年内能基本恢复，但性情急躁而较固执的老年人所需要时间较长。

（3）躯体不适：大多数老年人出现头痛、头晕、心悸、胸闷、腹痛、乏力、便秘、失眠多梦、阵发性全身燥热、全身不适等表现，而现有躯体疾病不能解释这些症状。

2. 防治措施

（1）做好离退休计划和心理准备：首先要在离退休前做好心理准备，并且逐步做好"角色"转换的准备工作，少考虑些职业活动，多考虑些离退休的生活，同时还可以多向亲朋好友做些咨询，为离退休后的生活做好各种准备。离退休计划一般包括经济上的收支、生活上的安排和保健方面的预先计划，以及对老年配偶的生活照顾等。老年人应能领悟社会的进步，适应社会的需要，做好离退休的心理准备。一般提前1～2年就要着手进行准备。原单位要计划好减少准老年人的工作压力，逐渐减少其工作时间和工作量，给他们一个较长的适应期。

（2）"退而不休"发挥余热、奉献社会：退休后为国家或者为自家发挥余热，要安排好离退休后的生活。退休后仍有几十年的生活路程，活到老，学到老，干到老。退休期间，老年人如果身体健康、精力旺盛，可积极寻找机会，做一些力所能及的工作，如返聘回原单位或其他单位工作，或者可以从事一些公益活动，为社会、单位多作些贡献；也可以为家庭或子女发挥余热，帮助做些家务，为儿女子孙分忧，同享天伦之乐,实现自我价值,完善并提升自己的人生。

(3)树立正确的人生观,顺应自然规律:衰老是不以人的意志为转移的客观规律,离退休也是每个人势必要遇到的经历,是不可避免的,这既是老年人应有的权力,是国家赋予老年人安度晚年的一项社会保障制度,同时也是老年人应尽的义务,是促进职工队伍新陈代谢的必要手段。老年人必须在心理上认识和接受这个事实,树立正确的人生观,积极乐观看待人生,以平常心对待离退休问题,不仅无须烦恼,而且应换一种心境去欣赏晚年,人虽老,但还有生活追求的目标,满怀喜悦和憧憬期待未来,生命就有活力,老年人要将离退休生活视为另一种绚丽人生的开始,重新安排自己的工作、学习和生活。

(4)善于学习,渴求新知:学习能促进大脑的使用,使大脑越用越灵活,延缓智力的衰退;通过学习可以更新知识,树立新观念,跟上时代的步伐。因此,老年人应加强学习,善于学习,"活到老,学到老"。

(5)培养对生活的新乐趣、分散对"老"的注意力:许多老年人在退休前已经出现孤独、忧郁、失落的情绪。老年人可根据自己的年龄、体质、兴趣、锻炼基础,每天坚持体育锻炼,如练气功、打球、垂钓等活动都能使参加者益智怡情,增进身心健康;坚持参加适当的体力活动和社会文娱活动,既陶冶情操,也可锻炼身体,使生活丰富多彩,可以消除许多不良的心理因素,防止产生离退休综合征。

(6)扩大社交,排解孤独:退休后,老年人不仅应努力保持与旧友联系,更应该积极主动地去结交新朋友,建立新的人际网络,从而开拓生活领域,排解孤独寂寞。

(7)生活自律,保健身体:离退休后给自己制订一个切实可行的作息时间表,早睡早起,按时休息,适时活动,适应新的生活节奏。同时要养成良好的饮食卫生习惯,戒除有害于健康的不良嗜好,采取适合自己的休息、运动和娱乐形式,建立起以保健为目的的生活方式。

(8)社会对离退休老年人应给予更多的关注,家庭应关心和尊重离退休老年人的生活权益,包括精神和物质关怀,从而使离退休老年人感到精神愉快、心情舒畅。

(9)必要的药物和心理治疗:老年人出现身体不适、心情不佳、情绪不佳、情绪低落时,应该主动寻求帮助,切勿讳疾忌医。对于患有严重的焦躁不安和失眠症的离退休老年人,必要时可在医生的指导下适当服用药物以及接受心理治疗。

(二)空巢综合征

"空巢"是指无子女或子女成人后相继离开家庭,只剩下中老年人独自生活的家庭,特别是老年人单身家庭。"空巢老年人"就是指身边无子女,又无他人照料的老年人。随着时代的变迁,社会经济的不断发展,人们的生产方式和生活方式不断改变,人口流动性加大,越来越多的老年人单独居住或老年夫妇独立生活在一起,所有子女成年且长期不在身边,又无他人照料,使得"空巢老年人"在老年人这个群体中,近几年其数量和比例正以前所未有的速度增长。目前我国空巢化进一步加速,城乡空巢家庭已达 50%,部分大中城市达到 70%。据专家预测,到 2030 年我国老龄化人口将近 3 亿,空巢老年人家庭比例将达到 90%,这意味着届时将有超过 2 亿的空巢老年人。另据有关报道,我国失独老年人达上千万,如何使这部分老年人安享晚年,已成为一个亟待解决的社会问题,需要社会各方的积极关注和支持。空巢综合征是由于多种原因造成子女不能或不愿与父母同住,老年人盼望欢度晚年的理想落空,期间老年人由于种种的失去而导致的孤独,引发生理上不适以及心理上的一系列消极反应。空巢综合征的核心是缺乏爱,爱作为一种心理感受状态,是生命质量的组成部分,老年人缺乏爱,其身心健康会受到影响,将会导致生活质量的低下。

1. 影响因素

(1)传统观念影响:中国的传统文化一贯宣扬"父母在,不远游"的观念,"养儿防老"至今仍然是许多老年人最大的期望,许多老年人习惯于对子女的情感依赖,从未考虑过与儿女分开生活,对"空巢家庭"没有心理准备,一旦儿女离开身边,觉得自己老而无用,不再被需要,孤独感油然而生,出现孤苦伶仃、自卑、自怜等消极情感。

(2)老年人独居时间增加:随着社会转型加快,人口流动和迁移加速,许多年轻人出国留学、外出打工或经商,无法与老年人居住在一起;物质生活水平提高,城市住房条件改善,老少两代人都要求有独立的活动空间,年轻人追求自由自在的精神生活,许多子女结婚后不能或不愿与父母同住;而且社会竞争激烈,年轻人工作压力增大,工作繁忙,无暇照料父母长辈,使家中老年人独居时间增加。

(3)自身个性的原因:在自身个性方面,患"空巢综合征"的老年人一般个性较内向、人际交往较少、兴趣爱好不多,平时下班后全部心思都放在家务事上,尤其一些人从工作岗位上退下来后,空闲时间更多,由于与社会接触明显减少,自然会把注意力更多地投注到子女身上,对子女情感依赖进一步增强,一旦儿女离开身边,便感到生活一下子失去了意义,陷入抑郁、孤独寂寞、悲观绝望的心境中,对生活兴趣索然,缺乏独立自主、振奋精神、重新设计晚年美好生活的信心和勇气。

2. 临床表现

(1)心理社会方面:由于子女不在身边,老年人生活单调寂寞,缺乏精神慰藉,对自己的存在价值表示怀疑,陷入无趣、无欲、无望、无助的状态,引发空巢老年人的健康问题。其突出表现为孤独感,但这种孤独感里又增添了思念、悲观、自怜、惆怅和焦虑等复杂情感体验。他们中许多人深居简出,很少与社会交往,整日感到无所事事、伤感、精神萎靡、情绪烦躁;严重者出现抑郁症状,觉得生活没有意义,经常回想往事,感觉悲观失望、心情沮丧、压抑、郁郁寡欢,不与人交往,以"灰色"的心情来观察周围的事物,对什么都不感兴趣;思维迟钝,精神呆板,终日愁眉不展,少语或长吁短叹,严重者还快速加入了阿尔兹海默病行列。

(2)心理方面:对空巢老年人而言,缺乏必要的照顾才是他们真正的健康难题。由于子女不在身边,缺乏安全的监护和帮助,老年人很可能会出现各种意外,有报道空巢老年人老死家中数日甚至数月才被发现。空巢老年人,尤其是独居的空巢老年人,由于缺乏子女生活上的照护和关爱,生了病以后特别感到无助。空巢老年人常常出现失眠早醒、睡眠质量差、头痛、乏力、食欲不振、消化不良等。空巢综合征可导致人的精神内分泌系统调节紊乱,免疫功能减退,机体抵抗力降低,进而引发各种疾病,或者使原有的疾病加重。

3. 防治措施

(1)自我调节建立有规律的生活:老年人在子女生活独立之前注意调节日常生活的模式和规律,以便适应即将临近的"空巢"家庭生活。只有做好了充分的思想准备,如消遣式阅读心理学、保健学方面的书刊,学会有意地转移注意力,如看电视、听音乐等,正视"空巢",计划好子女离家后的生活方式,才能有效防止"空巢"带来的家庭情感危机。

(2)建立亲情住宅:即和父母做邻居,建立老年人与子女"分而不离"的模式。在亲情住宅中两三代人互相照顾、互相理解,使空巢老年人享受和气、温馨的生活方式。日本人提倡"一碗汤",即子女与老年人居住距离不要太远,以送过去一碗汤而不凉为标准。

(3)"常回家看看":空巢期里心情抑郁、惆怅孤寂的父母常希望孩子多回家,老年人最重视的还是家庭和亲情。不管工作多忙,子女都应该常常回家看看,陪陪老年人,加强与老年人的沟通,有事多与老年人交流,让老年人有被需要的重视感。

(4)注重精神赡养:随着城市生活水平的提高,老年人对精神赡养的需求越来越强烈,特别是那些无子女和子女不在身边的空巢老年人。老年人有固定的退休金,又有子女的资助,他们可以衣食无忧。虽然他们经济适应顺利,但是心理适应困难。由于目前社会能给老年人提供的活动场所和机会有限,因此老年期心理障碍和精神障碍患病率的上升是必然的。老年人作为一个特殊的群体,亲人特别是子女的关爱和慰藉是任何其他形式的帮助所不能代替的,所以,晚辈不能以"工作忙"、"条件有限"为理由来推卸亲近、照顾、关爱老年人的责任和义务。许多青年人的养老观念还是传统的,认为父母不愁吃住就没事了,普遍忽视与父母的精神交流和心理慰藉。因此,子女除了要照顾父母的生活,更加要重视对父母的精神赡养,让老年人感受到天伦之乐,消除寂寞、烦恼,这也是维持和改善老年人心理健康的重要环节。

(5)采取有效措施积极应对和解决日益严重的"空巢问题":面对日益严重的"空巢问题",政府有关部门要切实重视,加大投入,采取一系列有效措施,积极应对和解决经济供养、医疗费用、照料生活,这些为"空巢老年人"所急需的"三大保障"。

(6)"空巢老年人"应积极克服空巢心理:应该以老年人自主互助为原则,充分发挥老年人自己的能力和作用。配偶在老年时期是对方最重要的伴侣和主要照顾者,故老两口之间互相关爱,夫妻双方培养共同兴趣有助于克服"空巢心理";其次是广交朋友,无事可干是诱发心理问题的一大因素,渴望交流、远离孤独是所有老年人的心声。老年人要走出家庭,到老年大学去、到老年人活动中心去、到公园去,积极参加社区集体娱乐和公益活动,丰富的晚年生活不仅让自己快乐还可摆脱对儿女的情感依赖,从而保持身心健康。

让空巢老年人过一种具有尊严和保障的晚年生活,需要社会、社区、家庭、老年人自我等不断探索研究,从质与量上实现老年人身体与精神的最佳状态,需要全社会的共同努力。

（三）孤独

孤独是一种心灵的隔膜,是一种被疏远、被抛弃和不被他人接纳的情绪体验。

1. 影响因素

(1)离退休后远离社会生活。

(2)无子女或因子女独立成家后成为空巢家庭。

(3)体弱多病,行动不便,降低了与亲朋来往的频率。

2. 临床表现

孤独寂寞、社会活动减少会使老年人产生伤感、抑郁情绪,精神萎靡不振,常偷偷哭泣,顾影自怜,如体弱多病、行动不便时,上述消极感会更加严重,久之,身体免疫功能降低,为疾病敞开大门。孤独也会使老年人选择更多的不良生活方式,如吸烟、酗酒、不爱活动等,不良的生活方式与心脑血管疾病、糖尿病等慢性疾病的发生和发展密切相关。有的老年人会因孤独而转化为抑郁症,有自杀倾向。

3. 防治措施

(1)需要子女和社会共同努力,对离开工作岗位而尚有工作能力和学习要求的老年人,要为他们创造工作和学习的机会。做子女的必须从内心深处诚恳地关心父母,充分认识到空巢老年人在心理上可能遭遇的危机,和父母住同一城镇的子女,与父母房子的距离最好不要太远;身在异地,与父母天各一方的子女,除了托人照顾父母,更要注重对父母的精神赡养,尽量常回家看看老年人,或经常与父母通过电话等进行感情和思想的交流。丧偶的老年人独自生活,感到寂寞,子女照顾也非长久,别人都代替不了老伴的照顾,子女应该支持老年人的求偶需求。

（2）老年人自身可以做出力所能及的努力。老年人应参与社会,积极而适量地参加各种力所能及的有益于社会和家人的活动,在活动中扩大社会交往,做到老有所为,既可消除孤独与寂寞,更从心理上获得生活价值感的满足,增添生活乐趣;也可以通过参加老年大学的学习以消除孤独,培养广泛的兴趣爱好,挖掘潜力,增强幸福感和生存的价值。

（四）高楼住宅综合征

城市现代化发展日新月异,钢筋水泥围起一片片优雅小区,推开窗来能感受到鸟语花香,但走下楼来却感觉环境陌生。曾几何时,生活中的我们已不知道对门姓甚名谁,也忘记有困难可以向邻居求助。楼道中大家匆匆擦身而过,漠然的表情中少了一分友情和亲切。深居简出似乎成了现代人的通病,高层建筑阻断了邻居往来,公共活动空间狭小,尤其对老年人的生活和健康带来不良影响,可出现一系列心理问题,其中可导致高楼住宅综合征。高楼住宅综合征,是指一种因长期居住于城市的高层闭合式住宅里,与外界很少接触,也很少到户外活动,从而引起一系列生理和心理上的异常反应的一组症候群,多发生于离退休后久住高楼而深居简出的老年人和长期居住在高楼行动不便或不愿外出的高龄、独居老年人。

1. 影响因素

（1）住宅结构因素:随着城市经济的发展、城市人口的增加和城市化进程的加快。现在,城市的楼房越盖越高,住宅小区也从平房时代过渡到多层、小高层和高层时代。但随着传统的四合院的消失,高楼大厦取代了老的居住院,新型住宅小区打破了原有的同一单位职工住在同一区域的模式,城市家庭形成独门独户,家庭与家庭、居民与居民之间形成了一种"鸡犬之声相闻,老死不相往来"的局面,邻里相见不相识,这种局面不利于老年人的身心健康。

（2）社会因素:高楼住宅安全性与私密性越来越强,形成了相对非常开放的空间。一些高楼住宅小区和居民区由于基础设施和治安防范措施不健全,给治安管理工作带来较大难度,使盗窃等侵财案件时有发生,严重威胁广大住户的生命和家庭财产安全。深居高楼的老年人都有防范心理,为保障自己的人身和财产安全,邻里之间不敢串门,老年人很少与他人交流,尤其是陌生人,使老年人与外界沟通减少。

（3）快节奏的生活:随着居民生活水平的提高和市场供应的充足,人民的生活方式发生了巨大的变化。社会竞争压力加大,迫使人们要适应快节奏的生活。虽然城镇居民生活条件改善了,但是匆忙的生活、越来越高的楼层使得人与人之间的距离似乎越来越疏远了,邻居相见不相识,子女忙于工作事业和自己的小家庭,不重视或没时间与父母沟通和来往,使住在高楼内的老年人,有事无人商量、有话无处倾诉,引起孤独、空虚、无助的情绪,久而久之使老年人易出现高楼住宅综合征。

2.临床表现

单元式楼房封闭性强,邻居不相往来,长期生活在这种环境中,老年人心情压抑,又不想或不能下楼锻炼身体,长期宅在家中,自己感觉好像全身是病,出现四肢无力、脸色苍白、体质虚弱、消化不良、全身疼痛、周身不适,可能导致老年肥胖、高血压病、冠心病、糖尿病和骨质疏松等疾病。

3.防治措施

(1)加强体育锻炼:预防和治疗高楼住宅综合征的主要措施是加强体育锻炼和活动量,锻炼项目可以根据爱好、条件和体力进行选择,如散步、健身舞、太极拳、体操等。锻炼环境宜选择在公园、绿化带或林间。锻炼的时间在温暖的季节,以清晨为好,这时环境中尘埃较少,在寒冷的季节,则在太阳出来后,空气稍为暖和时锻炼较好,一般以9~10点钟为宜。

(2)增加人际交往:针对高楼住宅综合征,健康专家提醒居住在高层的老年人,要增加人际交往,多参加社会活动。老年人可采取请友入室和走出家门的方法与人交往,或下棋或聊天、或参加力所能及的工作和家务劳动,释放自己的余热,或写作,或养花,或外出旅游,寻找合适的精神寄托,或与青少年结交忘年交,从孩子身上吸收活力与欢乐。

(3)邻里间"常来常往":远亲不如近邻,团结互助的精神是中华民族的传统美德。左邻右舍应经常走走,串串门,聊聊天,以增加互相了解,增进友谊,这样也有利于独居高楼居室的老年人调适心理,消除孤独感。现在我国一些城市的社区居民自发举办"邻居节",邻居共筑和谐,也为老年人架起了一座沟通、交流的桥梁,缩短了邻居间的距离,消除了邻居间的陌生。使邻居间彼此坦诚相待。

(4)积极参加户外活动:居住在高楼的老年人,每天应下楼到户外活动1~2次,并持之以恒,期间有机会与老年朋友沟通。高龄老年人在天气晴朗的节假日里,应尽可能一起与儿孙们到附近的公园、田野,呼吸户外的新鲜空气,并享受天伦之乐。

（五）恐惧

少数性格内向的人,到了老年会产生一种莫名其妙的恐惧心理。他们处处胆小拘谨,总感到忐忑不安。这种现象发展到严重时,当事者会自感心神不定,坐立不安,焦躁烦闷,甚至陷入不能自拔的痛苦境地,也会由此而引起血压升高,心跳加快,食欲减退和头痛失眠。恐惧症是神经官能症一类的症状,它是一种较轻的心理或精神障碍,但还不是精神病。

1.临床表现

(1)恐惧症可以表现在日常生活的各个方面,常见的如对鬼怪的恐惧,对疾病的恐惧或对食物的恐惧等。世界上并没有鬼神,但有的老年人自述曾经见过,这实际上是由心理学上所说的错觉和幻觉所造成;有的老年人不敢吃鸡,因为怕得癌症;有的不敢吃鸡蛋,怕胆固醇增高使血管硬化;有的不敢吃花生,因为怕吃到变质的花生也会诱发癌症,等等。

(2)患恐惧症的老年人还有种种禁忌,如由于害怕被子女嫌弃,不敢提出完全正当的要求;怕发生车祸,因而以步代车;怕煤气中毒,因而拒用煤气灶;怕身受辐射线伤害,因而不敢看电视,等等。

2. 防治措施

(1)悦纳自己,树立自信:很多老年恐惧症患者就是因为不悦纳自己、对自己不自信造成的。所以,要改变首先就得在心理接受和悦纳自己,树立起对自我的信心。

(2)勿对自己要求过高:老年人对自己要求过高,就容易患得患失,太在意别人对自己的看法,一心想要得到别人的承认,从而迷失自己。接受自己的现况,不要去管别人怎么看,越害怕出错,就越会感到手足无措。

(3)别太在意自己的身体反应:紧张总是伴随着一系列的身体上的不适,根据强化理论,如果紧张时老年人太在意自己的身体某些部位的紧张反应,就相当于在强化自己的紧张行为,使其一步一步地加重恐惧症状。当老年人不去管自己的紧张反应后,由于紧张得不到注意和强化,紧张反应就会随着时间的推移而逐渐消退。

老年恐惧症的发病也受幻觉的影响。由于患病的老年人常常会出现一些幻觉,通过联想和想象,就容易对身边并不可怕的事物产生恐惧的心理。除了利用心理治疗方法以外,家人一定要在日常生活中给老年人以温暖,使他们逐渐产生信心,忘却心理的恐惧。

第三节 老年人心理健康的维护

一、老年人心理健康的标准

第三届国际卫生大会把心理健康定义为:在身体、智力及情感上与他人的心理健康不相矛盾的范围内,将个人心境发展成最佳的状态。综合国内外心理学专家的研究意见,结合我国老年人的实际情况,可以从以下六个方面对老年人心理健康的标准进行界定。

（一）智力正常

老年人智力正常主要表现为：在判断事物时，基本准确，不发生错觉；在回忆往事时，记忆清晰，不发生大的遗忘；在分析问题时，条理清楚，不出现逻辑混乱；在回答问题时，能对答自如，不答非所问；在平时生活中，有比较丰富的想象力，并善于用想象力为自己设计一个愉快的奋斗目标。

（二）人格健全

老年人人格健全主要表现在以下方面。

（1）以积极进取的人生观为人格的核心，积极的情绪多于消极的情绪。

（2）能够正确评价自己和外界的事物，能够控制自己的行为，办事较少盲目性和冲动性。

（3）意志将强，能经得起外界事物的强烈刺激，悲痛时不至于被压倒，欢乐时能有节制地欢欣鼓舞，而不是得意忘形和过分激动，遇到困难能沉着地运用自己的意志和经验去加以克服，而不是怨天尤人或唉声叹气。

（4）能力、兴趣、性格与气质等各个心理特征和谐而统一。

（三）关系和谐

老年人能与家人保持情感上的融洽，能得到家人发自内心的理解和尊重；乐于交往，在交往中保持独立而完整的人格。

（四）适应环境

老年人具有积极的处世态度，与社会广泛接触，对社会现状有较清晰正确的认识，与大多数人的心理活动相一致。

（五）情绪健康

情绪是人对客观事物的态度体验，是人的需要得到满足与否的反映。愉快而稳定的情绪是情绪健康的重要标志。能否对自己的能力作出客观正确的判断，能否正确评价客观事物，对自身的情绪有很大的影响。如过高地估计自己的能力，勉强去做超过自己能力的事情，常常会得不到想象中的预期结果，而使自己的精神遭受失败的打击；过低地估计自己的能力，自我评价过低，缺乏自信心，常常会产生抑郁情绪；只看到事物的消极面也会产生不愉快甚至抑郁情绪。心理健康的老年人能经常保持愉快、乐观、开朗而又稳定的情绪，并能适度宣泄不愉快的情绪，通过正确评价自身及客观事物而较快稳定情绪。

（六）行为正常

老年人能坚持正常的生活、工作、学习、娱乐等活动，其一切行为符合自己年龄特征及在各种场合的身份和角色。

二、老年人心理健康维护的原则

（一）适应原则

心理健康强调人与环境能动地协调适应。环境包括自然环境和社会环境,环境中随时都有打破人与环境协调平衡的各种刺激,其中尤其是社会环境中的人际关系能否协调对心理健康有重要意义。人对环境的适应、协调,不仅仅是简单的顺应、妥协,而更主要的是积极、能动地对环境进行改造以适应个体的需要或改造自身以适应环境的需要。因而,需要积极主动地调节环境和自身,减少环境中的不良刺激,学会协调人际关系,发挥自己的潜能,以维护和促进心理健康。

（二）整体原则

每个个体都是一个身心统一的整体,身心相互影响。因此,通过积极的体育锻炼、卫生保健和培养良好的生活方式以增强体质和生理功能,将有助于促进心理健康。

（三）系统原则

人是一个开放系统,无时无刻不与自然、社会文化、人与人之间等相互影响、相互作用。如生活在家庭或群体之中的个体会影响家庭或群体,同时也受到家庭或群体的影响,个体心理健康的维护需要个体发挥积极主观能动性做出努力,也依赖于家庭或群体的心理健康水平,要促进个体的心理健康,创建良好的家庭或群体心理卫生氛围也很重要。所以,只有从自然、社会文化、人际关系等多方面、多角度、多层次考虑和解决问题,才能达到系统内外环境的协调与平衡。

（四）发展原则

人和环境都在不断变化和发展,人在不同年龄阶段、不同时期、不同身心状况下和不同或变化的环境中,其心理健康状况不是静止不变的,而是动态发展的,所以,要以发展的观点动态地把握和促进心理健康。

三、老年人心理健康维护与促进的措施

（一）帮助老年人正确认识和评价衰老、健康和死亡

老年人常对自己的健康状况持消极评价,对疾病过分忧虑,常常怀疑自己得了什么不治之症,甚至还会产生濒死的恐惧感。老年人如果过度担心自己的不适和疾病,会导致精神性疑病症、焦虑、抑郁等心理精神问题,加重疾病和躯体的不适,对健康十分不利。因此,老年人应注意身心保健,树立正确的健康观,生死观,豁达的心境,养成良好的生活方式。

（二）做好离退休的心理调节

老年人到了一定的年龄从原来的工作岗位上退下来，这是个自然的、正常的、不可避免的过程。因此，老年人应为离退休做好心理上的准备，正确看待离退休，建立第二生活模式，为退休做好行动上的准备。

（三）鼓励老年人勤用脑

研究表明，对老年人的视、听、嗅、味、触的器官进行适当的刺激，可增进其感、知觉功能，提高记忆力、智力等认知能力，减少老年期痴呆的发生。

（四）妥善处理好家庭关系

家庭是老年人晚年生活的重要场所，老年人的精神状态和家人关系、家庭气氛息息相关。良好和睦的家庭气氛能让老年人精神放松，有利于健康长寿。因此，家庭成员要注意，面对"代沟"，求同存异，相互包容，促进老年人与家庭成员的情感沟通，在一定情况下子女应理解并支持丧偶老年人再婚。

（五）注重日常生活中的心理保健

（1）培养广泛的兴趣爱好，如让老年人练书法、下围棋等，不仅可以修身养性，还可以扩大老年人的交际范围，保持老年人的心情愉悦。

（2）培养良好的生活习惯，老年人应该有自己的一套作息习惯，每天早睡早起，注意自身的清洁卫生，定期洗澡，保证身体的舒适。

（3）坚持适量运动，老年人的运动方法很多，如打太极拳、慢跑等，经常进行一些有氧运动，对于增强老年人的体质和免疫力有很大的帮助。

（4）经常保持乐观的情绪，老年人应经常保持心情愉悦，心胸应该宽广，不过于计较小事，有苦恼与伤心的事情应该向家人与朋友倾诉，不应放在心里，这样会压抑老年人的情绪，对心理健康尤为不利。

第四章
老年人日常生活护理

　　老年期不同于人生的其他阶段，此期个体因老化而使健康受损和患各种慢性疾病的比例较高。对老年人我们不仅要重视其生理状况，而且应看中老年人的生活功能方面是否健康。所以，老年人日常生活护理应强调帮助老年人在疾病和功能障碍的状态下恢复基本的生活功能，使其适应日常生活，或在健康状态下独立、方便地生活。

第一节 | 休息与睡眠

一、休息与睡眠的定义

（一）休息

休息是指一段时间内相对地减少互动，是身体各部分放松，处于良好的心理状态的过程。休息并不意味着不活动，有时变换一种活动方式也是休息，如长时间做家务后，可站立活动下或散步等。老年人相对需要较多的休息，并应注意以下几点。

（1）休息要注意质量，有效的休息应满足三个基本条件：充足的睡眠、心理放松、生理的舒适。因此，简单地用卧床休息活动并不能保证老年人处于休息状态，有时这种限制甚至会使其感到厌烦而妨碍休息的效果。

（2）卧床时间过久会导致运动系统的功能障碍，以及出现压疮、静脉血栓、坠积性肺炎等并发症，因此应尽可能对老年人的休息方式进行适当调整，尤其是长时间卧床者。

（3）老年人在改变体位时，要注意预防直立性低血压或跌倒等意外的发生，如早上醒来时，不应立即起床，而需在床上休息片刻，伸展肢体，再准备起床。

（4）看书和看电视是一种休息，但不宜时间过长，应通过适当举目远眺或闭目养神来调节一下视力。看电视不应过近，避免光线的刺激引起眼睛的疲劳，看电视的角度也要合适，不宜过低或过高。

（二）睡眠

现代医学认为，睡眠是一种知觉的特殊状态，是一种主动过程，是恢复精力所必需的休息。有专门的中枢管理睡眠与觉醒，睡时人脑只是换了一个工作方式，使能量得到储存，有利于精神和体力的恢复；而适当的睡眠是最好的休息，是维护健康和体力的基础。但由于身心的改变及环境的因素，可以影响睡眠，发生睡眠障碍。

进入老年期以后，时刻困扰老年人的"睡眠问题"是普遍存在的一个问题。不易入睡，睡眠过浅，容易惊醒，醒后不易再睡，清晨醒来过早，而白天却昏昏沉沉，总打瞌睡，这些情况几乎是老年人共同的苦衷。

许多老年人总希望通过使用催眠药来解决睡眠问题，但由于各种镇静催眠药本身都有一定的毒副反应，因此，不可能单纯依靠药物来改善睡眠状况。美国斯坦福大学的弗利德曼教授经过研究,对老年人的睡眠问题提出来一个全新的观点,老年人睡眠时间一般比青少年少,这是因为老年人大脑皮质功能减退,新陈代谢减慢,体力活动减少,所以所需睡眠时间也随之减少,一般每天约 6h 左右。所以老年人不要把觉少、失眠当成负担,而应该把睡眠少而浅看成是生理现象。老年人应晚睡、早起,减少在床上的时间,完全打消安睡时间长才算养老那种陈腐观念。

二、影响老年人睡眠的因素

(一)继发于躯体疾病的睡眠障碍

许多躯体疾病可损害正常的睡眠,如各种疼痛、呼吸、心脏和神经系统疾病等。药物治疗也可能引起睡眠失调,老年人往往合并各种疾病而服用多种药物,某些药物可影响睡眠,如抗抑郁药、抗精神药、降压药等。另外,有睡眠障碍的患者可能服用多种催眠药,其中某些药物可引起继发性失眠或加重呼吸暂停综合征,长期用催眠药可引发药源性失眠。

(二)心理社会因素

生活中的种种悲痛事件也常引起老年人的睡眠障碍。如配偶、子女、同事或朋友发生去世,对自己体力的衰退、疾病、死亡的担忧等。

(三)环境、生活习惯改变

老年人因入院、进养老院等,睡眠环境发生了改变,睡眠的习惯也随之发生了改变,如入睡困难、觉醒的时间早等。

三、老年人正常睡眠的照护

(一)帮助老年人安排舒适的环境

为老年人安排一个安静、空气清新、温湿度适宜、光线较暗的卧室可以使老年人精神放松。睡前 1h 开窗通风,以净化空气。使用空调或风扇时,不可直接吹着老年人,同时也不可整夜使用。为了营造安静的环境,照护者走路,讲话,开、关门都要轻。注意在室内留一盏夜灯;夜间有夜尿习惯的老年人床边要准备便器。

1. 选择舒适的卧具

床的宽度和长度要适合,使老年人睡在床上能安全的翻转、伸缩自如,有利于筋骨舒展,解除疲劳。床适宜的高度为 40～50cm,便于就寝时能方便地上下床。

2. 床垫的软硬要适宜

过硬的床睡的不舒服。频繁翻身,影响睡眠的质量。太软的床容易使人疲乏,通风性差,炎热季节使人身体不舒服。

3. 被褥要舒适

应用柔然的棉布制作被褥面,被芯,褥芯应用棉花填充。老年人的枕头高度要合适,枕头内的填充物多为荞麦皮、木棉、羽绒、羊毛、蚕沙等。睡前为老年人整理好床铺。

（二）交给老年人入睡的方法

帮助老年人获得良好的睡眠,可在睡前洗热水澡或用热水泡脚,听听轻松的音乐,或看些不会引起兴奋作用的书籍,睡前要排尿。除此之外还可以采取下列方法。

(1)睡前用热水泡澡,并顺便适当按摩。

(2)听着舒缓的音乐,例如班得瑞的《迷雾森林》,或做一下简单的运动,先深呼吸,慢慢静下心冥想。

(3)在没有特殊禁忌的情况下喝杯牛奶。睡前1h喝一小杯具有镇静效用的洋甘菊或玫瑰花茶或加蜂蜜的温牛奶。牛奶中含有促进睡眠的成分;蜂蜜中的葡萄糖、维生素等则可以降低神经紧张,促进睡眠,还有助于整夜保持血糖平衡,避免早醒。

(4)适当用香薰:薰衣草清新柔和的芳香具有安眠效果;牛至草散发温和的草药气味,具有镇静作用;鼠尾草清新的草药味香气能够安抚激动的情绪,使人迅速放松。采用方法:袋装干花芳香剂放在枕边,可时刻嗅到其散发的柔和香气;也可以用干花精油在手绢或纸巾上滴上数滴精油放到枕边。

(5)泡澡:人在睡眠的瞬间,体温会下降。而且这种现象越重,越容易睡得深。因此在临睡前,帮助老年人泡个澡能促使其睡得更香。但是注意水温不要过热,时间不要过长,注意保暖。

（三）促进舒适

在睡前帮助老年人做好身体清洁卫生,采取舒适的卧位。有的老年人因疾病、疼痛等会影响其睡眠,照护者要了解造成老年人不舒适或疼痛的原因,设法去除原因,以增加舒适。如调整身体适当的姿势、提供隐蔽性的环境、需要时给予拍背按摩、使用支托物支撑身体等,以利于老年人得到充足的睡眠。

四、老年人常见睡眠障碍的照护

（一）失眠症

人到老年,睡眠问题在生活中占有重要地位。失眠是常见的睡眠障碍,它是指各种原因引起的睡眠不足,入睡困难、早醒、夜间清醒时间长。而失眠症则是指老年人持续时间相当长的对睡眠的质与量的不满状况及由此产生的不愉快体验。

1. 失眠的症状

入睡困难且易醒、早醒,老年人的睡眠时间明显减少,每晚的睡眠时间不超过正常睡眠的一半,即不超过 4h。由于睡眠时间明显减少,个体会出现一些不愉快的体验,包括担心、害怕、焦虑、忧愁、头昏脑涨、记忆力衰退以及各种身体不适体验等。患者常有精神疲劳、头晕眼花、头痛耳鸣、心悸气短、记忆力不集中、工作效率下降等表现。

2. 失眠的防治

(1)养成良好的生活习惯:晚上睡觉前可以用温热水洗澡或洗脚,可促进血液循环,消除疲劳,改善睡眠;晚餐不宜过饱,也不宜空腹;睡前不宜饮用浓茶、咖啡和酒等刺激性饮品。生活要有规律,早睡早起,宜养成午睡习惯。

(2)创造适合的睡眠环境:尽量做到室温适应,室内无光、空气流畅、无异常气味,环境寂静,被褥干净、舒适。同时,保持良好的睡眠姿势,宜右侧睡,不应仰卧或俯卧,不要蒙头掩面或张口而眠。

(3)保持健康的心理状态:睡前精神放松,情绪安然,避免过于兴奋、激动或过于悲伤、抑郁。正如《睡诀》中所说:"睡倒而屈,觉下而伸,早晚以时,先睡心,后睡眼。"保持宁静的心境是轻松入睡的诀窍。

(4)手足按摩促进睡眠:传统医学治疗失眠的安全有效的方法是对手和脚上的穴位进行刺激。手掌正中的心包区和手掌区,是治疗失眠的安全有效的穴位。中指指甲旁的中冲穴也有治疗失眠的作用。用手指柔和地进行穴位按摩,会使兴奋的大脑安静下来。睡之前使两掌相互摩擦,效果也很好。因为两掌相互按摩可促进血液循环,使精神爽快,很快便能入睡。脚步穴位刺激法也很简单,在睡觉之前将足跟和脚底用拳头轻轻叩击即可。在足跟处有个失眠学,在内踝下有个水泉穴,这两个穴位都具有治疗失眠的作用。

(5)适当的药物辅助:老年失眠症可以服用按摩药辅助睡眠,原则是剂量宜小不宜大,时间宜短不宜长,宜多种药物交替使用。

(二)入睡困难

睡眠不稳,人们通常把这种类型的失眠形象地称为猫头鹰式的睡眠。一般人入睡大约需要 15～30min,而入睡困难者需要时间常常超时 1h。

1. 入睡困难的症状

入睡困难的症状主要表现为辗转难眠,躺在床上很久还不能进入睡眠状态;晚上睡觉的时间很短,一般只有 3～4h。长期下去,老年人精神会变得紧张,情绪低落,伴有头痛、胸闷、全身乏力、皮肤肿胀等。而且,白天常有精神疲劳、头晕眼花、头痛耳鸣、心悸气短、记忆力不集中等。

2. 入睡困难的防治

（1）注意睡姿：睡姿以"卧如弓"为佳，尤以右侧卧较好，有利于肌肉组织松弛，消除疲劳，帮助胃内事物朝十二指肠推动，还能避免心脏受压。右侧卧位过久，可调换仰卧等。

（2）选择卧具：老年人易生骨关节疾患，故应避免睡棕绳床，以睡木板床为宜。床上所垫床褥宜柔软、平整、厚薄适中，过厚易引起虚热内生，过薄则易受寒气外袭，都令人夜寐不安。被子、床单、枕头均须整洁，使人感到舒适。

（3）避免睡前兴奋：睡前兴奋，会招致失眠和多梦。因此睡前不要做强度较大的活动，不宜看紧张的电视节目和电影，不看深奥乏味的书籍，勿饮浓茶或咖啡等。

（4）睡前勿进食：睡前进食，特别是油腻食品，会增加胃肠的负担，腹部胀满，易引起多梦、说梦话、发梦魇，应极力避免。

（5）睡前放松活动：老年人多心虚神气不宁，或气郁化火，如能睡前到室外空气新鲜的地方慢慢散步半小时，或练练太极拳，做做气功，自我按摩下腰背肌肉，听听轻快的乐曲等，会帮助老年人放松身心，帮助入眠。

（6）睡前热水泡脚：热水泡脚能促使血管扩张，引导血气下行，使睡意较浓，入睡时间缩短。

（7）睡前少饮水，先小便：老年人肾气亏虚，如果没有心脑血管疾患，则应睡前少饮水，解小便后再上床，减少夜间起夜次数。

（三）易醒

我国生理学家和老年病学者通过脑电图发现：人一旦进入老年后，睡眠状态呈马鞍形，即入睡1小时左右达到高峰，呈深度睡眠状态1～2h，然后慢慢呈浅睡眠状态，易醒现象就发生在浅睡眠阶段中。不少老年人入夜间睡眠很浅，稍有动静就会被惊醒，然后再难以入睡，对老年人健康极为不利。所以，易醒也是老年人睡眠障碍的一种。

1. 易醒的症状

易醒老年人情绪易消沉，多表现为精神萎靡、注意力不集中，优柔寡断、消极、易怒等症状。

2. 易醒的防治

坚持服用B族维生素、维生素C、谷维素，对老年人夜间易醒有比较好的疗效。中成药的养血安神片、六味地黄丸、何首乌片，也是治疗老年人夜间易醒的良药。平时加强体育锻炼，保持情绪稳定，睡前不抽烟，也是促进睡眠的有效措施。另外，睡前可服少量的优质黄酒，即可促进血液循环，又可延长深度睡眠时间。

第二节 | 饮食与营养

一、老年人的饮食原则及注意事项

（一）老年人的饮食原则

1. 饮食多要样化

吃多种多样的食物才能利用食物营养素互补的作用，达到全面营养的目的。不要因为牙齿不好而减少或拒绝蔬菜或水果，可以把蔬菜切细、煮软、水果切细，从而容易咀嚼和消化。

2. 主食中包括一定量的粗粮、杂粮

粗杂粮包括全麦面、玉米、小米、荞麦、燕麦等，比精粮含有更多的维生素、矿物质和膳食纤维。

3. 每天饮用牛奶或食用奶制品

牛奶及其制品是钙的最好食物来源，摄入充足的奶类有利于预防骨质疏松症和骨折，虽然豆浆在植物中含钙量较多，但远不及牛奶，因此不能以豆浆代替牛奶。

4. 吃大豆或其制品

大豆不但蛋白质丰富，对老年妇女尤其重要的是，其丰富的生物活性物质大豆异黄酮和大豆皂苷可抑制体内脂质过氧化、减少骨丢失、增加冠状动脉和脑血流量，预防和治疗心脑血管疾病和骨质疏松症。

5. 适量食用动物性食品

禽肉和鱼类脂肪含量较低，较易消化，适于老年人食用。

6. 多吃蔬菜、水果

蔬菜是维生素 C 等几种维生素的重要来源，而且大量的膳食纤维可预防老年便秘，番茄中的番茄红素对老年男性常见的前列腺疾病有一定的防治作用。

7. 饮食清淡、少盐

选择用油少的烹调方式如蒸、煮、炖、焯，避免摄入过多的脂肪导致肥胖。少用各种含钠高的酱油料，避免过多的钠摄入引起高血压。

（二）老年人饮食的注意事项

人体衰老是不可逆转的发展过程。随着年龄的增加，老年人器官功能逐渐衰退，容易发生代谢紊乱，导致营养缺乏病和慢性非传染性疾病的危险性增加。合理饮食是身体健康的物质基础，对改善老年人的营养状况、增强抵抗力、预防疾病、延年益寿、提高生活质量具有重要作用。

1. 食物要粗细搭配、松软、易于消化吸收

随着人们生活水平提高,我国居民主食的摄入减少,食物加工越来越精细,粗粮摄入减少,油脂及能量摄入过高,导致 B 族维生素、膳食纤维和某些矿物质的供给不足、慢性病发病率增加。粗粮含丰富 B 族维生素、膳食纤维、钾、钙、植物化学物质等。老年人消化器官生理功能有不同程度的减退,咀嚼功能和胃肠蠕动减弱,消化液分泌减少。许多老年人易发生便秘,患高血压、血脂异常、心脏病、糖尿病等疾病的危险性增加。因此老年人选择食物要粗细搭配,食物的烹制宜松软易于消化吸收,以保证均衡营养,促进健康,预防慢性病。

2. 合理安排饮食,提高生活质量

合理安排老年人的饮食,使老年人保持健康的进食心态和愉快的摄食过程。家庭和社会应从各方面保证其饮食质量、进餐环境和进食情绪,使其得到丰富的食物,保证其需要的各种营养素摄入充足,以促进老年人身心健康,减少疾病,延缓衰老,提高生活质量。

3. 重视预防营养不良和贫血

60 岁以上的老年人随着年龄增长,可出现不同程度的老化,包括器官功能减退、基础代谢降低等,并可能存在不同程度和不同种类的慢性疾病。由于生理、心理和社会经济情况的改变,可能使老年人摄取的食物量减少而导致营养不良。另外,随着年龄增长而体力活动减少,并因牙齿、口腔问题和情绪不佳,可能致食欲减退,能量摄入降低,必需营养素摄入减少,而造成营养不良。2002 年中国居民营养与健康状况调查报告表明,60 岁以上老年人低体重(BMI$<$18.5kg/m^2)的发生率为 17.6%,是 45~59 岁的 2 倍;贫血患病率为 25.6%,也远高于中年人群。因此老年人要重视预防营养不良与贫血。

4. 多做户外活动,维持健康体重

2002 年中国居民营养与健康状况调查结果显示,我国城市居民经常参加锻炼的老年人仅占 40%,不锻炼者高达 54%。大量研究证实,身体活动不足、能量摄入过多引起的超重和肥胖是高血压、高血脂、糖尿病等慢性传染性疾病的独立危险因素。适当多做户外活动,在增加身体活动量、维持健康体重的同时,还可接受充足紫外线照射,以利于体内维生素 D 合成,预防或推迟骨质疏松症的发生。

二、老年人的饮食与营养

饮食与营养是维持生命的基本需要,是维持、恢复、促进健康的基本手段。同时在相对单调的老年生活中,饮食的制作和摄入过程对老年人来说还可以带来精神上的满足和享受。因此,改善饮食营养以防止衰弱和老年多发病,维护老年人的健康,也是日常生活护理中的一个重要课题。

（一）老年人的营养需求

人类为了维持生命与健康,必须每天摄取一定数量的食物,提供合理营养的需要。所谓合理营养,首先是饮食中应该含有机体所需要的一切营养素,即蛋白质、脂肪、糖、维生素、无机盐、水和食物纤维;其次,人类摄入的食物应该易于消化,并能促进食欲;再次,食物中不能含有对机体有害的物质。人类在进化过程中,人体的营养与饮食之间建立一种动平衡的关系,这种平衡一旦被打破,就会造成各种营养素缺乏或超营养性疾病。

当营养素缺乏,如热量、蛋白质供应不足,婴儿生长停滞发育迟缓,成人也会患程度不同的营养不良,如精神萎靡、易于疲劳、工作效率低等。缺乏维生素 A、维生素 D、维生素 B、维生素 B_3、维生素 C 等,可分别引起夜盲症、软骨病、脚气病、癞皮病、坏血病等;缺乏无机盐中的钙、磷、铁、碘等,会引起软骨病、缺铁性贫血和甲状腺肿大等。当某种营养素过剩也可发生疾病,如热量超标或饮食中有大量的肉类、油脂、和糖类,缺少蔬菜和水果,又没有劳动和运动,可引起肥胖症、高脂血症、高血压病、冠心病、糖尿病等。随着我国生活水平日益提高,营养过剩引起的上述疾病日渐增多,因此合理营养尤为重要。

老年人的营养就是通过营养和饮食的改善,适应老年人代谢的特点,充分利用各种营养素综合作用以增强老年人体质,保持充沛体力及从事生活和一般劳动的能力,防止老年病,从而达到延年益寿的目的。

1. 老年人合理营养

要做到老年人合理营养必须注意三个方面:①通过饮食调配提供满足老年人需要的热能和各种营养素;②要有合理的饮食制度;③必须兼顾才能达到合理营养的目的。平衡饮食是合理营养的核心,是指饮食中热能和营养素的比例适中,配合得当。一般在老年人当中,由于饮食不平衡常常出现热能摄入过多和蛋白质摄入不足两种情况,前者引起超重肥胖,较易发现,后者却被认为是衰老的表现而加以忽视,比如老年人出现的偏食、素食、拒食,在日常生活中必须加以矫正。

2. 食物供给

(1)粮谷类:粮谷类食物主要的营养素为淀粉,其次为蛋白质、无机盐、B 族维生素和大量纤维素。

(2)鱼、肉、禽、蛋、大豆类:这类食品中供应的是优质蛋白为主和脂肪,少量的无机盐和微量元素。

(3)奶及奶制品类:主要供应优质蛋白、脂溶性维生素和大量的钙。

(4)蔬菜与水果类:主要提供维生素、无机盐、膳食纤维。每日饮食中要包括上述 4 类食物,轮流选用不同品种,使饮食多样化,营养互补。

3. 注意饮食的色、香、味与多样化

使每餐饭菜有一定的容积与饱腹感。配餐注意季节变化,夏日应清淡爽口,冬季可适当浓厚并稍多用油脂。配餐尽量照顾个人用餐习惯。

4. 老年人食用的主要食品类别和用量

(1)肉、家禽、鱼、蛋及豆类、干果:每天两份,56～85g 去骨瘦肉或家禽或鱼为一份,相当于 2 个鸡蛋,一杯(250mL)煮蚕豆;或 4 汤匙(15mL×4)花生酱。可选用牛肉、羊肉、猪肉、家禽、蛋、鱼、水生贝类、豆制品。

(2)牛奶及奶制品:每天饮用 2 杯牛奶或乳制品(500mL),可选用全奶、脱脂奶、奶粉、乳酪。

(3)蔬菜、水果、含维生素 A 的食品:每天选用 4 种以上,至少隔日食用一份含维生素 A 的食品,如果含维生素 C 食品中也含有维生素 A,可不必另加含维生素 A 食品。可选用杏、芒果、柿子、甘蓝、甜瓜、南瓜、菠菜、西葫芦、甘薯及其他绿叶菜、番茄等。

(4)粮食类:每天选用 4 种以上,如果没有谷类食品可以面包代替可选用麦片、玉米面、全麦粒、米饭、面包、饼干等。

5. 合理饮食制度

(1)每日三餐,每餐间隔 5～6h。

(2)早餐占全天总热量 30%,午餐占 40%,晚餐占 30%为宜。

合理饮食制度是指合理安排一日的餐数,两餐的间隔时间和每餐食物的分配质量,以达到进餐与生理状态和生活休息相适应,避免冲击性负荷(如饱餐、暴食)引起对抗性调节,保持机体内环境稳定,我国人民习惯于每日三餐,一般重视午餐,轻视早餐。其实早餐非常重要,早餐缺乏最易伤身。因为对于一般有工作的人来说,上午消耗的热量占全天的一半,所以早餐占全天热量的 30%为宜。但是早餐一般食欲不强,故宜选用体积小而质量高的食品。晚餐如果摄入过多的蛋白质和脂肪,由于睡眠时最有利于其吸收,会使过剩的营养转为中性脂肪储存体内导致发胖,并对胃肠大脑休息极为不利。所以老年人应该"早餐要好,午餐要饱,晚餐要少",至少两餐间隔比青年人稍加长,5～6h 为宜,为避免低血糖不能耐受,两餐间可稍加点点心为宜,亦有人建议老年人每日分五次进食比一日三餐更好。

6. 合理的烹调方法

(1)面食类少用油炸、油煎,因不易消化吸收。

(2)蔬菜应新鲜,急火快炒,避免损失维生素。

(3)对动物性食品老年人以清炖、炒或清蒸为宜。

(4)老年人少吃生、冷、硬食物。

合理的烹调要特别注意两点:一是注意老年人食欲较差、味觉减退、咀嚼困难、吞咽障碍、消化腺分泌减少和胃肠道蠕动力多的特点,烹调中一定要"质量要高、数量要少;滋味鲜美、促进食欲;质地柔软、易于咀嚼和消化"。二是要尊重老年人长期形成的饮食习惯,充分照顾,选用其喜爱的食品,以利于基本营养的保证,对于其有害健康的不良饮食习惯如偏食、素食、暴食、拒食等要耐心地宣传说服,逐步加以纠正。

（二）老年人饮食指南

中国营养学会常务理事会 1989 年通过的"我国饮食指南"同样适用于老年人。内容总的要求如下:食物要多样,饥饱要适当,油脂要适当,粗细要搭配,食盐要限量,甜食要少吃,饮酒要节制,三餐要合理。针对老年人常见保健问题,推荐几种搭配食品。

1. 清淡、易消化食品

避免刺激消化道食品适用于结肠炎、食道裂孔疝患者。推荐应用食品是家禽、鱼、煮鸡蛋、牛奶及奶制品、果汁、菜泥、细面、烤面包、烤馒头片、人造黄油等。禁忌食品是油炸食品、加调味剂食品、坚果、生蔬菜、水果及刺激性调味品。需要注意的是,如每日食品中以谷类为主,要警惕蛋白质不足的问题。

2. 高热能食品（增加体重,提高蛋白利用率）

此类食品适用于体重低、吸收不良,外科手术后,癌症患者。推荐食品是用少量黄油或人造黄油、家禽、鱼、奶制品或豆奶制品。禁忌食品是热量低、体积大的食品。需要注意的是每日三餐少吃点,加两三次餐(即每日 5～6 餐,以少吃多餐为原则)。

3. 高纤维素食品（解决食物中胆固醇吸收）

此类食品适用于便秘、胆结石、高血脂患者。推荐食品是以豆制品、鱼、蛋、全麦面、杂粮、蔬菜、水果为主。禁忌食品是肥肉、坚果、乳制品、精制谷类食品。需要注意的是膳食纤维应逐步增加,避免引起腹泻,刺激消化道。

4. 高蛋白食品（提高组织修复能力）

此类食品适用于受伤、外科手术患者。推荐食品是肉、家禽、鱼、蛋、坚果、豆类、乳制品、水果、蔬菜。禁忌食品是容易有饱感但蛋白质含量低的食品,含纤维素及淀粉多的水果、蔬菜。需要注意的是要有足够的热量,以保证蛋白质充分利用。

5. 限制乳糖（减少乳糖用量）

此类食品适用于因乳糖酶活性低或缺乏引起乳糖不耐患者。推荐食品是不含牛奶的肉、家禽、鱼、蛋制品、甜点心不加奶。禁忌的食品是含有牛奶制品,加工过的肉、禽、鱼、发酵过的奶油食品除外,用牛奶制的点心等。

6. 低热量（减体重）

此类食品适用于糖尿病、高脂血症、高血压病、肥胖症患者。推荐食品是瘦肉、家禽、鱼、蛋制品、脱脂奶及制品、不含糖蔬菜、全麦粉。禁忌食品是高脂肪肉、家禽、鱼、蛋制品、全脂牛奶，添加富含油脂或糖的浆汁的蔬菜和水果及高脂高糖点心。需要注意的问题是水及纤维素含量高的食品有助于满足食欲。

7. 低胆固醇食品

此类食品适用于糖尿病动脉硬化、高脂血症患者。推荐食品是瘦肉和家禽、鱼制品、豆类及制品、脱脂奶、全麦面粉。禁忌食品是肥肉及家禽肉、蛋黄、全脂奶、黄油及制品。需要注意的问题是这些食品可减少中风。

8. 低钠食品

此类食品适用于水肿、心力衰竭、高血压、肾病患者。推荐食品是没有盐的肉、家禽、鱼、蛋、豆类、蔬菜、水果、谷类制品，不含盐的调味品。禁忌食品是咸肉、鱼、蛋、豆类。需要注意的问题是各种盐的代用品应在医生指导下服用。

9. 松软食品（咀嚼和吞咽困难者食用）

此类食品适用于重病、中风、外科手术、癌症患者。推荐食品是蒸煮或烘烤酥烂的肉、家禽、鱼、胶冻状点心，碾碎的调味品。禁忌食品是油煎、含骨头和不易消化的结缔组织，加盐或烟熏的肉、坚果、生蔬菜、水果。

三、常见老年病的营养需求

（一）心血管病与营养

1. 高血脂与冠心病患者饮食注意事项

(1) 限制热量摄入：以维持正常体重，防止肥胖。对高甘油三酯应注意碳水化合物的质与量，并适当加以限制，少吃蔗糖和甜糕点，标准体重的简单计算方法为：

$$标准体重(kg) = 身高(cm) - 105$$

(2) 低脂肪饮食：对血脂高的人而言，脂肪的质较量更为重要，一般说来要加以限制的食物是动物脂肪、全脂奶、黄油、肥肉、冰淇淋、植物油。可多吃鱼，尤其是海鱼，限制胆固醇的摄入有降低血脂的作用。

(3) 蛋白质：占总热量的12%为宜，增加维生素 C 和微量元素的摄入。

(4) 低盐（钠）饮食：对心力衰竭的患者尤为重要，每日要 3g 为宜。

2. 高血压患者饮食注意事项

(1) 控制总热量：肥胖是高血压的危险因素，因此，控制肥胖是防治高血压的有力措施，建议按 25～30kcal/kg 或更低。

(2) 低脂饮食：植物油多为不饱和脂肪酸，可降低胆固醇，延长血小板凝集时间,抑制血栓形成,还可使血压下降,它还可作为一种生物介质,促进盐和水从肾脏排出,脂肪占总热量的 20%～25% 为宜。

(3)限盐:世界卫生组织建议老年人饮食中食盐限制在每日 5g,凡有轻度高血压或者高血压家族史者,一般主张每日在 4g 以下,菜中有点咸味即可。

(4)钾:在限钠的同时注意补钾,钠钾比值在 1∶1 为宜。

(5)钙、镁、锌等:这些元素参与心肌酶系统活动,需注意补充。

(二)肥胖症与营养

肥胖不是一种状态,而是一种疾病。多见于生活条件较好的人群中的一种营养过剩性疾病。肥胖的原因迄今尚未完全清楚,一般长期的能量摄入过量是直接原因。肥胖的治愈十分困难,其具体的防治措施如下。

1. 控制热量摄入

中度以上肥胖者其饮食能量分配应降低碳水化合物比例,提高蛋白质比例,而脂肪比例不变,以防体重下降过速影响健康,在热量允许的范围内,蛋白质供给要保证 50% 来自乳、蛋、瘦肉,烹调方法以蒸、煮、炖、拌、卤为主,并限制食盐用量。

2. 有针对性的体力活动

以不致体内能量过剩而积聚为准,体育锻炼以不增加食量为宜。

3. 肥胖老年人建议食谱

每天面粉 200g,蔬菜 400g,肉类 100g,豆制品 100g,蛋 50g,油 8g,水果 100g,合计热量为 1270kcal。

(三)骨质疏松与营养

骨质疏松症是指骨组织内单位体积中骨量减少的一种症候群,有后发和继发两种。一般老年人和决经期妇女,临床上出现腰背痛、物理性骨折、锥体变形等症状。老年骨质疏松一般认为与雌激素不足,体重过重,缺乏体力活动及饮食不平衡等因素有关。

骨质疏松的营养与防治措施如下。

(1)钙的摄入应充足:我国推荐每日钙摄入量为 800mg,但调查研究结果表明居民摄入钙量并不足。老年人提倡每日摄入钙 1000mg 钙。钙磷比值,低于 2∶1 时,钙从骨骼中溶解脱水增加,所以合理的比值应该是 1∶1.5。

(2)蛋白质:充足蛋白质可增加钙的吸收与储存,对防止和延缓骨质疏松有利。

(3)维生素 D:可以促进钙吸收,有利于骨的钙化,老年人维生素 D 的摄入量为每日 10μg。

(4)科学的烹调及避免过量饮酒。

(5)经常运动可以增强体质,促进骨代谢,提高骨密度。

（四）糖尿病与营养

老年人糖尿病绝大多数属于非胰岛素依赖型糖尿病,饮食营养治疗是糖尿病治疗的基础,而且有相当多的老年患者单靠饮食治疗就能控制好血糖。糖尿病营养与防治措施如下。

1. 合理控制总热量

一般可以这样粗略计算,以患者轻体力活动为例,标准体重每日需热量25kcal/kg 热量,低于标准体重者每日需热量30kcal/kg,超重者每日需 18～20kcal/kg 热量。年龄大于 50 岁每增加 10 岁,酌情减去每日总热量的 10％左右。

2. 几种营养素的需要量

碳水化合物供给量占总热量的 50％～60％为宜,即每日需 200～300g 折合主食 250～400g(5～8 两);脂肪供给量低于 30％,胆固醇每日 300mg 以下;蛋白质供给量占 12％～30％(0.8～1.2g/kg),其中 3/4 为优质蛋白,如肉、蛋、乳、豆制品,有早期肾病者,蛋白质摄入量不宜太多;无机盐及维生素充足,膳食纤维每日 26g,如粗粮、麦、麸、豆制品、蔬菜、含纤维素饼干等。

3. 饮食计算举例

患者年龄 60 岁,女性,身高 158cm,体重 56kg,血糖 8.8mmol/L,主诉半个月来疲乏无力,有"三多"症状,采用饮食疗法:

标准体重 158－105＝53kg,体重大体正常;

轻体力活动,每日需热能 53×30＝1590kcal;

每日碳水化合物需要量(克)＝(1590×60％)/4≈239;

蛋白质需要量(克)＝(1590×15％)/4≈60;

脂肪需要量(克)＝(1590×25％)/9≈44。

三餐分配量按 1/5、2/5、2/5 计算,加餐可以从三餐的正餐中减少一小部分主食,也可以每日五餐按 1/5、1/5、1/5、1/5、1/5 用量。全日食物用量为谷类 300g(6 两)、瘦肉类(包括肉、鸡、鱼、虾)150g(3 两)、奶类 250g(5 两)、蔬菜 500g(1 斤)、油 20g(半两左右)。

（五）贫血与营养

贫血是老年人常见的疾病,大多是由营养不良特别是蛋白质摄取不足引起,合成血红蛋白需要蛋白质、铁、铜、维生素 B_6,红细胞的生成需要维生素 B_{12} 和叶酸,而促成铁在肠道吸收需要维生素 E。一般而言,贫血原因有三种:一为失血;二是吸收障碍;三为营养不良。

(1)供给足够的蛋白质,如牛奶、蛋类、鱼、瘦肉、豆制品。

(2)供给含铁丰富的食品,因为老年人缺铁性贫血常见。含铁丰富的食品有肝、蛋、瘦肉和某些蔬菜、水果及其他食品,如黑木耳、银耳、蘑菇、海带、发菜、紫菜等。

（3）供给丰富的叶酸和维生素 B_{12},叶酸存在于绿色蔬菜中,维生素 B_{12} 存在于动物蛋白中。

（4）注意纠正胃酸缺乏,常吃酸奶、酸菜,服维生素 E。

第三节　环　境

一、环境的调整及安排

老年期不同于人生的其他阶段,此期个体因老化而使健康受损和患各种慢性疾病的比例较高。对老年人我们不仅要重视其生理状况,而且更应注重老年人生活环境对其生活功能及健康方面的影响。所以,老年人的生活环境方面,要注意尽量去除妨碍生活行为的因素,或调整环境使其能补偿机体缺损的功能,促进生活功能的提高,使其适应日常生活,或在健康状态下独立方便地生活。

（一）室内环境

要注意室内温度、湿度、采光、通风等方面,让人感受到安全与舒适。温度22℃～24℃较为适宜,湿度 40％～60％。老年人视力下降,应注意室内采光适当,尤其老年人的暗适应力低下,一定要保持适当的夜间照明,如保证走廊和厕所的灯光,在不妨碍睡眠的情况下可安装地灯等。居室要经常通风以保证室内空气新鲜,特别是老年人不能去厕所而在室内排便或失禁时,易导致房间内有异味,应注意及时迅速清理排泄物及被污染的衣物,并打开门窗通风,有条件时可适当用空气清新剂祛除异味。

（二）室内设备

老年人居室内的陈设不要太多,一般有床、柜、桌、椅即可,且家具的转角处应尽量用弧形,以免碰伤老年人。因老年人行动不便,家庭日常生活用品及炊具之类最好不在老年人居室内存放,如屋内家具杂乱,容易磕碰、绊倒老年人,而且也会污染室内空气。对卧床老年人进行各项护理活动时,较高的床较为合适。对能离床活动的老年人,床的高度应便于老年人上下床及活动,其高度应使老年人膝关节成直角坐在床沿时两脚足底全部着地,一般以从床褥上面至地面为 50cm 为宜,这也是老年人的座椅应选择的高度。如有能抬高上身的或能调节高度的床则更好。床上方应设有床头灯和呼唤铃,床的两边均应用活动的护栏。有条件的情况下室内应用冷暖设备,但取暖设备的种类应慎重考虑以防发生事故。电暖炉不易使室内全部温暖,也使老年人不愿活动;由于老年人皮肤感觉下降,使用热水袋易引起烫伤;电热毯的长时间使用易引起脱水,应十分注意;冬天有暖气的房间较舒适,但容易造成室内空气干燥,可应用加湿器或放置水培植物以保持一定的湿度,并注意经常通风换气。夏天则应保持室内通风,使用空调时应注意避免冷风直吹在身上及温度不宜太低。

（三）空间色彩

色彩搭配的好坏,对于房间的整体风格有很大的影响。老年人的视觉系统,不喜欢过强的刺激,房间的配色应以柔和淡雅的同色过渡配置为主,也可以采用全面配套的以凝重沉稳的天然材质为主。在房间的布色中要有几个重点,如墙面、地面、天花板等面积比较大的地方,要用浅色调做底色。特别是天花板,如果选用较重的颜色会给人屋顶很低的感觉。室内的装饰品、挂饰等面积小的物品可用与墙面、地面、天花板的色调对比的颜色,显得鲜艳,充满生气。在装饰品的选择上应尽量适合老年人的个性。整个房间的基调是由家具、窗帘、床单等组成的,色调可与墙面形成对比。

居室的色彩在空间上也很有讲究,在客厅我们大多以中性色为主,即界于冷暖色之间的颜色。而天花板、墙面的颜色明度应较高,地面明度较高则可给人以明快、亲切、稳重的感觉,再配上深色的茶几等摆设则更好。餐厅是人们用餐的地方,应以暖色、中性色为主,再加上颜色鲜艳的台布,会使人食欲大增。卧室是人们最重视的地方,切忌不要以显亮的颜色为主,一般应以中性色为主,给人以和谐温情的感觉。而厨房色彩要以高明度暖色和中性色为主,而且还要从清洁方面考虑。卫浴色彩可依个性自由选择,一般来说,可以以暖色或明度较高的色彩来体现明朗、洁净的效果。色彩是相对而言的,因此并没有十分精确的标准,但都要与家中整体风格相一致。家居色彩搭配原则如下。

（1）空间配色不得超过三种,其中白色、黑色不算。

（2）金色、银色可以与任何颜色相陪衬,金色不包括黄色,银色不包括灰白色。

（3）在没有设计师指导的情况下,家居最佳配色灰度是:墙浅,地中,家私深。

（4）不要使用深绿色的地砖。

（5）坚决不要把不同材质但色系相同的材料放在一起,否则,您会有一半的机会犯错。

（6）不要选用那些印有大花小花的东西,植物除外,尽量使用素色的设计。

（四）厕所、浴室与厨房

厕所、浴室与厨房是老年人使用频率较高而且又容易发生意外的地方,因此其设计一定要注意安全,并考虑到不同老年人的需要。厕所应设在卧室附近,从卧室至厕所之间的地面不要有台阶,并应设扶手以防跌倒。夜间应有灯以看清便器的位置,对于使用轮椅的老年人还应将厕所改造成适合其个体需要的样式;老年人身体的平衡感下降,因此浴室周围应设有扶手,地面铺防滑砖。如使用浴盆,应带有扶手或放置浴板,浴盆底部还应放置橡皮垫。对于不能站立的老年人也可使用淋浴椅。沐浴时浴室温度应保持在 24℃～26℃,并设有排风扇以便将蒸汽排出,免得湿度过高而影响老年人的呼吸。洗脸池上方的镜子应向下倾斜以便于老年人自己洗漱;厨房地面也应注意防滑,水池与操作台的高度应适合老年人的身高,煤气开关应尽可能便于操作,用按钮即可点燃者较好。

第四节　安全与活动锻炼

一、常见安全问题及防护措施

老年人常见的安全问题有跌倒、坠床、噎呛、压疮、服错药、交叉感染、心理伤害等,护理人员及其家属应意识到其重要性,采取有效措施,保证老年人的安全。

1. **防跌倒**

(1)帮助老年人熟悉环境,加深对方位、布局和设施的记忆。在老年人活动的范围内,要有足够的采光,地面或地毯保持平整、无障碍物,特别是一些小的物件,或是破旧、松脱的地毯,极易使老年人跌倒。水泥地面应避免潮湿,有条件者铺塑胶地板或木地板。不要常变换家具的位置,以免因老年人肢体协调功能减退、反应能力差及视力衰退而发生意外。

(2)衣裤、鞋子要合适,不宜过长过大,尤其是裤腿太长会直接影响行走,走路时应穿合脚的布鞋,尽量不穿拖鞋。穿脱袜子、鞋、裤应坐着把脚抬高进行。

(3)卫生间应安装坐便器,并设有扶手。浴盆不宜过高,以便于进出,盆底铺防滑胶毡,以防老年人滑倒。去卫生间的通道要保证安全和通畅。

(4)老年人在行动前应先站稳、站直后再起步。步态不稳的老年人行走时应有人搀扶或使用助行器或自挂拐杖,以增强其活动时的稳定性,防止跌倒。

(5)那些反应迟钝、有体位性低血压、服用降压药的老年人,夜间尽量不要去厕所,如需要,应睡前在床边准备好所需物品和便器,必须下床或上厕所时,一定要有人陪伴以防跌倒。避免突然弯腰、扭转或伸展,避免用力过度、疲劳过度及强烈的撞击。

2．防坠床

将老年人常用的物品,如水杯、收音机、手杖等放置在床边,以方便取用。对于意识障碍的老年人应加用床档;睡眠中翻身幅度较大或身材高大的老年人,应在床旁用椅子护挡;如发现老年人靠近床边缘时,要及时保护,必要时将老年人移向床中央,以防老年人坠床摔伤。

3．防呛、防噎

进食前应仔细观察,评估老年人的意识状态,有无控制口腔活动的能力,能否吞咽唾液,是否存在咳嗽和呕吐反射。进食时的体位要合适,尽量采取坐位或半卧位,要求老年人注意力集中,保证每一口食物都吞咽下去。避免或减少厚片、干硬的食物,易发生噎呛者,进食时从少量食物开始,使老年人逐渐掌握进食的步骤,每口食物不宜过多,喝稀食易呛者,应把食物加工成糊状。夜间睡眠以侧卧为好,以防口腔分泌液引起呛咳。教会家属及照料者紧急处理食物梗阻的措施。

4．预防压(褥)疮

老年人由于皮下脂肪减少,皮肤变薄、弹性降低,发生压疮的危险性增加,因此,对营养不良、活动受到限制及大小便失禁的老年人应加强对皮肤的护理,保持其完整性,预防压疮。一般护理措施如下。

(1)增加饮食中蛋白质和碳水化合物的摄入,以维持正氮平衡,每日摄入2000mL 以上的液体,有禁忌证时除外,维持足够的水分,改善机体营养状况。

(2)保持床铺平坦、床单平整无皱褶,及时更换潮湿、污染的床单和盖被。

(3)若病情允许,鼓励老年人做全身关节的活动锻炼,或每隔 10min 使用拉手将身体抬起。

(4)使用翻身时间记录单,指导老年人的家属或照料者每 30min 或每 2h 翻身一次,变换身体姿势,使受压的组织得以恢复。

(5)每次改变体位时应观察皮肤有无发红或变白,要局部触诊,了解组织有无发热、肿胀。如果发红的部位在翻身 1h 内不消失,应缩短时间,增加翻身次数。注意不要按摩发红的部位。

(6)鼓励老年患者每小时做 5 次深呼吸和咳嗽的练习,应定时做肺部听诊。

(7)如果有排便失禁,应及时清洗会阴部,酌情使用一些不会改变皮肤酸碱度的皮肤保护剂。

(8)指导老年人、家属及照料者使用多种技巧,用小桌支撑,用泡沫、枕头、软垫保护皮肤,以预防压疮。

5．注意给药安全

参见第五章第三节。

6. 预防交叉感染

老年人免疫功能低下,抵抗力弱,应注意预防感染。故不宜过多会客,患者之间更应尽量避免互相走访,患呼吸道感染或发热的老年人更应注意加强保护。

7. 注意保护性医疗

提供舒适的环境,使老年人充分休息,稳定情绪,帮助老年患者克服焦虑、恐惧、悲观等不良心理反应,增强治疗信心,执行保护性医疗制度,促进其早日康复。

二、对老年人个别性的保护

1. 对个别性的关怀

个别性是指每个人所具有的生活行为和社会关系,以及与经历有关的自我意识。个体由于有着自己独特的社会经历和生活史,其思维方式和价值观也不尽相同。人们常能从自己的个别性中发现价值。尤其是老年人有丰富的社会经验,为社会贡献了毕生精力,为家庭作了很大贡献,从生活经历而来的自我意识很强,如果受到侵害,其尊严将被损伤。

2. 私人空间的关怀

日常生活中部分生活行为需要在私人空间中开展,如排泄、沐浴、性生活等。为保证老年人的隐私和快乐舒适的生活,有必要为其提供一个独立的空间。但在现实生活中,由于老年人的身体状况、生活方式、价值观、经济情况等有个体差异,很难对此做出统一的规定。

理想状况下老年人最好能有其单独的房间,且要与家人的卧室、厕所相连,以方便联系;窗户最好为两层,薄的纱层既可透光又可遮挡屋内情况,而厚的则可遮住阳光以利于睡眠。但无论是家庭还是老年养护机构,很多都不能满足以上条件,此时可因地制宜地采取一些措施以保护老年人的隐私,如在多人房间时应用拉帘或屏风进行遮蔽。

三、活动锻炼

老年人的活动种类可分为 4 种:日常生活活动(daily living activities)、家务活动(household activities)、职业活动(occupational activities)、娱乐运动(recreational activities)。对于老年人自己来说,日常生活活动和家务活动是生活的基本,职业活动是属于实现自身价值的有益活动,娱乐活动则可以让人快乐、促进老年人的身心健康。老年人要选择合适的体育锻炼,在运动过程中要掌握运动的强度和时间,只有科学锻炼,才能增进健康。

（一）老年人日常生活活动和家务活动

日常生活包括进食、穿衣、自身清洁、排泄、修饰打扮等活动,随着年龄的增长,老年人的生活自理能力逐步下降,故应鼓励老年人生活自理。老年人可参与的家务活动有买菜、做饭、洗衣;有些老年人解决了子女部分的家庭负担,这比过分照顾老年人、什么也不让老年人做要好。但如果老年人过于衰老或衰弱,或不愿操持家务,子女应体贴父母。尊重老年人意愿,让老年人参加自己感兴趣的职业活动、文化娱乐活动和体育活动,并且协助父母生活自理。但要注意的是,家务活动不能替代运动锻炼。

（二）老年人职业活动

老年人参加职业活动的比较少,有些医师专家、名老教师、名老书画家等往往继续活跃在职业工作中,他们享受着工作成就的快乐和丰厚的收入,但应注意要劳逸结合。大多数老年人休闲在家,收入减少,家庭和社会经济地位下降,其中部分老年人认为可以做点轻体力、轻脑力劳动,但我国缺乏老年人劳动力市场,志愿者活动理念教育也不太普及,老年人主动为社会继续作贡献者比较少、自娱自乐者比较多。

（三）老年人运动锻炼

老年人对运动锻炼非常重视,76.7%的老年人经常参加晨练和各种形式的运动锻炼。

1. 老年人活动的意义

老年人适当做有氧活动,可增加心率,维持心脏的收缩和舒张能力,促进血液循环,保有一定的肺活量,减缓动脉粥样硬化,促进消化吸收,促进内分泌调节,促进睡眠,保持一定肌力,减缓骨质疏松,增强平衡能力,促进新陈代谢,保持充沛精力,提高抗病能力等。

2. 老年人活动能力的评估

其包括以下几个方面。

(1)全面审视老年人健康档案,了解有无疾病及疾病的种类,特别是运动系统(骨骼、肌肉和骨连接)疾病、运动协调情况及步态现状。

(2)收集老年人的用药情况,作为老年人活动计划的内容之一。

(3)与老年人共同制订活动种类、活动目标。

(4)评估老年人现存的活动能力、活动耐受力,根据具体过程及时调节活动时间与活动程度,以活动后感到精力充沛、舒适为度,不出现心动过速、疲倦不堪、呼吸急促等情况为宜。

(5)活动之前应该做热身运动,至少 10min,以减少肌肉系统受伤的概率;活动后应该慢慢减缓再停止,不可立即停止。

3．老年人活动量和活动种类

老年人的活动量、活动种类以及强度应根据个人的能力及身体状况来选择。有学者认为，每日活动消耗的能量如果在 4180kJ(1000kcal)以上，可以预防疾病，起到强身健体的作用。老年人的活动量参考：可消耗 335kJ(80kcal)能量的活动有体操 10～30min、沐浴 20～30min、清扫 20min、投球 10min、洗衣服 50min、爬楼梯 5～10min、跳绳 10～15min、跑步 10～15min、游泳 5min。

(1)打太极拳：是非常受老年人欢迎的一种运动。它动作平缓、简便，易于掌握，且动中有静、静中有动、刚柔相济、虚实结合。常打太极拳能够强筋骨、利关节、益气、养神、通经脉、行气血，对一些慢性疾病有辅助治疗的作用。

(2)散步：以每日步行 1 h 左右为宜，以中速(每分钟 80～90 步)或快速(每分钟 100 步以上)步行法进行锻炼才能达到良好的效果。

(3)慢跑：又称健身跑。其作为强身健体的手段已风靡世界，成为获得智慧、常葆俊美与青春的法宝，也成为现代生活中防治疾病的一种手段。

(4)球类运动：健身球、乒乓球、羽毛球、网球等可根据个人的兴趣和爱好加以选择。

(5)跳舞：老年人可以跳交际舞、老年迪斯科和民族舞蹈等，在欢快、悠扬动听的音乐旋律中翩翩起舞，会使其觉得精神愉快、心旷神怡。

4．老年人活动的原则

(1)安全第一：老年人可以根据自己的年龄、体质状况、场地条件选择运动项目，要量力而行。

(2)循序渐进：要有目的、有计划、有步骤地进行科学锻炼。运动量要由小到大，动作由简单到复杂。

(3)持之以恒。

(4)运动时间：每周锻炼不少于 3 次，每次约 0.5h，一日运动总时间以不超过 2h 为宜。

(5)运动场地的选择：尽可能选择空气新鲜、安静清幽的庭院、湖畔、疗养院(所)等地。

(6)自我监护：运动锻炼要求有足够的、安全的运动量。这对患有心血管疾病、呼吸系统疾病和其他慢性疾病者尤为重要。要注意防止过度疲劳，以免诱发疾病。最简单的测试方法是：

$$运动后最宜心率(次/分)＝170-年龄(周岁)$$

计算运动时心率应采用 10s 心率乘以 6 的方法，而不能用直接测量 1min 的办法。

运动量是否合适的观察方法有：①运动后的心率达到最宜心率；②运动结束后

3min 内心率恢复到运动前水平。若在 3min 以内恢复到运动前水平,表明运动量较小,应加大运动量;在 3～5min 之内恢复到运动前水平表明运动适宜;而在 10min 以上才能恢复者表明运动量太大,应减少运动量。以上监测方法还要结合自我感觉综合判断。如运动时全身有热感或微微流汗,运动后感到轻松愉快或稍有疲劳、食欲增进、睡眠良好、精神振作,表示运动量适当、效果良好;如运动时身体不发热或无出汗、脉搏次数不增或增加不多,则说明运动量还小,应增加运动量;如果在运动后出现严重的胸闷、气喘、心绞痛或心率反而减慢、心率失常等应立即停止运动,并给予治疗;如果运动后出现疲乏、头晕、胸闷、气促、心悸、食欲缺乏等情况,说明运动量过大,应减少运动量。

5. 指导老年人锻炼身体的注意事项

(1)不宜饭后立即运动,以饭后 2 h 活动为宜。

(2)注意气候变化,酷暑严寒时可在室内活动。

(3)年老体弱、患有多种慢性病或平时有气喘、心慌、胸闷或全身不适者,应请医师检查,并根据医嘱实施运动,以免发生意外。

(4)千万不要用力抬腿或下蹲,不要憋气运动,不要进行负重训练、快速冲刺跑及肌肉过分紧张用力的运动,要选择动作简单易学、身体位置变化不大的运动。

(5)下列情况应暂停运动锻炼:患有急性疾病、平时有心绞痛、呼吸困难、精神受到刺激、情绪激动或悲伤时。

(6)不争强好胜,慎重对待比赛。

6. 患病老年人的活动

老年人常因疾病困扰而导致活动障碍,特别是卧床不起的患者,如果长期不活动很容易导致失用性萎缩等并发症。因此,患病老年人活动的目的是最大限度地降低并发症、提高生活自理能力、改善生活质量。

(1)偏瘫老年人的活动训练:先被动运动后主动运动,先大关节后小关节,先粗略活动后精细活动,先易后难,预防老年人坠床和跌倒。有些老年人需要借助助步器和多脚手杖等辅助器具进行训练。助步器有两种:①带脚轮的,适用于能够步行但容易疲劳的老年人;②不带脚轮的,可以帮助不能行走老年人站立,也可训练老年人行走的能力。多脚手杖种类较多,可根据老年人的情况进行选择。多脚手杖的支撑面大、稳定性好,给行走不便的老年人增加了活动的安全性。

(2)为治疗而处于制动状态的老年人的活动:制动状态很容易出现肌力下降、肌肉萎缩等并发症,因此应确定最小范围的制动或安静状态。在不影响治疗的同时,尽可能地做肢体的被动运动或按摩,争取早日解除制动状态。

(3)无力、无欲、害怕活动的老年人的活动:唯恐病情恶化而不愿活动的老年人为数不少,对这类老年人要耐心说明活动的重要性以及对疾病的影响,让其理解

"生命在于运动"的道理。对于无力、无欲活动的老年人,鼓励其进行局部活动,或为其进行被动活动。

(4)痴呆老年人的活动:指导老年人进行简单劳动,鼓励他们社交,可以延缓病情发展,但要防止老年人走丢。

第五节 皮肤与衣着卫生

一、皮肤清洁

1. 洗澡是清洁皮肤最好的方法

沐浴可清除污垢,保持毛孔通畅,利于预防皮肤疾病。老年人皮肤较干燥,沐浴次数不宜过多,建议冬季每周沐浴 2 次;夏季则可每日温水洗浴,浴后可用一些保护皮肤的润肤油,特别在冬春季节干燥时更要使用,以防水分蒸发、丢失。合适的水温可促进皮肤的血液循环,改善新陈代谢,延缓老化过程,但同时应避免烫伤和着凉。建议沐浴的室温为 24℃～26℃,水温则为 40℃;沐浴时间以 10～15min 为宜,时间过长易发生胸闷、晕厥等意外;洗浴时应注意避免使用刺激性的碱性肥皂,宜选择弱酸性的硼酸皂、羊脂香皂;沐浴用的毛巾应柔软,动作宜轻,以防损伤角质层;凡能自行沐浴者,可用盆浴或淋浴,但应协助老年人做好准备,嘱咐老年人注意安全,切勿反锁浴室门,以便家属可随时进入浴室观察情况,切勿饭后或空腹沐浴。对体质较弱的老年人,沐浴时必须有他人协助;对长期卧床的老年人,家属要帮助其擦浴。

2. 头部护理

老年人的头发多干枯、易脱落,做好头发的清洁和保养可减少脱发并使人焕发活力。所以,应定期洗头,干性头发每周清洗 1 次,油性头发每周 2 次,水温为 41℃～43℃。有条件者可根据自身头皮性质选择合适的洗发护发用品。对长期卧床的老年人,家属要帮助其洗头。

3. 口腔清洁

老年人牙齿间隙大,所以常有食物嵌塞,加之唾液分泌减少,黏稠度增高,有利于细菌生长,因此必须做好老年人的口腔护理。鼓励生活能自理或能部分自理的老年人,晨起和睡前各刷牙 1 次,饭后漱口。对带有义齿的老年人,睡前一定要取下义齿,以免误咽;有活动义齿的老年人每次餐后可将活动义齿取下、刷净以免挂带食物。老年人应定期做口腔检查,对松动的牙齿要及时拔除。还应协助不能自理的老年人做好口腔护理。

二、衣着卫生

老年人的衣着应视其活动范围或经济条件适当挑选,注重其实用性即是否有利于人体的健康及穿脱方便,但也应注意到老年人同样有美的追求。一般选择全棉或真丝织品,尽量保证衣着既轻暖又合体、美观。

1. 保暖

老年人体温中枢调节功能降低,尤其对寒冷的抵抗力和适应力降低,因此在寒冷季节要特别注意衣着的保暖功效。帽子可起到保暖功效,冬季宜戴毛织帽以防体温从头部向外扩散。老年人血液循环较差,应注意下肢保暖,鞋子一定要选好、穿好,并避免受寒和潮湿。

2. 衣着质地

有些衣料如毛织品、化纤制品,穿起来轻松、柔软、舒适,一向受到老年人的喜爱。然而,它们对皮肤存在一定的刺激性,如果用来制作贴身穿的内衣,就有可能引起瘙痒等不适。因此,在选料时要慎重考虑,尤其是内衣,应以透气性较好和吸湿性较高的纯棉制品为好。

3. 衣着款式

衣服的容易穿脱对于老年人来说非常重要,即使是自理能力有损的老年人,也要尽量鼓励与指导老年人参与衣服的穿脱过程。因此,服装款式的选择要注意便于穿脱,如上衣的拉链上应留有指环,衣服纽扣不宜过小,尽量选择开门式上装等。

4. 安全舒适

老年人的平衡感降低,应避免穿过长的裙子或裤子以免绊倒;做饭时的衣服应避免袖口过宽,否则易着火;衣服要合身,但不能过紧,更不要压迫胸部。

5. 美观大方

在选择衣服时,也要注意关心老年人衣着的社会性,在尊重其原有生活习惯的基础上,衣着色彩要柔和、不褪色。条件允许时鼓励老年人适当考虑流行、时尚的元素,如选择有朝气的色调、大方别致的款式以及饰物等。

第五章

老年人的
安全用药与护理

　　老年人随着年龄的增长，机体功能也不断发生退行性改变，容易同时罹患多种疾病，且多有病程长、病情重、用药复杂等特点。 老年人的多病性也常造成药物治疗的多样化，容易导致药物不良反应（adverse drug reactions，ADR）的发生。 鉴于老年人的用药具有其特殊性，因此必须了解老年人药物代谢动力学和药物效应动力学方面的改变，尽量做到合理用药，减少大量联合用药导致的脏器功能损害。

第一节 | 老年人药动学和药效学特点

一、老年人药物代谢动力学特点

药物代谢动力学简称药动学,是通过研究药物及其代谢产物在体内各种体液、组织及排泄物中的浓度随时间变化的规律,即研究药物在体内的吸收、分布、代谢和排泄的动态过程的学科,是科学有效地评价药物和指导临床合理用药、改善药物治疗的重要依据。

老年人药物代谢动力学的特点主要有:药物在体内的吸收、分布、代谢和排泄过程降低;绝大多数药物的被动转运吸收不变、主动转运吸收减少;药物的生物转化、排泄能力降低;药物半衰期延长,游离血药浓度增高。这些生理变化是老年人科学、安全、合理用药的依据。

(一)药物的吸收

药物从给药部位进入血液循环的过程称为药物的吸收过程。口服给药是老年人最常用的给药方式,药物经胃肠道吸收后进入血液循环,达到靶器官而发挥效用。因此,老年人胃肠道的生理变化可影响药物的吸收。

1. 胃酸减少

随着年龄的增加,老年人胃壁细胞功能降低,胃酸分泌减少,胃内 pH 值升高,这些变化会影响药物的崩解、溶解及降低药物的解离度而使药物吸收减少,如某些弱酸性药物(巴比妥类)的吸收也可因胃液 pH 值升高而减少。

2. 胃肠道运动改变

老年人由于胃肠黏膜和肌肉萎缩,胃的排空减慢,使药物进入小肠延迟,到达有效血药浓度的时间延长。特别是对在小肠远端吸收的药物或肠溶片有较大影响;肠道肌张力和动力也随年龄增加而减低,可使药物在胃肠内停留时间延长而吸收增多。

3. 小肠吸收减少

老年人的小肠绒毛变厚变钝,黏膜的吸收面积减少,使有吸收功能的细胞数量减少,从而影响药物在胃肠道的吸收。

4. 胃肠道血流减少

65 岁时胃肠道血流比年轻人减少 40%,从而减少或推迟药物的吸收。

5. 胃肠道局部疾病

老年人十二指肠憩室发生率增加,并因此导致细菌在小肠繁殖,这可能是老年人对药物吸收不良的重要原因。

研究表明,对大多数通过被动转运机制吸收的药物来说,由于前述老年人胃肠道吸收功能的变化对药物的生物利用度影响不大,而通过主动转运机制吸收的药物则吸收率减少,如半乳糖、葡萄糖、维生素 B、铁及钙。然而,老年人首过效应减弱会导致血药浓度增高,如普萘洛尔、吗啡。

由于老年人局部血液循环较差,皮下、肌内局部注射等途径给药的吸收也较年轻人缓慢。此外,老年人的疾病治疗常采用联合用药,对某些药物的吸收也有影响。

（二）药物的分布

药物的分布(distribution)是指药物吸收进入体循环后向各组织器官及体液转运的过程。药物的分布主要依赖于血流、血浆蛋白结合率等,这些因素均可随年龄的变化而发生改变。

1. 老年人机体构成的改变可影响药物在体内的分布

伴随着衰老,老年人总体重中水分和肌肉组织逐渐减少,而脂肪组织所占比例相对增加,机体组成成分发生的改变影响药物在体内的分布。药物种类不同,药物在体内分布状态受影响的程度也不同,这主要取决于药物在脂肪和水中的溶解度。

(1)水溶性药物:如庆大霉素、阿司匹林、地高辛、哌替啶等在体内组织中分布容积减少,血药浓度升高。

(2)脂溶性药物:一些脂溶性药物如巴比妥、地西泮等分布容积随年龄增长而增大,且作用持久,长期服用会产生毒性反应。尤其是老年女性脂肪组织与总体重的比例远大于老年男性,所以脂溶性药物在老年女性体内的分布也高于老年男性。

2. 血浆蛋白浓度的改变影响药物在人体内的分布

药物进入人体血液循环后首先与血浆蛋白结合成为结合型药物,未被结合的药物则称为游离型药物。通常弱酸性的药物主要与清蛋白结合,而弱碱性的药物则与血清 α_1-糖蛋白结合。与血浆蛋白结合后,药物不仅失去生物活性,而且由于分子变大,还限制其在体内的转运,从而影响其分布。

(1)老年人肝合成血浆白蛋白的能力降低:血浆蛋白合成减少致使其浓度降低,使药物与血浆蛋白结合的概率减少而使游离型药物增多,药物在血液中浓度增高而容易导致毒性反应,这是影响药物分布的最主要的原因。例如甲苯磺丁脲、华法林等酸性药物,血浆蛋白降低时可导致游离型药物增多,如果老年人应用成人剂量的华法林,则由于血浆游离型药物增多,会引起出血的危险。因此,老年人的用药数量、剂量和次数都应该相应减少。

(2)不同药物对血浆蛋白结合具有竞争置换作用:老年人通常同时服用多种药

物,药物与血浆蛋白结合力有强弱之分,结合能力强的药物进入血液后优先与血浆蛋白结合,占据大部分血浆蛋白,而结合能力弱的药物失去了与血浆蛋白结合的机会。由于药物间这种与血浆蛋白结合的竞争置换作用,结合能力弱的药物在血中的浓度升高,既可增强疗效,又可引起药物不良反应。例如,阿司匹林与血浆蛋白结合力较强。当与血浆蛋白结合较弱的药物如青霉素、甲氨蝶呤等合用时,可使后者血药浓度升高。

3. 不同器官的血流量改变会影响药物的分布

由于心血管系统的变化,20 岁以后心排血量每年减少近 1%,到 80 岁时减少约 40%。而血流减少会影响药物到达靶器官的浓度;肝、肾血流量也有所减少,使依赖血流的药物代谢清除率降低而影响药物分布。

4. 红细胞减少

随着年龄增长,药物与红细胞的结合减少。如哌替啶在年轻人体内有 50% 与红细胞结合,而在老年人体内只有 20% 与红细胞结合,致使游离药物增多。这是造成老年人血药浓度高的原因之一。

（三）药物代谢的特点

药物的代谢(metabolism)是指药物在体内发生化学变化,又称生物转化。肝是药物代谢的主要场所,包括Ⅰ相(氧化)和Ⅱ相(结合)反应,氧化反应几乎全在肝进行;水解、结合等代谢反应也可在肝以外的消化道、肠黏膜等部位进行。所以,肝老化影响药物的代谢,主要改变包括以下四个方面。

(1)肝重量减轻:成年人(20～40 岁)肝重约 1200 g,占体重的 2.50%;而 70 岁以上老年人平均肝重约 741g,仅占体重的 1.60%。

(2)肝细胞数量减少:对药物的代谢有一定的影响。

(3)肝血流量减少:伴随年龄增加,肝血流量明显减少,60～80 岁的老年人肝血流量比年轻减少 40%～50%。肝血流量是药物的肝清除率的一个主要参数。

(4)肝微粒体的药物氧化酶活性降低:可使某些依靠肝酶代谢清除的药物如氨基比林、保泰松、苯妥英钠、巴比妥、四环素等的半衰期延长。

因此,给老年人应用某些由肝代谢的药物如氯霉素、利多卡因、普萘洛尔、洋地黄等时,会由于血药浓度增高或药物消除延缓而出现药物不良反应,故需适当调整剂量。在给老年人应用某些需经肝代谢后才具有活性的药物如可的松时,应考虑上述特点而改用适当的药物(如氢化可的松)。

（四）药物排泄的特点

药物的排泄(excretion)是指药物在人体内经吸收、分布、代谢后. 以药物原形或其代谢物的形式通过排泄器官或分泌器官排出体外的过程。

肾是大多数药物及其代谢产物主要的排泄器官。随着年龄的增长,老年人的肾血流量减少。肾重量减轻,肾单位减少,肾小球滤过率降低;同时,老年人肾小管分泌和重吸收功能均明显降低,致使药物的肾清除率降低、半衰期延长,容易导致药物在体内蓄积而发生毒性反应。如地高辛、西咪替丁、磺脲类降糖药、氨苄西林、氨基糖苷类和头孢菌素类抗生素等,容易因药物清除率下降、血浆峰值浓度提高而出现毒性作用。因此,老年人用药需格外谨慎,以免损害肾功能。

二、老年人药物效应动力学特点

药物效应动力学简称药效学,是研究药物对机体的作用及其作用机制的科学。老年药效学改变是指机体效应器官对药物的反应随年龄增长而发生的改变。由于药物作用的靶器官的功能变化及靶细胞和受体的数目、亲和力的改变,老年人对一些药物的反应性发生改变。因而,药物对老年人的作用不同于年轻人,这种不同可以是量的不同,也可以表现为质的不同。老年人的药动学改变、疾病状态及并用多种药物,又进一步影响老年人对药物的反应性。老年人的药效学改变主要有以下特点。

(1)机体对药物的感受性改变:老年人对大多数药物的敏感性较高,对少数药物的敏感性下降。其中,大多数药物发生这种明显改变是由于药物代谢动力学或维持自身内环境稳定的反应性降低而引起的。

(2)药物的耐受性下降:老年人对药物耐受性降低,女性比男性更明显。主要表现为:①多药合用耐受性明显下降,通常单用或少量药物配合使用时,一般可以耐受,在多药联合应用时,如不减少剂量,常不能耐受,药物不良反应发生率明显增加;②对易引起缺氧的药物耐受性差;③对排泄慢或易引起水、电解质紊乱的药物耐受性下降;④对肝有损害的药物耐受性下降;⑤对胰岛素和葡萄糖耐受性下降。

第二节 | 老年人的用药原则

合理用药是指根据疾病种类、患者状况和药理学理论选择最佳的药物及其制剂,制订或调整给药方案,以期安全、有效、经济地防治和治愈疾病的措施。因此,合理用药包含三个基本要素:安全性、有效性及经济性。

安全性是合理用药的基本前提。涉及用药的危险和效益。由于各器官储备功能及身体内环境的稳定性随年龄增长而逐渐衰退,所以老年人用药要遵循一定的原则,以达到合理用药的目的。

1. 受益原则

受益原则是指老年人用药必须弄清老年人的病情,明确诊断,权衡药物治疗的利和弊,以确保用药对老年患者是有益的。受益原则必须满足两个基本条件:首先,老年人用药必须要有明确的适应证,选用的药物必须是疗效肯定的药物,即能缓解症状、纠正病理过程或消除病因;其次要求用药的受益/风险>1。对于诊断明确并必须用药治疗的老年患者,需选用疗效肯定,不良反应少、轻的药物。即便有适应证,但用药的受益/风险<1时,也不应给予药物治疗。

2. 5种药物原则

5种药物原则是指老年人同时用药不能超过5种,这一原则是根据用药数目与药物不良反应发生率的关系提出的。据统计,同时使用5种以下药物的药物不良反应发生率为4%,6~10种为10%,11~15种为25%,16~20种为54%。过多地使用药物不仅增加经济负担,还会增加药物间相互作用,使不良反应发生率增高。因此,老年人选药种类能少则少,遵循先重、急,后轻、缓的原则选药。必须合并用药时,一般应优先选择疗效协同、不良反应拮抗的药物,以减轻不良反应。

3. 小剂量原则

小剂量原则是指将老年人用药剂量控制在最低有效剂量,以保证用药的有效性和安全性。老年人肝肾功能多有不同程度的减退或合并多器官严重疾病,因此用药一定要因人而异,一般应从最小剂量开始。小剂量原则主要体现在开始用药阶段和维持剂量上,即从小剂量(成年人剂量的1/5~1/4)开始,逐渐达到适宜个体的最佳维持剂量,以获得更大疗效和更小不良反应。对于需要使用首次负荷量的药物,可用成年人剂量的下限。老年人用药除维生素、微量元素和消化酶类等可以用成年人剂量外,其他药物均低于成年人剂量。

4. 择时原则

择时原则即根据时间生物学和时间药理学的原理,选择最合适的给药时间进行治疗,以最大限度发挥药物作用,尽可能降低不良反应。

例如,变异型心绞痛多在凌晨0:00~6:00发作,宜睡前应用长效钙通道阻滞药;而劳力型心绞痛多在上午6:00~12:00发作,宜晚上应用长效硝酸盐、β受体拮抗药及钙通道阻滞药。不同的药物均有其最佳吸收和作用时间,若能按此规律给药可以得到事半功倍的疗效。例如,洋地黄、胰岛素在凌晨4:00给药,其效果比其他时间要大数倍。

5. 暂停用药原则

暂停用药原则是指对老年人所用药物予以评价,当怀疑存在药物不良反应时,要在监护下停药一段时间。因此,老年人用药期间要密切观察药物反应,一旦出现新的症状应考虑为药物不良反应或病情进展。前者需要及时停药,后者应增加药物种类和量。对于服药的老年人出现新的症状,停药的受益可能要多于增加药物的受益。

第三节 | 老年人的安全用药与护理

一、老年人安全用药的指导与护理

1. 不用或少用药物

老年人很多不适可以通过生活调理来消除,不必急于求助药物,除急症或器质性病变外,一般尽量少用药物或用最低有效量来治疗,合用药物控制在 3～4 种,避免增加药物的不良反应。有些老年人通常会自行购药,遇到这种情况,药学人员应详细询问患者的症状、临床表现、过敏史等情况,根据病情轻重缓急迅速作出判断,给出去医院就诊或合理化的用药建议。

2. 合理地选择药物

老年人应选择对肝肾毒性小的药物,尤其应慎重选择下列药物。

(1)抗菌药:由于致病微生物不受人体衰老的影响,因此,抗菌药物的剂量一般不必调整,但老年人体内水分少,肾功能差,容易在与年轻人相同剂量下造成高血药浓度与毒性反应。对肾脏与中枢有毒性的抗菌药物应尽量不用,此类药物更不可联用。

(2)肾上腺皮质激素:老年人通常患有骨质疏松,用此类激素可引起骨折和股骨头坏死,所以应尽量不用,更不能长期大量应用,如必须应用,须加钙和维生素 D。

(3)解热镇痛药:容易损伤肾脏,且出汗过多易造成虚脱,长期大量应用,可引起上消化道出血。

(4)利尿药:老年人使用利尿剂计量不可过大,否则会引起循环血量不足和电解质紊乱。噻嗪类利尿药可升高血糖和尿酸,故糖尿病和痛风患者不宜应用。

3. 选择适当的计量

一般来说,老年人初始用药应从小剂量开始,逐渐增加到合适的剂量,每次增加剂量前至少要间隔 3 个半衰期。为避免药物在体内蓄积中毒,可减少每次给药的剂量或延长给药的时间,也可两者同时改变。

4. 适度的治疗

患急性病的老年人,病情好转后要及时停药,不要长期用药,如长期用药应定期检查肝、肾功能,以便及时减量或停用。对于一些慢性病,治疗指标只要控制在一定范围内即可,不必要使其恢复正常。如老年人高血压大都伴有动脉硬化,使血压降至 135/85mmHg 即可,如过低会影响脑血管及冠状动脉的灌注,甚至诱发缺血性脑卒中。

5. 正确的使用药物

药物服用的方法、时间及时间间隔等不正确都会影响药物的治疗效果,因此,药学人员应在这些方面对老年患者进行耐心细致的指导。

(1)服药时间:①肾上腺皮质激素类和长效抗高血压类药物应在清晨空腹服用。因为人体激素分泌高峰出现在早晨 7～8 时,此时服用可避免药品对激素分泌的反射性抑制作用,可以减少皮质激素的不良反应。血压在早晨和下午会出现一次高峰,此时用药,可有效控制血压。②止泻药、胃黏膜保护剂、胃动力药、解痉药、降糖药、利胆药及抗生素应在餐前 30～60min 服用,这样可以保持有效浓度,促进吸收提高疗效。③助消化药、降糖药(二甲双胍、阿卡波糖、格列美脲)、抗真菌药、非甾体抗炎药应与餐同食,可避免药物被胃酸破坏,便于吸收。④刺激性药物、维生素类应餐后服,以减少对胃的刺激。⑤镇静药、平喘药、降血脂药、抗过敏药和缓泻药要睡前服,便于药物适时发挥疗效。

(2)服用方法:①复方氢氧化铝、硫糖铝、胶体次枸橼酸片等必须嚼碎服用使其在胃内形成保护膜,从而减轻胃酸对胃黏膜的刺激。硝酸甘油、异山梨酯、硝苯地平等嚼碎舌下含化,则能起到迅速降压,缓解心绞痛的作用。②肠溶片、缓释片、控释片不能嚼碎服用,否则不能起到保护胃黏膜,缓慢、恒速,定量释放的作用。③助消化药、维生素类、止咳糖浆类不宜热水送服。因为此类药物性质不稳定,受热易被破坏,影响疗效。④平喘药、利胆药抗痛风药、抗结石类药及电解质类药服用时应多喝水,可减轻副作用,提高疗效。

6. 进行患者教育,提高患者依从性

(1)与老年患者建立合作的治疗关系,让其了解自己工作的目的和所需的时间。对老年患者的治疗方案,应尽可能简化,便于其领会,并耐心向其解释清楚药品的通用名称、商品名称以及治疗的类别和疗效,详细介绍药品的剂量、剂型、给药途径、给药时间及服用方法。尽量应用每日一次的给药方案,便于记忆与执行,制剂以糖浆剂或溶液剂为好,便于服用。药物的名称与用法要书写清楚,难记的名称可以用形象化的颜色、编号或代号来代表。

(2)评估老年患者对健康状况和对药物治疗的态度及正确使用药物的能力,让其了解药物的作用特点、预期的效果和起效的时间,告诉其可能会发生的一般的和严重的不良反应,如何避免或使其危害最小化,以及发生后处置的办法。详细说明用药期间需观察和注意的事项,以及药物治疗的益处和风险,介绍药物的贮藏方法以及被污染或已停用的药品及用药器具的处置方法。

（3）应用口述或视觉教具，示范操作以弥补老年患者理解和知识上的不足，如打开瓶盖让其看见药品的颜色、大小、形状以及标示；对于液体或注射液，要告诉其剂量表示的位置；对于某些用药的装置，要向其示范用法，如气雾剂的用法。可提供书面的材料作为面对面教育的补充，并告知有利于老年患者回忆有关药品的用法。叮嘱家属和亲友对老年痴呆、抑郁症或老年独居患者用药进行督查。

二、老年人常见药物不良反应与护理

药物不良反应是指质量合格药品在正常用法、用量情况下，由于药物或药物相互作用而发生意外、与防治目的无关的不利或有害反应，包括药物副作用、毒性作用、变态反应、继发反应和特异性遗传素质等。

（一）药物不良反应类型

1. A型不良反应

A型不良反应是由于药物正常的药理作用过强或有显著表现的不良反应。A型不良反应通常与剂量有关，可以预测，发生率较高，但死亡率较低，包括副作用、毒性作用、后遗效应、停药反应、继发反应和药物依赖性等。

（1）副作用：是指与治疗无关的不良反应，但不影响治疗作用。例如，服用阿托品时出现口干和视物模糊，麻黄碱在止喘的同时，能兴奋中枢神经，引起失眠。药物的副作用通常在停药或合并用药后消除或缓解。

（2）毒性反应：是严重的功能紊乱和组织损伤。轻度毒性反应表现为恶心、呕吐、头晕、目眩、失眠、耳鸣等，有时不易与副作用区别开来。严重毒性反应则表现为对肝、肾、心血管系统或造血系统的损害。如长期大量应用氨基糖苷类抗生素（卡那霉素、庆大霉素等）后引起的听神经损伤，又称药物中毒性耳聋；注射抗癌药物环磷酰胺等能造成肝损害，形成药物性肝炎。

2. B型不良反应

B型不良反应是与药理作用无关的异常反应，因此难以预测、发生率低，但死亡率较高。B型不良反应通常由于药物异常性（药物有效成分分解、添加剂、杂质）和患者的过敏性或特异质体质有关。

（1）过敏反应：是指用药时所引起的一种特异性免疫反应。轻者出现皮疹、荨麻疹、发热、支气管哮喘，严重者出现过敏性休克。老年人随着年龄的增长而免疫功能衰减，引发过敏反应的机会便随之增多。例如，阿司匹林引起的荨麻疹、支气管哮喘，青霉素引起的过敏性休克等。

（2）特异质反应：是指由遗传决定的特异质体质的人对药物的异常反应。例如，某些患者服用磺胺类药物后会引起急性溶血，这与患者体内缺乏遗传性葡萄糖-6-磷酸脱氢酶(G-6-PD)有关;而异烟肼引起周围神经炎,与患者对药物慢乙酰化的遗传素质有关。

3.其他反应

与药物治疗后的继发反应有关。

(1)继发反应:是指继发于治疗作用后出现的不良反应,如长期使用广谱抗生素引起二重感染。

(2)耐药性:是指长期使用某种药物后,机体对药物的敏感性降低,使用一般剂量不能达到治疗效果。临床常用的硝酸异山梨酯、硝酸甘油如连续用药1~2周后,约有70%的患者产生耐药性,药效明显减退,甚至消失;长期使用青霉素后,金黄色葡萄球菌对青霉素G耐药率可达80%~90%。

(3)成瘾性:是指患者对一些药物长期应用后所产生的依赖性。例如,吗啡类镇痛药在停用后,患者可以出现一系列戒断症状;巴比妥类、地西泮类等药物均具备成瘾性。

(4)停药反应:是指突然停药后原有疾病加剧,又称回跃反应。例如,长期服用降压药可乐定,若突然停药,次日血压会骤然回升。

(二)老年人常见药物不良反应

1.神经系统症状及耳毒性

(1)毒性反应:老年人中枢神经系统对一些体液因素和化学物质的敏感性增加,容易出现神经系统的毒性反应。例如,洋地黄、吲哚美辛、β受体拮抗药和吩噻嗪类药物均可引起抑郁症;三环类抗抑郁药以及长期大量使用异烟肼、甲氨蝶呤、抗帕金森病药和抗胆碱药,也可引起惊厥或兴奋不安、幻视、幻听、精神错乱;长期使用咖啡因、氨茶碱等可导致情绪不稳、焦虑或失眠。

(2)耳毒性:老年人由于内耳毛细胞数目减少,易受药物影响而产生前庭症状和听力下降。氨基糖苷类抗生素对前庭蜗神经(Ⅷ)损害最为常见。前庭损害的主要症状有眩晕、头痛、恶心和共济失调;耳蜗损害的症状主要有耳鸣和耳聋。

2.体位性低血压

老年人因血管运动中枢的调节能力不及青年人灵敏,压力感受器发生功能障碍,即使没有药物的影响,也会因为体位的突然改变而产生体位性低血压,出现头痛、头晕甚至晕厥;当使用血管扩张药、降压药、利尿药、吩噻嗪和左旋多巴等药物时,更容易发生体位性低血压。

3.药物性尿潴留

三环类抗抑郁药、抗胆碱药均有阻断副交感神经的作用,对同时患有前列腺增生及膀胱纤维性变的老年人易导致尿潴留。强效利尿药呋塞米等对前列腺增生和留置膀胱导尿管的老年患者也易加重尿潴留．因此老年人应禁用强效利尿药。

4. **肝毒性反应**

肝是药物代谢的主要器官,有些药物及其代谢产物对肝有毒害作用。老年人药物性肝损害较青年人多见,如对乙酰氨基酚的血药浓度超过 $300\mu g/mL$ 时,能严重损害肝;四环素族、利福平、乙胺丁醇等,均可引起肝损害,出现丙氨酸氨基转移酶升高、凝血酶原活性下降,重者可致肝衰竭、肝性脑病,甚至引起患者死亡。

5. **肾毒性反应**

大多数药物经肾排泄,老年人肾血流减少,过滤排泄能力降低,更容易蓄积中毒。例如．氨基糖苷类、头孢菌素类、四环素族均可引起肾损害,轻者出现蛋白尿、管型尿、氮质血症,重者可导致肾衰竭,最终导致患者死亡。

6. **心脏毒性反应**

对心肌有抑制作用和对传导有影响的药物,对老年人来说特别敏感,易引起药物不良反应。老年人心脏毒性反应首先表现为心律失常,还可以表现为急性心脏性脑缺氧综合征,如药源性阿-斯综合征。

第六章
老年人常见的健康问题与护理

　　老年人由于机体组织、器官、细胞的老化，生理机能减退，会出现各种各样的健康问题，这些健康问题不仅需要进行必要的医疗干预，而且与日常的生活习惯紧密相关。老年人对于自身的常见健康问题应该有充分的认识与了解，应该意识到很多问题在日常生活中建立良好的生活习惯是可以减轻或避免的。因此，在日常生活中，老年人应该从饮食、休息与活动、舒适与卫生等方面不断地坚持以往的良好习惯，改变不好的行为，从而建立适合自身健康的新标准，并严格约束自己，从每一个细节做起，为自己的健康做出最大的努力，以达到减轻病痛的目的。

第一节 | 老年人特殊问题的护理

一、跌倒

跌倒是我国伤害死亡的第四位原因,而在 65 岁以上的老年人中更居首位。65 岁以上老年人中,平均每 10 人就有 3～4 人有跌倒的经历,并且随着年龄的增加而增多。老年人跌倒死亡率随年龄的增加急剧上升。跌倒除了导致老年人死亡外,还导致大量残疾,影响老年人的身心健康。如跌倒后的恐惧心理可以降低老年人的活动能力,使其活动范围受限,生活质量下降。

【概念】

跌倒是指平地行走时摔倒在地或从稍高处摔倒在地的现象,它是突然发生的、意外的倒地现象,也是老年人的一项主要的公共卫生问题。跌倒不仅会导致机体各部位的损伤,造成日常活动能力的下降,降低老年人的生活质量,而且会加重家庭成员及社会的经济负担。

【相关因素】

跌倒的发生是各种因素相互作用的结果,但总体来说分为内因(自身方面的状态)、外因(环境因素)以及老年人所处的状态(日常生活活动)。

(一)内在因素

1. **生理因素**

伴随着年龄的增长,老年人机体功能各方面均发生了退行性变化,老年人的视觉、本体觉以及前庭感觉功能减退,中枢神经系统和周围神经系统的控制能力下降,下肢肌力减弱,夜尿增多(每晚多于 2 次),因此跌倒发生的危险性将会明显增高。

2. **病理因素**

病理因素主要包括一些老年人常见的疾病,如有无老年痴呆、帕金森病、脑卒中、小脑退行性变、周围神经性病变等神经系统的疾病,有无下肢关节病变、足畸形、胼胝等相关的骨关节疾病,有无青光眼、白内障、视力及听力障碍等疾病以及其他心脑血管、代谢性疾病、贫血等所引起的导致患者头晕、体力不支等而跌倒的疾病。

3. **药物因素**

有研究表明,50%的老年人跌倒与用药不当有关。老年人患病率高,因此药物的使用情况也成了影响老年人跌倒的原因。

4. 心理因素

老年人由于某些原因如患病或用药出现认知障碍,或存在不服老、不愿麻烦他人而勉强为之、焦虑、恐惧、抑郁等心理时,跌倒的危险性明显增加。老年人的认知能力和精神状态也与跌倒的发生有关。

(二)外在因素

老年人步态不稳、平衡及移动功能差,以及环境因素等均可能诱发其跌倒。①地面因素:地面光滑、潮湿、不平、纹理过多、地毯松脱、地面上有障碍物及走路时踩到水果皮等均可使老年人站立不稳而跌倒;②家具及卫生设施:过强或者过暗的灯光、浴室和楼梯缺少扶手、沙发过于凹陷或过于松软、马桶座椅过低、家具不稳、卧室里家具摆放不当等均是构成老年人跌倒的潜在危险因素;③穿着及辅助用具:如鞋子大小不合适、鞋底不防滑、裤腿或睡裙下摆过长等以及拐杖等辅助用具不合适也易造成跌倒。

(三)与活动有关的危险因素

大多数老年人的跌倒是在活动或较重体力劳动时发生,从事有较大危险性的活动时也有发生,发生在上、下楼梯时的跌倒约占10%(尤其是下楼)。

【临床表现】

1. 软组织及内脏损伤

老年人跌倒后可发生多种软组织损伤,轻度可有局部疼痛、压痛、肿胀及淤斑;重度者包括关节积血、脱位、扭伤及血肿,损伤局部在肿胀、疼痛的同时,会有不同程度的活动受限。内脏损伤或裂伤时会有胸腹部相应部位的触痛,如果是腹部脏器,还会出现腹膜刺激征阳性等相关表现。

2. 骨折

老年人由于自身的骨质疏松、骨脆性及骨密度的变化,在跌倒后容易发生骨折,尤其是股骨颈骨折、椎骨骨折及髋部骨折,是导致老年人致残的主要原因,从而导致老年人长期卧床使其健康状况恶化。

3. 其他

老年人跌倒严重者会导致肢体瘫痪,意识不清,甚至死亡。如果老年人跌倒后躺在地上不起来,时间超过1h,称为"长躺"。长躺可引起脱水、压疮、横纹肌溶解、体温过低、肺炎等问题,严重者会导致死亡。

【护理措施】

老年人跌倒重在预防,治疗方面主要是针对引起跌倒的内因(相关疾病),减少疾病相关的损害,为其提供物理治疗。

（一）跌倒的预防措施

1. 跌倒的个人预防措施

（1）选择适当的辅助工具，使用合适长度、顶部面积较大的拐杖。将拐杖、助行器及经常使用的物件等放在触手可及的位置。

（2）熟悉其生活环境，了解自己生活区的道路、厕所、路灯以及紧急时哪里可以获得帮助等。

（3）衣服要舒适，尽量穿合身宽松的衣服。鞋子要合适，鞋对于老年人而言，在保持躯体的稳定性中有十分重要的作用。老年人应该尽量避免穿高跟鞋、拖鞋、鞋底过于柔软以及穿着时易于滑倒的鞋。

（4）有视、听及其他感知障碍的老年人应佩戴视力补偿设施、助听器及其他补偿设施。

（5）防治骨质疏松：由于跌倒所致损伤中危害最大的是髋部骨折，尤其是有骨质疏松的老年人。因此，老年人要加强膳食营养，保持均衡的饮食，适当补充维生素 D 和钙剂；绝经期老年女性必要时应进行激素替代治疗，增强骨骼强度，降低跌倒后的损伤严重程度。

（6）将经常使用的东西放在不需要梯凳就能够很容易伸手拿到的位置。尽量不要在家里登高取物；如果必须使用梯凳，可以使用有扶手的专门梯凳，千万不可将椅子作为梯凳使用。

2. 家庭干预措施

（1）居室环境干预

1）照明：老年人的视力渐渐退化，对于光线的调节能力变差。所以，照明是预防跌倒的第一步。光线的强度应适中，太强或太弱都会使老年人感到眩晕或者看不清物品。灯光开关设计要特别，例如外环显示灯或者荧光贴条，方便老年人寻找开关。夜间应留盏夜灯，以方便夜晚行动。

2）空间：将环境中的危险源移除，走道楼梯不要堆放杂物，电线要收好或固定在角落，不做门栏。室内家具的摆设位置要固定，不要经常变动，有障碍物的地方要及时清除，以利于通行，使生活空间宽敞流畅。

3）地板：地面高低落差不宜太大，且不要打蜡，避免铺设瓷砖或者大理石地板，也要避免使用小块的地毯，若需要则建议采用有牢固的防滑底且边缘固定的地毯。

4）楼梯：设计楼梯时，应注意台阶面要踩得稳、阶高不要太低、扶手应抓的牢。楼梯口不要紧邻房门，楼梯和台阶要有双向扶手，阶梯高度一致，阶梯边缘有醒目标志，阶梯边缘最好加上防滑贴条，避免跌倒。

5）浴室：浴室是最容易湿滑的地方，也是预防老年人跌倒的重点区域。浴室及洗手间地面应保持干燥,止滑的地面及扶手是基本的要求。地板应有止滑设备,例如防滑砖或具有吸水且地面具有防滑功能的垫子。若有浴缸应在浴缸底部放置防滑垫或者贴上防滑贴布,浴缸高度应低于膝盖,浴缸旁应放置防滑的座椅,马桶、洗手台及浴缸旁都应装上坚固的扶手。

6)家具:太低、太软的椅子(例如沙发)并不适合老年人,椅子要有扶手。床的高度要适中,最好要和膝盖的上方差不多;衣柜的高度以不需要垫脚即可以取物为宜,家具的尖锐处加上防撞条或者海绵。

7)增添必要的设备:使用坐式马桶、在楼梯浴室等处安装适当高度的扶手,调整水槽、马桶、橱柜、座椅及厨房用具等设备的高度,方便老年人使用。

8)辅具:例如拐杖、助步器及轮椅等,并将其放置于床边。

9)室温:一般人在摄氏 29.4℃～32.2℃ 时处于最机警的状态,一旦温度太低,肢体活动度降低,容易发生活动障碍。许多老年人因为体温较低,身体活动度降低,容易产生跌倒危险,所以老年人的居住处室温不能太低,不要低于摄氏 24℃为宜。

(2)老年人生活干预

1)选择合身的衣着、合适的鞋子:太长或者太宽的衣服裤子、鞋子老旧或者磨损严重、鞋子不防滑,都可能成为造成老年人跌倒的风险。所以衣裤不可过长或者过宽,裤管的长度应至脚踝为宜。购买合脚的鞋子或拖鞋,鞋底要粗糙、防滑,且鞋内不要垫太厚的鞋垫,以免影响脚底的感觉。

2)如果家中养宠物,将宠物系上铃铛,以防宠物在老年人不注意时绊倒摔跤。

3)如厕时要有人看护,或者厕所旁有扶手。

(3)心理干预:从心理上多关心老年人,保持家庭和睦,给老年人创造和谐快乐的生活状态,避免使其有太大的情绪波动。帮助老年人消除如跌倒恐惧症等心理障碍。

(二)跌倒后处理

1. 医护救助

遇到老年人跌倒,首先应就地评估血压、脉搏、意识、面色等变化,了解有无生命危险;其次检查局部有无外伤及骨折,立即小心地将老年人抬到床上或长凳上平卧,外伤者要及时清创处理,骨折者应及早固定。如头部受伤应保持平卧,严密观察瞳孔变化及头痛程度,早期发现异常,尽早处理。

2. 自我处理

为了防止跌倒后的"长躺",老年人应学会在无人帮助的情况下安全起身。如果独自在家时跌倒,且背部先着地,可弯曲双腿移动臀部,到铺有毯子或垫子的椅子或床铺旁,先盖上毯子保持体温,然后呼救。如果找不到他人帮助,待休息片刻体力有所恢复后,尽力使自己向椅子或床铺方向反转变成俯卧位,然后双手支撑地面、抬臀、屈膝,尽力面向椅子或床铺跪立,再以双手扶住椅面或床铺站立起来,休息一段时间后打电话寻求帮助。老年人还应经常与家属或朋友保持联系,最好在地面放一部电话或装一台远距离报警系统。

（三）心理护理

对有过跌倒史的老年人,应询问发生跌倒时的细节,稳定其情绪,加强心理护理,解除跌倒恐惧,以加强有针对性的预防措施。对一些怕麻烦他人的老年人,应让其明白大多数人都很乐意帮助他,同时要告知跌倒的严重性。应让他们尽快适应自身角色转换,注意保持每天都有一个好的身体、好的心情、好的心态。消除他们对于跌倒的恐惧心理,鼓励他们多运动。

【健康指导】

1. 知识宣教

增强防跌倒意识,加强防跌倒知识和技能学习。

2. 合理用药

请医生检查自己服用的所有药物,按医嘱正确服药,不要随意乱用药,更要避免同时服用多种药物,并且尽可能减少用药的剂量,了解药物的副作用及注意用药后的反应,用药后动作宜缓慢,以预防跌倒的发生。

3. 加强锻炼

坚持参加规律的体育锻炼,以增强肌肉力量、柔韧性、协调性、平衡能力、步态稳定性和灵活性,从而减少跌倒的发生。

4. 调整生活方式

避免走过陡的楼梯或台阶,上下楼梯、如厕时尽可能使用扶手,转身、转头时动作一定要慢,放慢起身、下床的速度,避免睡前饮水过多以致夜间多次起床。

5. 消除恐惧

对跌倒的恐惧会造成跌倒、丧失信心、不敢活动、身体衰弱继而更易跌倒的恶性循环,因此,应设法克服恐惧心理,保持精神活跃。

二、卧床

【概念】

久病卧床(或称长期卧床、卧床不起)是指老年人因长期患病和伤残而导致日常生活能力减退,部分或完全需要他人帮助的一种临床现象,包括长期卧床、坐轮椅及只能室内生活不能外出的老年人。

特点:久病卧床的后果严重,一旦发生,康复再起的希望较小,应重在预防。其发生主要见于老年人,且发生率随着年龄增长而增加。长期卧床是多种疾病发展到后期的一种严重结果,它的发生,不论是对老年人自身,还是家庭、社会都会造成极大地负面影响。然而对于此种现象,预防是重点。

【病因】

1. 脑血管疾病

脑血管疾病是引起老年人久病卧床的首要病因(占50％以上):①重症脑卒中:患严重脑血管意外的老年人经过急性期治疗后虽挽救了生命,却遗留下神经缺损症状,影响肢体活动功能,包括失认、失行、深部知觉障碍所致的共济失调。双侧瘫痪或重症弛缓性瘫痪这种情况往往无改善或几乎无改善的希望,从而使患者长期卧床。②脑卒中合并其他疾患:某些脑血栓患者尤其是高龄患者,虽遗留轻瘫,但在此基础上合并急性心肌梗死或进行了下肢截肢术使病情加重而致长期卧床的情况称复合性残疾。

2. 骨关节疾病

以下疾病可引起久病卧床:①骨折:骨折也是老年人长期卧床的主要原因之一(占20％),在卧床老年人中由跌倒所致的股骨颈骨折最多,其次是股骨、肱骨、肋骨、脊椎、胫骨与腓骨骨折。骨折后进行石膏固定卧床休息很容易引起肌肉或骨萎缩,造成关节挛缩或强直状态,使患者卧床不起。②骨关节病:类风湿关节炎、痛风性关节炎、糖尿病骨关节病等发展至晚期引起关节变形强直,使患者活动受限,进一步导致卧床不起。

3. 高龄

长寿老年人因多种疾病、残疾和衰老的影响,近半数者生活不能自理,因此寿命延长而病残比例增加是久病卧床的常见原因之一。由于衰老的原因,高龄老年人即使是感冒也可引起卧床,并在短期内引起一系列的连锁反应,发展成卧床不起。

4. 其他

其他疾病有:①老年性痴呆和重症精神病:老年性痴呆和重症精神病患者因生活自理能力下降或无人照管,常常引起长期卧床;②进行性疾病:某些疾病早期经治疗康复可能有效,但由于疾病呈进行性发展,病情逐渐加重,最终导致久病卧床,如脊髓侧索硬化、小脑萎缩症等;③跌倒后综合征:因跌倒后活动减少,导致关节强直和体力衰弱,进一步减少活动范围,最终卧床不起;④误用综合征:由于治疗或康复不当,如用药或手术错误、不符合神经生理学的偏瘫康复训练、按摩手法粗暴等均可导致久病卧床;⑤晚期肿瘤和器官功能衰竭:由于晚期肿瘤所致的疼痛、功能障碍和全身衰竭以及慢性疾病所致的晚期器官功能衰竭,都会使老年人卧床不起。

【临床表现】

1. 躯体表现

长期卧床可发生各种并发症,使病情恶化。由于长期卧床和制动引起一系列的临床表现,称为失用性综合征或运动不足综合征。老年人一旦进入这种状态就很难摆脱。

(1)神经系统:①感觉改变:长期卧床的老年人常伴有感觉异常和痛阈降低,当瘫痪患者累及感觉传入神经纤维时,很快表现出来在损伤水平以下的痛觉。②运动功能减退:长期卧床患者所有运动能力均低于每天进行日常活动久坐的人,这种情况在弛缓性瘫痪引起的运动受限者更为明显。③自主神经系统不稳定:长期卧床的老年人自主神经系统活动过度或活动不足,结果很难维持自主活动的平衡状态,因而患者不能适应姿势变更等日常活动,自主神经系统不稳定,还对心血管系统产生一定的影响。

(2)肌肉系统:长期卧床最明显的体征发生于肌肉系统,瘫痪患者尤其如此。①肌力耐力减退:卧床1周以后肌力可丧失20%,以后每卧床1周将使剩余肌力减弱20%。在无任何运动神经受损时,人的优势侧握力如果是50kg,制动1周以后只有40kg,2周以后为32kg,3周以后则为25kg,依次类推。而肌力恢复的速度则要缓慢得多,按每天以最大肌力参加锻炼计划的人计算,每周只增加原有肌力的10%。耐力丧失是肌力减退的结果,其发生速度与肌力减退一致。②失用性肌萎缩:肌肉体积缩小是长期卧床最明显的征象之一,也是肌力耐力减退的原因。在弛缓性瘫痪患者中,因下运动单位动作电位消失,其所支配的肌肉纤维丧失了收缩能力,逐渐产生肌肉萎缩。在上运动神经元受损引起的痉挛性瘫痪患者或是夹板固定的患者,肌肉萎缩可以只有正常体积的30%~35%。③协调不良与肌肉挛缩:肌肉萎缩、肌力减退及耐力受限等因素引起动作协调不良,表现在上下肢体严重地影响患者完成日常生活活动能力。中枢神经系统损害患者出现不协调的主要原因是影响运动单位或更高级中枢的病变,但卧床本身也起一定作用。肌肉萎缩常伴有肌肉挛缩,多见于膝屈肌和伸肌,给站立和行走带来严重的障碍。

(3)骨骼系统:①骨质疏松与异位钙化:由于肌肉活动减少和卧床后羟脯氨酸和钙排泄量增加,骨的有机与无机化合物的耗竭导致骨质疏松,因而卧床老年人比同龄人更容易发生骨折,骨钙的转移引起短暂或持续性高钙血症,常伴有钙质沉积在受损的软组织中,这称为异位钙化。②关节纤维变性与关节强直:这两种损害也是久病卧床的主要表现。卧床老年人由于关节运动减少,关节周围的肌肉逐渐被结缔组织所代替,加上关节周围软组织的异位钙化,关节变僵硬,不能进行全范围的活动,造成不可逆的畸形,引起关节永久性强直,并可造成变形性关节炎与关节周围炎。③腰背痛:长期卧床引起腰背肌挛缩、腰椎前凸度增加、骨盆前倾容易引起腰背疼痛。

(4)心血管系统：①心率增快：处于长期卧床的老年人，交感神经的张力超过迷走神经，导致基础心率增加。②心力贮备减少：老年人心肌收缩力减退、心排血量降低而长期卧床后心率增加，舒张期充盈时间缩短，舒张末期容量降低，心功能贮备较卧床前进一步减少，故患者只能进行有限的体力活动，因为过度用力可能引起显著的心动过速与心绞痛，也可以说是潜在的心功能不全的表现。③直立性低血压：这是长期卧床后最普遍的心血管系统不适应的症状之一。长期卧床的老年人在起立和坐起时，两下肢都明显淤血，静脉回流减少，妨碍舒张期心室充盈，心室搏出量减少，从而使立位血压明显降低。④水肿：四肢运动能促进静脉回流。因废用而不能活动的四肢容易导致静脉血液淤滞，使毛细血管的流体静压增高，液体渗透到组织间隙发生水肿，如水肿持续时间长，血浆中的纤维蛋白原渗透到血管外，形成纤维蛋白，容易引起挛缩，挛缩又可增加废用程度，结果形成恶性循环。⑤静脉血栓形成：长期卧床时骨骼肌的泵作用显著减少或消失，下肢静脉血液淤滞加上老年人常处于高凝状态，容易引起静脉血栓形成。

(5)呼吸系统：①肺活量减少与通气量降低：卧床老年人在最大吸气或用力呼气时，肋间肌、膈肌以及腹肌很少收缩，加上呼吸肌肌力减退，肋椎关节与肋软骨关节不能承受全范围的活动，导致肺活量有效呼吸量及最大通气量均明显降低。②缺氧：上述限制性损害和水平姿势（卧床）对肺循环的影响使通气/血流比值明显降低，如卧床老年人可发生肺下部通气不足和血流过度引起显著的动静脉短路现象，降低了动脉氧张力，导致缺氧。如果患者由于感染或运动提高了代谢，缺氧更明显。③坠积性肺炎：卧床使呼吸道纤毛清除功能明显降低，呼吸道黏液的分泌易于聚积在下部支气管，加上呼吸运动受限和咳嗽反射减弱，容易引起细菌和病毒在肺内繁殖而发生坠积性肺炎。老年人久病，营养不良，抵抗力降低或喂食不当造成食物误入气道，更容易诱发肺部感染。

(6)消化系统：卧床老年人肠胃活动全面减退，不仅影响蠕动性，能也影响消化腺的分泌功能。①食欲减退：不活动的老年人热量需要减少，卧床引起焦虑、抑郁症都可引起食欲显著丧失，最终导致营养不良。②便秘：长期卧床老年人因交感神经张力增强，胃肠蠕动功能降低，肠道吸收水分增加，液体和纤维素摄入量过少，容易引起便秘。长时间便秘会引起粪便阻塞甚至肠梗阻。

(7)内分泌与泌尿系统：①多尿：主要发生于卧床休息的早期，因为身体处于水平位，部分细胞外液转移到微血管床的静脉侧，使静脉回流增加，右心房容量受体反射性抑制了抗利尿激素的分泌，导致多尿。②尿钠排出增加：这是伴随初期多尿发生的暂时现象。③尿钙过多：长期卧床引起骨质疏松，骨钙不断进入血液，最后使尿钙排出增多。④肾结石与尿路感染：由于尿钙显著过多、膀胱功能受损及放置尿管，容易发生尿路感染。尿钙过多、尿潴留以及尿路感染可导致肾盂或下尿路产生结石。反复发作尿路感染与结石可逐渐损害肾功能。

(8)皮肤系统:①皮肤萎缩:由于食欲不振和营养不良造成皮下脂肪减少,皮肤老化使皮肤厚度变薄及弹力纤维变性,从而导致皮肤丰满度丧失。②褥疮:这是长期卧床的常见不良反应,多见于骶骨坐骨结节和外踝等部分。这不仅是单纯的机械性压迫所造成的循环障碍,而且也与营养不良、粪尿等所形成的局部湿润与污染等因素有关。

2. 心理表现

久病卧床的老年人几乎都有一定的心理精神障碍,因为不能活动,社交活动减少,容易发生焦虑、抑郁症,智力活动能力也因长久不活动和闭门不出而显著减退。据调查在家久病卧床老年人有 42%一人独居,和家人能经常说话的只有 58.6%,40%～60%不看电视、报纸,听收音机,79.3%没有生活情趣,39.5%从未出过门,社会交往几乎隔绝,18.2%近乎痴呆。因此老年人一旦久病卧床,生活质量受很大影响,往往悲观失望,躯体疾患也往往日益加重心理精神障碍→躯体障碍→加重心理精神障碍,形成恶性循环,直到使老年人逐渐走向生命的终点。

3. 社会表现

长期卧床不仅给老年人造成身心障碍和生活质量下降,同时也给家庭和社会带来了沉重的负担。卧床老年人的家庭成员常常需要投入大量的体力、精神和经济上的帮助,从而影响家人的正常生活。卧床老年人因日常生活能力下降,需专人照顾者占 90%以上,从而导致 57.1%的家人不能外出,33.4%不能安睡,25.6%不能上班工作,1.5%不能结婚。卧床老年人对医疗保健需要增加,医疗费用高,住院率高。久病卧床老年人中在医院者占 31%,其余的 69%中有 2/3 在家,1/3 在养老单位。随着我国计划生育政策的推行,传统的大家庭逐渐减少,小家庭日益增多,老年人对下一代经济上的依赖性逐渐减少。小家庭增多与人口老化将导致无人照顾的老年人与鳏寡孤独老年人数增加,因而卧床老年人的照顾将逐渐转为以社会服务为主。如何利用有限的社会资源和医疗服务费用,采取各种社会措施,改善社会环境,以保证卧床老年人的医疗保健和生活条件是我们所面临的挑战。

【护理措施】

长期卧床患者身体会有很多不良反应,在日常生活中应该悉心照料。常见的不良反应及护理如下所示。

1. 褥疮

老年人皮下组织及血管数量减少,组织再生能力差,卧床太久,局部组织因受压血流不畅,很容产生感染、坏死、溃烂。简单的预防方法就是定时翻身,局部加棉垫或气垫,减少局部压迫,保持局部清洁卫生。

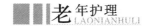

2. 便秘

长期卧床的患者,排便不习惯,因为食物发酵产气及呻吟吞入的气体,使肠道膨胀,腹胀也比较常见,只有保持乐观情堵,适当给予消食食物如山楂、陈皮、蜂蜜等,亦可进行腹部按摩或热敷,可缓解腹胀和便秘等。

3. 尿结石

长期卧床易导致盐类晶体沉积,钙盐久滞于肾及尿道易形成结石。可以嘱患者多饮水,有利于微小结石排出。适量活动,有利于尿排出,不易形成结石。控制感染,防止尿呈碱性。少吃含草酸多的食物如菠菜、毛豆等,少吃动物内脏,少喝咖啡、浓茶等。

4. 高血钙、骨质增生及骨质疏松

长期卧床可加速骨钙吸收,一方面加速骨质疏松,另一方面,血钙水平上升,引起高钙血症、心律失常、腹痛,形成钙在关节中的沉淀,导致关节疼痛。老年人应加强肢体活动,增强肌肉及骨骼的锻炼。

5. 泌尿系统感染

长期卧床,由于精神因素和老年人膀胱气化不利,前列腺增生等原因,常出现尿潴留,易引起泌尿系感染。要鼓励患者多饮水以增加排尿,必要时药物排尿,也可行腹部按摩或插导尿管。

6. 坠积性肺炎

老年人呼吸功能减退,肺活量减少,加上长期卧床,痰液积聚,咳出困难,易引起坠积性肺炎。鼓励患者多做深呼吸,或主动按胸,轻叩背部,鼓励咳嗽排痰。

7. 深静脉血栓、肺栓塞

肺栓塞多与下肢动脉血栓有关,要对卧床老年人多做肢体按摩,经常进行主动或被动肢体运动,促进血液循环,必要时给予药物治疗。

8. 心血管疾病

长期卧床,血流缓慢,心脏缺血,缺氧加重,引起心脏传导和自律性改变,易引起心脏病发作。要给予低盐、低脂饮食,鼓励患者适当活动四肢,控制体重。

9. 口腔疾病

对于卧床的重病患者,通过漱口、擦洗牙齿,做好口腔护理可以保持口腔的清洁、湿润、预防口腔的溃疡以及感染等并发症;还可以防止口臭、口垢,有利于促进食欲;同时通过对口腔进行护理,可以观察口腔的变化,及时发现有无溃疡、口臭或者感染等。

10. 肌肉萎缩

由全身营养障碍、废用、内分泌异常而引起的肌肉变性,肌肉结构异常等病因产生的肌肉萎缩。处理措施为注意保持乐观愉快的情绪,合理调配饮食结构,劳逸结合,严格预防感冒、胃肠炎。

【健康指导】

1. **知识宣教**

讲解老年人长期卧床的各种病因和诱因,各系统的临床表现以及对个人、家庭和社会所造成的危害。

2. **预防指导**

预防各种疾病的发生;若有病应积极正规治疗,且根据病情尽早离床。

3. **康复指导**

康复训练及早进行,动员社会、家庭、个人等一切资源促使老年人运动和锻炼。同时注意预防各种并发症。

4. **心理支持**

评估有无心理问题及其严重程度,有的放矢地采取措施,改变患者的情绪、感受和认识。

三、老年挛缩

【概念】

挛缩是指肌肉或关节长期处于痉挛状态或某种特定位置,致使肌肉萎缩、关节变形和固定,进而造成机体功能障碍和产生局部疼痛。由于病因的关系,挛缩以老年人多见,且常发生于肢体及其附近关节,是影响疾病康复和降低老年人生活质量的重要原因。

【相关因素】

1. **上运动神经元疾病**

从大脑皮质运动区到皮质脑干束、皮质脊髓束,再到脊髓前角的 α 运动神经元及锥体外系的病变,均可致痉挛性瘫痪。经治疗后,一部分患者恢复,一部分发生挛缩。主要见于以下疾病:①脑血管病:脑出血、脑梗死、蛛网膜下腔出血、脑血管畸形等。一般来说,急性脑血管病后于 2 周末即可发生挛缩。②占位性病变:脑肿瘤,脊髓内、外肿瘤,椎间盘突出症,肥大性脊椎炎等。③炎症:各种脑炎、脊髓炎及寄生虫脑病。④损伤:脑挫裂伤、硬膜外(下)血肿、脊髓损伤。⑤脱髓鞘疾病:多发性硬化、视神经脊髓炎等。⑥脊髓血管病:脊髓缺血、脊髓动脉血栓形成、椎管内出血。⑦锥体外系疾病:帕金森病、扭转痉挛等。

2. **风湿及类风湿关节炎**

由于关节的活动障碍及周围结缔组织炎症,使胶原纤维增生及肌肉受损,从而导致关节挛缩变形。多见于膝关节,其他关节亦可发生。

3．骨折

一切骨折都可发生挛缩，不仅是经石膏固定的骨折部位，正常部位在长期卧床后也容易发生挛缩。

4．阵发性肌痉挛

多见于低钙抽搐及自发性肌肉痉挛，后者发生于比较健康的中老年人，表现为休息（尤夜间睡眠时）或轻度活动时出现小腿或足部肌肉突发的痛性收缩或趾强力跖屈。除非频繁发作，阵发性肌痉挛多不引起挛缩和肢体功能障碍。

5．Volkman 挛缩

由于肘或前臂屈肌组织缺血坏死引起的手及腕的挛缩畸形，为上肢创伤的并发症。

【临床表现】

1．肌肉痉挛及萎缩

肌肉或肌群间断或持续的不随意收缩，造成肌肉间结缔组织胶原纤维增生；限制肌肉活动，使肌肉处于被动缩短或固定于痉挛性缩短位，加上肢体血液循环不良及活动性下降，致使肌肉的失用性及营养不良性萎缩。因下肢的伸肌占优势，故下肢挛缩时，肢体处于伸展状态；相反，上肢挛缩时即处于屈曲状态。

2．关节变形及固定

由于患者将肢体放置于最舒适位置或不能自主活动，加上痉挛肌肉的牵拉，造成关节周围韧带纤维化、结缔组织胶原纤维增生、软组织结构破坏、关节间隙出现骨桥，最终致关节的肌性挛缩及变形、固定，关节活动度（ROM）缩小。

3．笨拙的痉挛性运动或少动

因肌肉挛缩及关节变形、固定，肢体活用性降低，运动减少或只有简单的移动及笨拙的痉挛性运动。同时，由于疾病本身或心理因素的影响，老年患者往往不愿活动患肢，甚至拒绝被动运动而延缓康复进程。

4．肢体疼痛

原发病及挛缩均可致肢体疼痛或阵挛，增加患者痛苦，使患者更不愿活动患肢而影响其功能的恢复。

【护理】

挛缩的发生关键是积极预防，挛缩发生后应该尽早采取有效的措施减轻疼痛和痉挛，最大限度地促进老年人肢体功能的恢复。

（一）预防挛缩发生

1．饮食指导

老年人饮食宜以清淡为主，多吃蔬果，合理搭配膳食，注意营养充足。忌烟酒，忌辛辣，忌油腻，忌吃生冷食物。

2. 尽早功能锻炼

尽早进行主动或被动运动及适当的功能锻炼,将关节、肢体放于一定位置并及时更换体位;应用药物、理疗或关节功能牵引等措施减轻机体疼痛;这些方法是阻止挛缩发生的重要措施。一般来说,只要指征掌握得当,早期进行运动疗法对原发病不会有影响。

(二)减轻痉挛,促进功能恢复的治疗与护理

1. 温热疗法

温热疗法包括热敷、红外线照射、微波热疗及温水浴疗等。这些措施可利用热效应抑制痉挛,降低肌张力,减轻疼痛引起的反射性肌紧张。

2. 运动疗法

①牵张治疗可通过抑制肌紧张状态而达到治疗目的。②四肢末端摇摆运动:将肢体置于松弛位,反复摆动四肢末端,缓解手足部肌痉挛。③姿势反射通过体位变化引起的姿势反射可作为抑制痉挛状态的手段。④通过肌振动及推拿、按摩治疗给痉挛的拮抗肌以振动,来抑制肌痉挛。

3. 肌电反馈电刺激疗法

应用肌电生物反馈电刺激仪或电针使肌肉强烈收缩,撤除刺激后肌肉痉挛可得到数小时缓解。

4. 药物疗法

使用抗痉挛及镇痛药物、局部封闭及穴位注射等来减轻疼痛。

5. 促进肌肉再生

应用神经、肌肉营养药物(维生素 B_1、维生素、B_{12}、谷氨酸、神经节苷脂、神经生长因子等),配合中药养血生肌治疗,促进受损神经的恢复及肌肉再生。

6. 手术疗法

使用矫形器或夹板,预防及矫正肢体挛缩和关节畸形。

7. 心理治疗

(1)精神支持疗法:通过交谈倾听患者主诉,表示同情与理解,给予鼓励与安慰。调动患者的自我调节能力,树立战胜疾病的信心,改变由机体疾病及挛缩引起的自身病态反应,让患者在治疗中起主导作用。

(2)行为疗法:对部分固执、依赖性强的患者,采取放弃医疗保护,明确指出不执行医嘱的严重后果;对患者要严格,使其心理对医嘱只有服从,让患者配合做好治疗。

【健康指导】

1. 知识宣教

讲解挛缩发生的原因、表现、治疗及护理方法。

2. 生活指导

鼓励老年人尽可能多地使用挛缩肢体,尽可能多的从事日常生活活动,以利于自理能力的恢复。适当调整环境,以利于老年人的活动或锻炼。也可以选用适当的辅助器帮助自理和训练。

3. 心理支持

保持乐观的心态、树立战胜疾病的信心对疾病的恢复至关重要。

四、疼痛

【概念】

疼痛是一种复杂的生理心理活动,是临床上最常见的症状之一。它是人人都经历过的一种感觉和体验。疼痛是伴随着现存的或潜在的组织损伤而产生的一种令人不快的感觉和情绪上的感受,是机体对有害刺激的一种保护性防御反应。国际疼痛学会(IASP)1994年定义为:疼痛是一种与组织损伤或潜在组织损伤相关的不愉快的主观感觉和情感体验。痛觉可作为机体受到伤害的一种警告,引起机体一系列防御性保护反应。

【相关因素】

1. 机械性损伤

如刀割、棒击等机械性刺激。

2. 物理化学损伤

电流、高温和强酸、强碱等物理化学因素均可成为伤害性刺激。

3. 组织、疾病损伤

组织细胞发炎或损伤时释入细胞外液中的钾离子、5-羟色胺、乙酰胆碱、缓激肽、组胺等生物活性物质亦可引起疼痛或痛觉过敏,以及骨关节病、脊柱疾病、带状疱疹等。

世界卫生组织(WHO)将疼痛划分成以下5种程度(表6-1)。

表6-1　WHO疼痛分级

疼痛分级	表现
0度	不痛
Ⅰ度	轻度痛,可不用药的间歇痛
Ⅱ度	中度痛,影响休息的持续痛,需用止痛药
Ⅲ度	重度痛,非用药不能缓解的持续痛
Ⅳ度	严重痛,持续的痛伴血压、脉搏等的变化

【护理措施】

1. 解除疼痛刺激源

如外伤引起的疼痛,应根据情况采取止血、包扎、固定等措施;胸腹部手术后因为咳嗽、深呼吸引起伤口疼痛,应协助患者按压伤口后,再鼓励咳痰和深呼吸。

2. 药物止痛

药物止痛是临床解除疼痛的主要手段。给药途径可有口服、注射、外用、椎管内给药等。止痛药分为非麻醉性和麻醉性两大类。非麻醉性止痛药如阿司匹林、布洛芬、止痛片等,具有解热止痛功效,用于中等程度的疼痛,如牙痛、关节痛、头痛、痛经等,此类药大多对胃黏膜有刺激,宜饭后服用。麻醉性止痛药如吗啡、哌替啶等,用于难以控制的疼痛,止痛效果好,但有成瘾性和呼吸抑制的副作用。

3. 心理护理

(1)尊重并接受患者对疼痛的反应,建立良好的护患关系。护士不能以自己的主观判断来评判患者的感受。

(2)解释疼痛的原因、机理,介绍减轻疼痛的措施,这有助于减轻患者的焦虑、恐惧等负性情绪,从而缓解疼痛压力。

(3)通过参加有兴趣的活动,看报、听音乐、与家人交谈、深呼吸、放松按摩等方法分散患者对疼痛的注意力,以减轻疼痛。

(4)尽可能地满足患者对舒适的需要,如帮助变换体位,减少压迫,做好各项清洁卫生护理,保持室内环境舒适等。

(5)做好家属的工作,争取家属的支持和配合。

4. **中医疗法**

如通过针灸、按摩等方法,活血化瘀,疏通经络,有较好的止痛效果。

5. **物理止痛**

冷、热疗法可以减轻局部疼痛,如采用热水袋、热水浴、局部冷敷等方法。

【健康指导】

(1)指导老年人认识导致其疼痛的疾病,了解疾病的性质、病程、疼痛原因、治疗方案,避免因乱投医而耽误治疗。

(2)指导老年人避免各种引起疼痛的诱因,如寒冷、潮湿、感染、吹风等。注意肢体保暖。脊柱病变者,避免过多弯腰曲背或搬重物的动作。

(3)指导老年人掌握减轻疼痛的方法,如冷、热疗法等。

(4)指导老年人用药的方法和注意事项,不可随意停药、换药、增减药量。

(5)告诫老年人疼痛加重时应及早就医。

五、皮肤瘙痒

【概念】

老年皮肤瘙痒症,中医称之为风瘙痒,临床将只有皮肤瘙痒而无原发性皮肤损害者称之为瘙痒症。老年皮肤瘙痒症是临床上常见的皮肤病之一,分全身性和局限性两种,多见于老年人。

局限性皮肤瘙痒症发生于身体的某一部位,常见的有肛门瘙痒症、阴囊瘙痒症、女阴瘙痒症、头部瘙痒症等。

【相关因素】

(一)内在因素

随着年龄的增长,老年人体内固有水分和细胞中的水分逐渐减少,出现了慢性生理性失水现象,引起皮肤干燥、皱纹增多。老年性皮肤瘙痒症是老年人常见的皮肤疾病。现代医学研究表明,老年性皮肤瘙痒症多是由于激素水平生理性下降、皮肤老化萎缩、皮脂腺和汗腺分泌功能的减退使皮肤含水量减少、缺乏皮脂滋润、易受周围环境因素刺激诱发等所致。

(二)外在因素

人到老年,常因情绪波动等诱发皮肤瘙痒症。此外,皮肤易受周围环境冷热变化的刺激,因此易诱发瘙痒发生。瘙痒的发生与生活习惯也有关,尤其是老年人冬季皮肤瘙痒症的产生。有的老年人爱用很烫的热水洗澡,而且洗澡的次数过于频繁,再加上使用碱性大的肥皂或药皂,使本来就枯燥的皮肤失去了皮脂的滋润,造成皮肤水分的丧失,容易引起瘙痒。

(三)疾病因素

从疾病因素来说,多与内分泌改变、过敏性因素、动脉硬化、糖尿病、贫血、习惯性便秘及肝脏疾病等有关,有时还是某些恶性病的信号。面对顽固瘙痒的繁杂表现,要提高警惕,先自我辨别,以排除由各种疾病引发的瘙痒,凡患有持续性、复发性和顽固性的皮肤瘙痒症,而又不能迅速确诊,就应考虑到上述种种疾病的可能性。必要时去看医生,以寻找瘙痒的根源,进行病因治疗。

【临床表现】

老年性皮肤瘙痒症多见于 60 岁以上的老年人,男性的发病率比女性高,晚间瘙痒比白天严重。主要表现为皮肤干燥变薄,表面有糠秕状的脱屑,长期的搔抓,皮肤上会出现许多抓痕、血痂、色素沉着、苔藓样变,重者可以发生皮肤感染。

往往以躯干最痒,冬季瘙痒症出现于寒冷的季节由于寒冷而诱发,患者常在脱衣睡觉时开始感觉股前侧和内侧、小腿等部位剧烈瘙痒,越抓越痒而越痒越抓,直至局部出血为止。患者全身各处皆有瘙痒的感觉,但不是全身同时发痒,往往由一处移到另一处,发痒的程度不尽相同,患者虽然觉得皮肤发痒,但仍可忍受,有的患者觉得全身奇痒,需用刷子刷皮肤或用热水洗烫,直至皮肤出血而感觉疼痛及灼痛时痒感才暂时减轻,往往以晚间加重,患者因发痒而失眠或不能安眠,由于剧烈瘙痒不断搔抓,可以出现抓痕血痂或条状的抓伤,有时有湿疹样改变,苔藓样变或色素沉着,抓伤的皮肤也容易感染而发生疖肿或毛囊炎。

【护理措施】

1. **洗澡护理**

老年人皮肤因为生理性退化的缘故,皮肤表现为缺乏足够皮脂保护,皮肤干燥缺水,过勤洗澡会使皮肤愈显干燥,沐浴的次数应可减少,尤其是冬季,如洗澡水过热、用碱性大的肥皂或用力搓澡,都会加重皮肤干燥瘙痒的状态,故应用中性肥皂。洗澡的方式以淋浴为佳,水温避免过高,一般以 35℃～40℃ 为宜,不要用热水烫澡,洗澡时间不宜过长,以 15～20min 最好,也不要用力搓澡,有条件的用浴缸浸泡身体最好,浴后在全身或常瘙痒的部位涂抹点含油脂较多的润肤液以保持皮肤的滋润度。

2. **皮肤护理**

老年人油脂分泌少,皮肤干燥,故需要经常擦些护肤用品,如护肤膏、护肤霜、护肤油、烊速消等,使皮肤保持一定的湿度和滋润度,有利于防止皮肤瘙痒。

3. **保持心情愉快**

转移对"痒"的注意力,防止精神因素加重全身瘙痒。要尽力避免搔抓,以防并发感染。

4. **用药护理**

不适当的外用药常刺激皮肤,加剧瘙痒。可用炉甘石洗剂、止痒水及激素类软膏外用。适当服用抗过敏药物,如西替利嗪、开瑞坦等。

5. **饮食护理**

老年人平日营养要充分,膳食调配要适当,饮食宜清淡,不要吃得太咸、太腻,少吃或不吃辛辣等刺激性食物,多吃新鲜的黄绿色蔬菜,不喝酒,少饮或不饮浓茶和浓咖啡。

6. **生活规律**

皮肤瘙痒在生活不规律、睡眠不佳、休息不好、心情不舒畅时加重。故老年人必须注意生活规律,睡好觉,不要过度劳累,保持大便通畅。

【健康指导】

1. **积极防治原发疾病**

糖尿病、黄疸、肠寄生虫等病,会加剧瘙痒病,应积极治疗。

2．合理的皮肤保养

衣服宜宽大、松软，不要穿毛织品，内衣选用棉织品或丝织品。应减少洗澡的刺激，不可用碱性太强的肥皂或摩擦过多，尽量避免搔抓，浴水温度以 35℃～37℃ 为宜。被褥不宜太暖。冬季应适量涂抹润滑油膏保护皮肤。

3．避免发怒和急躁

平时可选择散步、打羽毛球、太极拳、练气功等活动。培养种花、养金鱼、下棋等良好习惯来陶冶情操，早起早睡，不看刺激性强的影视节目，临睡前不喝浓茶与咖啡，以保证充足的睡眠。

4．不吃易致过敏或刺激性大的食物

皮肤瘙痒症患者忌过多食用辛辣鱼腥等食物，以免皮肤瘙痒加剧，如鱼、虾、蟹。应戒烟酒，不喝浓茶、咖啡。饮食宜清淡、易消化，多食新鲜蔬菜和水果。大便通畅能有效地将体内积聚的致敏物质及时排出体外。对已经证明有过敏的食品，包括同类食品均应绝对忌服。

5．切忌搔抓

皮肤瘙痒不断搔抓不仅可使皮肤增厚，而且皮质变厚后反过来又加重了皮肤瘙痒，因此会形成愈抓愈痒、愈痒愈抓的恶性循环。此外，此病患者不宜烫洗患处，因为烫洗的方法只能起到暂时的作用，不仅没有治疗效果，而且会使病情加重。

六、压疮

【概念】

压疮是机体局部组织长时间受压，血液循环障碍，局部持续缺血、缺氧、营养不良而致的软组织溃烂和坏死。压疮不仅发生在卧床老年人身上，也可发生于长期坐卧位的老年人。预防老年人压疮是日常生活中不论是医护人员还是其照料者都须学会的一种操作技巧。

【相关因素】

1．压力因素

当持续性的垂直压力超过毛细血管压（正常 16～32mmHg）时，组织会发生缺血、溃烂、坏死。压疮不仅可由垂直压力引起，而且也可由摩擦力和剪切力引起，通常是 2 或 3 种力联合作用引起。

（1）垂直压力：对局部组织的持续性垂直压力是引起压疮的最重要原因。压疮的形成与压力的大小和持续的时间有密切关系。压力越大，压力持续时间越长，发生压疮的概率就越高。皮肤和皮下组织可在短时间内耐受一定的压力而不发生组织坏死。如果压力高于 32mmHg，并持续作用不缓解，组织就会发生缺氧，血管塌陷，形成血栓，出现压疮。

（2）摩擦力：是由两层相互接触的表面发生相对移动而产生。摩擦力作用于皮肤时，易损害皮肤的角质层。患者在床上活动或坐轮椅时，皮肤随时都可受到床单和轮椅表面的逆行阻力的摩擦。皮肤擦伤后，受潮湿、污染而发生压疮。

（3）剪切力：骨骼及深层组织由于重力作用会向下滑行，而皮肤及表层组织由于摩擦力的缘故仍停留在原位，使两层组织产生相对性移位而引起的。两层组织间发生剪切力时，血管被拉长、扭曲、撕裂而发生深层组织坏死。剪切力是由压力和摩擦力相加而成，与体位有密切关系。如患者平卧抬高床头时，身体下滑，皮肤和床铺之间出现摩擦力，加上身体垂直方向的重力，从而导致剪切力的产生，引起局部皮肤血液循环障碍而发生压疮。

2. 皮肤受潮湿或排泄物的刺激

皮肤经常受到汗液、尿液、各种渗出引流液等物质的刺激会变得潮湿，出现酸碱度改变，致使表皮角质层的保护能力下降，皮肤组织破溃，且很容易继发感染。

3. 营养状况

营养状况是影响压疮形成的一个重要因素。全身出现营养障碍时，营养摄入不足，蛋白质合成减少，出现负氮平衡，皮下脂肪减少，肌肉萎缩。一旦受压，骨隆突处皮肤要承受外界的压力和骨隆突处对皮肤的挤压力，受压处缺乏肌肉和脂肪组织的保护，容易引起血液循环障碍，出现压疮。过度肥胖者卧床时体重对皮肤的压力较大，也容易发生压疮。机体脱水时皮肤弹性变差，在压力或摩擦力的作用下容易变形。而水肿的皮肤由于弹性、顺应性下降，更容易受损伤，同时组织水肿使毛细血管与细胞间距离增加，氧和代谢产物在组织细胞的溶解和运送速度减慢，皮肤出现营养不良，容易导致压疮发生。

4. 年龄

老年人皮肤松弛、干燥，缺乏弹性，皮下脂肪萎缩、变薄，皮肤易损性增加。

5. 体温升高

体温升高时，机体的新陈代谢率增高，组织细胞对氧的需求增加。加之身体局部组织受压，使已有的组织缺氧更加严重。因此，伴有高热的严重感染患者有组织受压的情况时，发生压疮的概率升高。

6. 矫形器械使用不当

应用石膏固定和牵引时，限制了患者身体的活动。特别是夹板内衬垫放置不当、石膏内不平整或有渣屑、矫形器械固定过紧或肢体有水肿时，容易使肢体血液循环受阻，导致压疮发生。

【临床表现】

压疮的临床表现按照美国全国压疮顾问小组 2007 年最新分类，分为六个期，如下所示。

1. 可疑的深部组织损伤

皮下软组织受到压力或剪切力的损害,局部皮肤完整但可出现颜色改变如紫色或红褐色或导致充血的水疱。与周围组织比较,这些受损区域的软组织可能有疼痛、硬块、有黏糊状的渗出、潮湿、发热或冰冷。

2. 第一期(压疮淤血红润期)

"红、肿、热、痛或麻木,持续30分钟不褪"在骨隆突处的皮肤完整伴有压之不褪色的局限性红斑。深色皮肤可能无明显的颜色改变,但其颜色可能与周围组织不同。

3. 第二期(压疮炎性浸润期)

"紫红、硬结、疼痛、水疱",真皮部分缺失,表现为一个浅的开放性溃疡,伴有粉红色的伤口床(创面),无腐肉,也可能表现为一个完整的或破裂的血清性水疱。

4. 第三期(压疮浅度溃疡期)

表皮破损、溃疡形成。典型特征:全层皮肤组织缺失,可见皮下脂肪暴露,但骨头、肌腱、肌肉未外露,有腐肉存在,但组织缺失的深度不明确,可能包含有潜行和隧道。

5. 第四期(压疮坏死溃疡期)

侵入真皮下层、肌肉层、骨面、感染扩展,典型特征:全层组织缺失,伴有骨、肌腱或肌肉外露,伤口床的某些部位有腐肉或焦痂,常常有潜行或隧道。

6. 无法分期的压疮典型特征

全层组织缺失,溃疡底部有腐肉覆盖(黄色、黄褐色、灰色、绿色或褐色),或者伤口床有焦痂附着(碳色、褐色或黑色)。

【护理措施】

(一)压疮的预防措施

预防压疮的关键在于消除诱发因素。

1. 避免局部组织长期受压

(1)定时翻身,间歇性解除局部组织承受的压力。鼓励和协助患者经常更换卧位,翻身的间隔时间视病情及受压处皮肤状况而定。一般每2h翻身一次,必要时30min翻身一次,并建立床头翻身记录卡。经常翻身,可使骨隆突部位轮流承受身体的重量。有条件的医院,可使用电动翻转床帮助患者变换多种体位。

(2)保护骨隆突处和支持身体空隙处。患者处于各种卧位时,应采用软枕或其他设施垫于骨突处,以减少所承受的压力,保护骨突处皮肤。对易发生压疮的患者,可使用气垫褥、水褥、羊皮褥等或用软枕垫在身体的空隙处,使支撑体重的面积加大,降低骨隆突处皮肤所受的压强。羊皮垫具有减小剪切力和高度吸收水蒸气的性能,适用于长期卧床患者。应指出的是,尽管采用各种设施,仍需经常为患者更换卧位。因为即使较小的压力,如果压迫时间过长,也可阻碍局部的血液循环,导致组织损伤。

(3)正确使用石膏、绷带及夹板固定。对使用石膏、绷带、夹板或牵引器等固定的患者,应随时观察局部状况及指(趾)甲颜色、温度的变化,认真听取患者的反映,适当调节松紧。衬垫应平整、柔软,如发现石膏绷带过紧或凹凸不平,应立即通知医生,及时调整。

2. 避免摩擦力和剪切力的作用

患者平卧位时,如需抬高床头,一般不应高于30°。如需半坐卧位时,为防止身体下滑移动,可在足底部放一木垫,并屈髋30°,在腘窝下垫软枕。长期坐椅时,应适当给予约束,防止患者身体下滑。协助患者翻身、变换体位或搬运患者时,应将患者的身体抬离床面,避免拖、拉、推等动作,以免形成摩擦力而损伤皮肤。使用便器时,若使用搪瓷便器,便器不应有损坏。使用时,应协助患者抬高臀部,不可硬塞、硬拉,必要时在便器边缘垫以软纸、布垫或撒滑石粉,防止擦伤皮肤。

3. 保护患者皮肤

保持患者皮肤和床单的清洁干燥是预防压疮的重要措施。根据需要每日用温水清洁患者皮肤。清洁皮肤时应避免使用肥皂或含酒精的清洁用品,以免引起皮肤干燥或使皮肤残留碱性残余物。擦洗过程中,动作应轻柔,不可过度用力,防止损伤皮肤。清洁完皮肤,使其干燥后,可适当使用润肤品,保持皮肤湿润。对皮肤易出汗的部位如腋窝、腘窝、腹股沟等,可使用爽身粉。对大小便失禁者,应及时擦洗皮肤,及时更换床单及衣服,局部皮肤可涂凡士林软膏,以保护、润滑皮肤,但严禁在破溃的皮肤上涂抹。皮肤一旦擦伤,受到汗、尿、便或者渗出液的浸渍,极易发生压疮,因此应积极处理,促进伤口尽快愈合,床单位应保持清洁、干燥、平整、没有碎屑。

4. 促进皮肤血液循环

对长期卧床的患者,应每日进行主动或被动的全范围关节运动练习,以维持关节的活动性和肌肉张力,促进肢体的血液循环,减少压疮发生。给患者施行温水浴,不仅能清洁皮肤,还能刺激皮肤的血液循环。患者变换体位后,对局部受压部位应进行按摩,以改善该部位的血液循环,促进静脉回流,起到预防压疮的作用。对于因受压而出现反应性充血的皮肤组织则不主张按摩,因此时软组织已受到损伤,实施按摩可造成深部组织的损伤。

5. 增进全身营养

营养不良既是导致压疮发生的原因之一,也是直接影响压疮愈合的因素。合理的膳食是改进患者营养状况、促进疮面愈合的重要措施。因此,对易出现压疮的患者应给予高蛋白、高热量、高维生素的饮食,保证正氮平衡,促进创面愈合。维生素C及锌在伤口的愈合中起着很重要的作用,对于易发生压疮的患者应给予补充。另外,对有水肿的患者应限制水和盐的摄入,脱水患者应及时补充水和电解质。

(二)压疮的治疗与护理措施

尽管压疮的预防措施是非常有效的,但一些高危个体仍然可能发生压疮。治疗压疮的措施包括局部伤口护理和全身治疗。

1. 全身治疗与护理

应积极治疗原发病,增加营养和全身抗感染治疗等。良好的营养是创面愈合的重要条件。应平衡饮食,增加蛋白质、维生素和微量元素的摄入。遵医嘱抗感染治疗,预防败血症发生,同时加强心理护理。

2. 局部治疗与护理

(1)淤血红润期:此期护理的重点是去除致病原因,防止压疮继续发展。增加翻身次数,避免局部组织长期受压,改善局部血液循环。保持床铺平整、干燥、无碎屑,避免摩擦、潮湿和排泄物对皮肤的刺激。加强营养的摄入,以增强机体的抵抗力。

(2)炎性浸润期:此期应保护皮肤,防止感染发生。除继续加强上述措施外,应注意对出现水疱得皮肤进行护理,未破的小水疱应尽量减少摩擦,防止水疱破裂、感染,使其自行吸收;大水疱可在无菌操作下用注射器抽出泡内液体,不必剪去表皮,局部消毒后,再用无菌敷料包扎。根据情况还可以选择紫外线或红外线照射治疗。

(3)浅度溃疡期:此期应尽量保持局部创面清洁。保湿敷料可为创面的愈合创造一个适宜的环境,便于新生的上皮细胞覆盖在伤口上,逐渐使创面愈合。理想的保湿敷料透气性好,如透明膜、水胶体、水凝胶等。

(4)坏死溃疡期:此期应清洁创面,去除坏死组织,保持引流通畅,促进肉芽组织生长。采用清热解毒、活血化淤、去腐生肌并具有收敛作用的中草药治疗是目前最有效的方法之一。

创面有感染时,可用无菌生理盐水或1:5000呋喃西林溶液清洗创面,再用无菌凡士林纱布及敷料包扎,1~2d更换敷料一次。还可采用甲硝唑湿敷或用无菌生理盐水清洗创面后涂以磺胺嘧啶银、呋喃西林等治疗。对于溃疡较深、引流不畅者,应用3%过氧化氢溶液冲洗,以抑制厌氧菌生长。感染的创面应定期采集分泌物作细菌培养及药物敏感试验,每周一次,根据检查结果选用治疗药物。

还可采用空气隔绝后局部持续吹氧法,其原理是利用纯氧抑制创面厌氧菌生长,提高创面组织供氧,改善局部组织有氧代谢,并通过吹氧使创面干燥,促进结痂,有利于愈合。方法是用塑料袋罩住创面并固定四周,通过一小孔向袋内吹氧,氧流量为 5～6L/min,每日 2 次,每次 15min。治疗完毕后,创面用无菌纱布覆盖或暴露均可。对分泌物较多的创面,可在湿化瓶内加 75％乙醇,使氧气通过湿化瓶时带出一部分乙醇,抑制细菌生长,减少分泌物,起到加速创面愈合的作用。对大面积深达骨骼的压疮,应配合医生清除坏死组织,植皮修补缺损组织,以缩短压疮病程,减轻患者痛苦。

压疮是全身、局部因素综合作用所引起的皮肤组织变性、坏死的病理过程。因此,应积极预防,采取局部治疗为主,全身治疗为辅的综合防治措施。护理人员只有认识到压疮的危害性,了解其病因和发生发展规律,掌握其防治技术,才能自觉、有创造性地做好压疮的防治工作。

【健康指导】

1. 知识宣教

为使患者及家属有效地参与或独立地采取预防压疮的措施,就必须使其了解压疮发生、发展及预防和护理知识。如要经常改变体位、定时翻身、经常自行检查皮肤及保持身体及床褥的清洁卫生等。使患者及家属掌握预防压疮的知识和技能,积极参与预防压疮的护理活动。

2. 预防及护理指导

(1)指导家属及照护人员保持老年人的床单平整、清洁,避免拉、推患者。

(2)选择合适的用具或药物,预防压疮或促进压疮愈合。

(3)尽可能提前使用保护性用具如气垫、贴膜等,以减轻皮肤局部压力,预防压疮的发生。

(4)鼓励功能障碍患者尽早功能锻炼,恢复自理。

3. 心理辅导

以积极的方式应对压疮所造成的身心改变,获取各方面的有用信息增强对压疮的认识,提高依从性,促进康复。

七、疲劳

【概念】

疲劳是指因体力或脑力消耗过度或刺激过强,细胞、组织或器官的功能或反应能力减弱而出现的一种生理现象,经过休息这种现象可在短期内消失。老年人经常感到疲劳,经常被误认为是与年龄增长有关的正常生理现象,因此而被家人忽视。但是这种现象应该引起我们的注意及重视,对于老年人容易疲劳的现象一定要认真查找原因,使老年人保持良好地健康状况。

【病因】

老年人疲劳产生的原因比较复杂,主要包括以下 6 种。

1.营养缺乏

老年人的摄食量减少,消化吸收功能降低,例如很多老年人都长期素食,这样会造成必须营养成分(特别是源于动物的必需氨基酸)的匮乏。营养缺乏者体质虚弱,抗病能力下降,增加了疲劳的因素。

2.睡眠不足

老年人脑兴奋与抑制失去平衡,会产生疲劳感,严重睡眠不足是导致疲劳的主要根源之一。

3.药物因素

很多老年人使用一些镇静剂和安眠药,这些药物大部分会引起疲劳,加之老年人体内新陈代谢缓慢,对药物的排出量减少,药物会在体内蓄积。此外,安眠药会导致次日出现嗜睡。其他一些药物的服用也易导致老年人疲劳,如长期过量服用维生素或兴奋剂。

4.生活环境影响

家庭装修材料的污染,一些含有"辐射"性污染物,长期接触也可以导致慢性疲劳症。例如大理石、花岗石等地面。

5.社会人际环境

一些生活孤独的老年人,因为不善于与周围的人进行交际和沟通,生活单调、乏味,很容易出现厌烦和疲劳。

6.疾病影响

许多老年人患有的疾病即伴随有易疲劳症状,如肝脏病、肺结核、营养不良、贫血等,这些病的临床表现均会出现疲劳症状,有些疾病可能以"疲劳、乏力"为首发症状。

【临床表现】

老年人的疲劳分为生理性疲劳和病理性疲劳两种。

1.生理性疲劳

生理性疲劳又分为体力疲劳、脑力疲劳和心理疲劳。

(1)体力疲劳:又称为运动型或肌肉收缩性疲劳,老年人体力衰退,从事超负荷的家务劳动,机体能量消耗过多,身体就会产生疲劳感,具体表现为全身或局部酸、软、痛,疲乏无力和力不从心等。

(2)脑力疲劳:老年人习惯忧心忡忡、思虑过多,血液里葡萄糖、氨基酸消耗量过大,引起脑部血、氧及营养物质供应不足,脑细胞兴奋与抑制失去平衡,产生疲劳,表现为头晕、头痛、思维混乱、注意力不集中、记忆力下降等。

（3）心理疲劳：老年人压抑的情感未能得到宣泄时，就会出现体力性的疲劳症状；或因受强烈、持久的精神因素刺激而引起心理上的扭曲、变态，从而诱发心理疲劳。

2．病理性疲劳

病理性疲劳是指各种慢性消耗性疾病所引起的一种疲劳，这种疲劳往往没有明显的原因，恢复起来较慢，疲劳的严重程度较重，如病毒性肝炎、糖尿病、心脑血管疾病、肺结核等，并可能伴有低热、全身不适、食物缺乏或亢进等症状。

【护理措施】

1．合理膳食

生活方式不科学引发的脑疲劳还要靠科学的生活方式来纠正。生活方式的一个主要内容就是吃。膳食科学，能够避免 50% 的疾病。应选择有益于健康的最佳饮食结构，保证足够的营养供给，工作疲劳时，可以吃一些花生米、杏仁、腰果、胡桃，或者吃一盘沙拉拌洋葱，对恢复体能有功效。如果条件允许，每天除 3 次正餐外还应该吃 3 次点心。可以喝一些老年人抗疲劳的营养保健品，帮助老年人缓解疲劳。

2．保证睡眠充足

睡眠是保护大脑，恢复体力、精力和维持健康的基础，老年人应该保证充足的睡眠，尽量不要服用安眠药，睡前可以采取一些促进睡眠的活动，例如散步、温水浴、按摩等方式。

3．合理锻炼

老年人一定要科学的安排运动锻炼。例如在工作间隙，尤其是脑力劳动者，每1 个小时，站起来伸伸懒腰，然后闭目养神一会儿，把自己的双手搓热，然后把掌心盖在眼部，轻柔地转动掌心。

4．提早检查，预防疾病

引起脑疲劳的原因有很多种，最严重的就是疾病引起的疲劳，例如恶性肿瘤、慢性感染、内分泌疾病、药物依赖等都会产生脑疲劳。所以对于长期疲劳的人，有必要进行全面细致的检查，早日发现疾病，消除隐患。如果被确诊为单纯生活方式引起的脑疲劳，也不能掉以轻心，认为不是什么器质性病变，抱无所谓的态度。因为脑疲劳过久，免疫力持续低下，病菌、病毒就会乘虚而入引发其他的疾病。

5．丰富生活内容，消除心理疲劳

老年人在晚年生活中很多会出现内心空虚、生活乏味等不良的生活现象，这些症状会加速衰老的进程。针对这些情况应该调整好老年人的心理状态，克服心理障碍，消除焦虑、抑郁等症状。鼓励老年人拓展生活空间，在生活中结交更多的朋友和乐趣，多进行一些娱乐活动，经常保持乐观、愉悦的心理状态，疲劳便会自然而然地减轻。

6. 物理疗法

老年人应该多进行按摩、拔罐、药浴等方式来进行缓解疲劳。

7. 抗疲劳药物的使用

如维生素 E、维生素 C 等抗氧化剂,人参、刺五加等中药。

【健康教育】

1. 知识指导

让患者了解疲劳的相关知识、危害及预防与治疗方法。

2. 培养有益的业余爱好

引发对生活的兴趣,提高对生活的满意度,是克服心理疲劳的关键,如绘画、钓鱼、养花、下棋等都有助于消除疲劳。

3. 建立新的人际关系

老年人退休后脱离原来的社交圈,要及时结交一些新的朋友,从中获得精神上的满足,增强生活的信心。

4. 鼓励老年人做力所能及的事

要寻找新的生活兴奋点,给自己确定一个新的生活目标,学点新东西,有助于消除老年人的无助感。

5. 养成良好的起居习惯

老年人要形成一个良好的生物钟,早睡早起,睡前每晚要进行泡脚,能消除疲劳,有利于睡眠。

八、头晕

【概念】

头晕是一种常见的脑部功能性障碍,也是临床常见的症状之一,会出现头昏、头胀、头重脚轻、脑内摇晃、眼花等感觉。头晕伴有平衡觉障碍或空间觉定向障碍时,患者感到外周环境或自身在旋转、移动或摇晃,称为头晕。头晕可单独出现,但常与头痛并发。

【相关因素】

引起头晕的因素非常多且复杂,最常见于发热性疾病、高血压病、脑动脉硬化、颅脑外伤综合征、神经症等。此外,还见于贫血、心律失常、心力衰竭、低血压、药物中毒、尿毒症、哮喘等。老年人头晕常见的因素包括以下 6 种。

1. 贫血

老年人如有头晕、乏力、面色苍白的表现,应去医院检查一下,看是否贫血。健康状态下,老年人体内造血组织的存在量以及造血质和量已经有所下降,红细胞本身的老化,使其对铁的利用率大不如前。因此,老年人如果不注重营养保健,很容易患贫血。此外,消化不良、消化性溃疡、消化道出血以及慢性炎症性疾病的老年患者均可继发贫血。

2. 血黏度高

高血脂、血小板增多症等均可使血黏度增高,血流缓慢,造成脑部供血不足,发生容易疲倦、头晕、乏力等症状。其中造成高血脂的原因很多,最主要的是平素饮食结构的不合理,患者大量吃高脂肪、胆固醇的食物,而又不爱运动。目前该类疾病的发病率有上升趋势。

3. 脑动脉硬化病

患者自觉头晕,且经常失眠、耳鸣、情绪不稳、健忘、四肢发麻。脑动脉硬化使脑血管内径变小,脑内血流下降,产生脑供血、供氧不足,引起头晕。

4. 颈椎病

常颈部发紧、灵活度受限、偶有疼痛、手指发麻、发凉,有沉重感。颈椎增生挤压颈部椎动脉,造成脑供血不足,是该病头晕的主要原因。

5. 高血压

高血压患者除头昏之外,还常伴随头胀、心慌、烦躁、耳鸣、失眠等不适。

6. 心脏病

冠心病早期,症状尚轻,有人可能没有胸闷、心悸、气短等显著不适,只感觉头痛、头晕、四肢无力、精神不易集中、耳鸣或健忘等。此时发生头晕的原因主要是心脏冠状动脉发生粥样硬化,管腔变细变窄,使心脏缺血缺氧。而心脏供血不足,可以造成脑组织供血不足,引起头晕。

【临床表现】

本病的临床表现特征是头晕与目眩,轻者仅眼花,头重脚轻,或摇晃浮沉感,闭目即止;重则如坐车船,视物旋转,甚则欲仆。或兼目涩耳鸣,少寐健忘,腰膝酸软,或恶心呕吐,面色苍白,汗出肢冷等。发作间歇期长短不一,可为数月发作一次,亦有一月数次。常可有情志不舒的诱因,但也可突然起病,并可逐渐加重。眩晕若兼头胀而痛,心烦易怒,肢麻震颤者,应警惕发生中风。

【护理措施】

1. 环境与饮食

居住环境应保持安静、舒适,避免噪声,光线柔和。保证充足的睡眠,注意劳逸结合。保持心情愉快,增强战胜疾病的信心。饮食以清淡易消化为宜,多吃蔬菜、水果,忌烟酒、油腻、辛辣之品,少食海腥食物,虚证眩晕者可配合食疗,加强营养。

2. 休息

眩晕发作时应卧床休息,闭目养神,少作或不作旋转、弯腰等动作,以免诱发或加重病情。重症患者要密切注意血压、呼吸、神志、脉搏等情况,以便及时处理。

3. 心理护理

保持心情开朗愉悦,有助于预防本病。

【健康指导】

1. 疾病知识指导

告诫老年人对于头晕应积极对待,不能轻视,认为它只是疲劳或低血糖造成,同时也不能太过于紧张,认为自己得了重病,制造紧张的气氛,让家人担心。对于头晕应积极寻找病因,听从医生的指导和建议。

2. 饮食指导

戒烟酒,忌生、冷、油腻以及过咸过辣过酸的食物。尤其是动物肝、肾、肠等肉食以及蛋清等。多食新鲜蔬菜、水果、豆芽、瓜类、黑木耳、芹菜、大豆、牛奶、鱼、虾等。

3. 经常参加锻炼

经常练太极拳有助保持愉快平和的心态,而且太极拳作为一种动作舒缓的体育运动,有活血舒筋的作用,可祛病强身。此外,也可以多参与一些慢性有氧活动,如练气功、进行慢跑等。

第二节 老年人五官常见健康问题与护理

一、口腔干燥

【概念】

口腔干燥是指口干,唾液分泌减少,吃饭时口腔液体分泌少等一系列症状,可有舌红无苔、吞咽困难、牙龈炎、口角干裂、口臭等。口腔干燥在老年人中最常见,健康老年人中约40％述说口腔干燥。

口腔干燥是老年人常见的一种病理症状,并常伴有咀嚼费力、下咽困难、与人交谈时口舌迟钝、语言涩滞,更有甚者,感到口腔黏膜疼痛、味觉减退。因而,无论白天黑夜,患者不得不连连喝水,严重影响老年人的生活质量。

【病因】

导致老年人口腔干燥的原因有唾液腺自身的退行性变化,疾病和用药对唾液分泌产生的影响。老年人口腔干燥的原因通常有以下几种。

1. 生理性口干

生理性口干指因生理机能改变而出现的口干。正常的唾液量能湿润口腔,维持口腔黏膜的完整性,保持味觉,预防龋齿,帮助说话流畅。在食物团的形成,吞咽和移动过程中唾液也发挥了重要作用。老年人由于身体内组织器官退化,唾液腺功能衰退,唾液分泌减少所以常见,且在夜间加重。

2. 斯耶戈氏综合征

这是一种唾液腺最常见的慢性感染性自身免疫性疾病,主要发生于绝经后妇女。其特征为唾液腺有淋巴细胞浸润,典型者表现为复合性疾病,如浸润泪腺可引起干眼症,而浸润唾液腺导致口干症。

3. 药物作用

老年人往往患有多种疾病,服用多种药物,因此更容易引起口腔干燥。引起这种副作用的药物有抗胆碱药、降血压药、抗抑郁药、抗震颤麻痹药等。年龄越大,服用的药物越多、种类越杂,口干的发病率就越高。

4. 肿瘤治疗的影响

头颈部肿瘤的化疗和放疗均会对唾液的分泌产生不利影响。化疗时药物对口腔黏膜直接作用或间接使脊髓受到抑制,可造成口干,放疗可直接使唾液腺萎缩,从而出现口干症状。而且,化、放疗后患者抵抗力降低,各种病菌极易进入口腔,导致口腔黏膜发炎,引起口干。

5. 酗酒

长期酗酒的老年人往往食量减少,导致蛋白质和糖原缺乏,乳酸生成增多,结果出现脱水和血流量减少,也会引起口干。

【护理措施】

1. 保持口腔清洁

早晚正确刷牙,餐后漱口,晚上临睡前的刷牙尤为重要,养成餐后使用牙线的习惯。有口腔溃疡者,可经常用金银花,白菊花和乌梅甘草汤等代茶泡服或漱洗口腔。

2. 重视对牙齿的保健

养成每日叩齿,按摩牙龈的习惯,以促进局部血液循环,增强牙周组织的功能和抵抗力,保持牙齿的稳固。每年做 1~2 次的牙科检查,及时治疗口腔疾病,修复缺损牙齿。义齿与基牙间易引起菌斑附着,故餐后及夜间在清理口腔的同时,要取出义齿并刷洗。时常用液体湿润口腔。

3. 采取有利于唾液分泌的措施

对服用药物所致的唾液减少,如某些镇静药、降血压药、阿托品类药,利尿药以及具有温补作用的中药等引起的口腔并发症,应减少药物剂量或更换药物。如唾液腺尚保留部分分泌功能,可咀嚼无糖型口香糖,含青橄榄或无糖的水果既刺激唾液分泌。患干燥综合征的老年人,应多食用滋阴清热生津的食物,饮食宜少食多餐,忌食辛辣、香燥、温热食物,严禁吸烟,避免服用含胆碱能作用的药物。

4. 心理护理

做好老年人的心理护理,做好安慰劝解工作。

5. 饮食调理

多吃滋阴清热生精食物,少食多餐为宜,可经常用西洋参、白沙参、白菊花、金银花等代茶饮,口舌干燥常含话梅、藏青果等,或常饮酸梅汁、柠檬汁等生津止咳饮料,切记过酸;忌食辛辣、香燥、温热等食品,如酒、茶、咖啡、油炸食物等,禁止吸烟。

【健康指导】

1. 疾病知识指导

让患者了解口腔干燥的相关知识、危害及预防与治疗方法。

2. 养成良好的生活习惯

常漱口、多饮水经常保持口腔湿润,缓解口腔干燥的症状;戒烟限酒,尤其夜间睡觉前莫饮酒、吸烟,以免引起呼吸道充血和炎症;按时入睡,不熬夜,睡觉姿势采取右侧卧位,既有助于睡眠,还可以减少张口呼吸的毛病,有助于减轻夜间口干。

3. 积极参加体育锻炼

可以选择长距离散步、慢跑、打太极拳等,增强肺活量和体质,减缓衰老。

二、老年龋病

【概念】

龋病俗称蛀牙或"烂牙",是一种很常见的牙体硬组织疾病,它主要是由于黏附在牙面上的细菌分解食物产酸后引起牙齿脱钙造成,是一种慢性、进行性、破坏性疾病。老年龋病是指年龄在 60 岁以上的所有龋病患者。

特点:老年人随着年龄的增长,牙龈逐渐萎缩,牙周的附着水平逐渐变低,引起牙与牙之间的缝隙增宽,牙根外露,因而造成老年人的龋病有着明显的特点:①根面龋明显增加;②发生在原来其充填物周围的继发龋增加;③戴有义齿者,修复体周围龋病发生率较高。

【相关因素】

目前比较认同的龋病病因学说是四联因素学说,主要包括细菌、口腔环境、宿主(即指寄生物包括寄生虫、病毒等寄生于其上的生物体)和时间。它的基本特点为:致龋性食物糖(尤其是蔗糖和精制碳水化合物)紧紧贴附于牙面,由唾液蛋白形成的获得性膜。这种获得性膜不仅可以牢固地附着于牙面,而且可以在适宜温度下,有足够的时间在菌斑深层产酸,侵袭牙齿,使之脱矿,并进而破坏有机质,产生龋洞。

1. 细菌

细菌是龋病发生的必要条件,一般认为致龋菌有两种类型:一种是产酸菌属,其中主要为变形链球菌、放线菌属和乳杆菌,可使碳水化合物分解产酸,导致牙齿无机质脱矿;另一种是革兰阳性球菌,可破坏有机质,经过长期作用可使牙齿形成龋洞。

2. 口腔环境

口腔是牙齿的外环境,与龋病的发生密切相关,其中起主导作用的主要是食物和唾液。

(1)食物:主要是碳水化合物,既与菌斑基质的形成有关,也是菌斑中细菌的主要能源,细菌能利用碳水化合物(尤其是蔗糖)代谢产生酸,并合成细胞外多糖和细胞内多糖,所产的有机酸有利于产酸和耐酸菌的生长,也有利于牙体硬组织的脱矿,多糖能促进细菌在牙面的黏附和积聚,并在外源性糖缺乏时,提供能量来源。

(2)唾液:在正常情况下,唾液有以下几种作用:①机械清洗作用;②抑菌作用;③抗酸作用;④抗溶作用。

唾液的量和质发生变化时,均可影响龋患率,临床可见口干症或有唾液分泌的患者龋患率明显增加。颌面部放射治疗患者可因涎腺被破坏而有多个龋牙;另一方面,当唾液中乳酸量增加,也有利于龋的发生。

3. 宿主

牙齿是龋病过程中的靶器官,牙齿的形态、矿化程度和组织结构与龋病发生有直接关系。

4. 时间

龋病的发生有一个较长的过程,从初期龋到临床形成龋洞一般需 1.5～2 年,因此即使致龋细菌、适宜的环境和易感宿主同时存在,龋病也不会立即发生,只有上述三个因素同时存在相当长的时间,才可能产生龋坏。

【临床表现】

龋病的临床表现与病变部位、好发牙齿、临床类型等有关,具体关系如下所示。

1. 龋病好发部位

龋病的好发部位与食物是否容易滞留有密切关系。龋病好发部位,包括牙齿窝沟、邻接面和牙颈部。

2. 龋病的好发牙齿

龋病的牙位分布是左右侧基本对称,下颌多于上颌,后牙多于前牙,下颌前牙患龋率最低。

3. 临床类型

临床上可见龋齿有色、形、质的变化,而以质变为主,色、形变化是质变的结果。

临床上常根据龋坏程度分为浅、中、深龋三个阶段,各自表现如下。

(1)浅龋:亦称釉质龋,龋坏局限于釉质。初期于平滑面表现为脱矿所致的白垩色斑块,以后因着色而呈黄褐色,窝沟处则呈浸墨状弥散,一般无明显龋洞,仅探诊时有粗糙感,后期可出现局限于釉质的浅洞,无自觉症状,对冷、热、酸、甜刺激无明显反应,探诊也无反应。

(2)中龋:龋坏已达牙本质浅层,临床检查有明显龋洞,可有探痛,对外界刺激(如冷、热、甜、酸和食物嵌入等)可出现疼痛反应,对冷刺激尤为显著,但当刺激源去除后疼痛立即消失,无自发痛。

(3)深龋:龋坏已达牙本质深层,一般表现为大而深的龋洞,或入口小而深层有较为广泛的破坏,对外界刺激反应较中龋为重,常有食物嵌入洞中,产生疼痛,但刺激源去除后,仍可立即止痛,无自发痛。

4.龋坏的病变类型

(1)慢性龋:一般均进展缓慢,尤其是成人,多数为慢性;

(2)急性龋:多见于儿童、青少年、孕妇或健康状况不佳者,疗程短而进展快,软龋较多;

(3)静止性龋:由于局部致龋因素被消除,导致龋坏进展非常缓慢或完全停止,称静止性龋;

(4)继发性龋:多见于龋病治疗过程中龋坏组织未去净或修复体边缘不密合,形成裂隙以致再次发生龋坏。

此外,按照损害部位分类可分为窝沟龋、平滑面龋、根面龋和线性釉质龋,而老年人较多出现根面龋。

【护理措施】

1.饮食和口腔护理

提醒老年人要注意增加营养,例如进食维生素及钙质丰富的食物,如牛奶等,因为这不仅能提高老年人对龋齿的抗病能力,而且还能增加牙齿的硬度。加强口腔护理,尤其是那些行动不便、不能主动进食或长期卧床及吞咽困难的老年人应该经常进行口腔护理,以增进老年人的食欲,同时也达到了清洁口腔、保护牙齿的目的。

2.牙体的修复

一旦牙齿有龋洞形成,应该立即进行修复,修复过程中应注意器械的消毒,选择合适的充填材料;修复后让患者及时漱口,清楚口腔内残留的的物质。因龋病引起的牙龈炎、根尖周炎需做牙髓治疗,清除感染坏死的牙髓病变组织,消毒、充填根管及髓腔,消除感染炎症,促进根尖周愈合。在牙髓治疗过程中应采取无痛方法,根据老年患者全身情况采用简单有效的治疗方法,避免复杂、长时间操作。

3．拔牙护理

对于没有保留价值的龋齿如残根、残冠,应及时拔除后安装义齿修复。拔牙前要详细询问病史,对于患有心血管疾病、糖尿病等全身性疾病患者,应采取相应措施,病情控制后才能拔牙。拔牙后注意口腔卫生,加强抗感染治疗,预防感染。

4．心理护理

患者对陌生的环境、陌生的医生以及牙钻之类的拔牙器械,特别是在就诊时听到其他患者拔牙时发出的喊叫声以及牙钻发出的声音时,常感到紧张;另外,就诊时疼痛、牙钻在口腔中发出的声音和震动同样会使他们感到紧张、恐惧。针对这种情况,应向他们讲述牙病产生的原因,强调接受治疗的重要性。介绍牙科器械、牙钻、注射器的用途以及治疗过程中不适的程度,消除他们的恐惧心理。治疗时指导患者调整呼吸、全身放松,对于其良好的配合给予表扬和鼓励,调动他们的积极性,减缓其紧张情绪。

【健康指导】

1．疾病知识指导

让老年人及家属了解龋病形成的原因、治疗及护理相关的知识,促进其主动参与龋病的预防、治疗和护理。要让他们知道对于老年人来说,严重龋坏可造成大部分或全部牙齿缺失,不利于老年人的身体健康。

2．饮食指导

鼓励老年人多进食蔬菜、水果,少食糖。平时饮食应多摄入富含钙、无机盐等营养食物,尽可能食用高纤维粗糙食物。少吃酸性刺激食物,临睡前不吃零食;少吃含糖分高的食物,如糖、巧克力、饼干等;不可吃太多的过于坚硬的食物,以免牙齿磨损。

3．牙齿保健

养成良好的牙齿清洁习惯,积极预防龋病及进一步发展,早晚刷牙、养成饭后漱口的好习惯。定期检查口腔,一般应至少每年查一次。

4．参加体育锻炼

经常参加体育锻炼,增强体质和抵抗力。

三、听力减退

【概念】

有研究表明,70～80岁年龄的老年人听力减退患病率为73.8%,随年龄增加听力减退的比率增加,调查显示听力减退的患病率随年龄增长而增加,男性比女性更易受影响,有研究表明年龄每增长5岁,听力减退患病率增长的危险性就增加近90%,而男性的危险率比女性要高4倍。

【相关因素】

老年人听力下降的原因可以归纳为以下几点。

1. 衰老

众所周知,年龄的增长对听觉器官的功能有一定程度的影响,听觉器官老化是一种自然生理现象,主要由于耳蜗基底膜增厚、变硬,耳蜗毛细胞及听神经并无明显缺失。听力损失发生率随年龄增长呈进行性上升,70岁时维持一个常数,不再变化。

2. 经济和教育程度

有研究表明城市人口听力减退患病率低于农村,说明听力损失与地区社会经济差异有关。听力损失和经济收入、受教育程度等社会经济形式呈负相关。高文化程度是老年人各频段听力损失的保护因素,其原因可能在于文化程度高,接受外界信息刺激较多,神经系统得到较好的锻炼,神经传导速度相对较快,从而延缓或避免了听力损失。

3. 慢性疾病

中医学指出,糖尿病与听力损害有一定的关系,主要表现为中、低频区听力下降。老年人患糖尿病会引起缓慢、渐进性、双侧对称性的感音神经性聋。高血糖老年人听力损害程度明显高于正常老年人。到目前为止,高血糖引起听力损失的机制尚不明确,主要认为是高血糖、高血脂连锁反应引起血液渗透压紊乱综合征,一方面出现内耳迷路淋巴液渗透压变化,影响到内耳的供血与供氧及内耳淋巴液的正常循环,导致感音系统病变;另一方面糖尿病损害了耳蜗神经细胞,导致患者神经细胞代谢失调,从而导致神经传导速度减慢。

4. 饮食因素

烟酒、辛辣、烧烤等刺激性食物都是导致听力减退的大敌,这些刺激性食物会造成耳朵的毛细血管和听神经受到严重刺激。

5. 环境因素

长时间接触机器轰鸣、车间喧闹、人声喧哗等各种噪声,会导致内耳的微细血管经常处于痉挛状态,内耳供血减少,听力急剧减退,甚至引发噪声性耳聋。因此,尽量避免或减少噪声的干扰,是老年人保护听力的首要一条。

【护理措施】

1. 饮食护理

戒烟戒酒,低脂低盐饮食,饮食中注意补锌和铁。因为耳蜗内锌的含量高于其他器官,60岁以后耳蜗锌含量明显降低,经常食用核桃粥、芝麻粥等也对保护听力有益。

2. 中药护理

中医认为,肾开窍于耳,听力的减退与肾虚有着密切的关系。故老年人要多服用一些补肾的药物,如六味地黄丸、金匮肾气丸、龟龄丸,以及核桃粥、芝麻粥、花生粥、猪肾粥等,这些药物及食物对保护听力颇有裨益。

3. 保持频繁的交流

适当而持续的交流可以减缓老年人听力下降的速度。家人应该多和老年人沟通,多关心老年人,当发现老年人有听力下降的表现,就要及时带他到医院进行检查。如果家人因为老年人听不见,而不与之交流,这样会加重听觉神经萎缩的速度,更严重的是导致老年人在长期的自闭心理状态下形成自闭症。

【健康指导】

1. 疾病知识指导

很多老年人上了年纪以后就会出现听力下降的现象,严重影响老年人的正常生活。最重要的是要知道老年人听力下降的原因,然后对症下药。应告诉家人及患者正确对待老年人听力下降的问题,教会他们耳部按摩的方法。

2. 预防措施

听力下降是老年人衰老过程中的正常表现,但却不是不可预防和避免的。要防止或减缓老年性耳聋的发生,在日常生活应注意做到以下几点:

(1)避免噪声刺激:较长时间接触噪声,会使老年人已开始衰退的听觉更容易疲劳,内耳的微细血管常处在痉挛状态,使内耳供血不足,听力就会迅速减退,甚至发生噪声性耳聋。研究表明,生活在噪声环境中的人,听力下降为 60 分贝;而生活在强噪声环境中的听力下降为 80 分贝。所以,老年人应尽量减少噪声对听力的干扰。当内耳受到诸如开山放炮、喷气式飞机、鞭炮、雷鸣等巨大的声浪冲击时,鼓膜有可能被震坏,导致双耳失聪。因此,遇到上述情况时,应戴上护耳塞,以对付强声的刺激。

(2)防止耳道损伤、感染:老年人喜欢用耳勺、火柴棒等挖耳朵。这是由于老年人的生理性血液循环减弱,耳道内分泌物减少,产生干裂感,有时感到奇痒,不堪忍受,通过掏耳刺激后,可以得到暂时缓解。但是这样做容易碰伤耳道,引起感染、发炎,甚至弄坏鼓膜。正确的方法是在耳道奇痒难忍时,用棉签浸入少许酒精或甘油,轻拭耳道。也可口服维生素 E、维生素 C 和鱼肝油,内耳发痒就可得到缓解。

(3)均衡营养:多吃营养丰富的食物,比如含维生素 B 和锌元素丰富的食物,还要少吃高脂肪的食物。老年人平时应少吃些肥肉、蛋黄、芝麻等,烹调食用应以清淡为主,少用动物油。长期食用高脂肪饮食,可使血脂升高,血脂不仅会沉积在血管壁,使微血管更细,还易阻塞微血管,导致供血不足。平时可以喝点养生茶,如普洱茶可以清热解毒、活血祛淤、通络开窍,它能较好的调理身体,提高听力和预防耳鸣。

（4）经常按摩：按摩耳垂前后的处风穴（在耳垂与耳后高骨之间的凹陷处）和听会穴（在耳屏前下方，下颌关节突后缘凹陷处），可以增加内耳的血液循环，有保护听力的作用。宜每日早晚各按摩一次，每次 5～10min，长期坚持下去即可见效。

四、老视

【概念】

随着年龄增长，眼调节能力逐渐下降从而引起患者视近困难以致在近距离工作中，必须在其静态屈光矫正之外另加凸透镜才能有清晰的近视力，这种现象称为老视。老视是一种生理现象，不是病理状态也不属于屈光不正，是人们步入中老年后必然出现的视觉问题。

特点：老视眼的发生和发展与年龄直接相关，大多出现在 45 岁以后，其发生迟早和严重程度还与其他因素有关。如原先的屈光不正状况、身高、阅读习惯、照明以及全身健康状况等。

【相关因素】

老视的发生和发展与以下因素有关。

1. 年龄

老视的实质是眼的调节能力的减退，年龄则是影响调节力的一个最主要的因素。调节眼的屈光力的增加是通过晶体的塑形、变凸来实现的，而晶体在一生中不断增大，因为上皮细胞不断形成新纤维，不断向晶体两侧添加新的皮质，并把老纤维挤向核区。于是随着年龄的增加，晶体密度逐渐增加，弹性逐渐下降。

2. 屈光不正

远视眼比近视眼出现老视的时间早；近视者佩戴框架眼镜后，由于矫正负镜片离角膜顶点存在 12～15mm 距离，减少了同样阅读距离的调节需求，而戴角膜接触镜的近视者，由于角膜接触镜佩戴在角膜面其矫正后的光学系统接近正视眼，因此，戴角膜接触镜比戴普通框架眼镜者出现老视要早。

3. 用眼方法

调节需求直接与工作距离有关，因此，从事近距离精细工作者容易出现老视的症状，从事精细的近距离工作的人比从事远距离工作的人出现老视要早。

4. 个人身体素质

长手臂的高个子比手臂较短的矮个子有比较远的工作距离，需要比较少的调节，因此后者较早出现老视症状。

5. 地理位置

因为温度对晶体的影响，生活在赤道附近的人们较早出现老视症状。

6. 药物

服用胰岛素、抗焦虑药、抗抑郁药、抗精神病药、抗组胺药、抗痉挛药和利尿药等的患者，由于药物对睫状肌的作用，会比较早地出现老视。

【临床表现】

老视者的不适感觉因人而异，因为它与个人基础屈光状态、用眼习惯、职业及爱好等因素都有关。

1. 视近困难

患者会逐渐发现在往常习惯的工作距离阅读看不清楚小字体，看远相对清楚。患者会不自觉地将头后仰或者把书报拿到更远的地方才能把字看清，而且所需的阅读距离随着年龄的增加而增加。

2. 阅读需要更强的照明度

开始时，老年人晚上看书有些不舒适，因为晚上灯光较暗。照明不足不仅会使视分辨阈升高还会使瞳孔散大，由于瞳孔散大在视网膜上形成较大的弥散圈，因而使老视眼的症状更加明显。随着年龄的增长，即使在白天从事近距离工作也易于疲劳，所以老视眼的人，晚上看书喜欢用较亮的灯光。有时把灯光放在书本和眼的中间，这样不但可以增加书本与文字之间的对比度，而且还可以使瞳孔缩小。但是灯光放在眼前必然造成眩光的干扰，这种干扰光源愈接近视轴，对视力的影响就愈大。有些老年人喜欢在阳光下看书，就是这个道理。室内光线暗，老年人可用提高照明度来改善视力。阅读材料时，老年人对光亮对比度要求高，故应对老年人提供印刷清晰，字体较大，黑白分明的阅读材料，避免使用蓝、绿、紫色背景。

3. 视近不能持久

调节不足就会使视近点逐渐变远，经过努力还可看清楚近处物体。如果这种努力超过限度引起睫状体的紧张，再看远处物体时，由于睫状体的紧张不能马上放松，因而形成暂时近视。再看近处物体时又有短时间的模糊，此即调节反应迟钝的表现。当睫状肌的作用接近其功能极限，并且不能坚持工作时，就产生疲劳。因为调节力减退，患者要在接近双眼调节极限的状态下近距离工作，所以不能持久。同时由于调节集合的联动效应，过度调节会引起过度的集合，这也是产生不舒适的一个因素，故看报易串行字迹成双，最后无法阅读。某些患者甚至会出现眼胀、流泪头痛、眼部发痒等视疲劳症状。由于调节反应的迟钝，经过努力可以看清近处物体，再看远处物体时，由于睫状体紧张不能马上放松，因而形成暂时近视。再看近处物体时又有短时间的模糊，即调节反应迟钝的表现，再继续发展，就会出现眼酸、眼胀痛、眼皮抽搐、眼干涩、畏光流泪、头痛、头晕、恶心、烦躁等一系列视疲劳症状，老视是中老年产生视疲劳的主要原因。

【护理措施】

1. 饮食护理

(1)多食富含维生素 C、维生素 E 的食物,维生素 C、维生素 E 等在体内具有很强的抗氧化作用,且对晶体有良好的保护作用。这类食物和果品相当多,如常用的红枣、核桃仁、芝麻、沙棘、刺梨、柿子、苹果、橘子、柠檬等。

(2)要多供给高质量的蛋白质食物,如羊肉、牛肉、兔肉、鱼类、鸡蛋、鹌鹑蛋、硬果类、豆类及豆制品等。

(3)在老花眼的食疗配伍中,要重视微量元素铜、锌、硒、碘的经常补充,同时,要注重铁元素的补充。

(4)老年人往往伴发高血压病、动脉粥样硬化、高脂血症、糖尿病等症。因而老花眼患者不宜多食动物脂肪类较高的食物,宜多食用蔬菜类食物,如番茄、黄瓜、白菜、洋葱、菠菜、芹菜、苜蓿、蒜苗等。

2. 选择合适的老花镜

眼睛老花后,最安全的办法就是佩戴合适的老花镜进行校正。老花眼早期视近物模糊,尤其是在晚上从光线不足处更显得严重,须到医院眼科做进一步检查,验光,选配自己适宜戴的老花镜。有些老年人在老花的同时还有远视、近视、散光等视力问题,如果长时间戴着不合适的老花镜,不但解决不了问题,还会引起眼胀、头痛等问题,不仅会给自己的生活带来诸多的不便,还会加速眼睛老花的进程。因此只有到正规眼镜店进行验光配镜,只有选择适合自己视力状况的老花镜,才能真正地保证眼睛健康。最好能根据自己的实际情况量身定制专属的老花镜。老花镜不能一戴到底,更不能长时间佩戴不合适的老花镜。

【健康指导】

1. 疾病知识指导

初期老花眼主要有两大表现:第一是近距离工作或阅读困难。比如阅读时需要把书本拿远,或者需要在光线强的地方阅读才能看清;第二是视疲劳。随着调节力的减退,阅读需求逐渐接近调节力极限,即在阅读时,几乎要动用眼睛全部的调节力,这样就导致不能持久用眼,同时因过度调节容易发生眼胀、头痛等视疲劳症状。出现以上两种现象,就说明眼睛可能开始老花了。对于近视人群,近距离阅读时需要把眼镜摘掉或把读物拉远,也是老花的表现。

2. 预防保健

老花眼是中老年人常见的一种眼疾。现代医学证明,老花眼是可以预防的。

(1)经常眨眼,利用一开一闭的眨眼方式来振奋、维护眼肌,然后用双手轻揉眼部,这样能使眼肌经常得到锻炼,延缓衰老。

(2)经常转动眼睛,因为眼睛经常向上、下、左、右等方向来回转动,可锻炼眼肌。

（3）正确掌握阅读方法，读书时要舒适地坐着，全身肌肉放松，读物距离眼睛30cm以上，身体不要过分前倾，否则，会引发背部肌肉的劳损。不要在床上躺着看书，过度疲劳时不要强行读书。

（4）从暗处到阳光下要闭目，不要让太阳光直接照射到眼睛。看电视、电影的时间不宜过久，保持好视力。

（5）注意锻炼，合理膳食。要多做全身运动，增加全身血液循环。多食富含维生素、优质蛋白的食物，如瘦肉、鱼、牛奶等。常吃黑豆和黑芝麻可减缓视力衰退。

（6）按摩眼睛，两手食指弯曲，从内眼横揉至外眼角，再从外眼角横揉至内眼角，用力适中；再用食指指尖按太阳穴数次。每日早、晚各做一遍，不仅可推迟眼老花，还可防治白内障等慢性眼病的发生。

五、耳鸣

【概念】

耳鸣是累及听觉系统的许多疾病不同病理变化的结果，病因复杂，机制不清，主要表现为无相应的外界声源或电刺激，而主观上在耳内或颅内有声音的感觉。在临床上它既是许多疾病的伴发症状，也是一些严重疾病的首发症状（如听神经瘤）。老年性耳鸣是一个自然的生理过程，随着年龄的增长，到了老年时期，身体的各个器官开始衰退，听力越来越差也是必然的。

特点：美国一组资料报告55～64岁耳鸣患病率为9％，65～74岁为11％，女性多于男性。许多患耳鸣的人听力正常，而另有一些老年人常伴有重度耳聋。

【相关因素】

1. **心血管系统病变**

高血脂、高血糖、高血黏度、血管硬化等几乎都会影响内耳的血液供应，进而引起听力下降。内耳的血管管径极细，没有侧支循环。冠心病伴有听力减退的人，耳聋往往早于冠心病症状之前出现。

2. **耳毒性药物**

老年人对耳毒性药物作用敏感。这是因为，老年人的生理功能减退，对药物的吸收、分布、代谢、排泄、免疫功能和耐受能力等均有所下降。

3. **吸烟**

吸烟者可因烟中尼古丁的吸收而刺激神经系统，引起血管痉挛，使内耳供血不足，导致内耳听毛细胞的萎缩和退化。

4. **噪声**

城市居民中，老年性耳聋发生的年龄较早，这与城市中的噪声多而强烈有关。

5. 精神紧张和疲劳

老年人应注意休息。如果长期处于精神高度紧张和身体疲劳状态时均易使耳鸣加重。因此适当调整工作节奏,放松耳鸣患者的情绪,转移对耳鸣的注意力都是有益的。

6. 生活中的不良习惯

有的老年人很喜欢饮酒。酒精常常可使耳鸣症状加重;吸烟可以使血氧下降,而内耳毛细胞又是一种对氧极其敏感的细胞,所以缺氧会对毛细胞造成损害,因此要注意改变不良习惯。

【临床表现】

老年性耳鸣的主要原因就是年纪大了,身体器官出现自然衰退。有些人耳鸣的年龄比别人早点,有的人50多岁就出现耳鸣,有的人到了70多岁才会有耳鸣。

耳鸣是老年人比较常见的一种症状。轻者耳畔仿佛有远处的蝉鸣声,重者有如汽笛声甚至擂鼓声,夜以继日嗡嗡作响,弄得老年人心神不安,影响睡眠与生活,也势必影响身体健康。

【护理措施】

老年性耳鸣是一种必然会产生的疾病,我们不能去避免,但是我们可以做到让它尽量晚发生。耳鸣一旦发生,就要积极采取一些方法进行缓解,以避免对人体及生活带来的不适和影响。

（一）老年性耳鸣的预防

老年性耳鸣重在预防,预防方法有以下几点。

1. 讲究精神卫生

精神心理与生理健康之间有着非常重要的关系。心胸宽阔,乐观豁达是健康长寿的秘诀。如果老年人生活紧张、焦虑,久而久之容易引起血压增高,影响内耳血液供应,最终将引起耳鸣、耳聋等。

2. 坚持锻炼

生命在于运动,运动促进健康。人的生命过程就是组织器官由生长发育到衰老的过程。老年人坚持一定的体格锻炼,可以增强生命活力,延缓组织器官的老化。老年人可有多种多样的活动,如散步、做体操、打太极拳、练气功、肢体拍打、做呼吸操、洗温泉澡等,这些都是健体强身的适宜锻炼方法。

3. 调节饮食,维持合理营养

老年人要注意清淡饮食,以防积滞成痰,引发耳鸣。老年人饮食要新鲜、清洁、安全,没有致病微生物和有毒、有害物质。饮食要有合理的营养成分,少吃高脂肪、高胆固醇食品,宜常进食富有钙、磷脂的食品,如豆制品、蛋类、蔬菜、水果等。同时,饮食应有规律,避免过饥过饱。对于由肾虚引发的老年性耳鸣患者,更要注意作息时间,减少温燥食物,脾虚患者尤要注意饮食调理,尽量少饮浓茶、咖啡、酒等刺激性饮料。

4. 定期健康检查

定期检查身体以及时发现疾病,早期治疗,从而减少疾病并发症状的发生。

5. 其他

老年人应慎重使用或尽量不用链霉素、庆大霉素和卡那霉素等易致内耳中毒的药物。同时,尽可能避免强噪声刺激。老年人还要注意情绪,做到遇事不怒,坚持锻炼身体,可以根据自己的身体状况和条件来选择诸如散步、慢跑、打太极拳等运动,以促进全身血液循环,改善内耳血液供应。每天应做一些耳、眼器官的保健操,按摩外耳及鼓膜。

(二)缓解老年性耳鸣的方法

1. 鼓膜按摩

将两手掌同时堵住左右耳,挤压后迅速离开,多做几次,这样可以促进耳部的血液循环,对缓解耳鸣以及缓解脑部疲劳有好处。

2. 耳部按摩

洗脸时轻轻按摩揉搓耳朵及耳垂,或是将双手掌按住耳部,拇指置于脑后,四指敲打后脑勺,这样可通过刺激神经末梢来促进血液、淋巴循环和组织代谢,调节人体脏腑功能,缓解耳鸣。

3. 张嘴、闭嘴运动

每天早晨起来时,将嘴最大限度地张开,向外呼出一口气,然后用力吸一口气再闭合起来,张张合合,连续多次。这样不仅能使脸部的肌肉有节奏地运动,还可以保持耳咽鼓管的通畅,使耳朵内外的压力保持平衡,对防治耳鸣有很好的效果。

4. 屏气法

定息静坐,咬紧牙关,以两指捏鼻孔,怒睁双目,使空气进入耳道,直到感觉轰轰有声为止,这样可以增加耳部各个血管的压力,使更多的血液在此集中,对缓解耳鸣有好处。

【健康指导】

1. 知识指导

随着年龄的增大,听觉系统器官与功能随之衰退,从而出现耳鸣、耳聋症状。对于老年性耳鸣、耳聋,重在积极预防,并配合必要的治疗,告诉老年人不用太过于紧张,应正确应对。

2. 减少噪音接触

老年人生活环境要尽量安静,如果长时间暴露在机器的轰鸣声、工厂的噪音及其他噪音中,内耳可引起痉挛,导致血液供应减少,听力急剧下降。因此,尽量避免或减少噪声的干扰是非常重要的。

3. 避免挖耳朵

经常用耳勺、火柴棒、挖耳朵,容易损伤耳道,引起感染、炎症,同时易打破耳膜。如果老年人耳道痒,可以用棉签蘸少许酒精或甘油轻擦耳道,也可口服 B 族维生素、维生素 C 和鱼肝油。

4. 保持良好的精神状态

如果经常处于急躁、愤怒的状态,会导致身体失去正常调节自主神经的功能,从而使内耳器官缺血,水肿,容易发生听力下降。因此,老年人要尽量使自己保持放松的好心情。

5. 经常进行耳朵局部按摩

按摩耳垂前后风点(在耳垂与高骨凹陷)和听觉点(耳屏,下巴凹陷面后缘下方),可以增加内耳的血液循环,有保护听力的作用。按摩应在每天早晚进行,每隔5～10min 一次,长期坚持会有很好的效果。

6. 注意药物性耳鸣耳聋

应尽量避免应用耳毒性药物,如庆大霉素、链霉素、卡那霉素、新霉素等。这些药物可能会引起耳毒性和损害听力。因此老年人不应该乱服药,应在医生的指导下进行。

六、鼻出血

【概念】

流鼻血,也称鼻出血、鼻衄,是指由于鼻孔内的毛细血管脆弱,血管受到破坏后,血液从鼻孔里流出,是一种医学上的疑难病症。

特点:人到老年,体内大小血管都会出现不同程度的硬化,鼻腔内的血管尤为显著,加上鼻黏膜较为薄弱,又常受寒冷、干燥、外伤及致病微生物的侵袭,血管易受损伤破坏。当血压升高而颅内血管未破裂之前,鼻腔内的血管往往先破裂,成为中风先兆。

危害:流鼻血是因肺燥血热引起的一种顽固性疾病,对人体的损害相当严重,如治疗不当或不及时会诱发鼻黏膜萎缩、贫血、血小板减少、记忆力减退、视力下降、免疫力低下,严重的患者会将血液或血块吸入气管,造成窒息。

【相关因素】

流鼻血原因很多,有鼻外伤、黏膜上结干痂皮、受酸、碱异物的损伤、日晒过热、饮酒过多等。老年人鼻出血的常见原因如下所示。

1. 空气干燥

由于春、秋、冬三季气候比较干燥,空气中的湿度小,鼻腔内毛细血管得不到滋润,再加上老年人鼻内毛细血管的老化脆弱,因此容易导致鼻出血。

2. 鼻腔炎症

老年人的抗病能力弱,病邪易乘虚而入,导致鼻腔炎症。比如,流行性感冒、上呼吸道感染、鼻炎、鼻窦炎等都会使鼻部的毛细血管充血、水肿,甚至糜烂、破溃,从而导致鼻出血。这种情况是老年人鼻出血中最常见的一种,只要鼻腔炎症消失,鼻出血就不会再发生。

3. 某些特异性炎症

如结核、梅毒、恶性肉芽肿等感染,可引起鼻腔小血管扩张或鼻黏膜糜烂,造成鼻涕中带血。

4. 全身性疾病

老年人因胃肠吸收能力差,会造成维生素或钙的缺乏,从而引起鼻出血。凝血功能障碍或血管脆性改变的全身疾病,均可引起鼻涕中带血。如白血病、出血性紫癜、再生障碍性贫血、高血压、肺源性心脏病、风湿热、肝脾肾等慢性疾病、急性传染病等。老年人患有肺气肿、肺心病、支气管肺炎等疾病时,常因剧烈咳嗽,使静脉压升高而造成鼻腔内血管破裂。

5. 脑出血先兆

人进入老年,体内大小血管均发生不同程度的动脉粥样硬化。由于鼻腔内血管硬化,血管壁纤维组织增生,血管内的弹力板不断分离、断裂,血管壁弹性降低,而脆性增加,故当患者血压升高而脑内血管未曾破裂之前,鼻腔中某一条血管便会率先破裂,血液便从鼻中流淌出来。这种鼻出血往往发生在剧烈运动或情绪波动时,一般出血剧烈,颜色鲜红。

6. 中医理论

鼻属于肺窍,鼻子出现病症,一般来说,与肺和肝等部位出现异常有着很大的关系。当人的气血上升,特别是肺气较热时,人就会流鼻血。肺气过热时,人的眼底也会带血或出血。上火和流鼻血的原因是一样的,都是气血上逆导致的结果。

【临床表现】

1. 出血部位

鼻出血临床表现多样,部分患者的血液从前鼻孔流出,可目测到鼻孔流血,而有部分患者的出血从后鼻孔流入咽部,也有部分患者是前后鼻孔同时出血。大部分患者为一侧鼻腔出血,少数患者为双侧鼻腔出血,有时一侧鼻腔出血可经鼻咽部流向另一侧鼻腔而表现为双侧鼻腔同时出血。

2. 出血量

出血量少时仅为涕中带血,出血量大时血液从两侧鼻腔涌出。如患者在卧位、头后仰时发生鼻衄,则血液大部分可能向后流入咽部而被咽下,然后呕出,小部分经口吐出,表现为口鼻同时出血。出血量少时,患者无明显不适,出血量大,速度快,患者可有心慌、面色苍白、口渴、出冷汗、烦躁不安等休克或休克前期症状。

【护理措施】

1. 止血护理

鼻出血患者要取坐卧位或半卧位,头部保持前倾,有出血性休克征兆者改平卧位。应该掌握简单止血的方法,可用食指和拇指紧握双侧鼻翼,此时切莫头后仰,否则血液或可倒流或咽下或呛入气管内,过度低头可使头部充血,加重出血;与此同时在头部或颈部两侧敷冷毛巾或冰袋,可使此部位血管收缩而减少鼻部血液供应,减少鼻出血;备好器械敷料和药品,协助医生进一步止血;可填塞止血,即用洁净干燥的棉花填塞鼻孔内止血,若在棉花上加数滴麻黄碱或肾上腺素液更好,但高血压者禁用;如仍不能止血,可酌情行电凝冷冻,前后鼻孔填塞,结扎血管行血管栓塞术,嘱其不要用力打喷嚏、捏鼻、咳嗽,以免鼻内填塞物脱出引起出血。

2. 避免咽下

嘱患者将流入咽部的血尽量吐出,以免咽下后刺激胃部,引起呕吐而加重鼻衄。

3. 心理护理

消除其紧张情绪和顾虑,发生鼻出血时,首先安慰老年人一定数量的出血对身体不会造成严重后果,保持精神镇静,老年人体质差,对鼻腔填塞引起的疾病和呼吸受阻,难以忍受,往往不配合治疗,对反复不止的出血,容易产生妄想,失去信心。此时一定要消除其心理顾虑,安慰患者不要紧张,并仔细检查,确定出血具体部位,让其配合治疗。

【健康指导】

1. 疾病知识指导

老年人鼻出血应迅速找出出血原因,及时止血,对于出血不止及不明原因的出血应立即找医生解决,以免耽误了疾病的诊治。

2. 鼻出血的预防

老年人鼻出血重在平时的预防,应注意以下几点。

(1)保持房间的安静、清洁,温度要适宜。室内保持空气清新,适当开窗通风换气,温度宜保持在18℃～20℃。空气过于干燥可诱发鼻腔出血,所以空气湿度应大于60%。

(2)老年人平日活动时动作要慢,勿用力擤鼻,应对症止咳。

(3)饮食要进一些易消化软食,多吃水果蔬菜,忌辛辣刺激饮食,并保持大便通畅,便秘者可给予缓泻剂。

（4）老年性鼻衄患者多伴有高血压、冠心病、支气管炎等,应定期防治原发病,必须针对病因进行相应的治疗,尤其是高血压病患者,必须尽快将血压控制到正常或接近正常的水平,观察病情变化,并及时到医院就诊。

第三节 | 老年人排泄问题护理

为了维持健康,身体必须对体内的废物作适当的处理,并将之排出体外。排泄过程是维持健康和生命的必要条件,而排泄行为的自理则是保持人类的尊严和社会自理的重要条件。

老年人随着年龄的不断增加,机体调节功能逐渐减弱,自理能力下降,或者因疾病导致排泄功能出现异常,发生尿急、尿频甚至大小便失禁等现象,有的老年人还会出现尿潴留、腹泻、便秘等。排泄问题可以说是机体老化过程中无法避免的,会给老年人造成很大的生理、心理上的压力,因此不论是护理人员还是家人都应妥善处理,要体谅老年人,尽力给予帮助。因此,评估确定老年人排泄障碍的原因,做好预防排泄障碍的健康指导与护理,是老年人日常生活保健的主要内容。

一、尿失禁

【概念】

尿失禁是由于膀胱括约肌损伤或神经功能障碍而丧失排尿自控能力,使尿液不自主地流出。老年人尿失禁即膀胱内的尿不能控制而自行流出,尿失禁可发生于各年龄组的患者,但以老年患者更为常见。

特点:由于老年人尿失禁较多见,致使人们误以为尿失禁是衰老过程中不可避免的自然后果。事实上,老年人尿失禁的原因很多,其中有许多原因是可控制或避免的。尿失禁不是衰老的正常表现,也不是不可逆的,应寻找各种原因,采取合理的治疗方法。

危害:尿失禁已经成为一个令人关注的社会问题,是当前护理工作中一个很棘手的难题。尿失禁易造成多种并发症,虽然并不引起器质性病变,但它严重影响了患者的生活质量,并给患者造成巨大的心理压力,影响患者在社会中的正常交往,被称为社交癌。随着人口老龄化的趋势,尿失禁已成为医疗、护理急需解决,然而却被人们忽略的问题。

【相关因素】

1. 中枢神经系统疾患

如脑血管意外、脑萎缩、脑脊髓肿瘤、侧索硬化等引起的神经源性膀胱。

2. 手术

如前列腺切除术、膀胱颈部手术、直肠癌根治术、子宫颈癌根治术、腹主动脉瘤手术等,损伤膀胱及括约肌的运动或感觉神经。

3. 尿潴留

前列腺增生、膀胱颈挛缩、尿道狭窄等引起的尿潴留。

4. 不稳定性膀胱

膀胱肿瘤、结石、炎症、异物等引起不稳定性膀胱。

5. 妇女绝经期后

雌激素缺乏引起尿道壁和盆底肌肉张力减退。

6. 分娩损伤

子宫脱垂、膀胱膨出等引起的括约肌功能减弱。

【临床表现】

尿失禁根据其临床表现可分为充溢性尿失禁、无阻力性尿失禁、反射性尿失禁、急近性尿失禁及压力性尿失禁五类。

1. 充溢性尿失禁

充溢性尿失禁是由于下尿路有较严重的机械性(如前列腺增生)或功能性梗阻引起尿潴留,当膀胱内压上升到一定程度并超过尿道阻力时,尿液不断地自尿道中滴出。这类患者的膀胱呈膨胀状态。

2. 无阻力性尿失禁

无阻力性尿失禁是由于尿道阻力完全丧失,膀胱内不能储存尿液,患者在站立时尿液全部由尿道流出。

3. 反射性尿失禁

反射性尿失禁是由完全的上运动神经元病变引起,排尿依靠脊髓反射,患者不自主地间歇排尿(间歇性尿失禁),排尿没有感觉。

4. 急迫性尿失禁

急迫性尿失禁可由部分上运动神经元病变或急性膀胱炎等强烈的局部刺激引起,患者有十分严重的尿频、尿急症状。由于强烈的逼尿肌无抑制性收缩而发生尿失禁。

5. 压力性尿失禁

压力性尿失禁是当腹压增加时(如咳嗽、打喷嚏、上楼梯或跑步时)即有尿液自尿道流出。无逼尿肌收缩时,膀胱内压升高超过尿道阻力时即发生尿失禁,压力性尿失禁的缺陷在膀胱流出道(括约肌功能不全),致使尿道阻力不足以防止尿液漏出。引起这类尿失禁的病因很复杂,需要做详细检查。

【护理措施】

1. **针对性护理**

为患者及家属分析尿失禁的原因及形成的问题,以取得他们的共识。对因自理能力降低或沟通障碍引起的尿失禁,要制订协助排尿的时间计划,及时帮助患者排尿。对完全不能自控的失禁,则要制订较周密的计划,如老年性痴呆。根据护理记录分析尿失禁的原因,选择相应的方法,如留置导尿、诱导法排尿等。对卧床患者,应设法解除患者的自卑心理,缓解患者的精神紧张;注意对其显露部的遮蔽,便后及时清洗,保持会阴部清洁、干燥,防止感染。对因精神因素、时间、环境因素所致的尿失禁,应详细了解病因,做好耐心、细致的解释工作,消除患者思想上的不安和恐惧,妥善安排其周围生活环境,在精神上给予最大的安慰,则其尿失禁有可能消失。

2. **指导患者使用便器的方法**

调整便利患者活动的环境,如便器应放在患者便于取用的地方。帮助穿脱衣裤困难的患者,尽量穿简单易脱的衣裤。慎重导尿,必要时使用无菌间歇导尿,尽可能避免留置导尿。每当患者有小小进步时,应给予患者适当的鼓励。必要时应用接尿装置接取尿液。女患者可用女式尿壶紧贴外阴部接取尿液;男患者可用尿壶接尿,也可用阴茎套连接集尿袋,接取尿液,但此法不宜长时间使用,每天要定时取下阴茎套和尿壶,清洗会阴部和阴茎,并暴露于空气中,同时评估有无红肿、破损。对长期尿失禁的患者,可采用留置导尿管,定时放尿,避免尿液浸渍皮肤,发生压疮。

3. **皮肤护理**

做好皮肤护理,经常保持皮肤清洁干燥,定期清洗会阴部皮肤,勤换衣裤、床单、被褥等。

4. **盆底肌肉锻炼方法**

自我锻炼是一种简单易行而有效的治疗方法。指导老年人正确掌握自我锻炼的方法。其方法为:在安静休息时(坐位或卧位均可),集中自己的意念,有意识地使肛门和会阴的肌肉群一次一次地收缩、舒张,就像解大便时,排出大便后有一次收缩那样。当肌肉收缩时,自己便会十分清楚地感觉到肛门向上提一下,一放松便感觉到肛门恢复到原来的松弛状态。有节律地重复收缩和舒张,使盆底肌群得到锻炼。每次可训练3～5min,每日锻炼次数不受限制,只要持之以恒,压力性尿失禁将能显著减少,甚至完全消失。

5. 持续进行膀胱功能训练

向患者和家属说明膀胱功能训练的目的,说明训练的方法和所需时间,以取得患者和家属的配合。安排排尿时间,定时使用便器,建立规则的排尿习惯,促进排尿功能的恢复。初始白天每隔 1～2h 使用便器一次,夜间每隔 4h 使用便器一次。以后逐渐延长间隔时间,以促进排尿功能恢复。使用便器时,用手按压膀胱,协助排尿。

6. 心理护理

尿失禁给患者带来很大的痛苦和不便,严重影响了患者的生活质量。尤其是老年人行动迟缓,活动能力减弱,患病后自尊心易受到伤害,容易出现对别人不信任、固执,严重者情绪低落、焦虑,产生孤独感。对此护理人员首先要耐心、和蔼、不厌其烦,用良好的护理语言和行为激起患者对康复的信心。

【健康指导】

1. 健康知识指导

指导老年人及家属尿失禁发生的原因与类型,消除他们的恐惧心理,让他们掌握正确使用便器的方法及护理方法,让尿失禁老年人学会盆底肌肉的锻炼方法,坚持进行膀胱功能训练。

2. 饮食指导

许多尿失禁的患者不太敢喝水,主要是觉得排尿时需要帮助,给别人添麻烦。这其实是错误的作法,饮水少易导致泌尿系统感染,反而加重尿失禁的道理,说明水分对刺激排尿反射的必要性,消除患者不敢正常饮水的思想顾虑。在无静脉补液的情况下,保证患者每天饮水量在 1 500～2 000mL。液体摄入的时间也会影响排尿的习惯,水应在白天摄入,睡前 2～4 h 限制饮水,以减少夜间尿量。养成排便习惯,便秘时每天清晨喝一杯凉的淡盐水或蜂蜜水,平时多吃蔬菜、水果。饮用含盐较高的饮料或食用含盐较高的食物会造成水钠潴留,使尿量减少。

3. 尿失禁的预防

尿失禁的预防应做到以下几点。

(1)良好的心态:要有乐观、豁达的心情,以积极平和的心态,笑对生活和工作中的成功、失败、压力和烦恼,学会自己调节心境和情绪。

(2)防止尿道感染:养成大小便后由前往后擦手纸的习惯,避免尿道口感染。性生活前,夫妻先用温开水洗净外阴,性交后女方立即排空尿液,清洗外阴。若性交后发生尿痛、尿频,可服抗尿路感染药物 3～5d,在炎症初期快速治愈。

(3)有规律的性生活:研究证明,更年期绝经后的妇女继续保持有规律的性生活,能明显延缓卵巢合成雌激素功能的生理性退变,降低压力性尿失禁发生率,同时可防止其他老年性疾病,提高健康水平。

（4）加强体育锻炼：加强体育锻炼，积极治疗各种慢性疾病。肺气肿、哮喘、支气管炎、肥胖、腹腔内巨大肿瘤等，都可引起腹压增高而导致尿失禁，应积极治疗该类慢性疾病，改善全身营养状况。同时要进行适当的体育锻炼和盆底肌群锻炼。最简便的方法是每天晨醒下床前和晚上就寝平卧后，各做 45～100 次紧缩肛门和上提肛门活动，可以明显改善尿失禁症状。

（5）合理饮食：饮食要清淡，多食含纤维素丰富的食物，防止因便秘而引起的腹压增高。

二、排尿困难

【概念】

排尿困难，即排尿不畅、排尿费力，是指排尿时须增加腹压才能排出，病情严重时膀胱内有尿而不能排出称为尿潴留。

【相关因素】

（一）排尿困难的原因

总体可以分为机械性原因和动力性原因两大类。

1. 机械性原因

膀胱颈部以下部位的梗阻性疾病都可以引起排尿困难。这些疾病主要包括膀胱颈部梗阻，前列腺增生症，膀胱及尿道结石，膀胱及尿道的肿瘤，尿道狭窄，尿道瓣膜，膀胱及尿道的结石及异物，膀胱邻近器官的肿瘤压迫引起的梗阻、尿道口狭窄等。

2. 动力性原因

动力性原因包括神经系统功能障碍或膀胱逼尿肌功能障碍两方面。神经系统功能障碍的原因有：神经性膀胱、麻醉后、脊髓疾病（包括畸形、损伤、肿瘤等）、晚期糖尿病的并发症等。膀胱逼尿肌功能障碍方面的原因有：糖尿病、逼尿肌-括约肌功能失调等。

3. 混合因素

有些排尿困难可以同时由上述两种原因引起。早期可能以机械性原因为主，晚期则出现动力性障碍。如在前列腺增生症时，早期可因增生的前列腺造成梗阻而致排尿困难，如得不到及时的治疗，到后期可导致膀胱逼尿肌损伤，引起动力性排尿困难。

（二）老年人排尿困难的相关疾病因素

1. 伴有无痛性血尿的排便困难

（1）膀胱或肾肿瘤糜烂：出血较多形成凝血块堵塞尿道所致，多为血管瘤和恶性肿瘤(膀胱癌及肾癌),绝大多数都有过无痛性血尿史。但也有些属于首次发生,亦可自然消失,恢复排尿通畅,常被患者误认为"病已痊愈"。但当数月或数年后再次"复发"时,病变多已进入晚期,并发生癌细胞远处转移,预后极差。55岁以上老年人发生无痛性血尿小便困难者,应及时请泌尿外科专家确诊。

(2)前列腺肥大(增生)排尿困难:开始时为夜间尿频,逐渐发展成白天小便次数亦多,尿流变细、流速缓慢无力。饮酒、劳累、受凉是造成排尿困难、血尿、膀胱尿液大量潴留的常见诱因。其另一特征是血尿较肿瘤病变轻,多为显微镜下血尿,肉眼血尿少,伴有排尿灼热感。B超检查,不仅简便无痛,而且能准确检测病变程度、有无并发症及早期癌变,为制订合理治疗方案提供根据。

(3)膀胱乳头状瘤或结石下移,堵塞膀胱颈口(即尿道内口)影响排尿:常于正常排尿中途突然感到会阴深部发胀不适,随之出现尿流中断或滴出血性尿,经卧床休息或翻身侧转之后,又可恢复小便通畅。

(4)慢性后尿道炎、尿道肉阜引起排尿困难:均为女性,病史长,并有反复发作的尿频、尿痛、尿急等慢性后尿道炎及膀胱炎病史,药物疗效差。小便后擦纸上可见新鲜血迹,对着镜子用手指分开小阴唇,患者自己便可见到尿口内紫红色小肿物,触之易出血、质软。尿道肉阜是长期治疗不愈的慢性尿道炎引起的肉芽肿,属于良性病变。

2. 伴有痛性血尿的排尿困难

(1)后尿道结石引起者:多为膀胱结石由于腹压排尿过程中掉入后尿道堵塞造成。其特点是小便中途突然发生会阴部及尿道剧痛、尿流中断,或仅有少量血样尿滴出,男性多见。

(2)由后尿道、膀胱三角区急性炎症引起的排尿困难,亦以老年妇女居多。先有尿频、轻度尿痛,未能及时治疗,症状便迅速加重并出现排尿困难、血尿。发病机制与绝经后体内雌激素水平下降、尿道及膀胱颈口(尿道内口)黏膜皱襞减少、抗感染功能下降有关。

3. 药源性排尿困难

(1)主要经肾排泄并易在尿内形成结晶体(如磺胺类制剂)的药物,如果用量较大、持续时间较久、饮水量不足,药物便可在尿内产生饱和结晶沉积,堵塞泌尿道引起排尿困难、血尿、肾积水、肾绞痛,严重时会发生急性肾衰竭病危。

(2)老年人易患胃肠道疾病疼痛,常用的解痉止痛药对膀胱的逼尿肌都有松弛作用,用量稍多,即可发生膀胱排尿困难,甚至大量尿潴留。必须使用这类药物时,要严格控制每次用量,疼痛缓解后立即停药。

(3)可以引起大便秘结的药物(如止泻药、四环素族药物等),用量稍大,持续用药时间稍长,粪便在直肠内形成硬块,压迫仅以薄壁相隔的膀胱颈,妨碍尿道内口正常排尿。

4. 影响排尿困难的其他常见病

(1)尿道外口处女伞(瓣膜)增厚、粘连引起排尿困难:皆为女性,此病多自中年以后反复出现膀胱炎及排尿欠畅、尿意不尽症状,逐年加重。

(2)乳糜尿急性发作,乳凝块或血块堵塞引起排尿困难:原患乳糜尿,未完全治愈,又食入大量荤食或含油脂较多食物,劳累后使之加重,通过淋巴管侧枝经肾排出的乳糜增多,形成较多的乳凝块或血块,堵塞输尿管引起肾绞痛,堵塞尿道则引起排尿困难。

(3)子宫下垂、阴道壁膨出引起排尿困难。妇女的膀胱后壁下部与阴道前壁中上部紧贴,发生子宫下垂及阴道壁向外膨出后,膀胱随之下移,改变与尿道的角度,继发排尿困难。大多数患者过去都有多产、难产、会阴裂伤后手术修补效果不好的历史。

(4)前列腺硬变压迫后尿道引起小便困难。年轻时期,曾患有久治不愈的慢性前列腺炎或前列腺结核病史。

(5)尿道钝挫伤并发小便困难:多为年高落坐不稳的老年人,将尿道上段挤压于坐凳与耻骨之间,造成黏膜和周围组织挫伤、肿胀、淤血。稍重者当时可发生尿痛、小便困难;轻微者,当时仅感到小便稍有灼热疼,并无其他异常,多被忽略不治。因为受伤局部感染、瘢痕收缩形成尿道狭窄,发生排尿困难。

【临床表现】

1. 排尿困难的临床表现

排尿困难是指排尿不畅、排尿费力。排尿困难的程度与疾病的情况有关。轻者表现为排尿延迟、射程短;重者表现为尿线变细、尿流滴沥且不成线,排尿时甚至需要屏气用力,乃至需要用手压迫下腹部才能把尿排出。严重的排尿困难可发展为尿潴留。

2. 排尿困难的分类

(1)阻塞性排尿困难:主要由于膀胱颈部病变如膀胱颈部结石、肿瘤等;后尿道疾患如前列腺肥大,前列腺癌等;前尿道疾患,见于前尿道狭窄、结石、肿瘤等引起。

(2)功能性排尿困难:见于脊髓损害,隐性脊柱裂等器质性病变,也见于糖尿病神经源性膀胱,是由于糖尿病引起自主神经损害所致。神经官能症的患者,在公厕也可发生排尿困难。会阴区手术产伤可反射性引起尿道括约肌痉挛引起排尿困难。

【护理措施】

1. 用药指导

很多药物会引起老年排尿困难,如抗菌药物阿莫西林等,抗精神病药氯丙嗪等,以及一些平喘药、抗心律失常药等都会引起排尿困难,因此老年人不能擅自吃药,应听从医生的建议。

2. 注意保暖

很多男性尤其是老年男性深受前列腺问题的困扰。冬季是前列腺疾病的高发季节,男性应注意保暖,养成良好的生活习惯和卫生习惯。

3. 协助排尿

卧床老年人若因不习惯卧床排尿而引起尿潴留,在病情允许的情况下,可协助老年人以习惯姿势排尿,鼓励老年人放松,做深呼吸,缓解紧张情绪。行动不便的老年人,应协助其排尿,老年人排尿时,等候者不要催促,以免加重老年人心理负担,夜间为方便老年人排尿,应在床边放置便器。

4. 利用条件反射诱导排尿

促进排尿的方法很多,最主要的还是多喝水,并辅助进行简易的方法就可以起到缓解尿潴留的作用。

(1)条件反射法:拧开水管或用水杯倒水,让哗哗的流水声刺激排尿中枢,诱导排尿。

(2)局部热敷法:用食盐 500g 炒热,用布包好,热敷小腹部,冷却后炒热再敷,有利于排尿。

(3)吹鼻取嚏法:用皂角粉少许,吹入鼻中取嚏,常可使排尿成功。

(4)加压按摩法:在排尿时按摩小腹部,并逐渐加压,可促进排尿。

(5)呼吸调息法:吸两次气,呼一次气,反复进行,直到排尿为止。

(6)通下大便法:用开塞露一只,注入肛门,有便意时排大便,一般尿液会随大便排出。

若以上方法皆无效,则可在严格无菌件下导尿。导尿时注意动作轻柔且一次性导尿不超过 1000mL。

5. 心理护理

排尿困难的老年人经常会产生恐惧和紧张的情绪,有的老年人甚至会出现烦躁的情绪。应该积极地劝说老年人正确面对此种情况,让他们配合医生的治疗,帮助他们建立自信,树立战胜疾病的信心,减轻他们的不良情绪。

【健康指导】

1. 疾病知识指导

指导老年人了解排尿困难的病因及表现,正确对待自身的问题,听从医生的建议。对于老年男性前列腺肿大所引起的排尿困难,应该寻求医生是否需要手术治疗。

2. 饮食指导

日常应多食新鲜水果、蔬菜、粗粮、大豆、蜂蜜,适量食用牛肉、鸡蛋,多饮凉开水,少饮浓茶,禁烟、酒,少食辛辣肥甘之品,少食咖啡、柑橘、橘汁、白糖、精面粉等。

三、大便失禁

【概念】

老年大便失禁(fecal incontinence)或称肛门失禁(anal incontinence)是指每天至少2次或2次以上不随意控制的排便和排气,是指粪便及气体不能随意控制,不自主地流出肛门外,为排便功能紊乱的一种症状。它分为不完全失禁和完全失禁两类。

特点:它是各种原因引起的具有多种病理生理基础的一种临床症状,老年人的发生率约为1%,老年住院患者较多见,一般女性多于男性,国外有人统计65岁以上的一般人群中,其发病率男性为10.9‰,女性为13.3‰,而生活在老年之家者则为10%～17%,在住院的老年患者中为13%～47%。

【病因】

大便失禁的发生原因有多种因素。最重要的是内、外肛门括约肌张力和直肠感觉受损。

1. 肛门先天性发育畸形

(1)神经系统发育缺陷:先天性腰骶部脊膜膨出或脊椎裂可伴肛门失禁。患者外括约肌和耻骨直肠肌失去正常神经支配,无收缩功能,处于弛缓状态。且由于感觉和运动系统均受影响,直肠黏膜在粪便充盈时缺乏膨胀感,不能引起便意及发动排便动作,直肠内粪便随时排出。

(2)肛门直肠畸形:肛门直肠本身及盆腔结构均发生改变,且直肠盲端越高,改变越明显,越复杂。高位畸形时直肠盲端位于盆膈之上,耻骨直肠肌短缩,明显向前上方移位;内括约肌缺如或仅处于雏形状态;外括约肌多处于松散状态,其间充满脂肪组织,肌纤维走行异常紊乱。其病因主要与畸形伴有感觉和运动神经组织结构的缺陷有关,也与手术损伤、手术错误有明显关系。

2. 外伤

由于外伤损伤了肛管直肠环,使括约肌失去了括约功能而使大便失禁。如刺伤、割伤、灼伤、冻伤及撕裂伤(主要为产妇分娩时的会阴撕裂),以及肛管直肠手术的损伤,如肛瘘、痔、直肠脱垂、直肠癌等手术损伤了肛门括约肌致大便失禁。

3. 神经系统病变

脑外伤、脑肿瘤、脑梗死、脊髓肿瘤、脊髓结核、马尾神经损伤等均可导致大便失禁。

4. 肛管直肠疾病

最常见的是肛管直肠肿瘤;如直肠癌、肛管癌,克罗恩病侵犯到肛管直肠并累及到肛门括约肌时,或溃疡性结肠炎长期腹泻引起肛管炎时,或直肠脱垂引起的肛门松弛,以及肛周的严重瘢痕影响到肛门括约肌,使肛门闭锁不全时均可引起大便失禁。

【临床表现】

大便失禁护理工作较困难,患者容易发生皮肤损伤,引起局部或全身感染。大便失禁多见于老年人,且通常发生于机体较虚弱的状态下,同时常存在便秘或小便失禁。女性发生的大便失禁较男性多见。

大便失禁可表现为不同程度的排便和排气失控,轻症失禁患者对排气和液体性粪便的控制能力丧失,其内裤偶尔弄脏,重症患者对固体性粪便也无控制能力,表现为肛门频繁地排出粪便,如果患者能够迅速找到厕所,则可以避免弄脏衣裤。

不完全失禁时,虽能控制干便,但对稀便不能控制,集中精力控制肛门时,方可使粪便不流出;完全失禁时,粪便可以随时自行流出;咳嗽、走路、下蹲及睡眠时,常有粪便、黏液从肛门外流。

患者常因肛门会阴区长期潮湿不洁,污染衣裤、床单等而影响生活质量和身心健康。体检可见肛门会阴区潮湿不洁、湿疹溃疡瘢痕、肛周皮肤瘢痕肛门松弛,有时可见直肠脱垂。指检可触及坚硬的粪块或肿瘤等,可有肛门括约肌松弛和伸展,其收缩力减弱或消失。仔细检查能准确判断收缩无力的部位并可显示肛管反射消失。

【护理措施】

1. 饮食调节

多吃含纤维素高及富有营养的食物,避免大量饮食、食用粗糙和有刺激性的饮食。提高患者营养,增强体质,规律饮食饮水,增加膳食中食物纤维的含量,根据纤维素含量及大便通畅性进行适当调整。食物纤维不会被机体吸收,但可增加粪便的体积,刺激肠蠕动,有助于恢复肠道功能,加强排便的规律性,有效地改善肛门失禁状况。

2. 皮肤清洁

保持会阴部清洁干燥,便后坐浴。大便过频时应洗肠,有湿疹时给予银锌霜外用。经常更换被粪便污染了的衣裤、床单等,保持肛门及会因部的清洁、干燥,避免引起感染。肛周皮肤有炎症应经常保持肛周清洁,使其保持干燥或外用药涂擦。如对于皮肤无红肿、破损者,预防性的用蒙脱石散涂抹,蒙脱石散是颗粒非常细小的粉剂,对病毒、细菌及毒素有强大的吸附、固定、清除作用,既可保持局部干燥,又能保护皮肤不被粪便侵蚀。对于皮肤已经红肿、破损者应用湿润烧伤膏涂抹。湿润烧伤膏具有清热解毒、活血化瘀、生肌止痛作用,对大便失禁患者肛周皮肤有较好的保护作用。

3. 环境护理

保持居室环境清洁,通风良好,每天至少通风 1h,良好的居住环境可以使患者心情舒适、愉悦。

4. 改善患者的排便习惯

改善患者的排便习惯,使其做到固定时间排便,连续排便及肠道排空的目标。饭后去卫生间,设立通气、光线充足、卫生配备良好的有坐便的卫生间,建议患者应使用独立的卫生间,以保持其尊严和自立性。

5. 肛门括约肌锻炼

指导患者学会肛门括约肌锻炼的方法:嘱患者收缩肛门(提肛),每天提肛 500 次左右,每次坚持数秒钟,这样可增强肛门括约肌的功能。

6. 清除粪块嵌塞

对粪便嵌顿者须及时清除,单纯洗肠无效者应戴手套用手将直肠内干粗的粪块分割后再灌肠排出。清除粪块嵌塞的目的不仅是缓解嵌塞,更主要的是防止复发,不能完全清除结肠内的粪块是复发的最常见的原因。为避免复发,这类患者应定期灌肠,适当增加液体和纤维素性饮食,鼓励多运动,必要可按便秘加用药物治疗。

7. 用药护理

对全结肠切除术后或腹泻患者,可给予复方樟脑酊(樟脑酊)、地芬诺酯/阿托品(复方苯乙哌啶)、碱式碳酸铋(次碳酸铋)等治疗,但应在医生的指导下进行。

8. 心理护理

对大便失禁患者一定要注意他们的心理反应,与患者加强沟通,消除他们难以启齿、害怕被发现的心理,鼓励、关爱患者,启发他们积极配合的最佳心态。尤其是老年人在直肠功能丧失后,经常有难以启齿、意志消沉、孤僻、害怕被发现等心理,如不及时防治,则会使他们精神萎靡,社会适应能力进一步退化。因此患者的照料者及家属应充分认识大便失禁的有关问题,帮助这些患者,应多了解老年人的心理需求,掌握与老年人危重患者的沟通技巧,进行有针对性的心理疏导,同时指导他们掌握合理膳食、正确用药,为患者创造一个温馨、舒适的生活环境,启发他们重新向往人生幸福,重新获得最佳的生理、心理状态。

【健康指导】

1. 疾病知识指导

告知患者及其家属大便失禁发生的原因,教会其便后清洁肛门、会阴的方法,教会他们正确使用一次性尿垫、尿布的方法。

2. 增加活动

适当锻炼身体,对认知能力好、有自控能力的患者可做腹肌和骨盆底肌的训练。教会患者做提肛运动,每次收缩 10s,休息 10s,每次练习 30 次,每天 3～5 次,持之以恒,最少坚持半年以上才见效。

3. 一次性尿垫的使用

一次性尿垫是用于大便失禁患者的一种用具。它可以缩小潮湿及污染的范围,减轻皮肤的损害程度,但不能避免皮炎的发生。因此要教会患者及家属它的使用方法及注意事项。

四、便秘

【概念】

便秘是临床常见的复杂症状,它不是一种疾病,主要是指排便次数减少、粪便量减少、粪便干结、排便费力等。老年人便秘是指排便次数减少,同时排便困难、粪便干结。

正常人每天排便 1～2 次或 2～3d 排便 1 次,便秘患者每周排便少于 2 次,并且排便费力,粪质硬结、量少。便秘是老年人常见的症状,约 1/3 的老年人出现便秘,严重影响老年人的生活质量。

【分类】

便秘按发病机制主要分为两大类,分别为慢传输型和出口梗阻型。

1. 慢传输型便秘

慢传输型便秘是由于肠道收缩运动减弱,使粪便从盲肠到直肠的移动减慢,或由于左半结肠的不协调运动而引起。最常见于年轻女性,在青春期前后发生,其特征为排便次数减少(每周排便少于 1 次),少便意,粪质坚硬,因而排便困难;肛直肠指检时无粪便或触及坚硬粪便,而肛门外括约肌的缩肛和用力排便功能正常;全胃肠或结肠传输时间延长;缺乏出口梗阻型的证据,如气囊排出试验和肛门直肠测压正常。增加膳食纤维摄入与渗透性通便药无效。糖尿病、硬皮病合并的便秘及药物引起的便秘多是慢传输型。

2. 出口梗阻型便秘

出口梗阻型便秘是由于腹部、肛门直肠及骨盆底部的肌肉不协调导致粪便排出障碍。在老年患者中尤其常见,其中许多患者经常规内科治疗无效。出口梗阻型便秘可有以下表现:排便费力、不尽感或下坠感,排便量少,有便意或缺乏便意;肛门直肠指检时直肠内存有不少泥样粪便,用力排便时肛门外括约肌可能呈矛盾性收缩;全胃肠或结肠传输时间显示正常,多数标记物可潴留在直肠内;肛门直肠测压显示,用力排便时肛门外括约肌呈矛盾性收缩或直肠壁的感觉阈值异常等。

很多出口梗阻型便秘患者也合并存在慢传输型便秘。

【相关因素】

1. **年龄**

老年人便秘的患病率较青壮年明显增高,主要是由于随着年龄增加,老年人的食量和体力活动明显减少,胃肠道分泌消化液减少,肠管的张力和蠕动减弱,腹腔及盆底肌肉乏力,肛门内外括约肌减弱,胃结肠反射减弱,直肠敏感性下降,使食物在肠内停留过久,水分过度吸收引起便秘。此外,老年人常因老年性痴呆或精神抑郁症而失去排便反射,引起便秘。

2. **不良生活习惯**

(1)饮食因素:老年人牙齿脱落,喜吃低渣精细的食物,或少数患者图方便省事,饮食简单,缺粗纤维,使粪便体积缩小,黏滞度增加,在肠内运动减慢,水分过度吸收而致便秘。此外,老年人由于进食少,食物含热量低,胃肠通过时间减慢,亦可引起便秘。有报道显示,胃结肠反射与进食的量有关,1000cal 膳食可刺激结肠运动,350cal 则无此作用。脂肪是刺激反射的主要食物,蛋白质则无此作用。

(2)排便习惯:有些老年人没有养成定时排便的习惯,常常忽视正常的便意,致使排便反射受到抑制而引起便秘。

(3)活动减少:老年人由于某些疾病和肥胖因素,致使活动减少,特别是因病卧床或坐轮椅的患者,因缺少运动性刺推动粪便的运动,往往易患便秘。

3. **精神心理因素**

老年人精力体质欠佳。精力紧张、心情抑郁的老年人多数有中老年人便秘症状,这是因为神经调节功效混乱的缘故。患抑郁、焦虑、强迫症等心理障碍者易出现便秘。据 Merkel 等研究表明,1/3 便秘患者抑郁、焦虑方面的评分明显增高。

4. **肠道病变**

肠道的病变有炎症性肠病、肿瘤、疝、直肠脱垂等,此类病变导致功能性出口梗阻引起排便障碍。

5. **全身性病变**

全身性疾病有糖尿病、尿毒症、脑血管意外、帕金森病等。

6. **医源性因素**

长期使用泻剂,尤其是刺激性泻剂,可因损伤结、直肠肌而产生导泻,造成肠道黏膜神经的损害,降低肠道肌肉张力,反而导致严重便秘。此外,引起便秘的其他药物还有如鸦片类镇痛药、抗胆碱类药、抗抑郁药、钙离子拮抗剂、利尿剂等。

7. **其他**

正常排便包括产生便意和排便动作两个过程。进餐后通过胃结肠反射,结肠运动增强,粪便向结肠远端推进。直肠被充盈时,肛门内括约肌松弛,同时,肛门外括约肌收缩,使直肠腔内压升高,压力刺激超过阈值时即引起便意。这种便意的冲动沿盆神经、腹下神经传至腰骶部脊髓的排便中枢,再上行经丘脑到达大脑皮质。如条件允许,耻骨直肠肌和肛门内、外括约肌均松弛,两侧肛提肌收缩,腹肌和膈肌也协调收缩,腹压增高,促使粪便排出。老年人这组肌肉静息压普遍降低,黏膜弹性也减弱,甚至肛门周围感受器的敏感性和反应性均有下降,使粪便易堆积于壶腹部而无力排出。老年人脑血管硬化容易产生大脑皮质抑制,使胃结肠反射减慢,容易产生便秘。新近的研究表明,血胃肠激素参与控制结肠的动力,如血管活性肠肽、血浆胰多肽、胃动素、生长激素、缩胆囊素。激素的改变可能在老年便秘发生中起重要的作用。

【临床表现】

便秘的主要表现是排便次数减少和排便困难,许多患者的排便次数每周少于2次,严重者长达2~4周才排便一次。然而,便次减少还不是便秘唯一或必备的表现,有的患者可突出地表现为排便困难,排便时间可长达30min以上,或每日排便多次,但排出困难,粪便硬结如羊粪状,且数量很少。此外,有腹胀、食纳减少,以及服用泻药不当引起排便前腹痛等。体检左下腹有存粪的肠袢,肛诊有粪块。

老年人过分用力排便时,可导致冠状动脉和脑血流的改变。由于脑血流量的降低,排便时可发生晕厥。冠状动脉供血不足者可能发生心绞痛、心肌梗死。高血压者可引起脑血管意外,还可引起动脉瘤或室壁瘤的破裂、心脏附壁血栓脱落、心律失常甚至发生猝死。由于结肠肌层张力低下,可发生巨结肠症。用力排便时,腹腔内压升高可引起或加重痔疮,强行排便时损伤肛管,可引起肛裂等其他肛周疾病。粪便嵌塞后会产生肠梗阻、粪性溃疡、尿潴留及大便失禁。

【护理】

1. 坚持锻炼

老年人还要注意经常参加体育锻炼活动,以轻运动量的项目为宜,适当控制运动强度和时间。体质增强了,机体各方面的功能也会保持正常。对60岁以上老年人的调查表明,因年老体弱极少行走者便秘的发生率占15.4%,而坚持锻炼者便秘的发生率为0.21%,因此鼓励患者参加力所能及的运动,如散步、走路或每日双手按摩腹部肌肉数次,以增强胃肠蠕动能力。对长期卧床患者应勤翻身,并进行腹部环形按摩或热敷。

2. 培养良好的排便习惯

进行健康教育,帮助患者建立正常的排便行为。可练习每晨排便一次,即使无便意,亦可稍等,以形成条件反射。同时,要营造安静、舒适的环境及选择坐式便器。

3. 合理饮食

老年人应多吃含粗纤维的粮食和蔬菜、瓜果、豆类食物,多饮水,此外,应食用一些具有润肠通便作用的食物,如黑芝麻、蜂蜜、香蕉等。多吃含有纤维素的食物,它主要存在于蔬菜及谷类食品中,水果中的果胶也是一种与纤维素相似的物质。蔬菜以蒜苗、笋干、玉兰片、绿豆芽儿、韭菜、芹菜、黄豆芽儿,主食以玉米、大米等所含纤维素较高食品为好。纤维素除防治便秘、预防结肠癌外,还能抑制胆固醇的吸收,有明显的减低血清胆固醇及血脂、血糖的作用,并能预防动脉粥样硬化,防治糖尿病、肥胖等。

4. 补充足够水分

建议每天至少要喝 1500mL 的水,夏天甚至要喝到 2500～3000mL。而且,最好每天一起床就喝杯 500mL 的冷开水(冬天可喝温开水),以促进便意。不爱喝白开水的人,切忌用咖啡、浓茶、可乐等含咖啡因的饮料取代,因为它们会利尿且抑制肠道蠕动。不妨改喝富含营养的胡萝卜汁和有助于肠道保养和顺畅的花草茶、梅子汁及小麦草汁。

5. 其他

防止或避免使用引起便秘的药品,不滥用泻药,积极治疗全身性及肛周疾病,调整心理状态,良好的心理状态有助于建立正常排便反射。此外,三餐必须定时定量,避免暴饮暴食、不吃宵夜,以免制造肠胃负担。

【健康指导】

(1)坚持参加适当的体育锻炼,有意培养良好的排便习惯,合理饮食,注意补充膳食纤维。膳食纤维对改变粪便性质和排便习惯性很重要,纤维本身不被吸收,能使粪便膨胀,刺激结肠运动。这对于膳食纤维摄取少的便秘患者,可能更有效。

(2)应积极治疗全身性及肛周疾病,防止或避免使用引起便秘的药品,培养良好的心理状态,均有利于便秘防治。

(3)长期便秘容易引起精神抑郁、头晕、食欲不振。由于排便不畅易发生肛裂,更有甚者,因长时间排便引起腹压增高,易诱发心脑血管意外。粪便在肠道时间长,可使粪便中的有毒物质吸收入血,刺激肠黏膜或产生致癌物质,易患结肠癌。

五、腹泻

【概念】

腹泻是老年人常见病症,也是大肠疾病最常见的症状。它是指排便次数多于平常,粪便稀薄,含水量增加,有时脂肪增多,带有不消化食物,或含有脓血。腹泻根据病程长短分为急性腹泻和慢性腹泻两类,急性腹泻是指排便次数增多,并呈不同程度的稀便,往往伴有肠痉挛所致的腹痛,病程在 2 个月以内;如果超过 2 个月,可称为慢性腹泻。

危害:长期腹泻不仅引起肛门局部病变,如肛门直肠周围脓肿,甚至形成肛瘘、直肠脱垂等,还可导致全身性疾病,如贫血、乏力、消瘦、倦怠等,中老年人耐受较差,一定要引起重视。

【相关因素】

1. 急性腹泻

(1)细菌感染:人们在食用了被大肠杆菌、沙门菌、志贺菌等细菌污染的食品,或饮用了被细菌污染的饮料后可能发生肠炎或菌痢,出现不同程度的腹痛、腹泻、呕吐、里急后重、发热等症状。

(2)病毒感染:人体通过食物或其他途径感染多种病毒后易引起病毒性腹泻,如感染轮状病毒、诺瓦克病毒、柯萨奇病毒、埃可等病毒后,出现腹痛、腹泻、恶心、呕吐、发热及全身不适等症状。

(3)食物中毒:是由于进食被细菌及其毒素污染的食物,或摄食未煮熟的扁豆等引起的急性中毒性疾病。变质食品、污染水源是主要传染源,不洁手、餐具和带菌苍蝇是主要传播途径。患者可出现呕吐、腹泻、腹痛、发热等急性胃肠道症状。

(4)生冷食物:喜食生冷食物,常饮冰啤酒,结果可导致胃肠功能紊乱,肠蠕动加快,引起腹泻。

(5)食物滞留:消化不良,饮食无规律,进食过多,进食不易消化的食物,或者由于胃动力不足导致食物在胃内滞留,引起腹胀、腹泻、恶心、呕吐、反酸、胃灼热、嗳气(打嗝)等症状。

(6)受凉:夏季炎热,人们喜欢待在空调房内或开着空调睡觉,腹部很容易受凉,致使肠蠕动加快导致腹泻。

2. 慢性腹泻

慢性腹泻的病期在2个月以上,病因比急性的更复杂,因此诊断和治疗有时很困难。

(1)肠道感染性疾病:①慢性阿米巴痢疾;②慢性细菌性疾病;③肠结核;④梨形鞭毛虫病、血吸虫病;⑤肠道念珠菌病。

(2)肠道非感染性炎症:①炎症性肠病(克罗恩病和溃疡性结肠炎);②放射性肠炎;③缺血性结肠炎;④憩室炎;⑤尿毒症性肠炎。

(3)肿瘤:①大肠癌;②结肠腺瘤病(息肉);③小肠恶性淋巴瘤;④胺前体摄取脱羧细胞瘤、胃泌素瘤、类癌、肠血管活性肠肽瘤等。

(4)小肠吸收不良:①原发性小肠吸收不良;②继发性小肠吸收不良。

【临床表现】

起病急,可伴发热、腹痛。病变位于直肠和(或)乙状结肠的患者多有里急后重感,每次排便量少,有时只排出少量气体和黏液,颜色较深,多呈黏冻状,可混血液。小肠病变的腹泻无里急后重感,粪便不成形,可成黏液状,色较淡,量较多。慢性胰腺炎和小肠吸收不良者,粪便中可见油滴,多泡沫,含食物残渣,有恶臭。霍乱弧菌所致腹泻呈米泔水样。血吸虫病、慢性痢疾、直肠癌、溃疡性结肠炎等病引起的腹泻,粪便常带脓血。

【护理措施】

1. **饮食护理**

老年人承受能力有限,急性腹泻往往在短时间内引起脱水,因此老年人腹泻一定要及时补充水分、糖、盐,预防并发症。根据机体腹泻时有水分大量丢失的特点,增加流质饮食的摄入,如牛奶、藕粉、菜汁、果汁、鸡蛋汤、软面和稀粥等。这些流质饮食易于消化吸收,且含有人体所需的大量电解质。油脂饮食应加以限制。辛辣、生冷食品及凉饮料对胃、肠黏膜有刺激作用,含纤维素多的食物(如芹菜、韭菜)可增加胃肠蠕动,当属禁用的饮食种类。急性腹泻患者还应该多休息,补水以及饮食上要注意养成少量多餐的习惯。

2. **休息**

腹泻老年人一定要多休息,尽量减少活动,从而减少肠道的蠕动,减轻腹泻的发生。

3. **皮肤护理**

对于经常腹泻或腹泻次数频繁的老年人,一定要注意老年人肛周皮肤的清洁和干燥,防止肛周褥疮及感染的发生。对于发生者,遵医嘱使用一些外用药物涂抹。

【健康指导】

1. **疾病知识指导**

老年人消化功能逐渐衰退,与年轻人相比更易腹泻,慢性腹泻对老年人的健康威胁很大,长期腹泻可以造成消瘦、贫血,使本来就虚弱的老年人抵抗力更加低下,因此一定要重视。

2. **疾病预防指导**

对于老年人腹泻的发生重在预防,因此,一定要注意饮食卫生,不要暴饮暴食,整体改善老年人体质。提高免疫,增强胃肠道消化功能,才能真正做到预防腹泻。可以采用以下几种方法预防。

(1)首先,加强食品卫生管理至关重要,食品生产加工要严格控制感染源。目前电冰箱已进入多数家庭,存放熟食品、冷饮者已相当普遍,低温存放食品并不能灭菌,只能延缓细菌生长。如含盐食品、海产品及咸菜等易染副溶血性弧菌,这种菌存活力强,对低温的抵抗力也较强。若将存放于冰箱中的熟食品未经加热即食用,极易发生细菌性食物中毒。对罐头食品、火腿、腊肠等的制造与存放应进行卫生学监督与检查。如罐头食品顶部膨隆,食品的色、味、香有改变,或食品呈乳酪样酸臭时,说明罐头食品已变质,应禁止出售和食用。家庭内存放罐头食品亦应注意保质期,勿进食过期变质食品。

(2)有些老年人对鱼、虾、乳类等食品会出现过敏反应,表现为腹痛、腹泻或皮肤荨麻疹。凡出现过此种现象以后即应禁食此类食品,避免再度发生。

(3)注意卫生习惯和饮食习惯,保护机体和胃肠道功能正常,不饮质量不合格的饮料,不食腐败变质和不洁瓜菜、水果、不暴饮、暴食、酗酒。

(4)其他:坚持服用中药调理,选择一种传统保健运动进行锻炼,如太极拳等,规律饮食、生活、劳逸适度。

第四节 肥胖与消瘦

一、肥胖

【概念】

肥胖是机体脂肪细胞数量增加或体积肥大使体内脂肪堆积过多和(或)分布异常,体重超过标准体重20%以上的病理状态。无明显病因者称为单纯性肥胖症。肥胖还可作为某些疾病(如下丘脑-垂体的炎症、肿瘤、创伤、库欣综合征、甲状腺功能减退症、性腺功能减退症)的临床表现之一,又称为继发性肥胖症。

老年人肥胖症指的是60岁以上的老年人出现或存在的肥胖。肥胖症是多种复杂情况的综合体,如它需要与2型糖尿病、高血压、血脂异常、缺血性心脏病等集结出现,因而它又是一个慢性的代谢异常疾病。

【相关因素】

导致老年人肥胖的因素有很多,它不仅与老年人随着年龄增长体内代谢、内分泌等生理性功能减慢有关,也与许多疾病有关,与老年肥胖症密切相关的一些疾病包括心血管疾病、高血压病、2型糖尿病等,且患病率和病死率也随之增加。归纳起来主要包括以下两个因素。

1. 生理因素

老年人发胖的原因主要是中年以后基础代谢消耗的能量降低,体力劳动减少,再加上饮食摄入过多,导致脂肪在体内堆积,这些脂肪大部分分布在皮下、肝脏、腹壁、腹腔的大网膜及肠系膜上,形成肥胖。特别是女性,进入绝经期后内分泌功能减退,新陈代谢降低,更容易导致发胖。

2. 疾病因素

研究显示肥胖是 2 型糖尿病的独立危险因素,约 75%肥胖者可发生 2 型糖尿病。大量证据也表明肥胖是发生高血压的独立危险因素,文献报道体内脂肪增加10%可使收缩压和舒张压平均增加 6mmHg 和 4mmHg。此外,研究显示冠心病患者的肥胖发生率是显著增加的,老年人肥胖发生心力衰竭、心肌梗死的危险性是一般人群的 2 倍。

【临床表现】

1. 身体表现

在行为上可引起气急、关节痛、水肿、肌肉酸痛、体力活动减少等。

2. 心理表现

许多老年肥胖者可因体型而有自卑感、焦虑、抑郁等身心相关问题。

【护理措施】

1. 合理饮食

老年肥胖者膳食总原则为低热量、高蛋白、低脂、低胆固醇、高纤维素、高维生素饮食。

(1)热能总摄入量不宜过多:随着年龄的增长,老年人每日摄入的热能随年龄的增长而相应减少。

(2)保证蛋白质摄入的质和量:每日应至少供给蛋白质 1g/kg,尤其要供给充分的优质蛋白质,如瘦肉、蛋类、鱼虾、脱脂奶、豆制品、禽类等。以素食为主的老年人,因植物性蛋白利用率相对较低,则每千克体重摄入蛋白质应增至 1.3g 左右。总体来说减肥膳食中蛋白质的供能比应为 16% ～25%。充足的蛋白质供给,可避免老年人出现体质虚弱、抵抗力下降等问题发生。

(3)控制脂肪摄入的质和量:每日膳食脂肪摄入量以不超过 60g 为宜。脂肪的热能比低于 30%,烹调用油以含不饱和脂肪酸较多的植物油为好,如豆油、花生油、玉米油、芝麻油等,应尽量减少含饱和脂肪酸较多的动物性脂肪的摄入,如肥肉、奶油、动物油脂等。另外老年人还应少吃胆固醇含量高的食物,如动物内脏、蛋黄、鱼卵等,每日胆固醇摄入量不应超过 300mg。

(4)低盐膳食:每日盐摄入 3～5g,有利于减少水潴留,使体重下降,且对防治肥胖并发症有利。富含纤维素的食物如粗粮、蔬菜、水果、豆类和藻类等,不仅有利于通便,而且具有防止老年人高血脂、动脉粥样硬化、糖尿病的作用。高纤维膳食可减少热能摄入并产生饱腹感。

(5)其他:保证膳食中维生素的充分供应,控制饮酒,坚持合理的饮食制度,少量多餐、特别是避免晚餐过于丰盛。

2. 积极锻炼

开展体育锻炼是老年人减轻体重的最合理措施,其基本原则是:计划、适度、坚持,要根据年龄、性别、体质、肥胖度和并发症等确定运动项目、强度及时间等。选择运动强度,以运动后心率不超过(170-年龄)次/min、运动后无明显疲劳感为宜。

3. 慎用药物

老年人一般不主张使用药物来减肥,因为减肥药常伴有副作用,会对老年人健康造成一定的危害。如果肥胖引起严重并发症,且通过行为矫正、饮食控制和运动疗法都不能有效控制,可适当用药,如食欲抑制剂、能量代谢增强剂,但必须慎用。

4. 心理护理

关心了解老年人,鼓励其说出自己的感受,同老年人一起制订减肥计划,指导其如何选择食物,并建立良好的饮食习惯。

【健康指导】

1. 知识指导

让老年人了解肥胖症是一种营养过剩所造成的营养不良性疾病,也是一种能量代谢紊乱疾病,是老年人常见的疾病,容易导致心血管疾病和糖尿病,影响生活质量和期望寿命。

2. 运动指导

指导老年人坚持减肥运动,积极参与社会活动,提醒老年人饭后不宜立即运动,运动应循序渐进,减肥需要长期坚持。

3. 心理指导

正确对待肥胖问题,坚定减肥信心。消除不良心理、社会因素,培养良好的兴趣,做好心理疏导。

二、消瘦

【概念】

体内脂肪与蛋白质减少,体重下降超过正常标准 10% 时,即称为消瘦。

特点:由于社会、经济因素影响以及衰老而导致的生理变化,使老年人容易发生各类营养缺乏性疾病,其中较为突出的是蛋白质-能量营养缺乏症,可表现为胃纳差,低体重,显著地肌肉消耗,皮肤干燥、弹性差,毛发纤细、干燥、无光泽,可有轻度贫血等。

【相关因素】

1. 生理功能减退

年龄的增长改变使老年人摄取食物的能力下降,食欲减退,咀嚼困难,消化吸收能力降低;老年人能量需求减少,往往对蛋白质的摄取也相应减少,而老年人对蛋白质的需要却并不随之减少,因而导致蛋白质摄取不足;老年人体内蛋白质的分解代谢大于合成代谢,易出现负氮平衡,更新缓慢,故相对较轻的诱因也可导致营养不良。

2. 药物影响

某些药物使食欲减退,如排钾类利尿药、地高辛、肼屈嗪等;引起恶心的药物,如抗生素、阿司匹林等;增加能量代谢致使老年人体重下降的药物,如甲状腺素、茶碱等。

3. 疾病影响

很多疾病会引起人体重减轻,如恶性肿瘤、消化系统疾病等。

4. 社会心理

人际交往减少,造成孤独、失落感,贫困,丧偶,缺少精神安慰,生活兴趣减少,这些均可使食欲减退,体重减轻。

【临床表现】

消瘦性营养不良是由于饮食中长期缺乏热能、蛋白质和其他营养素引起的。体重不增以至减轻是消瘦性营养不良的最初症状。病程久的,身高也会低于正常。皮下脂肪层不丰满或完全缺乏。皮下脂肪层减少的顺序是先在腹部,其次是胸、背部,然后上、下肢及臀部,最后额、颈及面颊部。当面部皮肤脂肪层日渐消失时,额部形成皱纹,颧骨突出,颏部变长,形成老年人外貌。

在营养不良的早期,若仅看面部而不做全身检查,则不易发现消瘦。皮下脂肪大量消失时,皮肤干燥、松弛,失去弹性。初期食欲尚佳,继而低下以至消失,常有呕吐及腹泻等急性消化紊乱的症状出现。

【护理】

1. 饮食护理

根据老年人的特点,提供有足够营养的饮食,以保证机体蛋白质和热量的需求。根据营养食谱制作饭菜,食物种类要多样化,注意菜肴的色、香、味及营养的搭配。选择新鲜、清洁、口感好的食物,经常更换食物的类型和烹饪方法,以增进食欲。老年人胃肠功能差,要注意使食物烂、软一些,保证食物易于消化。老年人一次进食量不要太多,需少量多餐。

2. 控制原发病和并发症

定期测体重,积极治疗原发病,因为原发病可导致营养不良,营养不良又加重原发病并引起并发症,进一步加重营养不良的程度。如感染可导致营养不良,而营养不良又使感染进一步加重。

3. 提供就餐帮助

对不能自行采购、烹饪的老年人给予必要的帮助,为老年人提供良好的就餐环境,保持餐厅空气新鲜,根据老年人习惯,最好安排家人与其一起进餐。重视老年人的心理因素的影响,有针对性地做好心理疏导,保持老年人心情愉快,增进食欲。

【健康指导】

1. **饮食指导**

尊重老年人饮食习惯,合理饮食,老年人饮食要有规律,不饥不过饱,进食定时定量,细嚼慢咽;多吃新鲜蔬菜和水果,避免咖啡、碳酸饮料、干硬、油炸或油腻食品。

2. **注意卫生**

嘱老年人晨起、睡前和进食前后刷牙、漱口,保持口腔卫生;同时注意饮食卫生,餐具卫生;不吃腌制、烟熏、烧焦、发霉的食物;适当多食富含纤维素的食物,预防便秘的发生。

3. **活动**

根据老年人的体力、年龄、爱好,选择适度的运动与活动,以改善情绪,增进食欲。

4. **自我监护**

教会老年人和家属及早发现疾病表现,嘱老年人注意消瘦以外的身体特征,有不明原因的进行性消瘦应做全面检查,以排除恶性肿瘤等因消耗过大而出现消瘦的可能性。

第五节 健 忘

【概念】

健忘是指记忆力差、遇事易忘的症状。多因心脾亏损,年老精气不足,或瘀痰阻痹等所致。常见于神劳、脑萎、头部内伤、中毒等脑系为主的疾病。

健忘症就是大脑的思考能力(检索能力)暂时出现了障碍。因此症状随着时间的发展会自然消失,而有时看起来与这种症状很相似的痴呆则是整个记忆力出现严重损伤所致。但它们是两种截然不同的疾病,医学用语称之为暂时性记忆障碍。

【相关因素】

健忘症的发病原因是多样的,主要与以下因素有关。

1. **年龄**

其最主要的原因是年龄,最近健忘症发病率有低龄化趋势,但相对年轻人而言,40岁以上的中老年更容易患健忘症。人的最佳记忆力出现在20岁前后,然后脑的机能开始渐渐衰退,25岁前后记忆力开始正式下降,年龄越大记忆力越低,因此20多岁和30多岁的人被健忘症困扰也不是奇怪的事。

2. **心理因素**

最近，专家也开始注意到，心理因素对健忘症的形成也有不容忽视的影响，到医院就诊的健忘症患者有很多有抑郁症症状。一旦人陷入抑郁症，就会固执地仅关注抑郁本身而对社会上的人和事情漠不关心，于是大脑的活动力低下，而诱发健忘症。

3. **其他**

此外，健忘症的发生还有其外部原因，持续的压力和紧张会使脑细胞产生疲劳，而使健忘症恶化。过度吸烟、饮酒，缺乏维生素等可以引起暂时性记忆力恶化。

【临床表现】

健忘的临床表现要根据它的类型来具体区分，健忘分为器质性健忘和功能性健忘两类。

1. **器质性健忘**

器质性健忘是由于大脑皮层记忆神经出了毛病，包括脑肿瘤、脑外伤、脑炎等，造成记忆力减退或丧失；某些全身性严重疾病，如内分泌功能障碍、营养不良、慢性中毒等，也会损害大脑造成健忘。同时，随着年龄的增长，大脑本身也会发生一定程度的退行性变化，或者由于脑部动脉逐渐硬化而导致脑功能衰退。对于器质性健忘，如果是由于疾病引起的，应及时治疗，或加强思维和体育锻炼。加强思维活动就是多动脑子，多分析问题，可防止大脑迟钝，使大脑皮层的记忆神经永葆青春；体育锻炼可保证大脑有足够的血液供应，有助于记忆。

2. **功能性健忘**

功能性健忘是指大脑皮层记忆功能出了问题。人到了中年，肩负工作重任，家务劳动繁多，学的东西记忆在大脑皮层的特定部位常常扎得不深。

【护理措施】

1. **经常参加体育锻炼**

体育运动能调节和改善大脑的兴奋与抑制过程，能促进脑细胞代谢，使大脑功能得以充分发挥，延缓大脑老化。可以经常参加各种老年健身活动，比如慢跑、打太极拳等。

2. **养成良好的生活习惯**

大脑中一贯存在着管理时间的神经中枢，即所谓的生物钟，工作、学习、活动、娱乐以及饮食要有一定的规律，以免造成生物钟的紊乱、失调。尤其要保证睡眠的质量和时间，睡眠使脑细胞处于抑制状态，消耗的能量得到补充。注意劳逸结合，保证睡眠，一般连续学习、看书不宜超过 $1\sim1.5h$。

3. **保持良好情绪**

良好的情绪有利于神经系统与各器官、系统的协调统一，使机体的生理代谢处于最佳状态，从而反馈性地增强大脑细胞的活力，对提高记忆力颇有裨益。

4.饮食护理

甜食和咸食易造成记忆力低下,而多吃维生素、矿物质、纤维素丰富的蔬菜水果可以提高记忆力。银杏叶提取物可以提高大脑活力、注意力,对记忆力也有一定帮助。至于咖啡,它可以在短时间内使大脑兴奋,如果需要集中注意力、记忆力做事,可以事先喝一杯咖啡,但不建议老年人喝咖啡。

【健康指导】

1.疾病知识指导

告诉老年人健忘是一种随年龄增长而记忆力减退的现象,是老年人的一种自然生理现象。一定要正确区分其与老年痴呆的区别。

2.勤于用脑

经常用脑可以使人的记忆力保持良好的状态。对新事物要保持浓厚的兴趣,敢于挑战。中老年人经常看新闻、电视、电影,听音乐,特别是下象棋、围棋,可以使大脑精力集中,脑细胞会处于活跃状态,从而减缓衰老。此外,适当地有意识记一些东西,如喜欢的歌词,记日记等对记忆力也很有帮助。

3.探索一些适合自己的记忆方法

对一定要记住的事情写在笔记本上或写在便条上,外出购物或出差时列一个单子,将必须处理的事情写在日历上等,都是一些可取的记忆方法。另外,联想、归类都是一些良好的记忆习惯。

4.误区

有些老年人为了增强记忆效果,拼命服用强身补品或补脑药物,也有想借助烟、酒、浓茶、咖啡来克服健忘,这些都是不可取的。如此,非但不会有助于记忆,对身体健康往往弊多利少,应避免老年人进入这样的误区。

第六节 睡眠障碍

一、鼾症

据世界卫生组织对 14 个国家 25916 名在基层医疗就诊的患者进行调查,发现 27% 的人有睡眠问题。调查显示,目前我国睡眠不良者高达 5 亿人,其中以 40 岁以上的中老年人居多,他们的睡眠质量令人担忧。而众多睡眠障碍中,打鼾的影响最坏,甚至可能危及生命。中老年人打鼾需及时治疗,保障睡眠质量刻不容缓。

【概念】

人在睡眠过程中,由于肌肉的松弛导致咽腔狭窄,呼吸气流通过狭窄的呼吸道时就会引起软组织震颤,出现打鼾,临床上称为鼾症,俗称打呼噜。打鼾是临床上常见的现象,本身也可以作为一种疾病,也可能是睡眠呼吸暂停综合征呼吸暂停前阶段的一个标志。

【分级与危害】

（一）鼾症的严重程度分级

1. 轻度

不是每晚均出现打鼾,仅仅在仰卧姿势时出现。

2. 中度

打鼾每晚均出现,偶尔影响他人,变换睡眠体位后消失。

3. 重度

打鼾每晚均出现,影响他人,变换睡眠体位后不能减轻声音,由于响亮的打鼾声音,迫使同床睡眠者不得不到另一个房间睡眠。

（二）老年人鼾症的危害

其危害主要有以下三点。

1. 增加患糖尿病的危险

经过多年的临床研究发现,打鼾会降低患者人体正常的氧气摄入,使血液中的氧气含量不足,从而导致患者的体内产生过多的儿茶酚胺类物质,这样就会使患者对胰岛素产生耐受力,引发糖尿病。

2. 损害老年人的动脉系统

老年鼾症患者在入睡的时候多会出现呼吸暂停,导致血液中氧含量低,刺激造血系统加快红细胞制造,使患者血液中的红细胞的数量剧烈的增加,从而导致血液黏度增大引起血栓。

3. 诱发中风导致瘫痪

由于老年患者的鼾声会产生物理性的震动引起脑内血管壁的血栓脱落,脱落的血栓堵塞脑血管,且在睡眠中血压的波动幅度很大,十分容易让硬化的脑血管破裂引发中风导致患者瘫痪,此外也极易引发突发性心脏病、高血压等并发症,后果极其严重。

【相关因素】

1. 解剖因素

任何口咽部或喉咽部解剖上的狭窄均会升高上气道的阻力,为了保证正常的潮气量,胸腔内负压也会随着升高,这会导致咽壁较大的萎陷,导致打鼾。打鼾者气道比正常人要狭窄,睡眠期间上气道塌陷和气流受阻,气流通过狭窄部位时,产生涡流并引起振动,产生鼾声。肥胖者容易出现打鼾,是因为肺容积较少,上气道伸展的腔狭窄在有些体重增加并不是很明显的人群中,由于脂肪沉积在咽部和颏下区域,也容易出现打鼾。

2. 功能性因素

(1)主要是由于吸气时咽部扩张肌的收缩延迟或缺少,咽部扩张肌对缺氧时的反应减弱或消失。

(2)口咽部肌肉的张力低及腭帆和咽壁顺应性增高。

(3)咽肌有异常的纤维分布,Ⅰ和Ⅱb型纤维减少,Ⅱa型纤维肥大。

(4)人睡觉时由于重力的作用引起舌向后坠。

3. 性别

男性较女性常见,这主要是由于以下几点。

(1)男性有较小的咽部和较大的上气道阻力。

(2)男性睾酮影响其通气和化学敏感性。

(3)女性体内的黄体酮是强有力的呼吸刺激剂,可以增加肌肉张力。

(4)女性体内的甲羟孕酮有一定的治疗效果。

4. 激素

(1)甲状腺功能低下,黏液水肿会产生结构的改变和肌肉收缩性的改变。

(2)与巨舌有关,会引起咽部黏膜增厚,面部软骨和骨骼的改变。

(3)下丘脑激素也涉及呼吸的管理。

5. 药物

(1)乙醇通过诱发周围血管扩张产生咽部黏膜水肿,还可以抑制在延髓的呼吸中枢和选择性降低扩张肌的张力。

(2)镇静剂通过降低通气动力、降低肌肉张力和抑制觉醒系统而加重打鼾。

6. 吸烟

吸烟通过改变黏液纤毛的清除,增加上气道阻力诱发打鼾。

7. 遗传因素

打鼾有家族史,不清楚其基因易感性是通过解剖学,如先天性咽峡狭窄、功能性如膈肌和咽肌扩张肌协调缺陷及人体结构上如短颈和肥胖的改变而发挥作用。

【临床表现】

鼾症的特点是睡眠中出现的上气道响亮的呼吸声音,但是没有呼吸暂停和通气不足周期。典型的打鼾出现在仰卧姿势睡眠时,一般呈持续性,每次呼吸均出现,不伴觉醒和其他睡眠障碍,患者无失眠或过度睡眠。

打鼾会产生相当响亮的吸气和呼气声音,影响同床睡眠者和同卧室的其他人,偶尔患者本人也会听到自己的鼾声。打鼾出现后,患者感到口干,这会引起其觉醒和口渴。

【护理措施】

1. 环境

打鼾是人体进入休眠状态后对外界声音干扰产生直接反应的一种途径。外界声音干扰越大,打鼾的声音也越大,打鼾的频率越高。相对在比较安静的环境中,打鼾的几率明显有所降低,甚至一夜安睡,不再打鼾。这与居住环境有直接关系。因此一定要保证居住环境的安静、舒适,尽量避免外界的声音干扰。

2. 选用合适的枕头

①要选择软硬适度的枕头,并且外形符合人体力学,一方面贴合头颈部曲线,改变头颈部上气道肌肉及颌面部的骨骼结构变化,使得上呼吸道保持正常生理体位,保持咽部和上气道通畅;②改善呼吸中枢对呼吸的控制功能,保持呼吸中枢神经系统正常兴奋性,有效保持晚上睡眠时气流通畅,最大限度减轻睡眠呼吸暂停;③喜欢仰卧的人在选择枕头时,将虎口向上握拳,枕头的高度等于竖着的一拳高为宜。

3. 睡前避免从事刺激的活动

老年人睡前的活动最好以柔缓的为主,不要让情绪太过激昂,因为神经会无法立刻放松,使得晚上无法安安稳稳的休息。

4. 避免白天过度劳累

身心的过度操劳都会导致精神和肌肉的紧绷和疲惫,如果白天真的特别忙碌,在睡前最好先舒缓一下身心,如洗个温水澡、按摩、听听柔和的音乐等,再入睡,这样会睡的比较安稳,比较没有负担。

5. 改正不良的生活习惯

吸烟、饮酒和刺激性药物会让肌肉更加松弛,更会堵住呼吸道。应该戒烟、酒,睡前避免服用刺激性的药物。

6. 减肥

肥胖者的鼻息肉通常也较肥大,而且喉咙和鼻子内的肉也较肥厚,比较容易堵塞住呼吸道。因此对于肥胖者要积极减轻体重,加强体育运动,合理的节食。如果能减轻体重的 $5\% \sim 10\%$,打呼噜的症状就会得到有效的缓解了。

7. 睡觉姿势

应选择侧睡,仰睡或趴着睡比较会让呼吸道不顺畅,侧睡时,松弛的肌肉会倾向一边,不会堵住呼吸道。

8. 饮食护理

注意饮食,保持八分饱,三餐要有规律,不能不吃早餐,控制脂肪和糖分的摄入,注意摄入适量植物纤维;进食时要细嚼慢咽;控制零食,最好在睡觉前不要吃任何东西。

【健康指导】

1. 疾病知识指导

睡觉打鼾是常见的老年人疾病,严重危害老年人的身心健康,影响中老年人睡眠质量,严重者甚至会带来生命危险。打鼾憋气容易导致老年人猝死,这就是很多人经常"睡着了"的原因。了解老年人打鼾的常识对老年人打鼾疾病的预防有重要作用。

2. 控制危险因素

对于近期鼾声加重者,可能存在某些危险因素,如体重增加、饮酒、吸烟、使用肌肉松弛药物、鼻部阻塞与过敏等,因此应该注意平时的不良生活习惯,发现问题应及时解决。

3. 预防打鼾的方法

(1)习惯性打鼾者应避免仰卧入睡,应选择侧卧位,可以有效地防止打鼾。

(2)有些药物,如安眠药、以及某些抗生素,可松弛肌肉,应尽量避免服用。

(3)打鼾严重者,床垫不应太软,最好睡硬板床。

(4)枕头不宜过高,厚度以单侧肩宽为宜。

(5)要忌酒戒烟。酒精有麻醉作用,可引起肌肉松弛,导致鼾声如雷。习惯性打鼾者睡前应禁止饮酒,尤其是烈性酒。而烟雾中的毒物刺激呼吸道,引起呼吸道肿胀,导致气道不畅。

(6)增强体育锻炼保持良好的生活习惯,适当的体育锻炼可以增强人体的抵抗力,对缓解高血压和肥胖者的打呼噜症状有一定的好处。

二、睡眠呼吸暂停综合征

【概念】

睡眠呼吸暂停综合征是指各种原因导致睡眠状态下反复出现呼吸暂停和(或)低通气,引起低氧血症、高碳酸血症,从而使机体发生一系列病理生理改变的综合征。而呼吸暂停是指睡眠过程中口鼻呼吸气流完全停止10s以上。该病在40岁以上人群中较常见。5%的鼾症患者兼有阻塞性睡眠呼吸暂停综合征。

危害:睡眠呼吸暂停可导致反复发作的低氧血症和高碳酸血症,引起多器官功能损害,如高血压、心绞痛、心肌梗死、脑血栓、肥胖、糖尿病、性功能障碍等,严重者甚至可引起猝死。有关专家在对多名猝死患者分析后发现,睡眠呼吸暂停是引起夜间猝死的元凶之一。

【相关因素】

(1)由于鼻咽部结构异常而导致上呼吸道口径缩小,是睡眠过程中发生气道阻塞的主要原因。

(2)鼻部阻塞、鼻息肉、鼻甲肥大和鼻中隔偏曲等疾病也可引起。

(3)慢性过敏性鼻炎、扁桃体及腺样体肥大、家族性特殊面容、颜面部发育异常、小颌、下颌过长、颌退缩、舌肥大或中面部发育不全等也会引起。

(4)上呼吸道感染、甲状腺功能减退、库欣病、喉软化、肢端肥大症、马方综合征、真性红细胞增多症、糖尿病、急性酒精摄取、服用安眠药物和抑制呼吸药物等亦可引起睡眠呼吸暂停。

(5)脑瘫、延髓性麻痹、夏-德雷格(Shy - Drager)综合征、脊髓灰质炎、强直性肌营养不良、重症肌无力和自主神经功能紊乱等,可引起舌、咽和喉部肌肉的运动功能障碍。

(6)肥胖,尤其是存在短颈或颈围大于 45cm 者。

【临床表现】

1.白天的表现

(1)嗜睡:最常见的症状,轻者表现为日间工作或学习时间困难、瞌睡,严重者吃饭、与人谈话时即可入睡,甚至发生严重的后果,如导致交通事故。

(2)头晕乏力:因夜间反复呼吸暂停、低氧血症,使睡眠连续性中断、觉醒次数增多,睡眠质量下降,常有轻重不同的头晕、疲倦、乏力。

(3)精神行为异常:注意力不集中,精细操作能力下降,记忆力和判断力下降,老年人可表现为痴呆。

(4)晨起头痛:常有清晨头痛,隐痛多见,不剧烈,可持续 1～2h。与血压升高、颅内压及脑血流的变化有关。

(5)个性变化:患者常烦躁、易激动、焦虑等,家庭和社会生活均受一定影响,由于与家庭成员和朋友的情感逐渐疏远,可以出现抑郁症。

(6)性功能减退:约有 10% 的患者可出现性欲减低,甚至阳痿。

2.夜间的表现

(1)打鼾:鼾声不规则,高低不等,鼾声—停止—喘气—鼾声交替出现,气流中断一般为 20～30s,个别超过 2min,此时可出现明显的发绀。

(2)呼吸暂停:75% 的同室或同床睡眠发现患者有呼吸暂停,呼吸暂停多随着喘气、憋醒或响亮的鼾声而终止。

(3)憋醒:呼吸暂停后突然憋醒,常伴有翻身、四肢不自主运动甚至抽搐,或突然坐起,感觉惊慌、胸闷或心前区不适。

(4)多动不安:因低氧,夜间翻身、转动较频繁所致。

(5)多汗:以颈部、上胸部明显,与气道阻塞后呼吸用力和呼吸暂停导致的高碳酸血症有关。

(6)遗尿:部分患者出现遗尿,治疗后消失。

(7)睡眠行为异常：表现为恐惧、惊叫、呓语、夜游、幻听。

【护理措施】

1．环境护理

尽量安排老年人住单人房间，以免鼾声影响他人睡眠与休息。保持房间整洁、空气新鲜，湿度应维持在60%左右。

2．饮食护理

对于肥胖的老年人应限制高热量和高脂类食物的摄取，与家人协商制订适合于自身情况的减肥计划，适当的增加体力活动，缓解症状。老年人应戒烟酒。

3．睡眠的护理

老年人睡觉时应调整睡眠姿势，尽量侧卧位，避免仰卧位。有的老年人应采用卧位或半坐卧位，也可以使用舌保护器，睡前将其置于口中，使舌保持轻度前置位，增加咽腔前后径距离，减轻上呼吸道阻塞症状。

4．积极治疗相关疾病

对于引起此病的相关疾病应该积极进行治疗，如甲状腺功能减退者可补充甲状腺素；口腔畸形、鼻腔疾病或扁桃体肿大者可手术治疗。

5．心理护理

向老年人及其家属耐心、详细的讲解病情，耐心倾听患者的诉说，与家人一起安慰老年人，帮助其树立战胜疾病的信心，消除他们的不良情绪，减轻他们的紧张和恐惧心理，让老年人保持舒畅的心情。

【健康指导】

1．生活指导

(1)减肥：包括饮食控制、药物或手术。

(2)体位改变：侧位睡眠，抬高床头。

(3)戒烟酒，避免服用镇静药。

2．用药指导

药物治疗本病疗效不肯定，如有变应性鼻炎、鼻阻塞等，可用缩血管药或非特异性抗炎药喷鼻，能减轻临床症状，但是目前经鼻持续气道正压治疗是治疗中、重度阻塞性睡眠呼吸暂停综合征患者的首选方法。

三、失眠

【概念】

失眠又称入睡和维持睡眠障碍，是指睡眠的始发和维持或睡眠形式发生障碍，致使睡眠的质和量不能满足个体的正常需求的一种状况。失眠最常见于老年人，其发病率随年龄增加而增长，总体上看，青年人失眠率为10%，中年人为20%，大于 65 岁老年人为 40%～50%。

特点:老年失眠症不同于中青年的失眠特点,在病因病机方面与精神思想因素关系不大,不像中青年那样主要由精神负担沉重、思虑过度、心血耗伤所致,故其治疗如同于中青年之失眠,则效果多不满意。其实,老年失眠症是由年老带来的全身和大脑皮质生理变化所导致的,治疗应从改善老年人全身和大脑生理衰退状况为主。

【相关因素】

1. **生理性因素**

年龄越大,睡得越少,这是众所周知的。神经细胞随年龄的增长而减少,而睡眠是脑部的一种活动现象,由于老年人神经细胞的减少,自然就能引起老年人睡眠障碍,而失眠则是最常见的症状。

2. **环境因素**

外界环境的改变,在失眠的发生上是一个不可忽视的客观因素。噪音和光照干扰是环境因素中影响睡眠的主要因素。高温或严寒、卧具不适如过硬或者被褥过厚或过薄都影响睡眠。改变居住环境如住院也可引起失眠。

3. **躯体疾病因素**

(1)脑部器质性疾病:老年人随着年龄的增长,脑动脉硬化程度逐渐加重,或伴有高血压病、脑出血、脑梗死、痴呆、震颤麻痹等疾病,这些疾病的出现,都可使脑部血流量减少,引起脑代谢失调而产生失眠症状。

(2)全身性疾病:进入老年,全身性疾病发生率增高。老年人多患有心血管疾病、呼吸系统疾病,以及其他退行性脊椎病、颈椎病、类风湿关节炎、四肢麻木等。这些病,可因为疾病本身或伴随症状而影响睡眠,加重了老年人的失眠。

4. **精神疾病**

有关资料统计,老年人中,有抑郁状态及抑郁倾向的比例明显高于年轻人。抑郁症多有失眠、大便不通畅、心慌等症状,其睡眠障碍主要表现早醒及深度睡眠减少。随着患者年龄的增加,后半夜睡眠障碍越来越严重,主诉多为早醒和醒后难再入睡。

5. **药物因素**

最常引起失眠的药物有咖啡因、茶碱和各种兴奋剂,以及酒精和食物抑制剂。一些安眠药、部分抗生素往往会造成患者在略显呆滞的情况下精神振奋、难以入眠。

6. **心理社会因素**

各种的心理社会因素,均可引起老年人的思考、不安、怀念、忧伤、烦恼、焦虑、痛苦等,都可使老年人产生失眠症。主要特点为入睡困难,脑子里想的事情总摆脱不掉,以至上床许久、辗转反侧,就是睡不着。或者刚刚睡着,又被周围的声响或噩梦惊醒,醒后再难以入睡。

7. 做梦、夜惊症

某些老年人在睡眠过程中由于做梦、夜惊症而导致睡眠的中断。另外,老年失眠者中有少数是因为患有与睡眠相关的疾病如特发性失眠、睡眠时相延迟或提前综合征、睡眠呼吸暂停综合征导致失眠。部分老年人由于思维与认知能力的下降,会出现假性失眠状态,会将已睡误认为未睡。

【临床表现】

失眠病程较短、病情较轻,以入睡困难、睡中易醒为主要表现;而严重失眠情况则大多表现为彻夜不寐,而且其病程明显要比轻度失眠的病程长,患者大都会出现以下的症状表现。

1. 睡眠感觉障碍

缺乏睡眠的真实感,许多失眠患者虽然能酣然入睡,但醒后坚信自己没睡着,而同房间的人或配偶却说他一直在打呼噜。

2. 入睡困难

辗转难眠,入睡时间比以往推后1～3个小时,患者说本来也很困,也想睡觉,可躺在床上就是睡不着,翻来覆去地想一些乱七八糟的事,心静不下来,睡眠时间明显减少。

3. 严重失眠

有严重失眠的症状是白天发困,昏昏欲睡,无精打采,夜间却兴奋不眠,学习,开会,上课打盹,看电视靠在沙发上就睡着,可往床上一躺就又精神了,说什么也睡不着。

4. 睡眠浅容易做梦

即患者自感睡不实,一夜都是似睡非睡的,一闭眼就是梦,一有动静就醒,有的早醒;还有的患者经常做噩梦,从恐怖惊险的梦境中惊醒,出一身冷汗,紧张心悸,面色苍白,再也不敢入睡了。这也是严重失眠的症状。

【护理措施】

1. 创建良好的睡眠环境

不少老年人夜间睡眠很浅、稍有声响就会被惊醒,以后再难以入睡。因此,应该保证老年人睡眠环境的安静与舒适。保持房间的通风、床褥的干净整洁,每天通风最少1小时。晚上睡觉时尽量保证房间灯光的柔和。

2. 保证足够的睡眠

睡眠对人体很重要,一生1/3的时间都在睡眠中度过。睡眠是正常的自然反应,不要刻意地想要去控制它,如果睡不着那就不要着急睡,要接受自然的一个状态,这样才能最自然的放松。平时也要养成良好的作息习惯。白日少睡、增加活动,尤其是老年人退休后白日活动减少,日间睡眠时间延长而夜间睡眠时间缩短。由于白日活动不足,常常影响夜间睡眠质量。因此,老年人要尽量坚持白日清醒状态,以保证夜间高质量睡眠,避免失眠的发生。

3.饮食护理

退休老年人活动量减少,食欲差,饮食的规律性也不如退休之前,晚饭吃得早也吃得少,因而有时到了夜间临睡前会感到饥饿,不吃点不行,吃了又影响睡眠。另外,有些老年人有饮酒习惯,又误听别人说睡前喝点酒能够睡得更好,因而在睡前喜欢喝上几口,结果反而降低睡眠质量。由此可见,合理的饮食习惯对于预防老年人失眠是很有好处的。

4.养成良好地睡眠习惯

在临睡前最好洗个热水澡或是用热水洗洗脚,可使全身放松易于入睡,预防老年人失眠。此外,应提醒老年人早早入睡,不可睡得太迟,这样容易造成睡眠质量降低,甚至失眠。

5.运动锻炼

每天适量地做些运动,平时多参加一些业余活动,或者比较有意义的活动,能够最好的亲近大自然,放松心情。晚饭过后可以出去散散步,尽量不要吸烟喝酒,不要让大脑处于一个兴奋的状态。

6.心理护理

对于由于精神状态不佳、心事重重而影响老年人睡眠的情况,应该及时对其进行心理疏导、安慰,这方面家人扮演了重要的角色,应该经常与老年人沟通,及时了解老年人的心理问题,排除孤独、寂寞的心理。让老年人经常保持愉悦的心情,有利于促进老年人的睡眠质量。

【健康指导】

1.疾病知识指导

长期的失眠很容易引起老年人其他身体及心理上的疾病,患失眠的老年人比一般人患痴呆症的几率更大,失眠会加剧更年期综合征,还会引发健忘症。因此应该让老年人意识到失眠不可忽视,应积极接受专业的治疗。

2.饮食指导

吃饭不宜过饱,吃七分饱。睡前不宜进食咖啡、浓茶、酒等影响睡眠的食物。

3.辅助睡眠的习惯

如睡前用温水洗脸、洗脚、刷牙。冬天用热水袋焐脚,用湿毛巾轻擦头部、颈部。有条件的,睡前可洗个温水澡。入睡时宜穿单薄的衬衣及短裤,睡姿一般以右侧卧位为好。

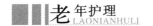
4. 睡前自我按摩

盘腿坐位或仰卧位,先用双手轻轻按摩头面部,然后用右手按摩左肩、左臂,左手按摩右肩、右臂,接着用两手擦胸部和腹部,动作要轻而慢,最后按摩足底心(涌泉穴)。整个按摩过程可长可短,一般在 8min 左右。结束后便可以逐渐产生倦意和睡意。

第七节 | 更年期综合征

【概念】

更年期是中年过渡到老年的一个必经生理阶段,男女都存在更年期。

(一)女性

女性更年期综合征,指妇女绝经前后出现性激素波动或减少所致的一系列以自主神经系统功能紊乱为主,伴有神经、心理症状的一组症候群。围绝经期综合征中最典型的症状是潮热、潮红。多发生于 45~55 岁,大多数妇女可出现轻重不等的症状,有人在绝经过渡期症状已开始出现,持续到绝经后 2~3 年,少数人可持续到绝经后 5~10 年症状才有所减轻或消失。人工绝经者往往在手术后 2 周即可出现围绝经期综合征,术后 2 个月达高峰,可持续 2 年之久。

(二)男性

男性更年期综合征,是由于睾丸的萎缩,睾酮的分泌减少,反馈刺激垂体的分泌功能增加,萎缩的睾丸对促性腺激素的反应降低,使体内性激素的调节功能失衡而引起的一系列症状。年龄差异亦大(51~64 岁),各种生理变化不如女性突出,临床表现轻微,主要表现是性功能减低,一般不用治疗。

【相关因素】

围绝经期综合征出现的根本原因是由于生理性或病理性或手术而引起的卵巢功能衰竭。卵巢功能一旦衰竭或被切除和破坏,卵巢分泌的雌激素就会减少。女性全身有 400 多种雌激素受体,分布在几乎女性全身所有的组织和器官,接受雌激素的控制和支配,一旦雌激素减少,就会引发器官和组织的退行性变化,出现一系列的症状。

1. 神经递质

下丘脑神经递质阿片肽(EOP)、肾上腺素(NE)、多巴胺(DA)等与潮热的发生有明显的相关性。5 羟色胺(5 - HT)对内分泌、心血管、情感和性生活等均有调节功能。

2. 遗传因素

孪生姐妹围绝经期综合征开始时间完全相同,症状和持续时间也极相近。个体人格特征、神经类型、文化水平、职业、社会人际、家庭背景等与围绝经期综合征发病及症状严重程度有关,提示本病的发生可能与高级神经活动有关。

【临床表现】

(一)女性更年期临床表现

1. 围绝经期临床表现

(1)月经改变:①月经频发:指月经周期短于 21d,可伴有经前点滴出血致经期延长;②月经稀发:指月经周期延长至 35 天~6 个月;③不规律子宫出血;④闭经。

(2)血管舒缩功能不稳定症状:潮热及出汗是围绝经期及绝经后妇女特有的症状,发生率占妇女的 75%~85%,严重者约占 10%~20%。典型表现为突然发生上半身发热,由胸部冲向头部,或伴头痛、头胀、眩晕或无力,持续数秒至数十分钟不等;症状消失前常大量出汗或畏寒。轻者数日发作一次,重者日夜发作几十次。10% 为每日发作或每日频繁发作;50% 感到苦恼,常因发生在夜间而影响睡眠,由此引起疲乏、注意力不集中、记忆力下降等症状。症状发生的时间不定,约 41% 在绝经过渡期出现,以绝经前 1~2 年最严重。少数发生于绝经以后。症状持续 1 年以上者约占 50%~75%,持续 5 年者约 25%~50%,随着停经时间延长,症状可以减轻或自然消失,约 10%~15% 的妇女持续 10~15 年或更长。

(3)自主神经系统不稳定症状:如心悸、眩晕、失眠、皮肤感觉异常等。常伴随潮热症状,少数妇女无潮热发作,只表现此类症状的一种或数种。

(4)精神及心理症状:如抑郁、焦虑、多疑、自信心降低、注意力不集中、易激动、恐惧感,癔症发作样症状。

(5)心血管系统的症状:①血压升高或血压波动;②心悸或心律不齐。

(6)性欲改变:围绝经期妇女常常自述性欲下降,但并没有性交痛及性交困难;少数妇女性欲亢进。

2. 绝经后的临床表现

绝经后期约占女性生命历程的 1/3。此期间的卵巢还在经历着不断老化的过程,直到全部被结缔组织取代,由此又引起身体发生各种变化,出现不同的症状和疾病。

(1)泌尿生殖器官萎缩症状:外阴及阴道干燥感,或伴瘙痒;合并感染时阴道分泌物增多,或有臭味,有时有少量血性分泌物。性交疼痛、干涩或困难。尿急、约 40% 绝经后妇女出现张力性尿失禁,容易并发泌尿系感染。

(2)皮肤及毛发改变:皮肤的变化取决于年龄及绝经年数。皮肤明显变薄,弹性下降,易出现皱纹;阴毛减少;头发脱落、变细。

（3）体形改变:①乳房松软、下垂;②腹部及臀部增大;③合并骨质疏松症时,可致身材变矮、驼背及腹部前挺。

（4）骨质疏松症。

（5）冠心病。

（二）男性更年期综合征临床表现

1.精神心理症状

精力不集中、记忆力减退、抑郁、焦虑、易怒、多疑、神经质、工作能力下降。血管舒缩症状:心悸、潮热、出汗。

2.性方面的症状

性兴趣降低、性欲降低、阳痿。

3.生理体能症状

睡眠减少、容易疲劳、食欲不振、骨骼与关节疼痛。

【护理措施】

1.保持稳定、乐观的情绪

更年期综合征患者尤其要注意控制情绪,保持乐观的心态。对于情绪不稳,易激惹、焦虑及抑郁的患者,应保持乐观、豁达的性情。平时要注意培养自己的业余爱好,如养花、养鸟、以转移对病症的注意力。此外,树立治疗疾病的自信心对及早恢复健康有重要的作用。

2.积极参加户外活动

积极参加体育活动,不仅能增强体质,控制体重,还能愉悦身心。此外,反复的肌肉活动,还可使神经系统兴奋和抑制的调节能力更为完善,从而使大脑皮质的功能得到调节,对失眠、精神抑郁等也有良好的治疗作用。另外,更年期女性易发骨质疏松,适当的户外运动对预防骨质疏松有重要的意义,但要注意避免在活动中摔倒,以防骨折。

3.合理安排饮食

更年期女性容易发胖,因此要适当控制进食量,少食过甜和含脂肪高的食品。同时,应多食高蛋白、高钙的食物,以防止骨质疏松症的出现,这类食物包括鱼、瘦肉、豆制品、花生、牛奶、乳制品。

4.规律作息

更年期女性,容易疲劳,夜睡欠安,如果休息不好,生活不规律,会加重病情。而规律的生活,使人处于一个人为"稳定"的环境中,有利于患者逐渐适应其机体内一系列的变化。因此,老年人要建立自己的作息习惯,并极力维持这个习惯。

5. 控制体重防止肥胖

更年期患者,由于机体生化、生理机能的明显改变和各种活动量的相对减少,很容易出现肥胖,肥胖会导致很多疾病的出现,如高血压、冠心病、脑血管病、胆石症、脂肪肝等。因此,更年期女性要注意控制饮食,防止肥胖的出现。

【健康指导】

1. 知识指导

了解有关知识,保持心情舒畅。更年期是妇女一生中会经历到的正常生理过程,是人生的一段特殊旅程,进入更年期的妇女应该懂得必要的卫生保健知识,消除恐惧与忧郁心理,以乐观、健康的态度面对更年期的生活,家人也需要同时配合,给予精神上的同情、安慰及鼓励;让她们树立信心,克服情绪,保持乐观,积极参加力所能及的劳动,坚持锻炼身体,大多妇女都能平稳地度过。

2. 饮食指导

(1)适量蛋白质。更年期随着性腺的退化,其他组织器官也逐渐退化。因而在饮食上应选用优质蛋白质,如牛奶、鸡蛋、瘦肉、鱼类、家禽类及豆制品。

(2)低脂饮食,最好食用植物油,如玉米油、豆油、花生油等。

(3)宜清淡饮食,限制食盐的摄入量,每日食盐量在 6g 以下。

(4)糖类不宜多吃。

(5)多吃新鲜绿色蔬菜和水果,尤其是含胡萝卜素、无机盐和纤维素多的蔬菜水果,如小白菜、芹菜、大枣、山楂等,能增加血管的韧性,促进血胆固醇的排出,预防动脉粥样硬化、冠心病。

(6)选用含钙丰富的食物,牛奶和豆制品是钙质的良好来源。含高钙的食物还有:虾米皮、海带、紫菜、酥鱼、牡蛎、海藻、芝麻酱等,可预防骨质疏松症。

(7)多食用富含维生素 B_1 的食物,比如瘦肉、小米、豆类等,对保护神经系统、减轻更年期综合征的症状有益处。

(8)保持大便通畅,养成定时排便的习惯。便秘者可多食一些含纤维素较高的食物,如豆类、芹菜、马铃薯等。

(9)忌用刺激性强的食物,如酒、浓茶、咖啡等,因更年期的妇女情绪不稳定,进食这些食物易激动。

3. 作息指导

(1)保持乐观、知足常乐的良好心态。

(2)建立有规律的一日生活制度,保持人的正常睡-醒节律。

(3)白天适度的体育锻炼(如散步、打太极拳等),有助于晚上的入睡。

(4)养成良好的睡眠卫生习惯,如保持卧室清洁、安静、远离噪音、避开光线刺激等,避免睡觉前喝茶、饮酒等。

（5）限制白天睡眠时间，老年人白天可适当午睡或打盹片刻，否则会减少晚上的睡意及睡眠时间。

（6）不要在床上看书、看电视、工作。平时要坚持定时休息，晚上准时睡觉、早上准时起床的生活卫生习惯。

4. 用药指导

遵医嘱用药，切忌乱服、随意终止或加量服用。

5. 健康保健指导

（1）正确地认识和对待更年期；

（2）定期做健康检查，更年期妇女应每半年作一次体检，除一般检查外，妇科检查还应包括防癌及内分泌检查，了解激素水平；

（3）制订科学的个体化保健计划：养成良好的生活习惯；

（4）正确用药。

6. 心理指导

正确认识更年期的心身反应，保持精神愉快。更年期将至的人应该及时掌握有关更年期的心理知识，如能正确对待和注意保健，多数人是可以潜隐而缓慢地度过的，切忌孤独，避免无病呻吟。提高自己的自我调节和自我控制能力。更年期的心身变化，容易使个体产生情绪不稳、烦躁不安，而这些心理反应又会导致或伴随生理反应，从而形成恶性循环。因此，必须学会和提高自我调节及自我控制的能力，积极参与各种保健活动。

第八节 老年神经症

一、抑郁症

【概念】

老年抑郁症是较常见的老年期精神障碍，广义的老年抑郁症是指发生于老年期（≥60岁）这一特定人群的抑郁症，包括原发性（含青年或成年期发病，老年期复发）和见之于老年期的各种继发性抑郁。狭义的老年抑郁症特指≥60岁首次发病的原发性抑郁。

在临床上常见的为轻度抑郁，但危害性不容忽视，如不及时诊治，会造成生活质量下降、增加心身疾病（如心脑血管病）的患病风险和死亡风险等严重后果。

【相关因素】

目前病因尚不明确，可能与遗传、大脑解剖结构和病理改变、生化和社会心理等因素有关。这些因素错综复杂并相互交织,对抑郁的发生均有明显影响。老年抑郁症是一种情感性的精神疾病,其发病原因错综复杂,其中75%的病例都是由生理或社会、心理因素引起的。

1. 生理因素

老年人的各种身体疾病,如高血压病、冠心病、糖尿病及癌症等,都可能继发抑郁症。还有许多患慢性病的老年人,由于长期服用某些药物,也易引起抑郁症。此外,抑郁症患者的家庭成员的患病率远远高于一般人群,其子女的发病率也高,说明此病与遗传因素有一定关系。

2. 社会与心理因素

抑郁症的出现与老年期的各种丧失有较大的关系,这些丧失包括工作的丧失、收入的减少、亲友的离世、人际交往的缺乏等。

(1)老年人退休后对于角色转变在心理上常常出现不适应,如职业生涯的结束、生活节奏放慢、经济收入减少等,巨大的落差会产生失落感,导致情绪低落。

(2)交往圈子变窄,人际互动减少,缺乏情感支持,也是导致老年抑郁的常见病因。

(3)亲友的离世,特别是配偶的去世往往对老年人形成较大的精神创伤,容易诱发抑郁症。有研究者曾对4489名55岁以上的丧妻者进行为期9年的跟踪调查,发现5%的人在丧妻后半年内相继去世,死亡率比未丧妻的同龄人高40%。此外,周围的老年朋友的逝世也会引起老年人对死亡的恐惧。

(4)性格因素:老年抑郁症的发生与个人的人格因素也很有关系。一般来说,性格比较开朗、直爽、热情的人患病率较低,而性格过于内向或平时过于好强的人易患抑郁症。这些老年人在身体出现不适或慢性病久治不愈时会变得心情沉闷,或害怕绝症,或恐惧死亡,或担心成为家人累赘,从而形成一种强大而持久的精神压力,引起抑郁。

【临床表现】

典型抑郁发作表现为情绪低落、思维迟缓及言语活动减少等。老年抑郁发作的临床症状常不太典型,与青壮年期患者存在一些差别,认知功能损害和躯体不适的主诉较为多见。

1. 情感低落

情感低落是抑郁症的核心症状。主要表现为持久的情绪低落,患者常闷闷不乐、郁郁寡欢、度日如年;既往有的兴趣爱好也变得没意思,觉得生活变得枯燥乏味;提不起精神,高兴不起来,甚至会感到绝望,对前途无比的失望,无助与无用感明显,自责自罪。半数以上的老年抑郁症患者还可有焦虑和激越,紧张担心、坐立不安,有时躯体性焦虑会完全掩盖抑郁症状。

2. 思维迟缓

抑郁症患者思维联想缓慢,反应迟钝。自觉"脑子比以前明显的不好使了"。老年抑郁症患者大多存在一定程度认知功能(记忆力、计算力、理解和判断能力等)损害的表现,比较明显的为记忆力下降,需与老年期痴呆相鉴别。痴呆多为不可逆的,而抑郁则可随着情感症状的改善会有所好转,预后较好。

3. 意志活动减退

患者可表现行动缓慢,生活懒散,不想说话(言语少、语调低、语速慢),不想做事,不愿与周围人交往。总是感到精力不够,全身乏力,甚至日常生活都不能自理。不但既往对生活的热情、乐趣减退或丧失,越来越不愿意参加社交活动,甚至闭门独居、疏远亲友。

4. 自杀观念和行为

严重抑郁发作的患者常伴有消极自杀观念和行为。老年抑郁症患者的自杀危险性比其他年龄组患者大得多,尤其抑郁与躯体疾病共病的情况下,自杀的成功率较高。因此患者家属需加强关注,严密防备。

5. 躯体症状

此类症状很常见,主要表现为:疼痛综合征,如头痛、颈部痛、腰酸背痛、腹痛和全身的慢性疼痛;消化系统症状,如腹胀腹痛、恶心、嗳气、腹泻或便秘等;类心血管系统疾病症状,如胸闷和心悸等;自主神经系统功能紊乱,如面红、潮热出汗、手抖等。此外大多数人还会表现为睡眠障碍、入睡困难、睡眠浅且易醒、早醒等;体重明显变化、性欲减退等。

6. 疑病症状

患者往往过度关注自身健康,以躯体不适症状为主诉(消化系统最常见,便秘、胃肠不适是主要的症状),主动要求治疗,但往往否认或忽视情绪症状,只认为是躯体不适引起的心情不好,其对躯体疾病的关注和感受远远超过了实际得病的严重程度,因此表现出明显的紧张不安、过分的担心。辗转于各大医院,遍寻名医,进行各项检查的结果是阴性或者问题不大、程度不严重时,会拒绝相信检查的结果。要求再到其他大医院、其他科室检查,也会埋怨医生检查不仔细、不认真、不负责任等。

【护理措施】

1. 饮食护理

给予平衡膳食。患者常有不知饥饱、不思饮食的现象,应仔细向患者及家属交代这种现象是由疾病所致,鼓励患者进食,保证营养供给。严重厌食或拒绝进食者,可置胃管或行肠外营养。

2．休息与运动

（1）环境要求：安置患者住在设施安全的大房间，墙壁以明快色彩为主，并且挂壁画及适量的鲜花，以利于调动患者积极良好的情绪，焕发对生活的热爱。

（2）保证睡眠：主动陪伴和鼓励患者白天参加多次短暂的文娱活动，如打球、下棋、唱歌、跳舞等，减少白天的睡眠；晚上入睡前喝热饮、热水泡脚或洗热水澡，以促进睡眠；避免看过于兴奋、激动的电视节目或会客、谈病情，以免影响睡眠。

3．药物治疗的护理

严格做好药品保管工作，发药时，应看其服入口，仔细检查口腔，严防藏药或蓄积后一次性吞服。服药后密切观察药物的反应，如兴奋、易激动，千万不能麻痹大意，此时最易发生意外。

4．安全护理

（1）实施护理预警报告，使用高危巡视卡。尤其在夜间、凌晨、午睡、饭前和交接班及节假日等病房人员少的情况下，护理人员特别要注意防范，并加强对病房设施的安全检查。

（2）要密切观察自杀的先兆症状：如焦虑不安、失眠、忧郁烦躁、拒餐、卧床不起、沉默少语或心情豁然开朗、在某一地点徘徊等。

（3）测体温时，对严重抑郁患者应做到手不离表，禁测口温，以防咬吞体温表。

（4）保障安全：患者需有专人不间断陪护，避免意外发生。

5．心理护理

（1）抑郁患者由于情绪低落、悲观厌世、毫无精力和情绪顾及自己的卫生及仪表，护理人员应给予协助和鼓励，使患者仍能维持一个正向的身心状态。

（2）鼓励患者抒发自己的想法，充分利用治疗性的沟通技巧，及时了解患者的心理动态。

（3）阻断负向的思考，帮助患者回顾自己的优点、长处、成就增加正向的思维。减少患者的负向评价，提供增强自尊的机会。

（4）学会社交的技巧，为患者创造更多社交的机会，以协助患者改善人际互动的方式，增强处理问题的能力。

【健康指导】

1．疾病知识指导

抑郁症是指以持续的情绪低落为特征的一种情感性的心理障碍，是老年人常见的精神病患之一。抑郁症大都在60岁以后发病，有的人虽然会在青壮年时发病，但进入老年期后常加重或发作次数增多，因此，应指导患者及家属正确认识，积极就医，否则会带来严重的后果。

2. 家人支持

抑郁症患者情绪最不佳的时段通常会在早上,所以要减少在这一时段外出活动。亲友可轮流陪伴患者外出走走,如逛街、运动或参与其他休闲活动。抑郁症患者有时会被误解为懒惰、散漫,其实这只是生病时的症状。而且抑郁症患者不能只靠服药来治疗,最重要的是让他们恢复正常的活动。在这方面,家人的鼓励与督促非常重要,通常医生会和家人一起为患者安排每目的活动表,如上午打太极拳、下午打麻将、傍晚和朋友喝茶聊天等。

3. 用药指导

药物治疗,它对于抑郁症的有效率可达 70%~80%,告知患者药物治疗对于抑郁症患者的病情非常重要,一定要在医生的指导下服药,尤其是老年人,还有其他的躯体疾病,用药一定要慎重。常用的药物有三环及四环抗抑郁药,但要特别注意用药的剂量及其副作用。老年抑郁症越早治疗效果越好,一般不需住院,但对有身体疾病的患者,尤其有自杀倾向的人,建议住院治疗。

4. 老年抑郁症的预防方法

由于老年抑郁症经常具有其他生理疾病的背景,甚至是其直接的病因,所以应做到以下几点。

(1)要尽量把已有的身体疾病治疗好,对不可治愈的疾病也应设法减轻其痛苦。

(2)要调理好自己的心态,尤其是离退休后的心理状态,克服自身的性格缺陷,保持一种积极向上的精神生活,培养兴趣和爱好,扩大人际交往,多参加一些社会活动。

(3)改善家庭环境也是非常重要的,丧偶的老年人如条件允许的可以考虑再婚,再婚对缓解老年人的抑郁心理有较大的帮助,当然,子女晚辈对老年人也应给予充分的关心和照顾。

5. 安全防护

应反复向家属交代病情,取得家属的帮助和配合,做好患者的疏导和安全防范工作,细心地做好饮食护理。

二、焦虑症

【概念】

经常看到有些老年人心烦意乱,坐卧不安,有的为一点小事而提心吊胆,紧张恐惧,这种现象在心理学上叫做焦虑,严重者称为焦虑症。焦虑是个体由于达不到目标或不能克服障碍的威胁,致使自尊心或自信心受挫,或使失败感、内疚感增加所形成的一种紧张不安带有恐惧性的情绪状态。

老年焦虑症易导致老年人精神致残、自杀率高，成为老年健康的一大杀手。焦虑症和焦虑情绪不同，它会导致老年人身体免疫力下降，心情抑郁，影响老年人的正常生活，所以一旦发现焦虑前兆最好及时治疗，防止病情恶化。

【相关因素】

发生焦虑症的原因既与先天的素质因素有关，也与外界的环境刺激有关。通常认为患者人格特质往往虑质偏高。这种焦虑特质通常表现为容易焦虑、不安，对不良情绪的耐受也差，交感神经容易兴奋等症状。广泛性焦虑往往同冗长的现实压力、患者对压力始终缺乏合理的应付方式又对以上毫无自知有关。具体而言，主要与以下因素相关。

1. 遗传因素

学者提出，遗传素质是本病的重要心理和生理基础，一旦产生较强的焦虑反应，通过环境的强化或自我强化，形成焦虑。因此，它在焦虑症的发生中起重要作用，其血缘亲属中同病率为15％，远高于正常居民；双卵双生子的同病率为25％，而单卵双生子为50％。有人认为焦虑症是环境因素通过易感素质共同作用的结果，易感素质是由遗传决定的。

2. 生物学因素

焦虑反应的生理学基础是交感和副交感神经系统活动的普遍亢进，常有肾上腺素和去甲肾上腺素的过度释放。躯体变化的表现形式决定于患者的交感、副交感神经功能平衡的特征。

3. 病前性格特征

自卑、自信心不足、胆小怕事、谨小慎微、对轻微挫折或身体不适容易紧张、焦虑或情绪波动。

4. 精神刺激因素

轻微的挫折和不满等精神因素可为诱发因素。关于发病机理也有不同说法，有的学者强调"杏仁核和下丘脑等"情绪中枢和焦虑症的联系，边缘系统和新皮质中苯二氮䓬受体的发现，提出焦虑症的"中枢说"；也有人根据β-肾上腺素能阻断剂能有效地改善躯体的症状、缓解焦虑，支持焦虑症的"周围说"。心理分析学派认为，焦虑症是由于过度的内心冲突对自我威胁的结果。基于"学习理论"的学者认为焦虑是一种习惯性行为，由于致焦虑刺激和中性刺激间的条件性联系使条件刺激泛化，形成广泛的焦虑症。

【临床表现】

老年焦虑症起初只表现为突出的焦虑情绪，长期累积便会引发焦虑症。焦虑症可分为急性焦虑和慢性焦虑两大类，它的临床表现如下所示。

1. 急性焦虑

主要表现为急性惊恐发作。患者常突然感到内心焦灼、紧张、惊恐、激动或有一种不舒适感觉,由此而产生牵连观念,妄想和幻觉,有时有轻度意识迷惘。急性焦虑发作一般可以持续几分钟或几小时。病程一般不长,经过一段时间后会逐渐趋于缓解。

2. 慢性焦虑症

其焦虑情绪可以持续较长时间,其焦虑程度也时有波动。老年慢性焦虑症一般表现为平时比较敏感、易激怒,生活中稍有不如意的事就心烦意乱,注意力不集中,有时会生闷气、发脾气等。

【护理措施】

1. 生活护理

指导家人或照护者帮助患者处理日常卫生,包括洗脸、刷牙、漱口、梳头、整理床铺、更衣、大小便等。因为焦躁不安使患者食欲不振是焦虑患者常出现的胃肠道方面的问题,向患者宣传摄取营养的重要意义,并给予营养丰富饮食,可以组织患者集体进食,也可采取少食多餐的方法。如果患者坚持不进食或者进食少,或者体重持续减轻,就必须采取必要的措施。

2. 安全护理

老年焦虑症患者常会情绪极度偏激而出现自杀,因此安全防护对保护患者生命十分必要。密切观察患者的情绪变化及异常言行,患者有无流露厌世的想法和收藏危险物品。在夜间、凌晨、午休,饭前和交接班等病房护理人员较少时,在走廊尽头、厕所、洗漱室,暗角处等地方都应定时巡视和仔细观察。患者夜间入睡难,易早醒,不能让患者蒙头睡觉,要采取措施保证患者有足够的睡眠并及时记录睡眠时数。发特殊药品时,对情绪有问题的患者,应仔细检查口腔,严防藏药或者蓄积后吞服;测体温时,严防咬吞体温计。

3. 心理护理

密切观察患者,主动找其谈心,取得信任,从而劝导患者面对现实,激发患者对生活的向往,学习新的适应方法。另一方面,充分调动患者家庭的积极性,使患者在生活上得到关心、体贴,解决患者实际问题,使其从心理上树立信心,感到自己在社会中的地位,在家庭中及家人心目的地位。根据患者临床表现,协助医生给予患者个别心理治疗,以利患者早日康复。

【健康指导】

1. 疾病知识指导

应向心理学专家或有关医生进行咨询,弄清病因、病理机制,然后通过心理治疗,逐渐消除引起焦虑的内心矛盾和可能有关的因素,解除对焦虑发作所产生的恐惧心理和精神负担。

2. 保持良好的心态

老年人应该要常保持心理稳定,不可大喜大悲。要心宽,不要诱发焦虑、抑郁、怨恨、悲伤、愤怒等消极情绪。此外要注意自我约束,不要轻易发脾气。

3. 学会自我放松的方法

教会老年人自我放松的方法。当老年人感到焦虑不安时,可以运用自我意识放松的方法来进行调节,比如说,可以端坐不动,闭上双眼,然后开始向自己下达指令"头部放松、颈部放松",直至四肢、手指、脚趾放松。运用意识的力量使自己全身放松,处在一个放松和安静的状态中,随着周身的放松,焦虑心理可以慢慢得到平缓。另外还可以运用视觉放松法来消除焦虑,如闭上双眼,在脑海中创造一个优美恬静的环境,想象在大海岸边,波涛阵阵,鱼儿不断跃出水面等画面来进行自我放松。

4. 用药指导

老年人是需要服药进行治疗的,老年人情况复杂,服药应严格按照医生的要求,不可以擅自停药;同时应严格观察抗焦虑症药物的不良反应,及时发现及时处理。

三、神经衰弱

【概念】

神经衰弱是指由于长期处于紧张和压力下,出现精神易兴奋和脑力易疲乏现象,常伴有情绪烦恼、易激惹、睡眠障碍、肌肉紧张性疼痛等。这些症状不能归于脑、躯体疾病及其他精神疾病。症状时轻时重,其波动与心理社会等因素有关,病程多迁延。

【相关因素】

引起神经衰弱的机制很复杂,病因目前仍不十分明确。经过众多精神病学家的调查研究,一般认为神经衰弱与下列 3 个因素密切相关。

1. 诱发因素

诱发因素主要是指导致神经衰弱的各种社会心理因素。尽管精神医学的学派很多,但对精神应激与神经衰弱关系的看法却有共识。普遍认为,各种引起神经系统功能过度紧张的社会心理因素,都会成为本病的促发因素。随着中国改革开放的深入,在经济高速发展的同时,生活步伐也随着加快,离退休老年人的社会地位越来越低下,特别是那些退休后无事可做的老年人,因无法跟上社会的步伐,社会存在的某些不良现象使他们精神紧张;或者对周围发生的事情关注过多,也会造成严重的心理负担,最终引起神经衰弱。此外,长期的精神或心理创伤,如家庭纠纷、婚姻不幸、邻里关系紧张等，也会使其精神过于紧张，心理负荷过重而出现神经衰弱。现代研究表明，精神刺激可造成内分泌和自主神经功能紊乱，如惊恐的刺激可促进肾上腺素的释放，从而出现心率加快、面红汗出、血压升高等。这些内环境的变化有可能造成大脑功能紊乱，所以脑电活动也有异常。

2．易感素体因素

辩证法告诉我们内因是变化的根据，外因是事物发生变化的条件。神经衰弱发病也是如此，为什么在同样的生活、工作环境下，有的人患神经衰弱，而多数人都不会。这里就有一个易感素体因素，其包括遗传和人格类型、年龄、性别等。神经衰弱与人的性格有很大关系，一般认为，性格内向、情绪不稳定者，多表现为多愁善感、焦虑不安、保守、安静等特点，易患神经衰弱。他们往往是什么特殊的兴趣爱好也没有，几乎没有很高兴的时候。信仰养生之道，爱吃补品，对改变生活习惯很敏感，过分注意自身的感觉，喜欢看医书，容易受医书影响而感到不适。巴甫洛夫认为，高级神经活动类型属于弱型和中间型的人，易患神经衰弱，这类个体往往表现为孤僻、胆怯、敏感、多疑、急躁或遇事容易紧张等。

3．维持因素

维持因素指患者所处的社会文化背景及个体病后附加的反馈信息，使疾病形成恶性循环，迁延不愈。有的老年人会因为子女的工作需要或者别的原因，需要一个人搬到语言不通，生活习惯与原来完全不一样的地方居住，也很容易使他产生不良的心理反应，有些还会产生神经衰弱。

总的来说，老年人神经衰弱的病因和发病机理仍未完全清楚。但多数精神病学家认为是由于心理社会应激超过了患者所能承受的能力，神经功能过于紧张引起的，这就涉及社会、家庭环境、心理、性格等诸多内容。

【临床表现】

1．衰弱症状

其包括脑力与体力均易疲劳。表现为精神萎靡、疲乏无力、困倦思睡、头昏脑涨、注意力不集中、记忆力减退、近事遗忘、工作不持久、效率下降，但智力正常，意志薄弱，缺乏信心和勇气，容易悲观失望。

2．情绪症状

情绪容易兴奋可因小事而烦躁、忧伤、激惹或焦急苦恼，事后又懊丧不已。一般早晨情绪较好，晚上差。

3．兴奋症状

精神容易兴奋可表现为回忆和联想增多，控制不住但无言语和运动增多。此外，感官与内脏感受器感受性明显增强，如对声、光敏感、手指、眼睑与舌尖震颤动、皮肤及膝腱反射增强等。紧张性头痛或肢体肌肉酸痛，时轻时重。

4．睡眠障碍

睡眠节律失调,夜晚入睡困难睡眠浮浅、多噩梦、易早睡、醒后感到不解乏,头脑不清醒。有时表现为日间昏昏欲睡,傍晚反而精神振作等睡眠觉醒节律变化。

5．自主神经功能紊乱

症状主要表现为以下几点。

(1)心血管系统:如心动过速、心前区疼痛、四肢发凉、皮肤划痕症、血压偏高或偏低等。

(2)胃肠道症状:有消化不良、食欲不振、恶心,腹胀、便秘或腹泻等。

(3)泌尿生殖系统症状:如尿频、遗精、阳痿、早泄、月经不调等。

【护理措施】

1．提供适合的睡眠环境

神经衰弱患者绝大部分有睡眠障碍,且均为睡眠问题而焦虑,应尽量给患者提供适当的睡眠环境,如安静、冬暖夏凉的房间,如果是住院老年人的话,不和其他精神运动性兴奋患者同处一个病室,指导患者进行睡前准备,如喝热牛奶,忌饮浓茶、咖啡,用热水泡脚,听轻音乐,睡前不做剧烈运动等。

2．加强心理护理

进行心理护理时,一方面家人要以自己健康的行为生活方式、良好的心理素质去影响他们,另一方面家人对老年人情绪及行为的正性方面及时给予鼓励,对负性方面及时指出并加以纠正,使老年人逐步走向正性运转。

3．调整生活形态

鼓励家人与老年人共同制定符合自身具体情况的作息制度和健康。最关键的是要老年人积极主动的执行,这是渐进的过程,不能急于求成,也不能制订计划后就置之不理,要有耐心地指导老年人逐步完成,当得到一定的成效后要及时鼓励他们以增强其主动完成计划的自信心。

4．鼓励参加活动

鼓励老年人参加文娱活动,特别是体育运动,选择适合其的项目,让他们每日进行,养成良好的运动习惯,对他们愈后的生活起到积极的作用。

【健康指导】

1．疾病知识指导

对神经衰弱老年人的健康指导除相关的疾病知识如病因、疾病表现、药物治疗及副作用外,还应针对他们的具体情况帮助其制订健康、合理的生活方式,并鼓励老年人们持之以恒。

2．加强心理辅导

临床上神经衰弱的治疗以心理治疗和心理护理为主,并根据不同表现辅助相应的药物和安慰剂治疗,所以应该加强对于老年人的心理护理,家人应该与老年人经常沟通,及时了解老年人的心理需求,解决心理问题,提高老年人的适应能力,提高疾病的治疗效果。

3. 神经衰弱的预防

神经衰弱在一定条件下是可以预防的。因为神经衰弱是大脑的轻度功能障碍所引起的,而不是脑的器质性疾病。如果能避免或减少不良精神因素对老年人的影响,提高他们对外来有害因素的改造和适应能力,就一定可以减少本病的发生。下面介绍一些预防神经衰弱的措施。

(1)注意劳逸结合:变换活动的内容和方法是消除疲劳的有效方法。所以要有计划,使大脑各部分及躯体各部分轮流活动,间隔使用。神经衰弱的发生有的是由于用脑不当或过度疲劳、精神过度紧张、不注意劳逸结合所致。大脑疲劳后,如果用不断刺激来迫使它继续工作,不注意劳逸结合,不仅工作效率大减,得不偿失,而且有可能造成脑功能紊乱,导致神经衰弱的发生。因此,老年人连续进行紧张的智力活动时间不宜过长。

(2)减轻心理压力:如果想从根本上解除烦恼,摆脱生活中的压力,还是要靠自身的努力和调节。在心理压力很大时,应退一步海阔天空,能在一定程度上减轻心理压力,使人忘却烦恼,保持好的心境。不要把恶劣情绪压抑在心里,也不要被这些所困扰,应采取情绪转移的方法,找亲朋好友,向他们倾诉心底的郁结。当自己遇到困难和烦恼时,有时不能硬来,不妨采取回避的方法。如果自己非常委屈,不要立刻去向别人解释,可以出去散散步,冷静的思考后,再与其进行交流,或者是听听音乐,看看电影来进行消遣,排解自己苦闷的情绪,等心情好转后,再决定自己如何处理这件事情。

(3)保持正常的睡眠和觉醒节律:老年人要养成良好的睡眠习惯,保证充足的睡眠时间;同时也要提高睡眠质量,充分的熟睡,才会使人消除疲劳,恢复体力;保持适当的睡眠时间,去除一些影响睡眠的诱因,掌握一些有关睡眠的知识,就可以有效地防止失眠。

(4)保持良好的情绪:良好的情绪不仅有助于我们的身体健康,而且还会使我们提高工作和学习的效率,让我们形成完善的人格,增进我们的身心健康。老年人由于环境或生活的改变,经常会出现消极情绪。消极情绪会使老年人精神不振、体力下降,会产生"愁闷瞌睡多"的现象。这种现象对健康是非常有害的,长此以往会导致神经衰弱。因此我们要让老年人经常保持积极情绪,使他们精力充沛,所谓"人逢喜事精神爽"就是这样。

(5)生活规律:按时入睡有利于睡眠,按时进餐有助于消化,按时大便减少便秘,按时工作、学习有利于提高效率,按时参加文体活动,有利于提高休息效果。

(6)加强体育锻炼:运动过少,血液在内脏器官淤滞,脑细胞得不到充足的血液和氧气供应,容易出现疲劳,感到头昏脑涨,脑子反应差,脑的工作效率降低。如果每天进行适当的体育锻炼,可促进血液循环,增强呼吸,增加氧的消耗,促进新陈代谢,增强体质,促进健康。

(7)加强营养:正常饮食中的营养物质基本上可满足脑功能所需,除了主食外,注意食物的多样化,食物摄入应全面,粗细粮搭配,谷类和豆类搭配,荤素搭配,应该以新鲜食物为主。

四、疑病症

【概念】

老年疑病症就是以怀疑自己患病为主要特征的一种神经性的人格障碍。老年疑病症如果不能得到及时缓解和治疗,在心理上就有可能从怀疑自己有病发展为对疾病的恐惧甚至是对死亡的恐惧,即所谓的"老年恐惧症",这对老年人的身心健康将会产生更严重的不利后果。

从精神分析角度看,老年恐病症或疑病症倾向是一种自恋活动,从年轻时爱指向他人到老年时转而指向自身,转向对自身的过分关切和爱怜。据研究,老年妇女的疑病观念显著多于老年男性。

【相关因素】

老年疑病症的发生与个人的人格特征、早期经历以及外界的不良刺激等因素有关。

1. 自身性格缺陷

老年人往往多思善虑,经常把自己身上的不适与医学科普文章上的种种疾病"对号入座",并自以为是,而表现出高度的敏感、关切、紧张和恐惧。尤其是那些性格内向孤僻、敏感多疑、固执死板、谨小慎微的人容易产生疑病症,患者往往有较强的自恋倾向,过度关心自己的身体,对周围的事物和环境却不感兴趣,有心理学家认为,疑病其实是自恋的另一种形式。

2. 认识能力下降

面对身体素质的每况愈下,有些老年人总要求自己的身体状况像年轻时一样旺盛和强壮,对那些生物性衰老、健康状况的"自然滑坡"认识不够,而对一些慢性病未引起足够重视,病情明显了才意识到,并由此产生恐病心理。

3. 环境

从根源来看,患疑病的老年人往往接触过疾病的环境,老年人患慢性病者较多,例如家庭中有人患过病,或者亲密的家庭成员在患者成长的关键时期去世、或者在童年时家人对患者漠不关心等,这些早期的不幸经历对患者造成心理创伤,也有可能引发疑病,哪怕一句话、一个动作、一个表情,都会引起患者惶惶不安而产生恐病情绪。

4. 外界不良刺激影响

外界的一些不良刺激也会加剧老年人的疑病倾向。例如,耳闻目睹自己社交范围内的老朋友或老同事患病或死亡,有疑病倾向的老年人便往往会联想到自己,因而变得忧心忡忡。在求医过程中,也会产生一些刺激,如医生的诊断失误或治疗失当,或者医务人员使用不恰当的言语、态度和行为都可能促使老年人疑病观念的产生。

【护理措施】

1. 正确评价自我健康状况

护理人员及照顾者在进行照护时,应引导老年人正确的评价其健康状况。因为老年人普遍自我健康评价欠佳。这是由于老年人对健康状况的消极评价,对疾病过分忧虑,更感衰老而无用,对老年人心理健康十分不利。因此,在老年人身心健康的实践指导和健康教育中,应实事求是,正确评价自身健康状况,对健康保持积极乐观的态度。

2. 正确认识离、退休问题

老年人随着年龄增加,由原来的职业功能上退下来,这是一个自然的、正常的、不可避免的过程。只有充分理解新陈代谢、新老交替的规律,才能对离退休的生活变动泰然处之。

3. 积极参加文娱活动

多鼓励老年人积极参加体育锻炼和集体娱乐活动,培养自己多方面的爱好,寻求丰富多彩的生活乐趣和活动领域,这样可以使老年人逐渐地淡化自己那些疑病的情绪,从而起到辅助老年疑病症治疗的目的。因此,老年人根据自身的具体条件和兴趣,学习和参加一些文化活动,如阅读、写作、绘画、书法、音乐、舞蹈、园艺、棋类等,不但可以开阔视野、陶冶情操,丰富精神生活,减少孤独、空虚和消沉之感,而且是一种健脑、健身的手段,有人称之为"文化保健"。

4. 促进家庭和睦

家庭是老年人晚年生活的主要场所。老年人需要家庭和睦与家庭成员的理解、支持和照料。由于中国传统文化的作用,老年人在家庭中一般起着主导作用,维系亲子、婆媳、翁婿等家庭生活气氛。但老年人与子女之间在思想感情和生活习惯等方面有时因看法和处理方法不同,而有所谓"代沟"。作为子女应尽孝道,赡养与尊重老年人;作为老年人不可固执己见,独断专行或大摆长辈尊严,应理解子女,以理服人。遇事多和老伴、子女协商,切不可自寻烦恼和伤感。

【健康指导】

1. 疾病知识指导

引导老年人正确地理解医学知识,不要盲目地照搬照套,自我取意。必要时可到医院做些检查,排除顾虑,有助于患者消除疑病情绪。

2. 加强心理照护

消除老年人的疑病情绪,主要应采取心理治疗方法。从患者的内心深处和老年人的生理特征入手,运用亲切关怀、同情而又通俗易懂的言语来说明精神与疾病的关系,实事求是地向患者解释病情,使恐惧的心理逐渐弱化,从而解开郁结在心中的疑虑。要培养老年人树立乐观主义的情绪,以积极的态度对待生活。只有稳定的情绪,才能增进健康。倘若消极悲观,精神萎靡不振,成天无病呻吟,结果弄假成真,反而闹出大病来。

3. 纠正性格缺陷

对于性格有缺陷的老年人,家庭成员应在平时有意识的引导他善于思索,尊重科学,尽量减少投医问病乱服药的做法,加强自我抑制锻炼,多参加一些有益于身心健康的社交和文体活动,拓展生活视野,寻找精神寄托,丰富日常生活,从而杜绝疑病症的发生。

第九节 | 歧视与虐待

老年人作为主要的弱势群体,容易受到来自周围人或照顾者身体上和心理上的忽视与虐待。当今社会,虐待老年人的现象有不同程度的发生,甚至上升为一个全球性的社会问题。老年歧视使老年人在社会上处于一个劣势地位,它导致老年人被边缘化及受到社会排挤,也得不到公平的社会对待和发展机会,年老并不一定代表着有问题,也不一定就带来社会问题。年老之所以被认为是社会问题的最主要原因是现今的社会结构不利于老年人。

【概念】

老年歧视是社会大众对老年人的一种无理的负面的塑形和差别对待,这种纯粹以年龄作为划界而对老年人群歧视的情况普遍存在于现今的社会里,是现代社会制度的产物。

老年人虐待意指任何妨害到老年人健康或福祉的暴力行为或具威胁性的暴力倾向。其暴力行为包括蓄意的身体或心理上的伤害,性虐待或负有护理或法律责任的照顾者蓄意阻断维护老年人身心健康所需的食物、衣被及医疗护理的供给等。

【临床表现】

（一）老年人虐待的表现

1987 年由美国国会授权进行的一项研究,将老年人受虐待的表现确定为"身体虐待、供养怠慢和经济剥削"三种类型。全美虐待老年人信息中心与美国老年人协会、特拉华大学一起研究制定了一套指标体系,确定"虐待老年人"的内容包括以下几方面。

1. 肉体虐待

故意使用器物或暴力对老年人的身体造成损害、创伤、痛苦。

2. 性虐待

与老年人发生了任何形式的非自愿的性接触.

3. 感情或心理虐待

有意通过威胁、恐吓、侮辱、孤立等语言的或非语言的虐待行为造成老年人精神上和感情上的创伤、痛苦、恐惧。

4. 供养怠慢

成年子女或其他人因故意或疏忽而没有履行好本应承担的照顾老年人义务和供养责任的行为,导致老年人获得保持肉体和精神健康所必需的照顾和供养不能得到及时满足。

5. 经济或物质的剥夺

未经认可或授权而使用、占有老年人的资金、财产及其他资源,如偷窃或滥用老年人的金钱或财产等。

6. 其他虐待行为

所有其他未包括在上述 6 项行为之外的虐待行为。

（二）老年人歧视的表现

老年歧视在我国的表现是多方面的:在制度层面上,表现为资源的不合理分配、法律的不健全和强迫性退休制度等;在社会层面上,表现为人们对老年群体的不合理的负面塑型和偏见;在家庭层面上,表现为对老年人的忽视、排挤等负面态度与不履行赡养老年人的义务等。

【相关因素】

（一）国外虐待老年人原因

虐待老年人如同其他形式的家庭暴力一样,有许多不同的原因,美国的有关法律、老年人援助方案、福利计划及研究项目中,对虐待老年人的原因进行了讨论,其中最有影响的分析涉及以下四个方面。

1. 压力论

照顾老年人是一项困难和充满压力的活动,在老年人的精神或身体有病状的情况下,如果照顾老年人者对所承担的责任和义务缺乏必要的知识和心理准备,尤其如此。如虐待福利院老年人行为产生的原因可以跟护理人员较低的社会地位和工资待遇有关,因为这些护理人员来自社会较低的阶层,受到的教育较差,并且在福利院内受专家和管理者的监督,他们的护理工作得不到专业方面的承认,而且要承受福利院老年人的差使,所以他们面临巨大的心理压力和工作负荷,在特定情景下便有可能将压力转化为虐待行为予以释放。学者们因此认为,随着承担照顾老年人者的压力加重,会导致老年人在家庭里或社会上频频受到身体虐待或供养怠慢的对待。

2. 暴力循环论

某些家庭存在较明显和较严重的暴力行为倾向,这些家庭都有虐待老年人或向老年人施暴的家族史。究其原因,由于暴力是一种学习行为,很容易一代又一代地传承下去,所以在有暴力倾向的家庭里,当家庭里出现人际关系紧张或人际关系冲突的时候,由于承担照顾老年人责任的成员没有学习过采用其他方法进行反应,他们便往往习惯性地产生虐待老年人的行为。

3. 个人行为论

在虐待老年人者中,以成年子女人数为最多。研究人员发现,较之没有虐待行为的成年人,虐待老年人者多数有酗酒、吸毒、精神或心理不健康等这样那样的个人行为问题,这些有行为越轨倾向的成年子女平时对其父母有一定的依赖性,一旦年老的父母不能向他们提供支持,或不能满足他们的要求时,以老年父母为施暴对象的虐待行为就会频繁地发生。

4. 老年人无能论

美国是一个"实用主义"盛行的国家,社会明显地向年轻人倾斜,而老年人受到歧视。老年人退休后,一般被置于社会的次要位置,甚至被认为是社会上的负担而被视为"依赖者"。在社会上,诸如傻瓜、干瘪老太婆、老保守、头颈痛患者、姿势不正者、讨厌的饶舌者、失败者、纯消费者和一无是处的人之类的贬义话语通常是与形容老年人相联系的。一些老年人也无意识地受到这种看法的影响,而自认为是失败者,过着与社会隔绝的生活;另一些老年人则不承认自己的老年状态,而拒绝与其他老年人相处和交往,从而使自己事实上处于另一种孤立处境。还有些美国人到 60 岁左右时,就发生了所谓"恐老病",这种"病态"反应以以下 4 种错觉表现出来,即:"不被人所需要的感觉"、"被隔离于社会之外的感觉"、"个人生活不安全的感觉"和"不被人尊重的感觉"。研究人员认为,老年人因年迈体衰而逐渐失去自理能力,他们衰弱的身体和精神面临枯竭状态,导致在生活起居方面对他人的依赖性越强,他们被虐待的可能性较之那些尚有自理能力的老年人就越大。同时,随着老年人的身体状况恶化和依赖性增强,承担照顾老年人责任的人员所承受的各种压力也越来越大,从而增加了对老年人怠慢和虐待的可能性。

(二)我国虐待老年人原因

当前美国的理论界在分析老年人被虐待的原因时,存在忽视社会原因,而强调个人行为或个人心理因素的缺陷。在中国,虐待老年人事件的发生除了上述的个人行为和心理缺陷等因素外,究其原因恐怕不外乎以下几点。

1. 家庭原因

一是有的父母对子女从小过分溺爱,造成这些孩子成人后对父母的叛逆,进而转为不义不孝,贪图个人或小家庭私利,忘恩负义,把与父母之间的亲情关系演变成金钱关系,有钱是爹娘,无钱便是累赘;二是不少老年人存有"家丑不可外扬"的心理,许多老年人在遭受虐待之后,往往一忍再忍,委曲求全,这是不少老年人在家庭中受到虐待的主要原因。据一份资料表明:某市60位受子女虐待的老年人中,有80%的人宁肯"打碎门牙肚里咽",也不愿迈出家门,依靠组织或诉诸法律求得公正的解决,尽管有的已到了难以生存的地步。也有些被虐待老年人要么在感情和精神都绝望和崩溃之际走上绝路,要么就是在自尊意识和求生欲望的指导下,诉之法律求助。

2. 社会原因

我国的社会保障制度还很不完善。我国宪法第45条规定,"中华人民共和国公民在年老、疾病或者丧失劳动能力的情况下,有从国家获得物质帮助的权利,国家发展为公民享受这些权利所需要的社会保险、社会救济和医疗卫生事业"。但是,我国是在经济实力不强的背景下,迎来了老龄化的巨大浪潮,因此尚不具备向全体老年人提供完善社会保障的条件,还无力承担老年人的全部社会福利和社会保险项目,特别是农村老年人基本上还没有纳入国家的社会保障体系,他们的养老主要还依靠家庭和子女养老。在这种社会条件下,由于一部分人传统家庭道德和尊老风尚趋向弱化,老年人很可能处于被虐待的境地。

3. 代际关系

我国社会转型时期出现了浮躁的心理氛围,青年人和老年人之间的隔阂与代际矛盾无论在家庭里还是在社会上都日趋加深;一部分老年人把自己的交往圈封闭在老年群体而极少和青年与中年人接触,从而加剧了日益强化的"孤寂感",青老之间的隔阂和矛盾又进一步导致了家庭中与子女关系的恶化。有些人不仅在精神上抛弃了老年人,不仅没有对上一辈人的贡献和父母的养育之恩深怀感激,相反抱怨老年人没有为自己留下可供继承的财富,埋怨老年人占了下一代人的"便宜",从而导致对老年人精神、经济、生理需求的忽略,甚至发展为对老年人的虐待。

【护理措施】

1. **提高老年人的自我保护意识**

告知老年人要有自我保护意识,一旦有歧视和虐待情形发生,应该向有关部门反应,切不可隐瞒。因为往往老年虐待常因受虐老年人不敢告诉他人或没人发现及呈报。

2. **识别虐待及遗弃的征兆**

指导家人及照护者识别老年人被虐待的一些征兆:比如无法解释的伤痕、淤青或破皮、个人卫生不良、扭伤、压疮、骨折、跌倒或摔伤、衣着及仪容邋遢、脱水现象、营养不良、过度消瘦、昏沉或混乱、恐惧或害怕与人沟通、久未求治的病症老年人及照顾者陈述相异等。老年人由于一些特殊原因不会告知他人,因此家人、亲戚及医务人员等可以通过以上的症状来怀疑或评估。

3. **处置与措施**

一旦发现有老年人歧视或虐待事件发生,可以借鉴以下方法来阻止老年人继续受虐。该方法是国外的研究者提供的明确指引,可以协助相关医护人员决定需采取的适当措施。

该措施的主要目标是保护受虐老年人并避免其再次受虐的发生,具体流程如下所示。

(1)采取措施前询问受虐老年人的意愿是非常重要的,若虐待者已无法满足受虐老年人的基本生活需求,而受虐老年人已决定要与虐待者隔离,相关医护人员就应寻求管道向法院取得许可证明以将受虐老年人从家中移开,并安置在其他赡养机构或居住处所。

(2)若虐待者对受虐老年人的基本需求仍能予以满足,且老年人不愿考虑离开家而移居他处,医疗小组成员则考虑针对虐待者的暴力倾向及行为做适当的修饰,通常可转介虐待者给心理治疗师以提供适当的心理咨询及行为的修正等。

【健康指导】

1. **加大宣传力度**

老年虐待及遗弃问题是一个严重的社会问题,应该引起全社会的高度重视,加强对于预防及打击虐待老年人知识的宣传,加强老年人维护其权利及呈报虐待事件的重要观念。

2. **预防**

就目前的情况来看,老年人的寿命普遍延长,且多数同时罹患多种慢性疾病,对身为照顾者的家属而言,照顾老年人的负担通常是冗长且沉重的,更容易使照顾者产生暴力的倾向或行为。如何来预防此种情况的发生,可以从以下三个阶段进行。

（1）初段预防：①计划如何阻断家庭暴力的循环；②计划如何增进家庭成员之间沟通的效率；③计划如何增进家庭成员对老化过程的了解；④计划如何扩大老年人非家属的支持协助系统；⑤由老年人相关团体或基金会教导社会大众对老年人正确的印象及了解。

（2）次段预防：①确认有自我虐待或伤害危险性的老年人；②确认有虐待或遗弃老年人可能性的家庭；③确认有虐待或遗弃老年人倾向的小区，如移民区、过多或过少老年人人口的小区、特殊文化种族的群体（黑人、失智老年人、视障或失聪老年人）；④监视易导致老年人虐待的情绪或环境；⑤提供受虐老年人咨询或治疗服务；⑥提供虐待者戒毒戒断的治疗。

（3）末段预防：①提供受虐老年人保护隔离服务，如保护赡养机构或寻求法律监护人；②提供家庭咨商；③提供其他小区内或机构的支持资源（如老年人社会服务社团、基金会、受虐者支持团体）。

第十节 | 性需求与保健

【概念】

性爱是人的最基本的生理和心理需要之一，是除了饮食之外的，人类的第二自然本能，它不会因为疾病或年龄的不同而消失，即使患慢性病的老年人仍应该和有能力享有完美的性。性除了是生活的一部分，也常反映出个体间的关系，影响到人们的身心健康。适度、和谐的性生活对于老年夫妻双方的生理与心理、社会健康都有好处。近年来随着老年人口的增加和性观念的转变，对老年人的性问题也越来越重视。一般认为，人到老年既无生育能力，也无性活动的需要。但事实并非如此，大多数健康老年人能正确对待由于老化引起的性问题，而且有正常的性活动，但部分老年人，也存在着性问题及心理障碍。

【老年人的性生理与性心理变化】

（一）性生理变化

1. 男性的改变

（1）性激素：人到老年，性器官组织老化，性生理机能与性激素分泌均有下降。就男性而言，三四十岁后，睾丸的生精功能开始降低了，五六十岁更明显。性激素的分泌也随年龄增加而逐步下降，从而导致阴茎勃起不足或时间延长，不能射精等。

(2)性器官的萎缩:睾丸体积缩小,精子生成减少,阴精纤维组织增多,血管硬化,阴经静脉退行性变引起阳痿。

(3)性活动的改变:性行为有明显的变化,性反应迟缓,勃起能力下降,性高潮持续时间短,每次性交不一定都有射精,精液量减少。

(4)性爱要求的改变:伴随着衰老,单纯以性交体现爱的要求减弱,夫妻间的相互爱抚、拥抱等在老年人性爱中占有重要地位。

2. 女性的改变

女性绝经后,随着体内的性激素水平下降,生殖器官开始萎缩(阴唇变得平坦,阴道短小,狭窄,皱襞消失,弹性下降等),在性交过程中可能会产生疼痛的感觉;高潮期时间变短,高潮时子宫收缩也可能造成疼痛,部分有骨质疏松症的女性常会出现背痛、失眠,这些均会让人感到沮丧而影响性生活的质量。

（二）性心理改变

从心理学观点来看,受传统文化观念和老年人心理改变的影响,多数老年人错误地认为性是青年人的专利,老年人无性活动是天经地义的事情。如老年人再有性要求就是不道德的,甚至是丑恶的,致使许多老年人一旦有性的要求时会出现内疚感,而尽量地压抑本属正常的性活动。有些男性对自己性能力的担心和忧虑比较明显,他们常常把自己的性能力和年轻时相比,有一点变化就感到惊慌甚至自卑。女性的心理压力相对来说少一些,但也会产生一些忧虑,如阴道干涩、性交疼痛等。

【影响老年人性生活的相关因素】

影响老年人性生活的因素很多,也很复杂,归结起来包括以下几点。

1. 疾病因素

据调查,未经治疗的高血压患者的性功能障碍发生率是正常人群的2倍,糖尿病和动脉硬化患者的性功能障碍发生率也比正常人高。心肌梗死患者对性生活更会出现害怕的心理,担心心脏不能负荷这样的活动,害怕心脏病复发;女性糖尿病患者会由于阴道感染导致不适或疼痛。男性糖尿病患者有勃起功能障碍的可能性是普通人的2～5倍,但其性欲不受影响;老年帕金森患者,由于神经症状的存在,会引起阳痿,且此类患者多有情绪沮丧,可能导致勃起功能障碍并降低性欲;患有慢性阻塞性肺疾病的老年人由于气促往往会妨碍正常的性生活。

2. 药物因素

老年人由于躯体疾病原因,经常要服用药物。这些药物有的可能会影响老年人的性生活。凡是改变正常激素分泌、减少血流量和影响心血管系统作用的药物,都能引起性功能障碍,如降压药、精神药物、激素类药物。因此,要在医生指导下,谨慎选择用药作用较明显的药物,包括抗精神病药物,它可以抑制勃起或射精的能力,镇静催眠药,能抑制个体性欲,另外还包括抗高血压药或部分交感神经阻断药。

3. 认知与态度因素

一些老年人受我国传统医学的影响,认为老年人应保精护肾,即所谓"善养生者,必宝其精"、"人四十有以上,常固精养气不耗,可以不老",应当清心寡欲,去除邪念,保持人体的真阳,尽量减少性生活,或忍精不射,达到节欲养精的目的。这种观念使许多老年人对性活动产生了迷惑和犹豫,并引起焦虑、抑郁、紧张、猜疑或嫉妒等心理障碍。随着老化的进展,老年人的性能力及对性刺激的反应会发生变化是正常的,由于缺乏相关的知识,多数老年人降低了性生活的兴趣,甚至有的老年人对这些改变感到恐慌,认为自己的性能力已经或将会丧失,因而完全停止性生活,不再与伴侣有身体上的亲密接触;还有些老年人由于退休丧失了社会性角色,就认为自己也应从性生活中退出。因此,老年人的性生活遇到阻碍,很大一部分是由于这些似是而非的观念影响了老年人对性问题的认知。

4. 心理因素

老年人常因外观改变,头发变白稀疏、皮肤有皱纹或出现斑点、驼背、缺牙等,女性还有乳房下垂的情形,从而对本身的性吸引及性能力失去信心,直接或间接影响其性生活。近年来对丧偶老年人性心理的研究表明,这些老年人常会怀念自己的配偶,日常生活的表现常通过电视、电影等性爱镜头或性幻想,满足精神上的性体验。由于性要求不能得到子女及周围人的理解,而感到烦恼和压抑。

5. 性伴侣的影响

老年夫妻间的沟通对性需求的满足可起到关键性的影响作用,毕竟性生活是需要双方的参与。女性在家庭中的角色对其性心理的影响也较明显,随着子女的成长,她们承担了母亲或祖辈的身份,希望在儿孙面前显示自己圣洁的形象,自认为过性生活是可耻下流的行为,从而可能会造成性压抑。

6. 家人的认知与态度

我国目前的养老方式仍以家庭养老为主,因此多数居家老年人的照顾者为其子女,而他们一般很少顾及老年人这方面的需求。子女多的家庭会将老年夫妻由不同的子女分别进行赡养,使老年人长期处于分居状态;更多的家庭由于居住条件有限,老年夫妻往往要和孙辈同居一室,根本不能保证私人空间。寡居老年人的性需求是目前老年护理中的一大难题,有些子女反对父亲或母亲再婚。

7. 社会文化及环境因素

目前社会上存在很多影响老年人性生活的因素,如养老机构中房间设置往往如学生宿舍般地"整洁",即使是夫妻同住者的房间也只放置两个单人床,衣服常没有性别样式的区别,或浴室、厕所没有男女分开使用的安排,这些都不利于性别角色的认同。另外一方面由于中国传统的面子、羞耻等价值观影响,都是老年人可能面临的问题。老年同性恋、自慰、再婚等情形,都很难被社会接受。

【护理措施】

1. **树立正确的性观念**

老年人应克服传统文化、封建意识和社会舆论对性观念的偏见。应正确认识和对待因老化引起生理性功能变化,把性活动当做有利于身体健康的一种正常生理需要来看待。有了这种正确的性观念,为今后顺利的性活动打下良好的基础。

2. **提倡外观的修饰**

提醒老年人在外观上加以装扮,在服装、发型上应注意性别角色的区分,若能依个人的喜好或习惯做适当修饰,如女性使用香水、戴饰物等,男性使用古龙水、刮胡子等,更能表达属于自我的意义。

3. **保持性生活**

有性压抑或独身而长期无性活动的老年人,可引起生殖器官"失用性萎缩",妨碍以后性生活的恢复。因此,老年人应经常进行性活动,促进性激素的分泌,保持生殖器组织的良好功能,以提高性活动。再婚的老年人,度过一段彼此适应的时期后,性的欲望和兴趣仍能被重新唤起,而有正常的性生活。

4. **调整性生活方式**

老年人对自己的现状要有客观而充分的认识,正确地对待性能力下降的事实,对性生活的质和量,期望值不要过高。不能以性生活的次数及质量作为判断性满意的唯一标准,性交(性器官的直接接触)不是性满足的唯一方式。老年人完全能够拥有符合自己特点的性生活,而且老年人可以通过其他方式(如情爱)获得性需要,如可通过身体其他部位相互接触或感情交流(情爱),如拥抱、接吻、抚摸、调情、相互诉述等)来达到性的满足,很多老年人的性乐趣,表现为对伴侣的温柔情感。正是老年夫妻的这种互相依恋,才会获得更多的情趣和寄托,这是老年人生活的支柱。

5. **保持身心健康**

性功能与人的情绪状态密切相关。老年人应注意情绪的自我调节,善于消除忧虑,排除烦恼,保持乐观情绪,使自己经常处于一个良好的精神状态,克服妨碍性生活中的紧张、恐惧、抑郁、焦虑等心理状态。另外,经常参加文体活动,增强体质,消除不良生活习惯(吸烟、嗜酒等),这都是保持良好性功能的重要条件。

6. **慢性疾病老年人的性生活**

老年人的心肺功能以及其他脏器功能有不同程度的衰退。性生活时,应避免剧烈的活动。如果追求过分的性刺激,可能会出现心跳、心慌、气短等症状。对于患有慢性躯体疾病的老年人来说,应该根据疾病严重程度进行性活动,在病情严重时(心肌梗死、严重高血压、心力衰竭等)不宜过性生活。当病情稳定或康复时,只要在身体能够承受的范围内,尽量减少体力上的过度消耗,采取多方式(情爱)的性满足来进行性生活。此外,老年人应该避免在劳累的时候或饱餐、饮酒之后进行,最好在休息后进行。

7. 药物的应用

性是人的本能,也是由人体内'自然'产生的行为。部分老年人由于过度追求性功能的完善,滥用性药。这种强行"逼"出来的性功能有害身体健康。药物是一种辅助治疗。目前有关治疗性功能的药物较多,但有一定的不良反应,必须在医生指导下有选择使用。对确有性功能减退,可服用适量性激素、性药和温补肾阳的中药(参茸、人参等);有焦虑与抑郁情绪的老年人,给予抗抑郁剂或抗焦虑药;性欲亢进的老年人,应及时去医院诊治,找出原因。

【相关指导】

1. 一般指导

(1)开展健康教育,正确认识老年人性需求:护理人员应从老年医学、老年护理学、社会学和心理学等学科领域寻求理论支持,制订通俗易懂的健康教育方案,帮助老年人及其配偶、家人树立正确的老年人性观念。开展健康教育时,应考虑到老年人的认知能力、"先人观念"等对健康教育效果的影响。

(2)鼓励伴侣间的沟通:鼓励老年夫妻双方或性伴侣之间突破性生活方面的沟通屏障。一旦性生活失去和谐,或一方出现性功能障碍,对方不可抱怨或行动中流露出不满乃至歧视,应给予更多的关怀和体贴,用实际行动给予鼓励。

(3)提供适宜的环境:环境的温度、湿度要适合;还应具有隐私性及自我控制的条件。如门窗的隐私性、床的高度以及适应性等。另外,提醒老年人在外观上要加以打扮。

2. 性卫生指导

性生活频率、性器官的清洁以及性生活安全都属于性卫生指导范畴。老年人的性交次数取决于其健康状况和生活习惯等因素,一般以性生活后没有口干舌燥、头晕眼花、腰膝酸软、食欲缺乏、乏力不适等症状为标准。有学者提出,60岁以上的老年人可根据自身情况,顺其自然;65岁的老年人可每周有1次性生活;80岁以上每2个月可有1次性生活。性器官的清洁是预防生殖系统感染的关键。男女双方在性生活前要清洗外阴,平时也应当保持外阴清洁。老年人性唤起较慢,因此准备时间应稍长一些,而且动作要轻缓。尤其老年女性阴道分泌物少,必要时可准备一些性爱用润滑剂。另外,性生活的安全还包括性伴侣的选择和保险套的正确使用。

3．对患病老年人的指导

(1)心肌梗死老年人:患急性心肌梗死者2个月内禁止过性生活。性交前限制食物摄入,避免饮酒。性交时选择夫妇放松的体位,切忌动作过猛、持续时间过长,一旦出现胸痛、胸闷症状,应立即停止性生活。

(2)高血压老年人:血压过高或血压不稳且有上升趋势的患者,应当咨询专业人员。高血压患者最好在清晨过性生活,并控制好次数和持续时间。性交时一旦出现头痛、头晕、眼花等不适症状,应立即停止。

(3)慢性支气管炎老年人:性交时用力要轻、频率要缓,最好根据自身疾病的轻重酌情过好性生活。呼吸功能不良的患者,应配合呼吸技巧。平日可利用上下楼梯来练习,如活动时吐气、静止时吸气。时间上可选择在使用蒸气吸入治疗之后,以提高患者的安全感。

(4)其他老年患者:糖尿病患者可用润滑剂改善性交时阴道干涩、疼痛。外阴白色病变患者,性交过程中应尽量避开对病变部位的直接刺激,以减少疼痛与不适感。前列腺增生患者,应告知患者逆向射精是无害的,不要因此而恐惧,并鼓励其积极治疗相关疾病。

4．老年人性问题的医疗干预

(1)负压吸引助勃装置:真空吸引器有不同的款式,但其使用和护理方法是类似的,使用步骤可参考产品说明书,并在专业人员指导下使用。

(2)阴茎海绵体内注射:此方法是将前列腺素 E_1、罂粟碱或罂粟碱和酚妥拉明混合剂,由男性老年人或其性伴侣自行注射到海绵体。此法可使阴茎勃起持续30～40min。

(3)手术治疗:包括阴茎假体植入术和血管重建手术。

(4)药物治疗:口服药物首选西地那非(sildenafil)。西地那非与硝酸酯类药物一起使用时能引起严重低血压,因此,服用此类药物的患者禁用西地那非。

老年人性生活活动的医疗干预方法并非适用于每位老年人,需尊重老年人及其性伴侣的意愿。

【健康教育】

1．做好老年人性心理的调节

(1)精神上要立于不败之地:这对老年夫妇尤为重要,要积极暗示,相信自己的性功能是强健的、富有生命力的。

(2)生活中要不断追求年轻、愉快的情绪:这样会使机体也随之年轻,实践证明,生活中自认衰老将会加快性功能的衰老。

(3)夫妻爱慕:丈夫要有爱慕女性的正气,这样能刺激性腺激素的分泌,使性功能良好。

(4)性格开朗:幽默和诙谐是保持青春不老的最好灵丹妙药,精神抑郁会导致阳痿,夫妻在性格上要开朗、豁达,在生活中要幽默、宽容。

2.优化性环境

调适自己的审美情趣,加强自身的性文化艺术修养,采取不同的方式来优化家庭的性环境。

3.老年人性生活注意事项

(1)咨询医生:向医生请教自己在性爱上的困惑,能给予老年人实质性的帮助,特别是那些患有慢性疾病或服用会影响性生活药物的人。医生会根据老年人方式的身体状况,给出最切实可行的方法。

(2)多与伴侣交流:坦率地交流彼此的想法和需要,关心、爱护对方,能帮助两人获得愉悦的性体验。

(3)重新定义性爱:性爱不仅仅局限于性交,要明白抚摸、接吻和其他亲密接触,都能让人兴奋。

(4)保持积极心态:很多人认为自己老了,身体机能退化了,外形也变得丑陋,性功能大不如前,这些是事实,但不是阻碍老年人享受性生活的"拦路虎"。老年人应该把自己的这些想法告诉伴侣,这有益于双方协调并接纳对方的改变,获得满意的性爱。

(5)寻找新的性爱方法:一些小变化能很好地改善性生活质量。比如,选择精力最充沛的时间,如早晨睡醒后进行性生活。选择新的地点和方式也能使性生活多姿多彩。

(6)保持身体健康:多吃有营养的食物,保持积极心态,不要过量喝酒,不吸烟,不滥用药物。

(7)不宜进行性生活的情况:①刚洗完热水澡;②长途旅行或工作过度疲劳;③高兴过度;④悲痛之至;⑤一方高热,病情严重;⑥女方阴道出血或有炎症;⑦高血压患者一定要等血压平稳后才能过性生活;⑧老年冠心病患者在性生活中出现胸闷、心悸或呼吸困难,应立即停止,如果患者需要服用扩张冠状动脉的药物才能勉强进行性生活,说明不应进行性生活,否则不但不会达到药物的治疗效果,甚至会诱发心律失常和心肌梗死。

第七章

老年人常见的
疾病与护理

　　老年期是各种急慢性疾病多发的时期，老年人抵抗力、免疫力等下降常会引发多种疾病出现，往往要遭受极大地病痛折磨。老年人的患病特点不同于其他人群，易患病、多发病，且病情临床表现往往不典型，病情急、进展快，患病时间长、疗效差、恢复慢，用药治疗容易发生不良反应。因此，老年人应该对于自身的疾病有着充分和正确的认识，这对于减缓疾病的发展和控制可以起到很好的作用。

第一节 | 老年人常见呼吸系统疾病与护理

一、慢性阻塞性肺疾病

【概述】

（一）概念

慢性阻塞性肺疾病（chronic obstructive pulmonary disease,COPD）是一种以不完全可逆性气流受限为特征,呈进行性发展的肺部疾病。

（二）流行病学

COPD 是呼吸系统疾病中的常见病和多发病,其患病率和死亡率高。目前 COPD 居全球死亡原因第四位,WHO 研究预计至 2020 年 COPD 将仅次于缺血性心脏病、脑血管疾病成为全球范围第 3 大死亡原因,并居世界疾病经济负担第 5 位,而我国目前 COPD 患病率占 40 岁以上人群的 8.2%。

（三）相关概念

COPD 与慢性支气管炎和肺气肿密切相关。慢性支气管炎（chronic bronchitis,简称慢支）是指气管、支气管黏膜及其周围组织的慢性非特异性炎症,临床上以咳嗽、咳痰或伴有喘息及反复发作的慢性过程为特征。病情若缓慢进展,常并发阻塞性肺气肿,甚至肺动脉高压、肺源性心脏病。它是一种严重危害人民健康的常见病,尤以老年人多见。根据咳嗽、咳痰或伴喘息,每年发病持续 3 个月,持续 2 年或以上,并排除其他心、肺疾患（如肺结核、尘肺、哮喘、支气管扩张、肺癌、心脏病、心力衰竭等）时,可作出诊断。如每年发病持续不足 3 个月,而有明确的客观检查依据（如 X 线表现、呼吸功能等）亦可诊断。肺气肿（pulmonary emphysema）是指终末细支气管远端气腔出现异常持久的扩张,并伴有肺泡壁和细支气管的破坏而无明显肺纤维化。当慢性支气管炎和（或）肺气肿患者肺功能检查出现气流受限并且不完全可逆时,则诊断为 COPD。

【病因与发病机制】

（一）病因

正常情况下呼吸道具有完善的防御功能,对吸入的空气可发挥过滤、加温和湿化的作用;老年人由于全身或呼吸道局部防御和免疫功能减退,极易罹患慢性支气管炎,且反复发作而不愈。

1．吸烟

吸烟为重要的发病因素,吸烟者慢性支气管炎的患病率比不吸烟者高 2～8 倍,烟龄越长,吸烟量越大,COPD 患病率越高。烟草中含焦油、尼古丁和氢氰酸等化学物质,可损伤气道上皮细胞和纤毛运动,促使支气管黏液腺和杯状细胞增生肥大,黏液分泌增多,使气道净化能力下降。还可使氧自由基产生增多,诱导中性粒细胞释放蛋白酶,破坏肺弹性纤维,诱发肺气肿。

2．职业性粉尘和化学物质

如烟雾、过敏原、工业废气及室内空气污染等,浓度过大或接触时间过长,均可导致与吸烟无关的 COPD。

3．空气污染

大气中的二氧化硫、二氧化氮、氯气等有害气体可损伤气道黏膜,并有细胞毒作用,使纤毛清除功能下降,黏液分泌增多,为细菌感染创造条件。

4．感染

感染是 COPD 发生发展的重要因素之一,长期、反复感染可破坏气道正常的防御功能,损伤细支气管和肺泡。病毒、细菌和支原体是本病急性加重的重要因素。

5．其他

机体的内在因素如呼吸道防御功能及免疫功能降低、自主神经功能失调、营养、气温的突变等都可能参与 COPD 的发生、发展。

（二）发病机制

COPD 对呼吸功能的影响,早期病变仅局限于细小气道时,表现为闭合容积增大,反映肺组织弹性阻力及小气道阻力的动态肺顺应性降低。病变侵入大气道时,肺通气功能明显障碍,最大通气量降低。随着肺气肿日益加重,大量肺泡周围的毛细血管受膨胀挤压而退化,使毛细血管大量减少,肺泡间的血流量减少,导致通气与血流比例失调。部分肺区虽有血液灌注,但肺泡通气不良,也导致通气与血流比例失调,使换气功能障碍。通气和换气功能障碍引起缺氧和二氧化碳潴留,进而发展为呼吸衰竭。

【临床特点】

（一）症状

1．慢性咳嗽

晨起时咳嗽明显,白天较轻,睡眠时有阵咳或排痰。随病程发展可终身不愈。

2．咳痰

一般为白色黏液或浆液性泡沫性痰,偶可带血丝,清晨排痰较多。急性发作期痰量增加,可有脓性痰。

3．气短或呼吸困难

早期在劳动时出现，后逐渐加重，以致在日常活动甚至休息时也感到气短，是COPD 的标志性症状。

4．喘息和胸闷

部分患者特别是重度患者或急性加重时出现喘息。

5．其他

晚期患者有体重下降、食欲减退等。发热可间断出现，见于感染急性发作时。

（二）体征

早期体征可不明显，随着病情的发展，可出现桶状胸，呼吸运动减弱。触诊语颤减弱或消失；叩诊呈过清音，心浊音界缩小或不易叩出，肺下界和肝浊音界下降；听诊心音遥远，呼吸音减弱，呼气延长，并发感染的肺部可有湿啰音。如剑突下出现心脏搏动及其心音较心尖部位明显增强时，提示并发早期肺心病。

（三）病程分期

COPD 按病程可分为急性加重期和稳定期。急性加重期指在短期内咳嗽、咳痰、气短和（或）喘息加重、脓痰量增多，可伴发热等症状；稳定期指咳嗽、咳痰、气短等症状稳定或轻微。

【护理问题】

1．气体交换受损

这与气道阻塞、通气不足、呼吸肌疲劳、分泌物过多和肺泡呼吸面积减少有关。

2．清理呼吸道无效

这与分泌物增多而黏稠、气道湿度减低和无效咳嗽有关。

3．焦虑

这与健康状况的改变、病情危重、经济状况有关。

【护理措施】

（一）一般护理

1．休息与活动

早期适当活动，以不感到疲劳、不加重症状为宜。发热、咳喘时应卧床休息，晚期老年人应取前倾位，使辅助呼吸肌参与呼吸。

2．饮食

老年人因反复呼吸道感染、呼吸困难，能量消耗增加，而进食量又不足等引起营养不良。应向老年人及家属解释摄取足够营养对满足机体需要、保持和恢复体力的重要性，强调营养不良，维生素 A、维生素 C 缺乏会使呼吸道防御能力下降，黏膜上皮细胞修复功能减退，促使疾病的发生和发展。应给予高热量、高蛋白、高维生素饮食,避免产气食物摄入,以防腹胀使膈肌上升而影响肺部换气功能。呼吸困难伴有便秘者,应鼓励多饮水、多食含纤维素高的蔬菜和水果,保持大便通畅。

（二）病情观察

观察呼吸、体温、脉搏变化,如体温超过 39℃应给予物理或药物降温。

（三）氧疗护理

1. 方法

长期家庭氧疗（LTOT）:鼻导管低浓度持续给氧,氧流量 $1 \sim 2L/min$,时间$10\sim15h/d$。

2. 注意

避免高浓度吸氧;观察吸氧后变化:意识状态、呼吸频率及幅度、有无窒息或呼吸停止等。

（四）用药护理

遵医嘱使用祛痰、镇咳药,应以抗炎、祛痰为主,不宜选用强烈镇咳药,如可待因,以免抑制呼吸中枢,加重呼吸道阻塞,导致病情恶化。

（五）呼吸功能锻炼

通过有效的呼吸肌锻炼可明显增强呼吸肌的肌力和耐力,结合其他康复治疗措施可预防呼吸肌疲劳和通气衰竭的发生。因此,呼吸肌锻炼是 COPD 老年人稳定期治疗的一个非常重要的内容。

1. 腹式呼吸法（膈式呼吸法）

老年人取立位、坐位或平卧位,两膝半屈,使腹肌放松。两手分别放于前胸部和上腹部;用鼻缓慢吸气时,膈肌最大程度下降,腹肌松弛,腹部手感向上抬起,胸部手在原位不动,抑制胸廓运动;呼气时,膈肌收缩（腹部手感下降）帮助膈肌松弛,膈肌随腹腔内压增加而上抬,增加呼吸潮气量。同时可配合缩唇呼气法,每天进行锻炼,时间由短到长,逐渐习惯于平稳而缓慢的腹式呼吸。训练腹式呼吸有助于降低呼吸频率,增加潮气量、肺泡通气量,减少功能残气量,并增加咳嗽、咳痰能力,减缓呼吸困难症状,改善换气功能。但不适于胸片提示膈肌已降至最低限度、呈平坦而无弧形者。（见图 7-1）

2. 缩唇呼吸法

指导老年人呼气时腹部内陷,胸部前倾,将口唇缩小（呈吹口哨样）,尽量将气呼出,以延长呼气时间,同时口腔压力增加,传至末梢气道,避免小气道过早关闭,改善肺泡有效通气量。吸气和呼气时间比为 $1:2$ 或 $1:3$（正常为$1:1.5$）,尽量深吸慢呼,$7\sim8$ 次/min,每次 $10\sim20min$,每天训练 2 次。（见图 7-2）

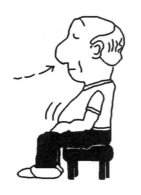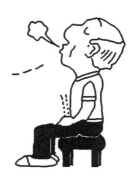

图 7-1　腹式呼吸法

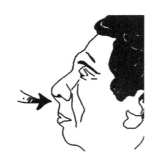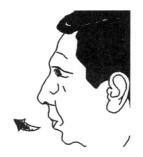

图 7-2　缩唇呼吸法

3. 呼吸操

全身性呼吸体操锻炼是在上述腹式呼吸练习的基础上进行,即腹式呼吸和扩胸、弯腰、下蹲等动作结合在一起,起到进一步改善肺功能和增强体力的作用。具体要领如下。

（1）平静呼吸。

（2）立体吸气,前倾位呼气。

（3）单举上臂吸气,双手压腹呼气。

（4）平举上肢吸气,双臂下垂呼气。

（5）平伸上肢吸气,双手压腹呼气。

（6）抱头吸气,转体呼气。

（7）立体上肢上举吸气,蹲位呼气。

（8）腹式缩唇呼吸。

（9）平静呼吸。

（六）心理护理

COPD 老年人多伴有低氧血症,常出现心理障碍、性格改变和情绪状态失调,尤以焦虑和抑郁多见。护理人员应针对 COPD 老年人的心理问题给予护理干预,改善老年人的不良情绪。首先应指导老年人正确认识疾病,积极配合氧疗,坚持呼吸康复训练,减轻肺部症状带来的不适;其次,护理人员应评估老年人的社会支持系统,指导老年人积极主动地利用社会支持。社会支持作为集体康复的重要支援,使得个体可以获得信息和经济支持,分享他人的建议和想法,从而感到幸福和愉快,有利于提高个体的生活自理能力和心理满足感,从而减少抑郁情绪的发生。

【健康指导】

(1)指导老年人适当休息,加强营养。

(2)教育老年人认识积极预防感染的重要性,鼓励老年人,特别是缓解期老年人坚持锻炼,以加强耐寒能力和提高记忆力。注意保暖,避免受凉,预防感冒。

(3)避免刺激呼吸道,如戒烟。同时注意改善环境卫生,做好个人劳动保护,消除及避免烟雾、粉尘和刺激性气体等诱发因素对呼吸道的影响。

二、慢性肺源性心脏病

【概述】

慢性肺源性心脏病(chronic pulmonary heart disease,简称肺心病)是指由于肺、胸廓或肺动脉的慢性病变,导致肺循环阻力增加,肺动脉压力增高,致使右心室扩张和(或)肥厚,伴或不伴右心衰竭的心脏病,并排除先天性心脏病和左心病变引起者。

流行病学:慢性肺源性心脏病是我国呼吸系统的常见病,患病率北方高于南方,农村高于城市,吸烟者高于非吸烟者,且随年龄增高而升高,老年患者约占同期肺心病的 80%。

【病因与发病机制】

（一）病因

1.支气管、肺疾病

慢性阻塞性肺疾病为最常见的病因,占 80%～90%。其次为支气管哮喘、支气管扩张症、重症肺结核、尘肺、弥漫性肺间质纤维化等,以上疾病可导致通气与换气功能障碍。

2.胸廓运动障碍性疾病

较少见,包括各种原因所致的脊椎畸形,以及胸膜广泛增厚、粘连所致的严重胸廓畸形,主要导致限制性通气功能障碍。此外,由于肺受压,支气管扭曲或变形,

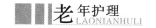

致气道引流不畅,肺部反复感染,并发肺气肿或肺纤维化,发展为肺心病。

3. 肺血管疾病

甚少见,慢性血栓栓塞性肺动脉高压、肺小动脉炎以及原因不明的原发性肺动脉高压等引起肺动脉阻力增加、肺动脉高压和右心室负荷过重,形成慢性肺心病。

（二）发病机制

慢性肺源性心脏病发病机制主要是反复发作的气道感染和低氧血症,导致一系列的体液因子和肺血管变化,使肺血管阻力增加,肺动脉血管结构重塑,形成肺循环血流动力学障碍,引起肺动脉高压。右心室发挥其代偿功能,以克服肺动脉压升高的阻力而发生右心室肥厚。缺氧和高碳酸血症还可引起其他器官的损害。

【临床特点】

本病发展缓慢,临床上除原有肺、胸疾病的各种症状和体征外,还会逐步出现肺、心功能衰竭以及其他器官损害的征象。按其功能的代偿期与失代偿期进行分述。

（一）肺、心功能代偿期（包括缓解期）

其临床特点主要是慢性阻塞性肺疾病的表现,如咳嗽、咳痰、气促,并于活动后加重,继而出现心悸、呼吸困难、乏力和活动耐力下降。体检可有肺气肿体征以及肺部干、湿啰音。

（二）肺、心功能失代偿期（包括急性加重期）

临床表现以呼吸衰竭为主,有或无右心衰竭的表现。

1. 呼吸衰竭

急性呼吸道感染为常见诱因,老年人由于生理性肺功能减退、呼吸肌无力,使得患病后呼吸困难症状尤为明显,患者多采取强迫性高枕卧位或端坐呼吸。

2. 心力衰竭

以右心衰竭为主,出现颈静脉怒张,肝肿大和压痛,肝-颈静脉回流征阳性,下肢水肿,严重者出现全身性水肿。

（三）并发症

1. 肺性脑病

高碳酸血症可引起白天嗜睡、夜间失眠的反常现象,患者常有表情淡漠、神志恍惚、谵妄等表现,但老年人感觉迟钝,早期症状不典型。

2. 酸碱失衡和电解质紊乱

二氧化碳潴留可导致呼吸性酸中毒,严重缺氧可致代谢性酸中毒,低钾、低氯血症可致代谢性碱中毒,治疗中机械通气过度又可导致呼吸性碱中毒,各种类型酸碱失衡又可导致电解质紊乱。

3．心律失常

多表现为房性期前收缩与阵发性室上性心动过速,也可有心房扑动或心房颤动。少数病例由于急性严重心肌缺氧,可出现心室颤动甚至心搏骤停。

4．上消化道出血

因长期缺氧及酸中毒,可发生消化道黏膜糜烂、溃疡而出血,表现为腹胀、恶心、呕吐咖啡色胃内容物,严重者呕血和便血。

5．休克及DIC

休克并不多见。老年人血液黏稠,血流速度慢,加上缺氧、酸中毒、感染、休克、红细胞代偿性增多等因素,加重血液黏稠度,血流处于高凝状态,极易出现DIC。当观察到患者出现皮肤、巩膜、内脏有出血倾向时,应高度警惕DIC发生。

【护理问题】

1．气体交换受损

这与低氧血症、二氧化碳潴留、肺循环淤血及不能有效咳嗽有关。

2．体液过多

这与静脉系统淤血导致毛细血管压增高,肾素－血管紧张素－醛固酮系统活性和血管升压素水平升高使水、钠潴留有关。

3．活动无耐力

这与心排血量减少有关。

【护理措施】

1．休息与活动

在急性期或心肺功能代偿期应绝对卧床休息,避免探视,保持室内外安静,禁止吸烟,避免各种突发性噪声,减少机体耗氧量及避免情绪波动。代偿期或病情缓解期可鼓励患者适当活动,注意监测患者活动时的心率、呼吸及面色,发现异常立即停止活动。

2．吸氧

呼吸困难者可抬高床头,取半坐卧位,并予以低流量、低浓度持续给氧,同时注意不要随意调节流量大小。氧疗过程要注意患者生命体征、发绀情况等变化,定期进行血气分析。

3．积极控制感染

遵医嘱使用抗生素,观察疗效,及时有效地控制肺部感染。保持呼吸道通畅,及时清除呼吸道的分泌物,鼓励咳痰。对无力排痰者协助患者改变体位,叩击胸部或背部帮助排痰,必要时给予吸痰。

4．维持水、电解质平衡

准确记录24h出入量。及时补充血容量，维持良好的循环状态。补液时速度一般以20～30滴/min为宜，量不宜过多，以减轻心脏负荷。监测电解质和酸碱平衡情况，特别注意低钾血症的发生。

5．病情监测

密切观察生命体征及意识状态。注意呼吸频率、节律及深浅的改变，有无发绀；观察有无心悸、胸闷、腹胀、下肢水肿等右侧心力衰竭的表现。发现患者出现头痛、烦躁不安、睡眠紊乱、多汗、精神错乱等肺性脑病症状时应立即报告医生，同时准备好各种抢救物品，如吸痰器、呼吸机等，随时做好急救准备。

6．用药护理

肺心病心力衰竭的治疗与其他心脏病心力衰竭的治疗不同，一般在积极控制感染、改善呼吸功能后心力衰竭便能得到改善。无须加用利尿剂，但对治疗后无效的病情较重患者可适当选用利尿、强心或血管扩张药。慎用洋地黄类药，以免引起洋地黄中毒。慎用镇静、安眠药，以免诱发或加重肺性脑病。

7．心理护理

及时提供治疗信息，使患者情绪稳定，积极配合医生治疗。协助患者共同制订康复计划，帮助患者克服悲伤情绪。在适当的文体活动中，给予鼓励和赞扬，增强患者战胜疾病的信心。

【健康指导】

(1)向患者及其家属讲解老年肺心病有关治疗和护理知识，促使其主动参与治疗和护理，增强遵医嘱行为。

(2)加强饮食营养，宜高热量、高蛋白质、丰富维生素、易消化软食或半流质饮食。

(3)对有烟、酒嗜好者劝其戒酒，以利于改善呼吸功能。指导患者避免受凉，以免加重病情。

(4)指导患者加强呼吸功能锻炼，增加有效通气量。

横膈式呼吸：家属将双手放在患者腹部的肋弓下缘，嘱吸气，吸气时放松肩膀，通过鼻吸入气体，并将其腹部向外隆起，顶着家属的双手，屏气1s，以促使肺泡张开。呼气时，家属双手放在患者肋弓下方轻轻施加压力，同时让患者用口慢慢呼出气体。家属陪同练习数次后，患者可将自己双手放在肋下练习。

缩唇呼吸：患者用鼻吸气，呼气时将嘴唇缩成吹口哨状，气体经缩窄的嘴唇缓慢呼出。

(5)指导患者及其家属监测病情，如出现呼吸困难、心悸、胸闷、腹胀、下肢水肿等应及时就医。

三、慢性呼吸衰竭

【概述】

（一）概念

呼吸衰竭（respiratory failure）是各种原因引起的肺通气和（或）换气功能严重障碍，以致不能进行有效的气体交换，导致缺氧伴（或不伴）二氧化碳潴留，从而引起一系列生理功能和代谢紊乱的临床综合征。

（二）标准

在海平面大气压下，于静息呼吸室内空气条件下，若动脉血氧分压（PaO_2）低于 8kPa（60mmHg），或伴有二氧化碳分压（PaO_2）高于 6.7kPa（50mmHg），并排除心内解剖分流和原发于心排血量降低等因素，即为呼吸衰竭（简称呼衰）。

（三）分型

按动脉血气分析呼衰有以下两种类型。

1. **Ⅰ型呼吸衰竭**

缺氧不伴二氧化碳潴留，甚至可因低氧血症所致代偿性通气增加，二氧化碳排出过多而导致 $PaCO_2$ 降低。Ⅰ型呼衰常由于肺换气功能障碍所致，见于肺炎、重度肺结核、肺气肿、弥漫性肺单间质纤维化、肺水肿、急性呼吸窘迫综合征（ARDS）等。

2. **Ⅱ型呼吸衰竭**

缺氧伴二氧化碳潴留，系肺泡通气不足所致。单纯通气不足时，缺氧和二氧化碳潴留的程度是平行的；若伴换气功能障碍，则缺氧更为严重。Ⅱ型呼吸衰竭常见于慢性阻塞性肺疾病、上呼吸道阻塞、呼吸肌功能障碍等。

（四）严重程度

老年人呼吸衰竭发展迅猛，死亡率极高，多为支气管、肺、胸膜、肺血管、心脏、神经肌肉或严重器质性疾病史。呼吸系统解剖生理退化改变是老年人呼吸衰竭发病率高的基础，阻碍外呼吸气体交换的任何病因均可引起呼吸衰竭。

【病因与发病机制】

（一）病因

1. **呼吸道阻塞**

慢性支气管炎、支气管哮喘所致气道炎症、痉挛、分泌物增加，以及肿瘤或异物阻塞支气管，引起通气不足，肺泡通气量减少，导致缺氧、二氧化碳潴留。

2. 肺组织病变

阻塞性肺气肿、肺炎、重症肺结核、弥漫性肺间质纤维化、肺水肿、尘肺等,引起肺泡通气量减少、通气/血流比例失调及弥散功能障碍,发生缺氧或伴有二氧化碳潴留。

3. 肺血管疾病

肺血管栓塞、肺梗死等,使部分静脉血流入肺静脉,发生缺氧。

4. 胸廓及胸膜病变

胸廓畸形、胸廓外伤、广泛胸膜增厚、胸腔大量积液、张力性气胸等限制了胸廓运动和肺扩张,引起肺泡通气减少,并因吸入气体分布不均所致的通气/血流比例失调而影响肺换气功能,可引起缺氧或伴有二氧化碳潴留。

5. 神经肌肉疾病

脑血管病变、脑炎、脑外伤、药物中毒等直接或间接抑制呼吸中枢;脊髓灰质炎以及多发性神经炎所致的肌肉神经接头阻滞影响传导功能;重症肌无力等损害呼吸动力引起通气不足。

(二)发病机制

1. 缺氧和二氧化碳潴留的发生机制

(1)通气不足:在静息呼吸空气时,肺泡通气量约为 4L/min。气道阻塞、呼吸中枢抑制、呼吸功能不全等原因所致肺泡通气量减少,肺泡气和动脉血氧分压降低,二氧化碳分压升高。

(2)通气/血流比例失调:正常人每分钟肺泡通气量约 4L,肺毛细血管血流量约 5L,通气/血流比值约为 0.8。一方面当肺毛细血管损害而通气正常时,则通气/血流比值增大,结果导致生理无效腔增加,即为无效腔效应;另一方面当肺泡通气量减少(如肺不张、肺水肿、肺炎实变等)而肺血流量正常时,则通气/血流比值降低,使肺动脉的混合静脉血未经充分氧合而进入肺静脉,形成肺动-静脉样分流,若分流量超过 30%,吸氧并不能明显提高 PaO_2。不论通气/血流比值增高或降低,均影响肺的有效气体交换,可导致缺氧,而无二氧化碳潴留。

(3)肺弥散功能障碍:肺气肿、肺结核等疾病因肺组织广泛损害而肺弥散面积减少,弥漫性肺间质纤维化、尘肺等疾病使肺泡-毛细血管膜增厚,均使弥散功能降低。因二氧化碳弥散能力为氧的 20 倍,故弥散障碍时产生缺氧,而没有二氧化碳潴留。

(4)氧耗量增加:是加重缺氧的原因之一,发热、寒战、呼吸困难、抽搐等均增加氧耗量而使机体缺氧加重。

2. 缺氧和二氧化碳潴留对机体的影响

(1)对中枢神经的影响:轻度缺氧可引起注意力不集中、智力减退、定向障碍;随着缺氧加重,$PaO_2 < 6.7kPa$(50mmHg)时,可致烦躁不安、神志恍惚、谵妄;当

$PaO_2 < 4kPa(30mmHg)$时,可出现神志不清和昏迷;$PaO_2 < 2.7kPa(20mmHg)$时,则会发生不可逆转的脑细胞损伤。二氧化碳潴留使脑脊液氢离子浓度增加,影响脑细胞代谢,降低脑细胞兴奋性,严重二氧化碳潴留时使中枢神经处于麻醉状态。缺氧和二氧化碳潴留均使脑血管扩张。严重缺氧会发生脑细胞内水肿,因血管通透性增加又引起脑间质水肿;二氧化碳潴留致脑组织酸中毒,脑细胞内外水肿,以上因素均导致颅内压增高。

(2)对循环系统的影响:缺氧刺激心脏,使心率加快,心搏量增加。急性严重缺氧可导致心室颤动或心脏骤停。长期慢性缺氧可导致心肌纤维化、心肌硬化。二氧化碳潴留使心率、心排血量增加,周围血管扩张。缺氧和二氧化碳潴留均引起肺小动脉收缩,导致肺动脉高压和右心负荷增加。

(3)对呼吸的影响:缺氧可通过颈动脉窦和主动脉体化学感受器的反射作用刺激通气。二氧化碳潴留可使通气量明显增加,但慢性高碳酸血症对呼吸中枢的刺激作用减弱,通气量无明显增加,甚至反而降低。

(4)对肝、肾的影响:缺氧可损害肝细胞而使氨酸氨基转移酶升高。严重缺氧和二氧化碳潴留时肾血流量减少、尿量减少并可引起氮质血症。

(5)对造血系统的影响:缺氧可增加红细胞生成素,刺激骨髓引起的继发性红细胞增多,可增大血液黏稠度,增加肺循环阻力和右心负荷。

(6)对酸碱平衡和电解质的影响:严重缺氧时细胞能量代谢的中间过程受到抑制,使糖代谢中间产物不能进入三羧酸循环被氧化,致使乳酸生成增加,引起代谢性酸中毒。二氧化碳潴留使$PaO_2 < 6kPa(45mmHg)$时,产生呼吸性酸中毒。酸中毒伴缺氧时细胞泵功能障碍,细胞内钾转移至细胞外,而钠和氢离子进入细胞内,可造成高钾血症。呼吸性酸中毒时,肾脏重吸收HCO_3^-增加,排H^+、Cl^-增加,因而导致低氯血症。

【临床特点】

(一)呼吸困难

呼吸困难是临床最早出现的症状,可出现"三凹征"。呼吸中枢受损时,呼吸频率变慢且常伴节律的改变,如潮式呼吸(陈-施呼吸)、比奥呼吸等。

(二)发绀

发绀是缺氧的典型表现。当动脉血氧饱和度(SaO_2)低于90%时,可在血流量较大的口唇、指甲出现发绀。

(三)精神神经症状

早期缺氧可出现搏动性头痛,随着缺氧程度的增加可出现注意力分散、定向力减退、神志恍惚、意识障碍等症状。轻度二氧化碳潴留可表现为皮肤红润、温暖多汗、烦躁、失眠甚至谵妄;严重二氧化碳潴留可有神志淡漠、间歇抽搐、肌肉震颤、昏睡、昏迷等肺性脑病的表现。

（四）心血管系统症状

缺氧和二氧化碳潴留引起心率加快、肺动脉高压和右心衰竭。二氧化碳潴留使外周体表静脉充盈,并可使脑血管扩张而产生搏动性头痛。晚期由于严重缺O_2、酸中毒而引起心肌损害,出现血压下降、心律失常、心脏停搏。

（五）其他

严重呼衰可使肝功能受损,血清丙氨酸氨基转移酶升高。肾脏受损出现蛋白尿、红细胞尿和管型尿,甚至出现氮质血症。因长期缺氧和酸中毒,可发生胃肠道黏膜充血水肿、糜烂渗血或应激性溃疡而引起上消化道出血。

【护理问题】

1. 低效性呼吸形态

这与肺的顺应性降低、呼吸肌疲劳、不能维持自主呼吸有关。

2. 营养失调:低于机体需要量

这与摄入不足,呼吸功增加导致能量消耗增加有关。

3. 焦虑

这与呼吸窘迫有关。

【护理措施】

（一）一般护理

1. 休息与活动

协助患者取舒适体位,如半卧位或坐位;对呼吸困难明显的患者,嘱其绝对卧床休息。因活动会增加耗氧量,故对明显的低氧血症患者,应限制活动量,以活动后不出现呼吸困难、心率增快为宜。

2. 清除呼吸道分泌物

注意清除口腔分泌物或者胃内反流物,预防呕吐物反流入气管。要鼓励老年人多饮水和用力咳嗽排痰;对咳嗽无力者应定时帮助翻身、拍背,边拍边鼓励排痰。可遵医嘱给予口服祛痰剂,无效时采用雾化吸入的方法以湿化气道。对昏迷老年人则定时使用无菌多孔导管吸痰,以保持呼吸道通畅。

（二）病情观察

1. 注意病情变化

观察患者的呼吸频率、节律和深度,呼吸困难的程度。注意生命体征和意识改变。重症患者需24h监测血压、心率和呼吸等情况,注意SaO_2的变化及有无肺性脑病的表现。观察缺氧及二氧化碳潴留的症状和体征,如有无发绀、球结膜水肿、肺部呼吸音及啰音变化;有无心律不齐及腹部膨隆、肠鸣音情况;有无心力衰竭的症状和体征,尿量及浮肿情况。昏迷者应评估瞳孔、肌张力、腱反射及病理反射,及时了解血气分析、尿常规、血电解质等检查结果。在病情观察过程中,有异常情况应及时通知医师。

2. 加强安全防护措施

缺氧和二氧化碳潴留会导致患者意识障碍;气管插管和机械通气可能造成患者气道或肺部的损伤;长期卧床和营养不良可能出现受压部位皮肤的损伤。许多因素会导致呼吸衰竭的患者受伤,因此应加强安全防范措施,如加床栏、定时翻身等,以防受伤。

（三）合理用氧

（1）对于低氧血症伴高碳酸血症者,应低流量（1～2L/min）、低浓度（25%～29%）持续给氧,主要原因在于:在缺氧伴高碳酸血症的慢性呼吸衰竭老年人,其呼吸中枢化学感受器对 CO_2 的反应性差,此时呼吸的维持主要依靠缺氧对颈动脉窦和主动脉体化学感受器的兴奋作用;若吸入高浓度氧,PaO_2 迅速上升,使外周化学感受器失去缺氧的刺激,其结果是老年人的呼吸变慢变浅,肺泡通气量下降,$PaCO_2$ 随即迅速上升,严重时可陷入二氧化碳麻醉状态,病情加重。在使用呼吸兴奋剂刺激通气或使用辅助呼吸机改善通气时,吸入氧浓度可稍高（图7-3）。

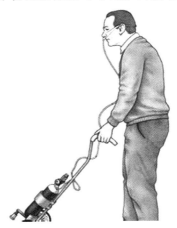

图7-3 家庭氧疗

（2）对低氧血症不伴高碳酸血症者,应予以高浓度吸氧（>35%）,使 PaO_2 提高到 60mmHg 或 SaO_2 在 90% 以上。此类老年人的主要病变是氧合障碍,由于通气量足够,高浓度吸氧后,不会引起二氧化碳潴留。

（3）给氧过程中,若呼吸频率正常、心率减慢、发绀减轻、尿量增多、神志清醒、皮肤转暖,提示组织缺氧改善,氧疗有效。当老年人发绀消失、神志清楚、精神好转、$PaO_2 > 8.0kPa(60mmHg)$、$PaCO_2 < 6.7kPa(50mmHg)$时,可考虑终止氧疗。停止吸氧前必须间断吸氧,以后逐渐停止氧疗。

（四）用药护理

1. 茶碱类、β₂受体激动剂

这些药物能松弛支气管平滑肌,减少气道阻力,改善通气功能,缓解呼吸困难。

2. 呼吸兴奋剂

为改善肺泡通气,促进二氧化碳排出,可遵医嘱使用呼吸兴奋剂,以刺激呼吸中枢,增加呼吸频率和潮气量,从而改善通气。尼可刹米(可拉明)是目前常见的呼吸中枢兴奋剂,可兴奋呼吸中枢、增加通气量并有一定的苏醒作用。使用中应密切观察药物的毒副作用。阿米三嗪是口服呼吸兴奋剂,主要通过刺激颈静脉窦和主动脉体化学感受器来兴奋呼吸中枢,适用于较轻的呼吸衰竭老年人。使用时注意观察呼吸频率、节律、睫毛反应、神志变化以及动脉血气的变化,以便调节剂量。如出现恶心、呕吐、烦躁、面色潮红、皮肤瘙痒等现象,需要减慢滴速。

3. 抗生素

呼吸道感染是呼吸衰竭最常见的诱因,建立人工气道进行机械通气和免疫功能低下的老年人可因反复感染而加重病情。在保持气道通畅的条件下,根据痰细菌培养和药敏试验结果,选择有效的抗生素积极控制感染。

4. 禁用镇静催眠药物

Ⅱ型呼吸衰竭的患者常因咳嗽、咳痰、呼吸困难而影响睡眠,缺氧及二氧化碳潴留引起烦躁不安,用药时注意加以判断,禁用对呼吸有抑制作用的镇静催眠药物。

（五）预防并发症

1. 体液失衡

呼吸衰竭中最常见的酸碱失衡包括:呼吸性酸中毒、呼吸性酸中毒合并代谢性酸中毒、呼吸性酸中毒合并代谢性碱中毒。针对这些酸碱失衡,除做到充分供氧和改善通气以纠正呼吸性酸中毒外,可静滴少量5%碳酸氢钠以治疗代谢性酸中毒,或通过采取避免二氧化碳排出过快、适当补氯、补钾等措施缓解代谢性碱中毒。

2. 上消化道出血

严重缺氧和二氧化碳潴留老年人,应根据医嘱服用硫糖铝以保护胃黏膜,预防上消化道出血,同时予以充足热量及高蛋白质、易消化、少刺激、富维生素饮食。

注意观察呕吐物和粪便情况,出现黑便时,予以温暖流质饮食;出现呕血时,应暂禁食,并静脉输入西咪替丁、奥美拉唑(洛赛克)等。

（六）心理护理

由于对病情和预后的顾虑,患者往往会产生恐惧、忧郁心理,极易对治疗失去信心,尤其气管插管或气管切开的患者,语言表达及沟通障碍,情绪烦躁,痛苦悲观,甚至产生绝望的心理反应。多与患者交流,要让其学会应用手势、写字等非语言沟通方式表达需求,以缓解焦虑、恐惧等心理反应,起到增强患者战胜疾病的信心和改善通气效果的作用。评估其焦虑程度,教会自我放松等各种缓解焦虑的办法,如采用缓慢缩唇呼吸、渐进性放松和想象疾病已经好转等方法。

【健康指导】

1. 疾病知识的介绍

向患者讲解疾病发病机制、发展和转归,语言力求通俗易懂。尤其对一些文化程度不高的老年患者应反复讲解,使患者理解康复保健的意义。

2. 保健教育

教会患者缩唇呼吸、腹式呼吸、体位引流、有效咳嗽咳痰的技术,提高患者的自我保健及护理能力,促进康复,延缓肺功能恶化。教会患者及家属学会合理的家庭氧疗方法,并了解氧疗时应注意的问题,保证用氧安全。

3. 用药指导

嘱老年人坚持正确用药,掌握药物的剂量、用法和注意事项。

4. 生活指导

指导老年人制订合理的活动及休息计划,教会减少耗氧量大的活动与休息方法。注意增强体质,避免引起呼吸衰竭的各种诱因:教会患者提高预防呼吸道感染的方法,如冷水洗脸等耐寒训练;鼓励老年人改进膳食结构,加强营养;避免吸入刺激性气体,劝告吸烟者戒烟;避免日常活动中不良因素的刺激,如劳累、情绪激动等,以免加重气急而诱发呼吸衰竭;尽量减少与呼吸道感染者的接触,少去或不去人群拥挤的地方,避免交叉感染的发生。

5. 自我病情监测

学会识别病情变化,如咳嗽加剧、痰液增多、色变黄、呼吸困难加重或神志改变,应及早就医。

四、原发性支气管肺癌

【概述】

（一）概念

原发性支气管肺癌(primary bronchogenic carcinoma)简称肺癌,起源于支气管黏膜或腺体,是最常见的肺部原发性恶性肿瘤。

(二) 流行病学

肺癌严重危害人类健康的疾病,多在 40 岁以上发病,发病年龄的高峰在 60～79 岁之间,男女患病率为 2.3∶1。根据世界卫生组织(WHO)2003 年公布的资料显示,肺癌无论是发病率(120 万/年)还是死亡率(110 万/年),均居全球癌症首位。在我国,肺癌已超过癌症死因的 20%,且发病率及死亡率均迅速增长。自 2000 年至 2005 年,我国肺癌的病人数增加了 11.6 万,死亡人数增加了 10.1 万。英国肿瘤学家 R. Peto 预言如果我国不及时控制吸烟和空气污染,到 2025 年我国肺癌患者将超过 100 万,成为世界第一肺癌大国。

(三) 类型

按照癌细胞形态特征将肺癌分为 4 种类型。

1. 未分化小细胞癌

未分化小细胞癌指产生于肺的内分泌细胞。

2. 鳞状上皮癌

鳞状上皮癌指产生于大气道上皮细胞。

3. 腺癌(包括大细胞癌)

腺癌指产生于肺的分泌区。

4. 支气管肺泡癌

支气管肺泡癌指产生于小气囊上皮或肺泡上皮。

【病因与发病机制】

肺癌的病因和发病机制尚未明确,目前公认下列因素与肺癌的病因有密切关系。

1. 吸烟

目前认为吸烟是肺癌的最重要的高危因素,烟草中有超过 3000 种化学物质,其中多链芳香烃类化合物(如苯并芘)、尼古丁、亚硝胺和少量放射性元素钋等均有致癌作用,尤其易致鳞状上皮细胞癌和未分化小细胞癌。与不吸烟者比较,吸烟者发生肺癌的危险性平均高 4～10 倍,重度吸烟者可达 10～25 倍。吸烟量与肺癌之间存在着明显的量-效关系,开始吸烟的年龄越小,吸烟时间越长,吸烟量越大,肺癌的发病率越高。被动吸烟或环境吸烟也是肺癌的病因之一。

2. 大气污染

发达国家肺癌的发病率高,主要原因是由于工业和交通发达地区,石油、煤和内燃机等燃烧后和沥青公路尘埃产生的含有苯并芘致癌烃等有害物质污染大气有关。大气污染与吸烟对肺癌的发病率可能互相促进,起协同作用。

3. 职业因素

已被确认的致人类肺癌的职业因素包括石棉、铬、铍、砷、芥子气、煤焦油、氯甲甲醚、三氯甲醚、烟草的加热产物以及铀、镭等放射性物质衰变时产生的氡和氡子气，电离辐射和微波辐射等。其中石棉是公认的致癌物质，接触者肺癌、胸膜和腹膜间皮瘤的发病率明显增高，潜伏期可达 20 年或更久，接触石棉的吸烟者肺癌发生率为非接触吸烟者的 8 倍。

4. 电离辐射

肺脏是对放射线较为敏感的器官。美国曾有报道开采放射性矿石的矿工 70%～80% 死于放射引起的职业性肺癌。职业性肺癌以鳞癌为主，从开始接触到发病时间为 10～45 年，平均时间为 25 年，平均发病年龄为 38 岁。氡及其子体的受量积累超过 120 工作水平日（WLM）时发病率开始增高，而超过 1800WLM 则更显著增加达 20～30 倍。日本原子弹爆炸幸存者中患肺癌者显著增加。Beebe 在对广岛原子弹爆炸幸存者终身随访时发现，距爆炸中心小于 1400m 的幸存者较距爆炸中心 1400～1900m 和 2000m 以外的幸存者，其死于肺癌者明显增加。

5. 肺部慢性疾病

如肺结核、支气管扩张症等患者，美国癌症学会将结核列为肺癌的发病因素之一，有结核病者患肺癌的危险性是正常人群的 10 倍，其主要组织学类型是腺癌；支气管上皮在慢性感染过程中可能化生为鳞状上皮致使癌变，但较为少见。

6. 人体内在因素

家族聚集、遗传易感性、免疫功能降低以及代谢、内分泌功能失调等也可能在肺癌的发生中起重要作用。

【临床特点】

肺癌的临床表现比较复杂，症状和体征的有无、轻重以及出现的早晚，取决于肿瘤发生部位、病理类型、有无转移和有无并发症，以及患者的反应程度和耐受性的差异。有 5%～15% 的患者无症状，仅在常规体检、胸部影像学检查时发现，其余的患者可表现或多或少与肺癌有关的症状与体征。

（一）原发肿瘤引起的症状和体征

1. 咳嗽

咳嗽是最常见的症状，常为无痰或少痰的刺激性干咳。当肿瘤引起支气管狭窄后可加重咳嗽，多为持续性，呈高调金属音性咳嗽或刺激性呛咳。细支气管－肺泡细胞癌可有大量黏液痰。伴有继发感染时，痰量增加，且呈黏液脓性。对于吸烟或患慢支气管炎的老年人，如咳嗽程度加重，次数变频，咳嗽性质改变如呈高音调金属音时，要高度警惕肺癌的可能性。

2. 痰中带血或咯血

由于肿瘤组织血供丰富,剧咳时血管破裂而致出血,亦可能由肿瘤局部坏死或血管炎引起。特征为间断性或持续性、反复少量的痰中带血或少量咯血,如侵蚀大血管,可引起大咯血。

3. 气短或喘鸣

肿瘤向支气管内生长,或转移到肺门淋巴结致使肿大的淋巴结压迫主支气管或隆突,或引起部分气道阻塞时,可有呼吸困难、气短、喘息,偶尔表现为喘鸣,听诊时可发现局限或单侧喘鸣音。

4. 发热

肺癌所致的发热原因有两种。一为炎性发热,中央型肺癌肿瘤生长时,因阻塞性肺炎或不张而出现发热,常反复发作;周围型肺癌多在晚期因肿瘤压迫邻近肺组织引起炎症时而发热。二为癌性发热,多由肿瘤坏死组织被机体吸收所致,抗炎药物治疗无效,激素类或吲哚类药物有一定疗效。

5. 体重下降

消瘦为恶性肿瘤的常见症状之一。肿瘤发展到晚期,由于肿瘤毒素和消耗的原因,并有感染、疼痛所致的食欲减退,可表现为消瘦或恶病质。

（二）肺外胸内扩展引起的症状和体征

1. 胸痛

近半数患者可有模糊或难以描述的胸痛或钝痛,可由于肿瘤细胞侵犯所致,也可由于阻塞性炎症波及部分胸膜或胸壁引起。若肿瘤位于胸膜附近,则产生不规则的钝痛或隐痛,疼痛于呼吸、咳嗽时加重。肋骨、脊柱受侵犯时可有压痛点,而与呼吸、咳嗽无关。肿瘤压迫肋间神经,胸痛可累及其分布区。

2. 压迫症状

压迫气管,可出现吸气性呼吸困难。侵犯或压迫食管可引起吞咽困难。压迫喉返神经,可发生声音嘶哑。肿瘤侵犯纵隔,压迫上腔静脉时,上腔静脉回流受阻,产生上腔静脉阻塞综合征,而表现为头面部、颈部和上肢水肿以及胸前部淤血和静脉曲张,可引起患者头痛或眩晕。

3. Horner 综合征

肺尖部肺癌又称肺上沟瘤（Pancoast 瘤）,易压迫颈部交感神经,引起病侧眼睑下垂、瞳孔缩小、眼球内陷,同侧额部与胸壁少汗或无汗。也常有肿瘤压迫臂丛神经造成以腋下为主、向上肢内侧放射的火灼样疼痛,在夜间尤甚。

（三）胸外转移引起的症状和体征

1. 转移至淋巴结

锁骨上淋巴结是肺癌转移的常见部位，可毫无症状。典型者多位于前斜角肌区，固定且坚硬，逐渐增大、增多，可以融合，多无痛感。

2. 转移至中枢神经系统

可引起颅内压增高，如头痛，恶心，呕吐，精神状态异常。少见的症状为癫痫发作，偏瘫，小脑功能障碍，定向力和语言障碍。此外可有脑病，小脑皮质变性，外周神经病变，肌无力及精神症状。

3. 转移至骨骼

可引起骨痛和病理性骨折。大多为溶骨性病变，少数为成骨性。肿瘤转移至脊柱后可压迫椎管引起局部压迫和受阻症状。此外，也常见股骨、肱骨和关节转移，甚至引起关节腔积液。

4. 转移至腹部

部分小细胞肺癌可转移到胰腺，表现为胰腺炎症状或阻塞性黄疸。其他细胞类型的肺癌也可转移到胃肠道、肾上腺和腹膜后淋巴结，多无临床症状，依靠 CT、MRI 或 PET 作出诊断。

（四）肺外表现

肺外表现包括内分泌、神经肌肉、结缔组织、血液系统和血管的异常改变，又称副癌综合征。如杵状指（趾）、肥大性骨关节病、男性乳房发育、库欣综合征，分泌抗利尿激素引起稀释性低钠血症，也可因转移而致骨骼破坏，或由异生性甲状旁腺样激素引起高钙血症等。

【护理问题】

1. 疼痛

这与肿瘤直接侵犯胸膜、肋骨和胸壁，肿瘤压迫肋间神经有关。

2. 预感性悲哀

这与疾病预后不良，患者预感死亡有关。

3. 营养失调：低于机体需要量

这与机体消耗增加、食欲减退有关。

【护理措施】

（一）一般护理

1. 皮肤护理

肺癌晚期患者营养状况一般较差，有时合并全身水肿，极易产生压疮，且迅速扩展，难以治愈，预防压疮发生尤为重要。减轻局部压力，按时更换体位，身体易受压部位用气圈、软枕等垫起,避免长期受压。保持皮肤清洁,尤其对于大小便失禁的患者,保持床铺清洁、平整,对已破溃皮肤应用烤灯照射,保持局部干燥。

2. 饮食护理

家属与患者共同制订饮食计划,原则是给予高蛋白、高热量、高维生素、易消化的食物,动、植物蛋白应合理搭配,如蛋、鸡肉、大豆等,也可多加些甜食。避免产气食物,如地瓜、韭菜等,注意调配好食物的色、香、味。餐前休息片刻,做好口腔护理,创造清洁、舒适、愉快的就餐环境。有吞咽困难者应给予流质饮食,进食宜慢,取半卧位以免发生吸入性肺炎或呛咳,甚至窒息。因化疗而引起严重胃肠道反应而影响进食者,应根据情况做相应处理。病情危重者可采取喂食、鼻饲增加患者的摄入量。

(二)疼痛护理

1. 控制疼痛

(1)体表止痛法:可通过刺激疼痛部位周围的皮肤或相对应的健测达到止痛目的。刺激方法可采用按摩、涂清凉止痛药等,也可采用各种温度的刺激,或用 65℃ 热水袋放在湿毛巾上作局部热敷,每次 20min,可取得一定的止痛效果。

(2)注意力转移止痛法:可根据患者的爱好,放一些快声调的音乐,让患者边欣赏边随节奏作拍手动作;或可让患者看一些笑话、幽默小说,说一段相声取乐。还可以让患者坐在舒适的椅子上,闭上双眼,回想自己童年有趣的乐事,或者想自己愿意的任何事,每次 15min,一般在进食后 2h 进行,事后闭目静坐 2min,这些都可以达到转移止痛的目的。

(3)放松止痛法:全身放松可有轻快感,肌肉松弛可阻断疼痛反应。让患者闭上双眼,作叹气、打呵气等动作,随后屈髋屈膝平卧、放松腹肌、背肌、缓慢作腹式呼吸;或让患者在幽静的环境里闭目进行慢而深的吸气与呼气,使清新空气进入肺部,达到止痛目的。

2. 用药护理

(1)疼痛明显,影响日常生活的患者,应及早建议使用有效的止痛药物治疗,用药期间前应取得患者的配合,以确定有效止痛的药物和剂量。尽量口服给药,有需要时应按时给药,即 3～6h 给药 1 次,而不是在疼痛发作时再给药。

(2)止痛药剂量应当根据患者的需要由小到大直至疼痛消失为止。给药时应遵循 WHO 推荐的按阶梯给药。

(3)注意观察用药的效果,了解疼痛缓解程度和镇痛作用持续时间,对生活质量的改善情况。当所制订的用药方案已不能有效止痛时,应及时通知医生并重新调整止痛方案。注意预防药物的不良反应,如阿片类药物有便秘、恶心、呕吐、镇静和精神错乱等不良反应,应嘱患者多进富含纤维素的蔬菜和水果,或服番泻叶冲剂等措施,缓解和预防便秘。

3.避免加重疼痛的因素

(1)预防上呼吸道感染,尽量避免咳嗽,必要时给止咳剂。

(2)活动困难者,小心搬动患者,平缓地给患者变换体位,避免推、拉动作,防止用力不当引起病变部位疼痛。

(3)指导和协助胸痛患者用手或枕头护住胸部,以减轻深呼吸、咳嗽或变换体位所引起的疼痛。

（三）预防和控制感染

患者免疫力低下,要加强口腔、皮肤、会阴部护理。保持口腔清洁,口腔溃疡疼痛剧烈者可用2%利多卡因喷雾止痛。皮肤干燥,全身瘙痒可用炉甘石洗剂止痒,嘱患者剪指甲,以免抓破皮肤。密切观察患者外周血象,及时发现感染征象和控制感染。

（四）心理护理

鼓励患者说出内心感受,耐心倾听患者述说,解答患者的疑问及提供对疾病有意义的信息。给予适当的心理疏导,引导患者面对现实,正确认识和对待疾病,尽可能克服恐惧、绝望心理,保持平和的心态积极配合检查和治疗。帮助患者建立起良好、有效地社会支持系统,鼓励家庭成员和亲朋好友定期看望患者,增强其对疾病的信心。

【健康指导】

(1)鼓励患者适当参加体育锻炼,提高机体抵抗力。指导患者宜进食高热量、高蛋白质、丰富维生素、清淡易消化的食物,并少量多餐,保证机体足够营养。

(2)指导患者预防呼吸道感染,劝阻患者戒烟,注意保暖,避免出入人多的公共场所,预防感冒。

(3)指导患者缓解疼痛的措施,如深呼吸、分散注意力等。

(4)交代患者定期复查血象,及时掌握病情变化。如出现症状加重,及时就诊。

第二节 | 老年人常见循环系统疾病与护理

一、原发性高血压

【概述】

（一）概念

原发性高血压(primary hypertension)是以血压升高为主要表现的临床综合

征,通常称为高血压。高血压是多种心、脑血管疾病的重要病因和危险因素,影响心、脑、肾等重要脏器的结构和功能,最终导致其功能衰竭。

(二)流行病学

我国高血压患病率和流行存在地区、城乡和民族差异,北方高于南方,东部高于西部,城市高于农村。60岁以上的老年人中,半数以上为高血压患者,高血压已成为老年人群最常见的疾病。流行病学资料显示,我国老年人中,单纯收缩期高血压患病率达21.5%,占老年高血压总数的53.21%。高血压老年人的知晓率、治疗率和控制率仍然处于较差水平。

(三)血压水平和分类

目前我国采用国际上统一的高血压诊断标准,即收缩压≥140mmHg和(或)舒张压≥90mmHg,即诊断为高血压。在未服降压药物状态下,2次或2次以上非同日多次测量血压所得平均值高于正常才能确诊为高血压,仅一次血压升高者尚不能确诊,但需随访观察。1999年世界卫生组织和国际高血压学会(WHO/ISH)与中国高血压防治指南提出的高血压标准,详见表7-1。

表7-1　血压水平的定义和分类(WHO/ISH,1999)

类别	收缩压(mmHg)	舒张压(mmHg)
理想血压	<120	<80
正常血压	<130	<85
正常高值	130~139	85~89
1级高血压("轻度")	140~159	90~99
亚组:临界高血压	140~149	90~94
2级高血压("中度")	160~179	100~109
3级高血压("重度")	≥180	≥110
单纯收缩期高血压	≥140	<90
亚组:临界收缩期高血压	140~190	<90

注:当收缩压和舒张压分属于不同分级时,以较高的级别作为标准

【病因与发病机制】

(一)病因

1.遗传因素

高血压的发病有较明显的家族聚集性,双亲均有高血压的正常血压子女,以后发生高血压的比例亦高。国内调查发现,与无高血压家族史者比较,双亲一方有高血压者的高血压患病率高1.5倍,双亲均有高血压病者则高2~3倍。高血压的遗

传可能存在主要基因显性遗传和多基因关联遗传两种方式。在遗传表型上,不仅血压升高发生率体现遗传性,而且在血压高度、并发症发生以及其他有关因素(如肥胖)方面,也有遗传。

2. 饮食因素

流行病学和临床观察均显示食盐摄入量与高血压的发生和血压水平呈正相关。但改变钠盐摄入并不能影响所有患者的血压水平,摄盐过多导致血压升高主要见于对盐敏感的人群中。另外,有人认为饮食低钙、低钾、高蛋白质摄入、饮食中饱和脂肪酸或饱和脂肪酸与不饱和脂肪酸的比值较高也可能属于升压因素。饮酒也与血压水平线性相关。

3. 精神应激

职业和环境流行病材料提示,从事须高度集中注意力工作、长期精神紧张、长期受环境噪音及不良视觉刺激者易患高血压病。

4. 其他因素

肥胖是血压升高的重要危险因素。一般采用体重指数(BMI)来衡量肥胖程度,即体重(kg)/身高(m)^2(以 20～24 为正常范围)。血压与 BMI 呈显著性正相关。此外,阻塞性睡眠呼吸暂停综合征也可能与高血压发生有关。

(二)发病机制

高血压发病机制较为复杂,迄今对引起高血压的确切发病机制仍未完全阐明,已提出的学说繁多:精神病学说、神经原学说、肾源学说、摄钠过多学说、细胞膜学说、基因遗传学说、镶嵌学说、胰岛素抵抗学说。

现已证实,心排血量和周围血管阻力是影响体循环动脉压的两大因素,即平均动脉压=心输出量×外周阻力,前者决定于心收缩力和循环血容量,后者则受阻力小动脉口径、顺应性、血液黏稠度等的影响,主动脉的管壁顺应性也影响血压的水平。上述各种因素的作用在全身和局部神经、体液因子的调节下不断地消长以维持人体血压的动态平衡、生理性波动以及应激时的反应。

血压的急性调节主要通过位于颈动脉窦和主动脉弓的压力感受器实现,血压升高时感受器传入冲动增加,使交感神经活动下降而迷走神经张力上升,从而下调血压。此外,位于心房和肺静脉的低压感受器,颈动脉窦和主动脉体的化学感受器及中枢的缺血反应也参与血压的急性调节。血压的慢性调节则主要通过对水平衡作用影响循环血量来实现,其中肾脏对血容量的调节及肾素-血管紧张素-醛固酮系统的调节起主要作用。如上述各种调节机制失代偿,导致全身小动脉阻力增加或(和)血循环容量增加,则出现高血压。

【临床特点】

（一）症状

原发性高血压通常起病缓慢,早期常无症状,可偶于体格检查时发现血压升高,少数患者则在发生心、脑、肾等并发症后才被发现。高血压患者可有头痛、眩晕、疲劳、心悸、耳鸣等症状,但并不一定与血压水平相关。也可出现视物模糊、鼻出血等较重症状。

（二）体征

听诊可闻及主动脉瓣区第二心音亢进、主动脉瓣区收缩期杂音或收缩早期喀喇音;长期持续高血压可有左心室肥厚并可闻及第四心音。

（三）恶性或急进型高血压

发病急骤,血压显著升高,舒张压可持续高于 130mmHg,伴有头痛、视物模糊,眼底检查可发现眼底出血、渗出和视盘水肿。肾损害突出,表现为持续蛋白尿、血尿与管型尿,进展迅速,预后差,如不及时治疗可发展为肾衰竭、脑卒中或心力衰竭而死亡。

（四）并发症

1. 高血压危象

患者表现为头痛、烦躁、眩晕、恶心、呕吐、心悸、胸闷、气急、视物模糊等严重症状,以及伴有动脉痉挛累及的靶器官缺血症状。多由于紧张、劳累、寒冷、突然停服降压药物等引起血压急剧升高。

2. 高血压脑病

血压极度升高突破了脑血流自动调节范围,可发生高血压脑病,临床以脑病的症状与体征为特点,表现为严重头痛、恶心、呕吐及不同程度的意识障碍、昏迷或惊厥,血压降低即可逆转。

3. 脑血管病

其包括脑出血、脑血栓形成、腔隙性脑梗死、短暂性脑缺血发作。

4. 心力衰竭

左心室负荷长期增高可致心室肥厚、扩大,最终导致心力衰竭。

5. 慢性肾衰竭

长期持久性血压升高可致进行性肾小球硬化,并加速肾动脉粥样硬化的发生,可出现蛋白尿、肾损害,晚期出现肾衰竭。

6. 主动脉夹层

严重高血压可促使主动脉夹层形成,血液渗入主动脉壁中层形成夹层血肿,并沿着主动脉壁延伸剥离,为严重的血管急症,常可致死。

【护理问题】

1. 疼痛

疼痛与血压升高有关。

2. 活动无耐力

活动无耐力与头晕不适有关。

【护理措施】

(一)一般护理

1. 休息与活动

(1)保持身心休息与适当活动,提高机体活动能力:高血压初期可适当休息,保证睡眠,安排合适的运动如散步、打太极拳、气功等,不宜登高、剧烈运动。血压较高或有并发症的老年人需增加卧床休息,协助生活自理。

(2)保持安静,减少探视,避免劳累、情绪激动、精神紧张、不规律服药等。

(3)指导老年人合理安排休息与工作,放慢生活节奏,保持稳定的心态。

(4)增加运动:选择有氧运动为宜,可根据年龄及身体状况选择慢跑或步行,一般每周 3～5 次,每次持续 30～60min。

2. 合理膳食

(1)减轻体重:体重上升与高血压密切相关,可通过减少每日热量摄入,加强运动,尽量将体重指数(BMI)控制在<25kg/m²。

(2)减少钠盐摄入:首先要减少烹调用盐,每人<6g/d 为宜。

(3)补充钾盐和钙盐:每人每日吃新鲜蔬菜 400～500g,喝牛奶 500mL,可补充钾 1000mg 和钙 400mg。

(4)减少脂肪摄入:膳食中脂肪量应控制在总热量的 25% 以下。

(5)戒烟、限酒:饮酒量每日不可超过相当于 50g 乙醇的量。

(二)病情观察

1. 血压及症状监测

观察老年人血压改变,每日测血压 2 次,必要时进行动态血压检测。

2. 严密观察并发症征象

观察有无呼吸困难、咳嗽、咳泡沫痰、突发胸痛等心脏受损表现;观察头痛性质、精神状态、视力、语言能力、肢体活动障碍等急性脑血管表现;注意有无尿量变化、水肿及肾功能变化,及早发现肾衰竭。

3. 防止低血压反应,避免受伤

指导老年人体位改变时动作宜缓慢,以防发生急性低血压反应。避免蒸气浴,防止周围血管扩张致晕厥。

（三）用药护理

1. 药物不良反应的观察

遵医嘱用药,测量用药前后的血压以判断疗效,并观察药物不良反应。应用噻嗪类和袢利尿剂注意补钾,防止低钾血症;β受体阻滞剂注意是否有心动过缓、支气管痉挛、低血糖和血脂升高;钙通道阻滞剂可致头痛、面部潮红、下肢水肿、心动过速;血管紧张素转换酶抑制剂可引起刺激性干咳及血管神经性水肿等不良反应。

2. 用药注意事项

降压药应从小剂量开始,遵医嘱调整剂量,不可自行增减或突然撤换。降压不宜过快、过低,服药期间起床不宜太快,动作不宜过猛,外出活动应有人陪伴,以防晕倒外伤。

（四）心理护理

1. 减轻压力,保持心态平衡

原发性高血压老年人有趋向好斗和过分谨慎的人格特征,因此,指导老年人学会自我调节,减轻精神压力,避免情绪激动、紧张等不良刺激,保持健康的心态。

2. 指导老年人使用放松技术

如心理训练、音乐治疗和缓慢呼吸等。

（五）高血压急症的护理

(1)定期监测血压,严密观察病情变化,发现血压急剧升高、剧烈头痛、呕吐、大汗、视物模糊、面色及神志改变、肢体运动障碍等症状,立即通知医生。

(2)一旦发生高血压急症,应绝对卧床休息,抬高床头,避免一切不良刺激和不必要的活动,协助生活护理,必要时使用镇静剂。

(3)吸氧,保持呼吸道通畅。

(4)立即建立静脉通道,遵医嘱迅速准确给予降压药,以达到快速降压和脱水降低颅内压的目的。一般首选硝普钠,根据血压水平调整给药速度,开始以$10\sim25\mu g/min$速率静脉点滴,严密监测血压,每$5\sim10min$测量血压1次。

(5)发生抽搐时用牙垫置于上、下臼齿间防止唇舌咬伤;老年人意识不清时应加床栏,防止坠床;避免屏气或用力排便。

【健康指导】

1. 疾病知识指导

向老年人及家属解释引起原发性高血压的生理、心理、社会因素及高血压对机体的危害,引发高度的重视,坚持长期的饮食、运动、药物治疗,将血压控制在正常水平,以减少对靶器官的进一步损害。

2. 用药指导

告诉老年人药物的名称、剂量、用法、作用及不良反应。教育老年人必须按医嘱执行服药剂量,坚持长期治疗,学会自我观察药物疗效和不良反应。

3. 生活方式指导

(1)合理膳食:坚持低盐饮食,减少膳食中脂肪摄入,补充适量蛋白质,多食蔬菜和水果,摄入足量钾、镁、钙。进食应少量多餐,避免暴饮暴食及饮用刺激性饮料,戒烟酒。

(2)预防便秘:多食粗纤维食物、饮蜂蜜水等,保持大便通畅。因排便时用力,使胸、腹压上升,极易引起收缩压升高,甚至造成血管破裂。

(3)适当运动:可根据年龄及身体状况选择慢跑、打太极拳等不同方式的运动,鼓励老年人参加有兴趣的休闲娱乐活动,不应感受到有压力,如养花、养鸟。

(4)减少压力,保持情绪稳定:创造安静、舒适的修养环境。避免过度兴奋,减少影响老年人情绪的因素;教会老年人训练自我控制能力,消除紧张和压力,保持最佳心理状态。

4. 自测血压

建议老年人自备血压计,教会老年人或家属定时测量血压并记录,定期门诊复查。

二、冠状动脉粥样硬化性心脏病

冠状动脉粥样硬化性心脏病(coronary atherosclerotic heart disease)指冠状动脉粥样硬化导致血管腔狭窄或阻塞,或因冠脉功能性痉挛引起心肌缺血缺氧或坏死而导致的心脏病,简称冠心病。

根据世界卫生组织 2011 年的报告,中国冠心病的死亡人数已列为世界第 2 位。估计,目前国内冠心患者数达到 8000 万～1 亿,也就是说每 13 个中国人就有一个患有冠心病,更为可怕的是,冠心病新发患者数以每年约 600 万左右增长,患病年龄构成中 55% 是 45～64 岁人口,23% 是 15～44 岁人口,冠心病患者呈现年轻化。WHO 预测报告:2020 年冠心病将占全球疾病负担 5.9%,为全球最大的疾病负担,至 2030 年冠心病的死亡人数将占世界总死亡人数的 13.1%。

根据病变的程度和心肌缺血缺氧的范围不同,1979 年 WHO 将冠心病分为 5 型:无症状性心肌缺血(隐匿型冠心病)、心绞痛、心肌梗死、缺血性心脏病和猝死。本部分主要介绍心绞痛和心肌梗死。

心绞痛

【概述】

(一) 概念

稳定型心绞痛是在冠状动脉狭窄的基础上,由于心肌负荷的增加而引起心肌急剧的、暂时的缺血与缺氧的临床综合征。不稳定型心绞痛是除典型的稳定型劳力性心绞痛以外的缺血性胸痛统称。

(二) 特点

稳定型心绞痛典型特点为阵发性的前胸压榨性疼痛,主要位于胸骨后部,可放射至心前区和左上肢尺侧,常发生于劳力负荷增加时,持续数分钟,休息或用硝酸酯制剂后消失。而不稳定型心绞痛不仅是基于对不稳定的粥样斑块的深刻认识,也表明这类心绞痛患者临床上的不稳定性和进展至心肌梗死的危险性。

【病因与发病机制】

(一) 病因

最常见的病因是冠状动脉粥样硬化引起的动脉管腔狭窄和痉挛,常在劳动或情绪激动时发生。

1. 吸烟

与不吸烟者比较,吸烟者冠心病的发病率和病死率增高 2～6 倍,且与每日的吸烟量呈正比。被动吸烟也是危险因素。吸烟年龄越小,冠心病的相对患病危险性愈高。

2. 血脂异常

脂质代谢异常是动脉粥样硬化最重要的危险因素。总胆固醇、三酰甘油、低密度脂蛋白或极低密度脂蛋白增高,相应的载脂蛋白 B 增高,高密度脂蛋白 A 减低,载脂蛋白 A 降低都被认为是危险因素。

3. 年龄、性别

本病多见于 40 岁以上的中老年人,49 岁以后进展较快,近年来,临床发病年龄有年轻化趋势。男性与女性相比,女性发病率较低,但更年期后发病率增加。年龄和性别属于不可改变的危险因素。

4. 高血压

血压增高与冠心病关系密切。60％～70％的冠状动脉粥样硬化患者有高血压,患高血压病者较血压正常者的血压高 3～4 倍。收缩压和舒张压增高都与冠心病密切相关。

5. 糖尿病

糖尿病不仅是冠心病的独立危险因素,而且是最重要的危险因素。糖尿病患者冠心病的患病率较非糖尿病者高数倍,且病变进展迅速,预后差。同时糖尿病患者往往同时存在脂质代谢异常、胰岛素抵抗、高血压、凝血和纤溶系统异常,因此还可增加其他危险因素的危险性。

6. 代谢综合征

肥胖与血脂异常、高血压、糖尿病和糖耐量异常同时存在时称为"代谢综合征"。它是心血管疾病重要的危险因素,可使冠心病和脑卒中的发病率增加3~5倍。

(二)发病机制

循环血流量具有很大的储备力量,其血流量可随身体的生理情况有显著的变化,在剧烈体力活动、情绪激动等对氧的需求增加时,冠状动脉适当扩张,血流量增加(可增加6~7倍),达到供求平衡。当冠状动脉粥样硬化致冠状动脉狭窄或部分分支闭塞时,其扩张性减弱,血流量减少,当心肌的血供减少到尚能应付平时的需要,则休息时无症状。一旦心脏负荷突然增加,如劳累、激动、心力衰竭等使心脏负荷增加时,对血液的需求量增加,而冠脉的供血已不能相应增加,即可引起心绞痛。不稳定型心绞痛的差别在于冠状动脉内不稳定的粥样斑块继发的病理改变,使局部的心肌血流量明显下降,如斑块内出血、斑块纤维帽出现裂隙、表面有血小板聚集和(或)刺激冠状动脉痉挛,导致缺血性心绞痛,虽然也可因劳力负荷诱发,但劳力负荷终止后胸痛并不能缓解。

【临床特点】

(一)症状

心绞痛以发作性胸痛为主要临床表现,疼痛的特点有以下几点。

1. 部位

疼痛主要在胸骨体上中段后方,可波及心前区,手掌大小范围,甚至横贯前胸,界限不很清楚。常放射至左肩、左臂内侧达无名指和小指,或至颈、咽或下颌部、牙齿,或后背部。

2. 性质

胸痛常为压迫、发闷、紧缩性、烧灼感,但不尖锐,不像针刺或刀扎样痛,偶伴濒死的恐惧感。发作时,患者往往不自觉地停止原来的活动,直至症状缓解。

3. 诱因

体力劳动或情绪激动、饱食、寒冷、吸烟、心动过速、休克、排便等亦可诱发。疼痛发生于劳力或激动的当时,而不在一天或一阵劳累之后。典型的心绞痛常在相似的条件下发生,但有时同样的劳力只在早晨而不在下午引起心绞痛,提示与晨间痛阈较低有关。

4. 持续时间

疼痛出现后常逐步加重,在 3～5min 内逐渐消失,偶有持续 15～20min,可以反复发作。

5. 缓解方式

一般在停止原来诱发症状的活动后即缓解。舌下含用硝酸甘油也能在几分钟内使之缓解。

(二)体征

一般无异常体征。心绞痛发作时常见心率增快、血压升高、表情焦虑、皮肤冷或出汗,有时出现第四或第三心音奔马律,暂时性心尖部收缩期杂音。

【护理问题】

1. 疼痛

疼痛与心肌缺血、缺氧有关。

2. 活动无耐力

活动无耐力与心肌缺血、供氧不足有关。

3. 潜在并发症

急性心肌梗死。

【护理措施】

(一)一般护理

1. 休息和活动

心绞痛发作时应立即休息,不稳定型心绞痛者应卧床休息。缓解期应根据患者的活动能力制订合理的活动计划,以提高患者的活动耐力,最大活动量以不发生心绞痛症状为度。但应避免竞赛活动和屏气用力动作,并防止精神过度紧张和长时间工作。

2. 饮食

给予低盐、低脂、低胆固醇、易消化饮食,增加饮食中新鲜蔬菜、水果的比例,少量多餐,不宜过饱。忌浓茶、咖啡及辛辣刺激性食物。

3. 保持大便通畅

由于便秘时患者用力排便可增加心肌耗氧量,诱发心绞痛。因此,应指导患者保持大便通畅,防止发生便秘。

(二)病情观察

心绞痛发作时应观察胸痛的部位、性质、程度、持续时间,严密监测血压、心率、心律、脉搏、体温及心电图变化,观察有无心律失常、急性心肌梗死等并发症的发生。

（1）应注意发病诱因，以帮助区别是劳力性还是自发性心绞痛。如胸痛是在劳累时还是在休息时发病；而劳累强度有助于评价冠状动脉的储备能力。

（2）要注意疼痛的部位和性质，典型心绞痛呈胸骨后疼痛向左肩背放射。老年人疼痛可不典型，表现为胸闷、气短或咽部堵塞感。

（3）要注意伴随症状，如有无心悸、头晕或晕厥。这些伴随症状可提示是否伴有心率失常或血压降低等严重并发症。

（4）要注意疼痛持续时间及缓解方式。心绞痛一般持续数分钟至十几分钟，超过 30 分钟要考虑有无心肌梗死可能。

（5）要注意发作频度。近期心绞痛发作明显增加，提示冠状动脉内膜处于不稳定期，是发生心肌梗死的高危阶段，必须及时采取有效措施。

（三）用药护理

注意药物的疗效及不良反应。含服硝酸甘油片后约 $1\sim2min$ 开始起效，半小时后作用消失。可引起头痛、血压下降，偶伴晕厥。使用时注意以下几点。

（1）随身携带硝酸甘油片，注意有效期，定期更换，以防药效降低。

（2）对于规律性发作的劳累性心绞痛，可进行预防用药，在外出、就餐、排便等活动前含服硝酸甘油。

（3）胸痛发作时每隔 5min 含服硝酸甘油 0.5mg，直至疼痛缓解。如果疼痛持续 $15\sim30min$ 仍未缓解（或连续含服 3 片后），应警惕急性心肌梗死的发生。

（4）胸痛发作含服硝酸甘油后最好平卧，必要时吸氧。

（5）静脉滴注硝酸甘油时应监测患者心率、血压的变化，掌握好用药浓度和输液速度，防止低血压的发生。

（四）心理护理

心绞痛发作时患者常感到焦虑，而焦虑能增强交感神经兴奋性，增加心肌需氧量，加重心绞痛。因此，患者心绞痛发作时应专人守护，给予心理安慰，增加患者的安全感，必要时可遵医嘱给予镇静剂。

【健康指导】

1. 合理安排休息与活动，保证充足的休息时间

活动应循序渐进，以不引起症状为原则。避免重体力劳动、精神过度紧张的工作或过度劳累。

2. 指导患者正确用药

告诉患者疼痛发作时的处理方法，指导其随身携带"保健盒"（见图 7-4），学会正确服药和疗效观察。

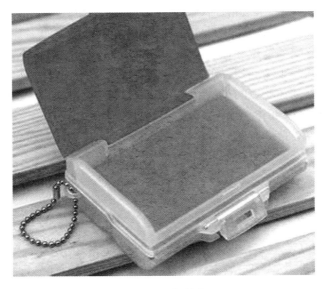

图 7-4　保健盒

3. 指导患者防止心绞痛再发作

（1）避免诱发因素：保持情绪稳定，避免过于兴奋、激动及紧张；生活有规律，避免饱餐、剧烈运动、过度劳累、受寒冷、潮湿刺激。

（2）减少危险因素：如戒烟，选择低盐、低脂、低胆固醇、高纤维素饮食，维持理想的体重，控制高血压，调节血脂，治疗糖尿病等。

4. 指导患者识别心肌梗死的先兆症状

如心绞痛发作频繁或程度加重、含服硝酸甘油无效时应立即护送就医。

心肌梗死

【概述】

（一）概念

心肌梗死是在冠状动脉病变的基础上，发生冠状动脉血供急剧减少或中断，使相应的心肌严重而持久地急性缺血而导致心肌坏死。

（二）特点

心肌梗死为持久的胸骨后剧烈疼痛、心肌酶增高及心电图进行性改变，甚至发生心律失常、休克及心力衰竭等，是冠心病的严重类型。

【病因与发病机制】

心肌梗死的基本病因是冠状动脉粥样硬化,造成管腔严重狭窄和心肌供血不足,而侧支循环尚未充分建立,此时,一旦血供急剧减少或中断,致相应的心肌严重而持久的急性缺血达 1h 以上,即可发生心肌梗死。心肌梗死多数是不稳定粥样斑块破溃,继而出血或管腔内血栓形成,使血管腔完全闭塞,少数情况是粥样斑块内或其下发生出血或血管持续痉挛,促使冠状动脉完全闭塞。

促使粥样斑块破溃出血及血栓形成的诱因有休克、脱水、出血、外科手术或严重心律失常使心排量骤降,冠脉灌流量锐减;饱餐特别是大量脂肪餐后血黏度增高;重体力劳动、情绪激动、用力排便及血压剧升使心肌氧耗骤增,冠脉供血明显不足。

【临床特点】

与心肌梗死面积的大小、部位、侧支循环情况密切相关。

（一）先兆

大多数患者发病前数日可有乏力、胸部不适、活动时心悸、气急、烦躁及心绞痛等前驱症状,以新发心绞痛或原有心绞痛加重最为突出。心绞痛发作较以往频繁、性质较剧、持续时间长、硝酸甘油疗效差、诱发因素不明显,疼痛时伴有恶心、呕吐、大汗和心动过速,或伴有心功能不全、严重心律失常、血压大幅波动等,同时心电图示 ST 段一过性明显抬高或压低,T 波倒置或增高,应警惕近期内发生心肌梗死的可能。发现先兆,及时住院处理,可使部分患者避免发生心肌梗死。

（二）症状

1. 疼痛

疼痛为最早出现的最突出的症状,多发生于清晨。疼痛的性质和部位与心绞痛相似,但多无明显诱因,程度较重,持续时间较长,可达数小时或数日,休息和含服硝酸甘油多不能缓解。患者常烦躁不安、出汗、恐惧或有濒死感。少数患者无明显疼痛,或疼痛不典型,如上腹痛、颈背痛。

2. 全身症状

发病 1~2d 后可有发热、心动过速、白细胞增高及血沉增快等,体温一般在 38℃左右,很少超过 39℃,持续 1 周左右。此时发热为心肌坏死物质的吸收引起。

3. 胃肠道症状

疼痛剧烈时常伴恶心、呕吐、上腹部胀痛,与迷走神经受坏死心肌刺激和心排血量降低,组织灌注不足等有关。

4. 心律失常

其见于 75%~95% 的患者,多发生于起病后 1~2d,24h 内最多见,以室性心律失常尤其是室性期前收缩最多见,如室性期前收缩频发(每分钟 5 次以上)、成对出现或短阵室性心动过速、多源性或落在前一心搏的易损期(RonT 现象),常为心室颤动的先兆。下壁心肌梗死易发生房室传导阻滞。

5. 休克

其见于约 20％的患者,多在起病后数小时至 1 周内发生,表现为收缩压低于 80mmHg,烦躁不安、面色苍白、皮肤湿冷、脉搏细速、尿量减少、神志迟钝甚至昏厥。

6. 心力衰竭

心力衰竭的发病率约为 32％～48％,主要为急性左心衰竭,可在起病最初几日内发生,或在疼痛、休克好转阶段发生。表现为呼吸困难、咳嗽、发绀及烦躁等,重者出现肺水肿。

(三)体征

心浊音界增大,心率增快或减慢,心尖区第一心音减弱,可闻及舒张期奔马律,部分患者出现心包摩擦音,血压下降,出现心律失常、休克及心力衰竭时有相应的体征。

(四)并发症

1. 乳头肌功能失调或断裂

二尖瓣乳头肌因缺血、坏死等使收缩功能发生障碍,造成二尖瓣脱垂及关闭不全。轻者可以恢复,重者可严重损害左心功能致使发生急性左心功能不全,最终导致死亡。

2. 心脏破裂

较少见,常在起病一周内出现,多为心室游离壁破裂,偶有室间隔破裂。

3. 心室壁瘤

心室壁瘤主要见于左心室,发生率 5％～20％,较大的心室壁瘤体检时可有心脏扩大。超声心动图可见心室局部有反常运动,心电图示 ST 段持续抬高。后期可导致左心功能不全、心律失常、栓塞等。

4. 栓塞

栓塞发生率为 1％～6％,见于起病后 1～2 周。如为左心室腹壁血栓脱落所致,则引起脑、肾、脾或四肢等动脉栓塞。由下肢静脉血栓脱落所致,则产生肺动脉栓塞。

5. 心肌梗死后综合征

本综合征发生率为 10％。于心肌梗死后数周至数月内出现,可反复发生,表现为心包炎、胸膜炎或肺炎,有发热、胸痛等症状,可能为机体对坏死组织的过敏反应。

【护理问题】

1. 疼痛：胸痛

这与心肌缺血坏死有关。

2. 活动无耐力

这与心排血量减少有关。

3. 焦虑、恐惧

这与胸闷、心悸有关。

【护理措施】

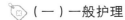（一）一般护理

1. 休息与活动

急性期 12h 卧床休息，保持病室安静、舒适，谢绝探视。翻身、进食、洗漱及排便等均由护理人员帮助料理。若病情稳定无并发症，24h 内应鼓励患者在床上行肢体活动；若无低血压，第 3 天就可在病房内走动；梗死后 4～5d，逐步增加活动直至每天 3 次步行 100～150m。

2. 饮食护理

在最初 2～3d 应以流质为主，以后随着症状的减轻而逐渐过渡到低钠、低脂、低胆固醇清淡饮食，提倡少量多餐。

3. 吸氧

鼻导管吸氧，氧流量为 2～5L/min，以增加心肌氧的供应，减轻缺血和疼痛。

4. 输液

迅速建立静脉通道，保持输液通畅。

5. 保持环境安静

消除患者恐惧，防止不良刺激。

6. 保持大便通畅

了解患者日常的排便习惯、排便次数及形态，指导患者养成每日定时排便的习惯，多食蔬菜和水果等粗纤维食物，无糖尿病者可服用蜂蜜水；每日行腹部环形按摩以促进肠蠕动；也可遵医嘱给予缓泻剂，必要时给予甘油灌肠；嘱患者便时避免用力，以防诱发心力衰竭、肺梗死甚至心脏骤停。

（二）病情观察

监测心电图、血压、呼吸、意识、皮肤黏膜色泽、心率、心律及尿量等。对于严重心衰者还需监测肺毛细血管压和静脉压，备好除颤器和各种急救药品。若发现心律失常、心力衰竭和休克等早期征象应立即报告医师抢救。

（三）用药护理

(1)应用吗啡或哌替啶缓解疼痛时,应注意有无呼吸抑制、脉搏加快、血压下降等不良反应。

(2)应用硝酸酯类药物时,应随时监测血压变化,严格控制静脉输液量和滴速。

(3)溶栓:心肌梗死不足 6h 的患者,可遵医嘱给予溶栓治疗。其护理包括:询问患者是否有脑血管病史、活动性出血、近期大手术或外伤史、消化性溃疡等溶栓禁忌证;检查血常规、出凝血时间和血型;准确、迅速地配制并输注溶栓药物;溶栓过程中应观察有无过敏反应如寒战、发热、皮疹,低血压和出血等,严重时应立即终止治疗;用药后监测心电图、心肌酶及出凝血时间,以判断溶栓疗效。

注意溶栓治疗是否成功:①胸痛 2h 内基本消失;②心电图 ST 段于 2h 内回降大于 50%;③2h 内出现再灌注性心律失常;④血清 CK - MB 酶峰值提前出现(14h内)。

（四）心理护理

疼痛发作时应有专人陪伴,鼓励患者表达内心感受,给予心理支持。向患者讲明病情的任何变化都在严密监护下,并能得到及时的治疗,以缓解患者的恐惧心理。简要地解释疾病过程与治疗要点,说明不良情绪会增加心肌耗氧量,不利于病情的控制。医护人员进行各项抢救操作时,应沉着、冷静、正确和熟练,给患者以安全感。及时向家属通告患者的病情和治疗情况,解答家属的疑问,协助患者和家属提高应对疾病的能力,维持其心理健康。

【健康指导】

1. 生活指导

根据病情、年龄、性别及身体状况等合理膳食,均衡营养,宜采用低饱和脂肪和低胆固醇饮食;积极劝导患者戒烟;避免饱餐,防止便秘;合理安排休息与活动,保证足够的睡眠,进行适当有规律的运动,避免剧烈运动,对重体力劳动、驾驶员、高空作业及精神紧张的工作应予更换。

2. 用药指导

坚持按医嘱服用 β 受体阻滞剂、血管扩张剂、钙通道阻滞剂、降血脂药及抗血小板药物等,注意药物不良反应。

3. 定期复查

定期进行心电图、血糖、血脂检查,积极治疗控制高血压、糖尿病、高脂血症。

4. 心理指导

指导患者保持乐观、平和的心态,正确对待病情,家属对患者要积极配合和支持,当患者出现紧张、焦虑或烦躁时应予以理解并设法疏导。

5．提高自救能力

教会患者及家属识别病情变化和紧急自救措施,有危急征兆时立即由家人护送就诊。

三、心力衰竭

【概述】

（一）概念

心力衰竭是指由于心脏功能异常,而不能维持足够的心排出量满足组织代谢需求的一种病理生理状态,是一个综合征。它是心血管疾病的终末状态,其发病率和患病率均随年龄的增加而增加。随人口的老龄化,心力衰竭已成为一个重要的健康和社会经济问题。

（二）流行病学

心衰主要是老年人疾病,在超过 65 岁人群中,心衰发生率接近 10‰。冠心病已成为欧洲 75 岁以下心力衰竭患者的主要病因,上海地区最近的调查显示该地区65.8％的心力衰竭是由冠心病所致。在高龄老年人中高血压也是心力衰竭一个重要的致病因素。

（三）分级

心功能分级(美国纽约心脏病学会的分级方案)是根据患者的自觉的活动能力划分为 4 级。

1．Ⅰ级

患者患有心脏病,但活动量不受限制,平时一般活动不引起疲乏、心悸、呼吸困难或心绞痛。

2．Ⅱ级（心衰Ⅰ度）

心脏病患者的体力活动受到轻度限制,休息时无自觉症状,但平时一般活动下可出现疲乏、心悸、呼吸困难或心绞痛。

3．Ⅲ级（心衰Ⅱ度）

心脏病患者的体力活动明显受限,平时的一般活动即可引起上述症状。

4．Ⅳ级（心衰Ⅲ度）

心脏病患者不能从事任何体力活动。休息状态下也出现心衰的症状,体力活动后加重。

【病因与发病机制】

（一）病因及诱因

1. 心力衰竭的基本病因

（1）心肌收缩力减弱：心肌炎、心肌病和冠心病等。

（2）后负荷（压力负荷）增加：高血压、主动脉瓣狭窄（左心室）、肺动脉高压和肺动脉瓣狭窄（右心室）等。

（3）前负荷（容量负荷）增加：二尖瓣狭窄、三尖瓣狭窄、二尖瓣反流、主动脉瓣反流、房间隔缺损、室间隔缺损和代谢需求增加的疾病（甲状腺功能亢进、动静脉瘘等）。

2. 心力衰竭的诱因

（1）感染：呼吸道感染是最常见、最重要的诱因，对老年人尤其如此。感染性心内膜炎作为心力衰竭的诱因也不少见，常因发病隐袭而被漏诊。

（2）治疗不当：主要为洋地黄用量不当（过量或不足），以及合并使用了抑制心肌收缩力（异搏定、β阻断剂）或导致水钠潴留（大剂量非甾体类消炎药）的药物。

（3）心律失常：特别是心室率快的心房颤动和其他快速心律失常。

（4）肺动脉栓塞。

（5）体力或精神负担过大。

（6）合并代谢需求增加的疾病，如甲状腺功能亢进、动静脉瘘等。

（二）发病机制

由于心肌梗死、心肌病、血流动力学负荷过重、炎症等任何原因引起的心肌损伤，造成心肌结构和功能的变化，最后导致心室泵血或充盈功能低下。

【临床特点】

（一）低心输出量

疲劳、无力、倦怠；劳动耐量下降；夜尿次数增多、少尿；焦虑、头痛、失眠。

（二）左心衰竭

主要表现为肺淤血、肺水肿和心排血量降低。

1. 症状

（1）程度不同的呼吸困难：左心衰最早出现的是劳力性呼吸困难；夜间阵发性呼吸困难又称心源性哮喘，其发生与睡眠平卧血液重新分配使肺血流量增加，夜间迷走神经张力增加，小支气管收缩，横膈高位，肺活量减少等因素有关。为了减轻呼吸困难，常采取半坐位或坐位即端坐呼吸，左心衰呼吸困难最严重的形式是急性肺水肿。

(2)咳嗽,咳白色浆液泡沫状痰、痰中带血丝;也可引起大咯血。

(3)乏力、疲倦、头晕、心慌;少尿及肾功能损害症状。

2. 体征

除基础心脏病固有体征外,患者一般均有心脏扩大(单纯舒张性心衰除外)、肺动脉瓣区第二心音亢进及舒张期奔马律。两肺部湿性啰音常见于两肺底,并随体位变化而变化。

(三)右心衰竭

以体循环淤血的表现为主。

1. 症状

腹胀、食欲不振、恶心、呕吐等是右心衰最常见的症状。继发于左心衰或单纯性的右心衰均可有劳力性呼吸困难的症状。

2. 体征

(1)身体下垂部位水肿为其特征,常为对称性可压陷性。一般来讲,非卧床患者,对称性双下肢凹下性水肿为右心衰竭较早出现的临床表现。右心衰竭时产生水肿的始动因素是毛细血管滤过压增高。胸腔积液多见于全心衰时,以双侧为多见,单侧则以右侧更为多见。

(2)肝脏肿大并常伴压痛。心源性肝硬化晚期可出现黄疸、肝功能受损及大量腹水。

(3)除基础心脏病的相应体征外,右心室显著扩大而出现三尖瓣关闭不全的杂音。

(四)全心衰竭

继发于左心衰而形成的全心衰,当右心衰出现之后,右心排量减少,因此阵发性夜间呼吸困难等肺淤血表现反较单纯性左心衰竭时减轻。

(五)并发症

心律失常;电解质紊乱:低钾较常见;肝淤血,严重者可发生心源性肝硬化;血栓栓塞:可导致肺栓塞。

【护理问题】

1. 活动无耐力

这与心肌收缩力下降、心排血量减少有关。

2. 焦虑、抑郁

这与心力衰竭反复发作,病情进行性加重有关。

3. 气体交换受损

这与肺静脉压力升高和肺淤血有关。

【护理措施】

（一）一般护理

1. 休息与活动

保持环境安静、整洁,适当通风。根据患者呼吸困难程度采取适当的体位,严重呼吸困难时,应协助坐卧位,必要时双腿下垂,注意患者体位的舒适与安全,必要时加用床档防止坠床。心衰急性加重期应卧床休息。恢复期循序渐进增加活动量,患者活动中有呼吸困难、胸痛、心悸、头晕、疲劳、大汗低血压等情况时应停止活动。

2. 皮肤护理

协助患者经常更换体位,嘱患者穿质地柔软、宽松的衣服;保持床铺柔软,整洁,严重水肿者可使用气垫床,保持皮肤整洁。

3. 饮食

给予低盐、低热量、高蛋白、高维生素的清淡易消化饮食,避免产气的食物及浓茶、咖啡或辛辣刺激性食物,戒烟酒,多吃蔬菜、水果,少量多餐,不宜过饱。限制水分和钠盐的摄入,每天食盐入量在 5g 以下为宜。

4. 氧疗

可给予鼻导管持续吸氧 2～4L/min。

（二）病情监测

(1)密切观察呼吸困难有无改善,发绀是否减轻,监测血氧饱和度,动脉血气分析结果等。若病情加重或血氧饱和度降低,应报告医生。

(2)注意观察水肿的消长情况,每日测量体重,准确记录 24h 出入量,控制输液量及速度,若患者尿量<30mL/h,应报告医生。有腹水者应每天测量腹围。控制液体摄入量,一般每天入水量限制在 1500mL 以内。

（三）用药护理

1. 血管紧张素转换酶抑制剂

血管紧张素转换酶抑制剂的不良反应有体位性低血压、皮炎、蛋白尿、咳嗽、间质性肺炎、高钾血症等。

2. β 受体阻滞剂

β 受体阻滞剂的主要不良反应有液体潴留、心衰恶化、疲乏、心动过缓、心脏传导阻滞、低血压等,应监测心率、血压,当心率低于50 次/min,停药。

3. 利尿剂

噻嗪类利尿剂最主要的不良反应是低钾血症,应监测血钾及有无乏力、腹胀、肠鸣音减弱等低钾血症的表现,同时多补充含钾丰富的食物,必要时遵医嘱补充钾盐。口服补钾时,应在饭后或将水剂与果汁同饮,以减轻胃肠道不适。噻嗪类的其他不良反应还有胃部不适、呕吐、腹泻、高血糖等。螺内酯的不良反应有嗜睡、运动失调、男性乳房发育、面部多毛等,肾功能不全及高钾血症者禁用。非紧急情况下,利尿剂的应用时间选择早晨或日间为宜,避免夜间排尿过频而影响患者的休息。

（四）洋地黄中毒

1. 预防洋地黄中毒

（1）洋地黄用量个体差异很大,老年人、心肌缺血缺氧、重度心力衰竭、低钾低镁血症、肾功能减退等情况对洋地黄较敏感,使用时应严密观察患者用药反应。

（2）应该严格按时按医嘱给药,教会患者服地高辛时应自测脉搏,当脉搏 < 60 次/min 或节律不规则时应暂停服药并通知医生;用毒毛花苷 K 时务必稀释后缓慢静脉注射,并同时监测心率、心律及心电图变化。

（3）注意不与维拉帕米、胺碘酮等药物合用,必要时监测血清地高辛浓度。

2. 观察洋地黄毒性反应

胃肠道反应如食欲不振、恶心、呕吐。神经系统表现如头痛、乏力、头晕、黄视、绿视。心脏毒性反应如频发室性期前收缩呈二联律或三联律、心动过缓、房室传导阻滞等。

3. 洋地黄中毒的处理

停用洋地黄、补充钾盐,可口服或静脉补充氯化钾,停用排钾利尿剂;纠正心律失常,快速性心律失常可用利多卡因或苯妥英钠,心率缓慢者可用阿托品静注或临时心脏起搏器。

（五）心理护理

呼吸困难患者常因日常生活及睡眠受到影响而心情烦躁、痛苦、焦虑。应与其家属一起安慰、鼓励患者,稳定患者情绪,以降低交感神经兴奋性,有利于减轻呼吸困难。

【健康指导】

（1）饮食指导:低热量、易消化饮食;少食多餐、晚餐不宜过饱,避免发生夜间左心功能不全。服用利尿剂时,多食红枣、橘子、香蕉、韭菜等含钾高的食物,适当补钾。

（2）休息、活动指导:保证充足的睡眠,协助日常生活,根据心功能情况指导活动,避免长期卧床发生静脉血栓、体位性低血压。指导患者应保持平和的心态,各种活动要量力而行,既不逞强,也不过分依赖别人。对自己的疾病不能忽视,也不要过分关注,因为过分紧张往往更易诱发急性心衰。

（3）尽量避免诱因,继续治疗,合理安排工作、生活。

（4）戒烟,控制血压,降血脂。

第三节 老年人常见消化系统疾病与护理

一、消化性溃疡

【概述】

（一）概念

消化性溃疡（peptic ulcer，PU）是指发生在胃肠道黏膜的慢性溃疡。其形成与胃酸和胃蛋白酶的消化作用有关，溃疡病灶多位于胃和十二指肠球部，分别称为胃溃疡（gastric ulcer，GU）和十二指肠溃疡（duodenal ulcer，DU）。

（二）流行病学

本病为全球性多发病，全世界约 10％的人一生中患过此病。临床上 DU 较GU 多见，两者之比约 3∶1，男性患病较女性多。老年人以胃溃疡多见，约占60％，十二指肠溃疡约占 35％，余为复合性溃疡。消化性溃疡好发于秋冬和冬春之交。

【病因与病理生理】

（一）病因与发病机制

消化性溃疡的基本病因是由于损害胃、十二指肠黏膜的侵袭因素的作用及黏膜自身防御因素之间失去平衡的结果。胃溃疡（GU）主要是防御因素减弱，而十二指肠溃疡（DU）主要是侵袭及损害因素增强所致。

老年人 PU 的发病率高，与消化道黏膜的侵袭因素增强和防御、修复能力下降密切相关。PU 的主要病因是幽门螺杆菌（Hp）感染，一方面 Hp 感染改变了胃肠道黏膜侵袭因素与防御因素之间的平衡，在其毒力因子的作用下，Hp 在胃黏膜定植，诱发局部炎症和免疫反应，损伤局部黏膜的防御修复机制；另一方面，Hp 感染可增加胃酸的分泌，增强了侵袭因素。其次，PU 的病因还有非甾体抗炎药物（NSAIDs）如阿司匹林、吡罗昔康（炎痛喜康）等，这是因为很多老年人常因心脑血管疾病、风湿性疾病等而服用 NSAIDs。NSAIDs 可抑制环氧化酶-1，导致前列腺素 E 合成不足，引起黏液和碳酸氢盐分泌不足，黏膜血流减少，从而导致黏膜防御及修复功能受损，且老年人消化道黏膜对 NSAIDs 的刺激更敏感，服药后出现PU 的时间较年轻人短。另外，遗传、应激、精神和心理因素、吸烟、浓茶、咖啡、不规律饮食等均与 PU 有关。

（二）病理生理

老年人因胃血管扭曲、管壁增厚、血流灌注不足、黏膜细胞萎缩、分泌碱性黏液减少、泌酸腺上移、修复能力差以及胃肠神经末梢感觉迟钝等,使得老年人 PU 发生巨大溃疡、高位(胃体和胃底)溃疡、穿透性溃疡和顽固性溃疡,且常发生出血、穿孔等为首发表现的严重并发症。

【临床特点】

（一）疼痛特点

1. 长期性

由于溃疡发生后可自行愈合,但每次愈合后又好复发,故常有上腹疼痛长期反复发作的特点。整个病程平均 6～7 年,有的可长达一二十年,甚至更长。

2. 周期性

上腹疼痛呈反复周期性发作,乃为此种溃疡的特征之一,尤以十二指肠溃疡更为突出。中上腹疼痛发作可持续几天、几周或更长,继以较长时间的缓解。全年都可发作,但以春、秋季节发作者多见。

3. 节律性

溃疡疼痛与饮食之间的关系具有明显的相关性和节律性。在一天中,凌晨 3 点至早餐的一段时间,胃酸分泌最低,故在此时间内很少发生疼痛。十二指肠溃疡的疼痛常在两餐之间发生,持续不减直至下餐进食或服制酸药物后缓解。部分十二指肠溃疡患者,由于夜间的胃酸较高,尤其在睡前曾进餐者,可发生半夜疼痛。胃溃疡疼痛的发生较不规则,常在餐后 1h 内发生,经 1～2h 后逐渐缓解,直至下餐进食后再复出现上述节律。

4. 疼痛部位

十二指肠溃疡的疼痛多出现于中上腹部,或在脐上方,或在脐上方偏右处;胃溃疡疼痛的位置也多在中上腹,但稍偏高处,或在剑突下和剑突下偏左处。疼痛范围约数厘米直径大小。因为空腔内脏的疼痛在体表上的定位一般不十分确切,所以,疼痛的部位也不一定准确反映溃疡所在解剖位置。

5. 疼痛性质

多呈钝痛、灼痛或饥饿样痛,一般较轻而能耐受,持续性剧痛提示溃疡穿透或穿孔。

6. 影响因素

疼痛常因精神刺激、过度疲劳、饮食不慎、药物影响、气候变化等因素诱发或加重;可因休息、进食、服制酸药、以手按压疼痛部位、呕吐等方法而减轻或缓解。

（二）其他症状与体征

1. 其他症状

除中上腹疼痛外，尚可有唾液分泌增多、胃灼热、反胃、嗳酸、嗳气、恶心、呕吐等其他胃肠道症状。食欲多保持正常，但偶可因食后疼痛发作而惧食，以致体重减轻。全身症状可有失眠等神经官能症的表现，或有缓脉、多汗等自主神经系统不平衡的症状。

2. 体征

溃疡发作期，中上腹部可有局限性压痛，程度不重，其压痛部位多与溃疡的位置基本相符。

【护理问题】

1. 营养失调：低于机体需要量

这与疼痛致摄入减少及消化吸收障碍有关。

2. 疼痛

这与胃、十二指肠溃疡有关。

3. 焦虑

这与屏气反复发作、病程迁延有关。

4. 潜在并发症

包括上消化道出血、穿孔、幽门梗阻、癌变。

【护理措施】

（一）一般护理

1. 饮食护理

老年 PU 患者宜营养均衡，给予营养丰富、高热量、清淡、易消化的饮食，以促进胃黏膜修复和提高抵抗力。食物一定要易消化，做到软、细、烂。进餐时要细嚼慢咽，不可过快或过饱。患者住院期间以流质饮食为主，如米汤、藕粉、果汁等；病情好转后，可进半流质饮食，如稀饭、面条、蒸蛋等。

2. 休息与活动

身心休息有利于溃疡的愈合。老年 PU 患者应生活起居规律，充分休息，适当活动；随着病情好转，逐渐增加文体活动。

3. 去除病因

与患者共同寻找和去除诱发、加重溃疡及疼痛的因素，如停用 NSAIDS、戒烟、戒酒等。

4. 缓解疼痛

对老年 PU 患者有腹痛者，应注意疼痛性质、部位、特点，以及疼痛加重或缓解的因素，按腹痛特点指导缓解疼痛的方法。向患者及家属解释疼痛原因，可采用局部按摩或针灸等缓解疼痛。

（二）病情观察

监测患者的生命体征,尤其是有心血管疾病的老年患者,要进行心电监护。注意观察患者意识、皮肤颜色的变化,以及动态观察患者血红蛋白、血糖、电解质等变化情况,要准确记录出入量。当患者出现血压下降、脉搏细速、面色苍白、出冷汗、皮肤湿冷等现象时,可能是出血或穿孔,要及时报告医师做出相应的处理。还要观察大便性质、颜色及呕血、便血的情况,若有呕血应立即做好口腔护理,消除口腔内的血迹和呕吐物。

（三）用药护理

遵医嘱给药,并观察疗效及不良反应。由于老年人 PU 愈合难、易复发,必须坚持按疗程规律用药,切不可因症状稍好转后便停药。老年人较为健忘,容易漏服或停服药物,所以在照护时应注意服药到位。铋剂与抗生素同时服用时,要间隔 30min 以上。因铋剂为水溶性胶体大分子化合物,在胃酸的作用下与溃疡面的蛋白质结合并形成一层保护膜,隔离胃酸对溃疡面的侵蚀,宜在三餐前和晚睡前给药。

1. 抗酸药

抗酸药有中和胃酸,缓解疼痛的作用,常用氢氧化铝、氧化镁等。用药时间选择在饭后和睡前。十二指肠溃疡夜间分泌胃酸多,片剂宜咬碎后吞服,以提高中和胃酸的效果。如需要服用其他药物时,应在服用抗酸药 1～2h 后再用为宜。因氢氧化铝可引起便秘,为防止老年人出现便秘可与氧化镁交替使用,肾功能不全者忌用或慎用。

2. H_2 受体拮抗剂

本药有较强的抑制胃酸分泌的作用,可促进溃疡愈合。常用药物有西咪替丁(甲氰咪胍)、雷尼替丁等。应餐前用药,睡前可加服一次,同时注意药物的不良反应,如乏力、腹泻、粒细胞减少、皮疹等。长期大量服用者,不可突然停药,以防反跳,治疗期间应定期检查白细胞计数和肝肾功能。

3. 质子泵阻滞剂

常用奥美拉唑(OME),吞服时不可咀嚼,不可倾出胶囊中的内容物,药物保管于避光、阴凉干燥的密封瓶中,开启后 4 周内服完。

4. 保护胃黏膜药物

胃黏膜保护剂可以促进黏膜修复,常用药物有胶态次枸橼酸铋(CBS)、硫糖铝、前列腺素 E 等。应指导老年人于早餐、晚餐前半小时服用胶态次枸橼酸铋,且不宜长期服用。

（四）并发症的观察及护理

1. 出血

可出现呕血及黑便,呕吐咖啡色胃内容物和柏油样便。由于老年人常伴有高血压、动脉硬化等,随着年龄的增长出血的危险性也增加。60 岁以上者 30%～50%并发出血;70 岁以上每增加 1 岁,出血危险性增加 7%,且出血量多、持续时间长。

2. 穿孔

老年 PU 患者穿孔的发生率比青壮年高 2～3 倍;穿孔时往往缺乏典型症状和体征,病死率较高。

病情观察时,当发现老年 PU 患者突然出现四肢湿冷、脉细速、血压下降、呕血、黑便、腹痛剧烈、腹膜刺激征、休克、腹胀、不能进食和难以控制的呕吐等,提示有出血、穿孔、幽门梗阻等并发症,应及时报告医师并配合处理。

（五）心理护理

老年 PU 患者易产生紧张、焦虑等不良情绪,使胃黏膜保护因素减弱、损害因素增强、病情加重,故应为患者创造安静、舒适的环境,减少不良刺激,指导患者保持乐观情绪及平和心态,做到身心休息、精神放松,避免生气、急躁等不良情绪。同时多与患者交流,使患者了解本病的诱发因素、疾病过程和治疗效果,增强其治疗信心,并使其克服焦虑、紧张的心理。

（六）运动康复护理

老年 PU 患者要结合自己的特点,加强适当的运动锻炼,提高机体免疫功能,促进溃疡愈合,减少溃疡复发。

1. 运动原则

因人而异,适度运动,全身运动,循序渐进,持之以恒。

2. 运动项目

其包括散步、医疗步行、医疗体操、慢跑、骑车、自我保健按摩等。

3. 运动注意事项

（1）运动强度:低、中强度。

（2）运动频率与时间:每餐后可短时步行,1 h 后进行运动锻炼,每次运动 30 min 左右。医疗步行向慢跑的过渡可采用走、跑交替的方式,如走 30 s 或 1 min,然后慢跑 30 s 或 1 min,逐步适应慢跑锻炼。慢跑可从 5 min 开始,逐渐延长至 15～30 min。

（3）禁忌运动:PU 活动期,有出血、穿孔可能时不宜运动。

【健康指导】

1. 疾病知识

向患者讲解引起和加重溃疡的相关因素。

2. 饮食指导

告知患者合理饮食、定时进餐、不宜过饱、戒烟酒，避免进食辛辣、浓茶等刺激性食物和饮料。

3. 用药指导

告知患者遵医嘱用药，不可随意增减或停药，说明药物的服用时间、方式、剂量、不良反应等。慎用或不用致溃疡药物，如阿司匹林、布洛芬、吡罗昔康等。

4. 生活指导

指导患者保持乐观情绪，顺应四时，规律生活，避免过度紧张与劳累，选择合适的锻炼方式，提高机体免疫力。

5. 定期复查

在停药后第1、第6个月门诊复查。若上腹痛突然出现、加剧，或者出现呕血、黑便，要尽快就医。

二、胃癌

【概述】

（一）概念

胃癌（gastric cancer）是我国最常见的恶性肿瘤之一，居消化道肿瘤死亡原因的首位。

（二）流行病学

胃癌全国平均年死亡率约为16～21/10万，其发病率在不同年龄、地区和种族间有较大差异。本病的高发年龄为40～60岁，男性居多，男女之比约为（2～3）：1。日本、智利、俄罗斯和冰岛为高发地区，我国发病率亦较高。胃癌起病隐匿，临床表现缺乏特异性，早期诊断较为困难。

【病因与病理生理】

（一）病因

胃癌的病因迄今尚未完全阐明，一般认为与以下因素有关。

1. 胃的慢性疾病

慢性胃溃疡的恶变率为5％，内镜发现癌变发生于溃疡周围反复出现炎症、糜烂的区域。萎缩性胃炎患者胃黏膜常伴肠上皮化生，并可出现典型性增生，约10％最终并发胃癌。胃息肉的恶变率为10％，特别是直径超过2cm者。这些易恶变的疾病和状态，与残胃癌等均被视为"癌前病变"。

2. 环境、饮食

胃癌的发生因地区和人种等的不同出现相对高发区，表明生活方式、饮食习惯等对其发生有较大影响。流行病学研究结果表明,长期食用霉变粮食、霉制食品、咸菜、烟熏和腌制鱼肉以及高盐食品,可增加胃癌发生的危险性。这些食品中有的含有高浓度的硝酸盐,在胃内受硝酸盐还原酶的作用形成亚硝酸盐,再与胺结合形成致癌的亚硝胺;高浓度盐可能造成胃黏膜损伤,使黏膜易感性增加协同致癌。

3. 遗传因素

有调查发现 A 型血者发生率高于其他血型,胃癌又常见于近亲中,说明遗传在胃癌发生中的作用。

4. 胃幽门螺旋杆菌

大量流行病学资料提示,幽门螺旋杆菌(Helicobacter pylori, Hp)Hp 感染人群胃癌的发生率是 Hp 阴性者的 3～6 倍,实验室中也成功通过 Hp 在大鼠胃中诱发胃癌。可能原因是 Hp 感染产生的氨中和胃酸,利于细菌生长,并促进硝酸盐降解为亚硝胺而致癌;同时 Hp 的代谢产物,包括一些酶和毒素也可能直接损害胃黏膜细胞的 DNA 而诱发基因突变。

(二)病理生理

胃癌好发于胃窦部,其次为贲门部,胃体部较少。绝大多数为腺癌,其他包括腺鳞癌、鳞癌、未分化癌和类癌。根据肿瘤侵犯胃壁的程度,可分为早期和进展期胃癌。早期胃癌指病变仅侵犯黏膜及黏膜下,不论病灶大小及是否淋巴转移。其中局限于黏膜内者为原位癌。肉眼形态分为隆起型、浅表型和凹陷型,以及混合型。进展期胃癌指病变超过黏膜下层,又称为中晚期胃癌。按国际传统的 Borrmann 分类法分为四型。

1. 结节型

凸入胃腔的菜花状肿块,边界清。

2. 溃疡局限型

边缘清楚、略隆或中央凹陷的溃疡。

3. 浸润型

边缘不清的溃疡,癌组织向四周浸润。

4. 弥漫浸润型

癌组织沿胃壁向四周浸润生长,是其变厚、僵硬,胃腔处理缩小,如革袋状。此型恶性程度最高,转移最早,预后最差。

胃癌的转移途径有直接蔓延、淋巴转移、血行转移和盆腔种植等。直接蔓延是胃癌向纵深浸润发展,穿破浆膜后侵犯临近组织和器官;淋巴转移是胃癌的主要转移途径,发生较早,胃黏膜下有丰富淋巴网,癌细胞可沿淋巴管转移至所属区域,甚至直接侵犯远处淋巴结;血行转移多发生于晚期,最常见的是肝转移,其他如肺、脑、肾、骨、皮下组织等；盆腔种植是癌细胞穿透浆膜层，脱落种植于腹膜、大网膜或其他脏器表面，广泛散播可形成血性腹水。根据胃癌的转移情况，采用国际抗癌联盟制定的 PTNM 标准进行分期，可分为Ⅰ～Ⅳ期，对治疗方法的选择具有重要意义。

【临床特点】

（一）症状

1. 早期

早期可无明显表现，最常见的初发症状是嗳气、返酸、食欲减退、上腹不适等，类似慢性胃炎或十二指肠溃疡的非特异性表现。进展期胃癌患者出现上腹部痛，可急可缓，无明显规律；有时为上腹饱胀不适，餐后加重，继而隐痛，偶呈节律性溃疡样痛，最后逐渐加重不能缓解。

因癌的部位不同，临床症状不尽相同。胃窦部癌肿导致幽门部分或全部梗阻时，可表现为恶心、餐后饱胀、呕吐等。贲门癌肿累及食道下端时可出现吞咽困难。胃壁受累时可有易饱感。溃疡性胃癌、癌肿破溃或侵犯血管时，可有出血；一般仅为粪便隐血试验阳性，出血量较多时可有黑便，少数患者出现呕血。

2. 晚期

患者因胃纳差、进食减少，以及癌肿导致的异常代谢和全身消耗，患者出现消瘦、乏力、贫血，最后表现为恶病质。如癌肿转移到身体其他脏器可出现相应症状；如转移到骨骼时，可有全身骨骼剧痛，如转移到胰腺可出现持续性上腹痛并放射至背部。

（二）体征

早期患者无明显体征，偶可查到上腹部深压痛。进展期胃癌可扪及上腹部肿块，多位于上腹部右侧，呈结节状，坚实有压痛。如出现肝脏等远处转移时，可有肝大、腹水、锁骨上淋巴结肿大；如直肠前凹种植转移时，直肠指诊可摸到肿块。

【护理问题】

1. 疼痛：腹痛

这与癌细胞浸润有关。

2. 营养失调：低于机体需要量

这与胃癌造成吞咽困难、消化吸收障碍等有关。

3. 预感性悲哀

这与患者知道疾病的预后有关。

【护理措施】

（一）饮食和营养

术前患者有消化道不适症状，以及可能存在的出血、溃疡及梗阻情况影响食物的正常摄入，应采取有效措施缓解症状，并鼓励患者少量多餐，进食高蛋白、高热量、富含维生素、易消化、无刺激的饮食,为手术做好准备。术后应根据患者恢复情况,制订周密的饮食和营养计划,从禁食、流质,逐渐过渡到半流质,量由少到多,并密切观察各个阶段的反应。饮食应选择柔软、少渣、易消化食物,忌产气、生冷、刺激食物,每日少量、多餐,定时定量。必要时可采用完全胃肠外营养(TPN),及时提供充分的营养支持。TPN 的护理要点有以下几个方面。

1. 预防感染

每次开放前及滴完营养液后,均应以无菌纱布包扎管口,以防细菌污染。

2. 防治堵塞

每次应先滴入葡萄糖盐水,然后再滴入营养液;滴完后要用温水冲洗营养管,以防堵塞。

3. 营养液种类配制度

营养液种类很多,使用时应新鲜配制,调匀过滤;用量和浓度应从小到大,适量加入氯化钾、维生素、胰岛素、颠茄类药物等。同时应观察患者对营养液输入的反应,避免出现一过性低血糖等不良并发症。

4. 适当保温

滴入过程中应采取温水浴等对营养液进行保温,以免过冷、过热刺激机体,产生不良后果。

5. 控制滴数

营养液开始 2～3d 滴速应慢,以后逐渐加快,一般需 8～10h 滴完。

6. 病情观察

营养液滴入后应注意有无腹胀、腹痛、腹泻,症状轻者控制滴入量及速度,症状重者暂停使用。

7. 拔管护理

病情得到控制,全身情况明显好转可考虑拔管。

（二）疼痛护理

术前及术后都可能出现疼痛,疼痛对睡眠和饮食均有影响,继而导致身心伤害,应密切观察疼痛的性质、程度、持续时间、伴随症状等,并采取有效措施控制疼痛。如为晚期肿瘤引起的癌痛,应采取国际规定,采取循序渐进的方式,制订镇痛药使用的计划,有效缓解疼痛,提高患者生活质量。对于病情突然改变、程度加剧的疼痛,应考虑穿孔、化学性腹膜炎等的发生,必须及时采取外科治疗措施。对于术后疼痛,可采用非药物治疗结合药物治疗的方法,包括分散注意力、指导性想象、行为疗法、针灸等,使用药物应密切观察用药反应,按需给药,及时停药,减少药物依赖和副作用。必要时还可采用自控镇痛泵,有效缓解疼痛。

（三）术后及并发症的护理

1. 术后常规护理

应密切观察病情,监测生命体征、脉搏、呼吸、血压并记录。按照医嘱输入各种液体和药物,维持水、电解质和酸碱平衡。

2. 伤口及引流管的护理

术后应定期观察伤口及敷料情况,保持切口干燥、清洁,并定时换药。如愈合良好,无红、肿、热、痛、炎性渗出等感染表现,可于7~10d拆线。保持胃肠减压管通畅,避免打折、堵塞等现象。观察引流量及性状并准确记录,如发现大量血性引流物可能为术后出血,必须立即采取外科干预措施。胃管必须妥善固定,并做好刻度标记,不得随意调整位置,自行拔出和插入,以免造成意外损伤、穿孔或吻合口瘘。术后48~72h肠功能恢复后,可拔除胃管。

3. 术后饮食护理

术后病情平稳,符合拔除胃肠引流管指征后,可给少量饮水,每次4~5汤匙,第二天进半量流质,每次50~80mL,1~2h一次,第三日进全量流质,每次100~150mL,2~3h一次,进食后如无不适,第四日可进半流质,以稀饭为好,术后10~14d可进软食。要注意少量多餐(每日5~6次),一般需要6个月到一年才能恢复到正常的三餐饮食。

4. 生活与活动的护理

患者术后血压平稳后给予半卧位,以保持腹肌松弛,减轻疼痛,也有利于改善呼吸和循环。协助患者翻身拍背,注意口腔护理,鼓励患者早期活动,促进肠蠕动恢复和预防肠粘连。为患者做好全面的生活护理,满足患者生理需求。

5. 并发症的护理

(1)术后胃出血:手术后24h内从胃管中可引流出100~300mL暗红或咖啡色胃液,属手术后正常现象。如果胃管内流出鲜血每小时100mL以上,甚至呕血或黑便,持续不止,趋向休克的情况,多属吻合口活动性出血,应密切观察出血量及患者生命体征变化,多数患者给予止血药、抗酸药、输鲜血等保守治疗而出血停止,少数患者经上述处理出血不止,需要再次手术止血。

(2)十二指肠残端破裂:多发生在术后3~6d,表现为右上腹突发剧痛和局部明显压痛,腹肌紧张等急性弥漫性腹膜炎症状,酷似溃疡急性穿孔,需立即进行手术治疗。术后妥善固定引流管,持续负压吸引保持通畅,观察记录引流的性状、颜色和量。纠正水、电解质失衡,抗感染、胃肠外全营养支持。用氧化锌软膏保护引流处皮肤。

(3)胃肠吻合口破裂或瘘:少见,多发生在术后5~7d,大多由于缝合不良,吻合口处张力过大、低蛋白血症、组织水肿等原因所致。一旦发生常引起严重的腹膜炎,必须立即进行手术修补;若周围组织已发生粘连,则形成局部脓肿和外瘘,应给予脓肿外引流,并加强胃肠减压,加强营养和支持疗法,促进吻合口瘘自愈,必要时再次手术。

(4)术后梗阻:术后梗阻按照梗阻部位可分为输入段、吻合口及输出段梗阻,表现为大量呕吐,不能禁食。

输入段梗阻:急性、完全性输入段梗阻属于闭袢性肠梗阻,典型症状为突发剧烈疼痛,频繁呕吐,不含胆汁,量较少,上腹部偏右有压痛及可疑包块,患者全身情况差,应立即手术处理。慢性、不完全性输入段梗阻则表现在进食后 15～30min,上腹阵发性胀痛,大量喷射状呕吐,含胆汁,呕吐后症状缓解,亦需早期手术治疗。

吻合口梗阻:主要表现为上腹饱胀,呕吐,通常需手术治疗。

输出段梗阻:表现为上腹饱胀,呕吐食物、胆汁等,X 线及钡餐检查可确定梗阻部位,如不能自行缓解需行手术治疗。

(5)倾倒综合征及低血糖综合征:倾倒综合征一般表现为进食特别是进食甜的流质后 10～20min 后,患者出现剑突下不适、心悸、乏力、出汗、头晕、恶心、呕吐,甚至虚脱,并伴有肠鸣音亢进和腹泻等。其原因是胃大部切除后丧失了幽门括约肌的约束作用,食物过快排入上段空肠,未经胃肠液充分混合、稀释而呈高渗状态,将大量细胞外液吸入肠腔,循环血量骤减所致;也与肠腔突然膨胀,释放 5 -羟色胺,刺激肠蠕动剧增等有关。应做好健康宣教,告诫患者少量多餐,细嚼慢咽,避免过甜及过热的流质,进餐后平卧 10～20min。低血糖综合征多发生在进食后 2～4h,表现为心慌、无力、眩晕、出汗、手颤、嗜睡,也可导致虚脱,与食物一过性刺激胰岛素大量分泌有关,应做好饮食指导,少量多餐进行预防。

(四)心理护理

术前应向患者解释胃癌的相关知识,根据患者个体情况提供信息,帮助分析有利条件和因素,帮助患者接受事实并增强对治疗和预后的信心。同时应向患者讲述手术相关的知识,包括手术环境、方法、相关人员和需要的配合等,并介绍成功手术的案例,克服对手术的恐惧。术后应向患者解释各种治疗、护理措施的方法和作用,包括引流管、用药等,取得患者配合,告知治疗的进程和可能出现的反应,减少因不了解造成的恐惧和担忧。

【健康指导】

(1)帮助患者树立战胜癌症的信心和决心,保持积极、良好的情绪。向患者介绍胃癌的相关知识,包括诊断、病程、治疗、预后等知识,并通过康复患者的实例告诉患者早期诊断、及时治疗可明显缓解症状,控制疾病发展,家属与亲友共同努力,关爱、支持患者,帮助其树立战胜疾病的信心和决心。与患者商讨并尝试,选择并教会患者调节情绪的方法,鼓励患者保持积极、良好的情绪。

(2)指导患者制订康复计划,尤其是饮食计划。向患者解释胃部疾病的发展进程和治疗方法,使其理解胃肠道的改变和适应需要的过程,在 3 个月内采取正确的治疗饮食和方法,少量、多餐,避免并发症;在 1 年后逐渐适应,并根据康复情况恢复到正常饮食。帮助患者了解这一过程,并执行促进康复的饮食计划,同时观察适应情况,不断调整,早日达到康复状态。

(3)指导患者戒除烟酒、劳逸结合,避免刺激胃肠道的食物,帮助患者养成良好的生活习惯。

(4)指导患者正确服药,缓解不适症状,教会患者预防和处理并发症的方法,提高生活质量。

(5)嘱患者定期门诊随访,若有不适及时就诊。

三、慢性胃炎

【概述】

(一)概念

本病是由各种原因引起的胃黏膜慢性炎症。

(二)流行病学

慢性胃炎是一种常见病,其发病率在各种胃病中居首位。男性稍多于女性。任何年龄均可以发病,但随着年龄增长发病率逐渐增高。我国属于幽门螺杆菌高感染率的国家,估计人群中幽门螺杆菌的感染率达 $40\% \sim 70\%$。幽门螺杆菌感染可几乎无例外地引起胃黏膜炎症,并且感染后机体一般难以将其清除而变成慢性感染。

【病因与发病机制】

1. 幽门螺杆菌感染

目前认为 Hp 感染是慢性胃炎最重要的病因。Hp 是一端有鞭毛的螺旋状菌,幽门腺黏膜表面的环境最适于该细菌的定居。Hp 含尿素酶可分解尿素产生 NH_3,不仅能保持细菌周围的中性环境,而且能损伤上皮细胞膜并能分泌多种毒素渗透入黏膜导致中性粒细胞浸润,引起炎症。

2. 饮食和环境因素

长期 Hp 感染增加了胃黏膜对环境因素损害的易感性。若饮食中高盐和缺乏新鲜蔬菜、水果可导致胃黏膜萎缩、肠化生以及胃癌的发生。

3. 自身免疫

患者血液中存在抗壁细胞抗体和抗内因子抗体,使壁细胞总数减少,致胃酸分泌减少或丧失;内因子分泌减少或丧失影响维生素 B_{12} 的吸收而发生恶性贫血。本病可同时伴有桥本甲状腺炎、Addison 病或白斑病等。

4．其他因素

由幽门括约肌功能失调等因素造成的十二指肠液反流，因其内的胆汁和胰液等能溶解黏液，破坏胃黏膜屏障，促使 H^+ 及胃蛋白酶反弥散入黏膜，引起黏膜的炎症；长期大量服用非甾体抗炎药可抑制胃黏膜前列腺素的合成，破坏胃黏膜屏障；烟草中的尼古丁不仅可影响胃黏膜的血液循环，而且能使幽门括约肌松弛，故长期吸烟者可助长胆汁反流而造成胃窦炎。

【临床特点】

（一）症状

1．上腹疼痛和饱胀

上腹疼痛和饱胀是慢性胃炎最常见的症状。与溃疡病相反，空腹时比较舒适，饭后不适，可能因舒张功能障碍，进食虽不多但觉过饱。患者常诉"胃弱"或"胃软"。常因冷食、硬食、辛辣或其他刺激性食物引起症状或使症状加重。这些症状用抗酸药及解痉药不易缓解。多数患者诉食欲不振。

2．出血

出血也是慢性胃炎的症状之一，尤其是合并糜烂者，可以是反复小量出血，亦可为大出血。急诊胃镜检查提示，在上消化道出血的病因中，急、慢性胃炎占 20％～40％。出血以黑便为多见，一般持续 3～4d 后自动止血，数月或数年后可再发。

（二）体征

多数患者有黄、白色厚腻舌苔。单纯溃疡患者无舌苔或有薄白苔，是两种胃病的不同点。上腹部可有压痛；少数患者消瘦、贫血。

【护理问题】

1．疼痛：腹痛

这与胃黏膜炎症病变有关。

2．营养失调：低于机体需要量

这与畏食、消化吸收不良有关。

3．焦虑

这与病情反复、病程迁延有关。

【护理措施】

（一）一般护理

1．休息

患者生活要有规律，注意劳逸结合，避免晚睡晚起或过度劳累，保持心情愉快。

急性发作或症状明显时应卧床休息,应为患者创造安静、舒适的休养环境,保证患者充足的睡眠。

2. 饮食

注意饮食规律及饮食卫生,选择营养丰富易于消化的食物。少量多餐,不暴饮暴食。避免刺激性和粗糙食物,勿食过冷、过热、易产气的食物和饮料等。养成细嚼慢咽的习惯,使食物和唾液充分混合,以帮助消化。胃酸高时忌食浓汤、酸味或烟熏味重的食物,胃酸缺乏者可酌情食用酸性食物如山楂等。

（二）疼痛护理

患者有上腹疼痛时可给予局部热敷与按摩或针灸合谷、足三里等穴位。督促并指导患者及时、准确服用抗炎药物及抗酸剂等,以缓解症状。

（三）心理护理

因腹痛等症状加重或反复发作,患者往往表现出紧张、焦虑等心理,有些患者因担心自己所患胃炎会发展为胃癌而恐惧不安。应根据患者的心理状态,给予关心、安慰,耐心细致地讲授有关慢性胃炎的知识,指导患者规律的生活和正确的饮食,消除紧张心理,使患者认真对待疾病,积极配合治疗。

【健康指导】

(1)指导患者养成良好的生活习惯,注意劳逸结合,避免紧张劳累,保持心情愉快。

(2)注意饮食卫生,进食要有规律,避免刺激性食物及浓茶、咖啡等,嗜酒者应戒酒。

(3)指导患者正确服用药物,避免对胃黏膜有刺激的药物。

第四节　老年人常见泌尿系统疾病与护理

一、尿路感染

【概述】

（一）概念

尿路感染(urinary tract infection,UTI)简称尿感,可分为上尿路感染和下尿路感染。上尿路感染主要是肾盂肾炎,下尿路感染主要是膀胱炎。

（二）流行病学

本病以妇女多见。老年男性因前列腺肥大,尿感发生率可增加。老年男性和女性的发生率可高达 10％,但多为无症状性细菌尿,有症状的仍以育龄期的已婚女性多见。

【病因与发病机制】

（一）病因

本病多为细菌直接引起的尿路炎症,致病菌以大肠埃希菌最常见,约占 70％以上,其次依次是变形杆菌、克雷白杆菌、产气杆菌、沙雷杆菌、产碱杆菌、粪链球菌、铜绿假单胞菌和葡萄球菌。偶见厌氧菌感染。另外,其他微生物侵入尿路也可引起尿感。此重点阐述细菌感染引起的尿路炎症。

（二）发病机制

1. 感染途径

上行感染为最常见的感染途径。由于女性的尿道较男性短而宽,且尿道口离肛门近,尿道口常有肠源性革兰阴性杆菌寄居,在诸如性交等情况下,这些细菌可进入膀胱,故受感染的机会增高。此外,可见少量的血行感染。

2. 机体抗病能力

正常情况下,细菌可进入膀胱,但并不都能引起尿感的发生。这与尿液的冲刷作用、尿路黏膜的杀菌能力、男性前列腺的杀菌作用及尿液不利于细菌生长等因素有关。

3. 易感因素

在各种易感因素影响下,尿路抵抗力会被削弱,容易发生尿感。最主要的易感因素是尿路的复杂情况（如尿路结石、尿道异物、肿瘤、膀胱-输尿管反流、多囊肾等）所导致的尿流不畅,其尿路感染的发生率较正常者高 12 倍,有这种情况的尿路感染称复杂性尿路感染。泌尿系统畸形,会因机体的抵抗力下降而发生尿路感染。此外,长期卧床的慢性病、艾滋病及长期应用免疫抑制剂的患者,会因机体的抵抗力下降而易发生尿感。其他常见因素有尿道内或尿道口周围的炎症病变、局部使用杀精化合物进行避孕、导尿和尿路器械检查、遗传因素等均可增加尿路的易感性。

4. 细菌的致病力

细菌进入膀胱能否引起尿路感染与其致病力有很大关系。如大肠杆菌,只有少数具有特殊致病力的细菌能引起症状性尿路感染。细菌的致病力决定于其对尿路上皮细胞的吸附能力。

【临床特点】

（一）急性膀胱炎

约占尿路感染的 60％,患者主要表现为尿频、尿急、尿痛,伴有耻骨弓上不适,一般无全身感染的表现。常有白细胞尿,约 30% 有血尿。

（二）急性肾盂肾炎

1. 全身表现

起病急,常有寒战、高热、头痛、食欲减退、恶心、呕吐、血白细胞升高等。血培养可阳性,一般无高血压和氮质血症。

2. 泌尿系统表现

可有或无尿频、尿急、尿痛等尿路刺激症状,多数伴腰痛、肋脊角压痛或（和）叩击痛。

（三）无症状细菌尿

无症状细菌尿又称隐匿型尿感,即患者有真性细菌尿,但无尿感症状。其发生率随年龄增长而增加。

（四）并发症

1. 肾乳头坏死

常发生于严重的肾盂肾炎伴有糖尿病或尿路梗阻时,可出现败血症、急性肾衰竭等。主要表现为寒战、高热、剧烈腰痛、血尿,可有坏死组织脱落从尿中排出,发生肾绞痛。

2. 肾周围脓肿

常由严重的肾盂肾炎直接扩散而来,患者多有尿路梗阻等易感因素。除原有肾盂肾炎症状加重外,常出现明显的单侧腰痛,向健侧弯腰时疼痛加剧。

【护理问题】

1. 体温过高

这与急性尿路感染有关。

2. 焦虑

这与尿路感染反复发作有关。

3. 潜在并发症

主要有菌血症、败血症。

【护理措施】

（一）一般护理

1. 环境与休息

保持环境清洁、安静、光线柔和,维持病室合适的温度和湿度,使患者能充分休息。嘱患者于急性发作期尽量卧床休息。

2. 饮食护理

在无禁忌证的情形下,嘱患者尽量多饮水。同时应摄入清淡、易消化、营养丰富的食物。

3. **皮肤护理**

要及时换洗衣物和床铺。内衣裤应为吸汗且透气性好的棉质,且应宽松、干净。定期做好会阴部的清洁。

（二）病情观察

监测生命体征尤其是体温的变化,对高热患者注意做好降温和生活护理,同时注意观察腰痛的性质、部位、程度及变化。如患者经治疗后高热不退、腰痛加剧,应考虑是否出现肾脓肿、肾乳头坏死等并发症;如患者出现血压降低、脉搏速弱、皮肤湿冷、瞻望或昏迷的表现,应警惕中毒性休克的发生。

（三）尿细菌学检查的护理

向患者解释检查的意义和方法。作尿细菌定量培养时,最好用清晨第 1 次(尿液停留膀胱 6～8h 以上)的清洁、新鲜中段尿液送检。为保证培养结果的准确性,尿细菌定量培养需注意:

(1)在应用抗菌药之前或停用抗菌药 5d 之后留取尿标本。

(2)留取尿液时要严格无菌操作,先充分清洁外阴、包皮,消毒尿道口,再留取中段尿液,并在 1h 内作细菌培养,或冷藏保存。

(3)尿标本中勿混入消毒药液,女性患者留尿时注意勿混入白带。

（四）用药护理

向患者解释有关药物的作用、用法、疗程及其副作用;强调必须按时、按量用药,不可擅自换、减、停药;交代患者口服复方磺胺甲噁唑期间要注意多饮水和同时服用碳酸氢钠,以增强疗效、减少磺胺结晶的形成。

（五）心理护理

鼓励患者表达内心的感受,向患者解释此病的起因和预后,以减轻其紧张、恐惧等不良心理反应。

【健康指导】

1. **知识宣教**

了解本病的病因、发病机制、主要表现及治疗方法。

2. **生活指导**

保持良好的卫生习惯,学会正确清洁外阴部的方法,避免擦便纸污染尿道口,经常清洗外阴,女患者月经期间增加外阴冲洗次数,以保持外阴清洁干燥。日常多饮水,勤排尿(2～3h 排尿一次),排尿彻底,不留残尿。平时能够劳逸结合,饮食注意营养均衡,增强机体的抵抗力。

3. 预防指导

尽量避免使用尿路机械,如必须使用,则严格无菌操作,并防止损伤;与性生活有关的尿路感染,于性交后即排尿,并按常用量服一次抗生素作预防;有膀胱-输尿管反流者,养成"二次排尿"的习惯,即每一次排尿后数分钟再排尿一次。

二、前列腺良性增生症

【概述】

(一)概念

前列腺良性增生症(benign prostatic hyperplasia,BPH)简称前列腺增生,是老年男性的常见病之一。

(二)流行病学

前列腺增生症发病年龄大都在 50 岁以后,随着年龄增长其发病率也不断升高。50 岁以后 $50\%\sim75\%$ 的男性有前列腺增生的症状,70 岁以上的男性 90% 以上有前列腺异常。我国随着人均寿命的增长,BPH 的发病率逐渐增加,成为泌尿外科老年人中最常见疾病之一。

【病因与发病机制】

病因尚不清楚,多数认为前列腺增生与体内雄激素及雌激素的平衡失调有关。前列腺的正常发育有赖于男性激素,青少年时期切除睾丸者,前列腺即不发育。良性前列腺增生的病因尚不完全清楚,但目前公认的是老龄和功能睾丸产生睾酮经 5α-还原酶变为双氢睾酮是发病的基础,两者缺一不可。上皮和基质的相互影响,各种生长因子的作用,随着年龄增长,睾酮、双氢睾酮以及雌激素的改变和推动平衡仍然是前列腺增生的重要原因。雌、雄激素间平衡失调的证据主要来自动物实验,对人类良性前列腺增生有何影响,尚待证明。

【临床特点】

(一)症状

1. 进行性排尿困难

进行性排尿困难主要表现为起尿缓慢、排尿费力、射尿无力、尿线细小、尿流滴沥、分段排尿及排尿不尽等。

2. 尿频、尿急

早期最常见的症状是尿频,且逐渐加重,尤其是夜尿次数增多。引起尿频的原因早期是由于膀胱颈部充血导致膀胱逼尿肌反射亢进,后期是由于增生前列腺引起尿道梗阻,使膀胱内残余尿增多而膀胱的有效容量减少所致。

3. 急性尿潴留

在排尿困难的基础上,如有受凉、饮酒、劳累等诱因而引起腺体及膀胱颈部充血水肿时,即可发生急性尿潴留。患者膀胱极度膨胀、疼痛,尿意频繁,辗转不安,难以入眠。

4. 尿失禁

晚期前列腺增生症常致膀胱代偿功能衰竭而扩大,膀胱残余尿量不断增加。当膀胱内积存大量残余尿时,由于膀胱过度膨胀,膀胱内压力增高至超过尿道阻力后尿液可随时自行溢出,称充盈性尿失禁。夜间熟睡时,盆底肌肉松弛,更易使尿液自行流出而发生遗尿。

5. 血尿

前列腺增生组织表面常有静脉血管扩张充血,破裂后可引起血尿。出血量不等,多为间歇性,偶有大量出血,血块充满膀胱,须紧急处理。血尿发生时,应与膀胱内炎症、结石及肿瘤等鉴别。

(二)体征

有尿潴留时,下腹部膨隆,耻骨上区可触及充盈的膀胱。

【护理问题】

1. 排尿异常

这与前列腺增生有关。

2. 焦虑、恐惧

这与自我观念(老年)和角色、地位受到威胁,担忧预后有关。

3. 有感染的危险

这与尿路梗阻、留置尿管、老年人免疫能力低下有关。

【护理措施】

(一)饮食护理

患者宜进食适量含粗纤维、易消化的食物,鼓励多饮水,以防便秘;戒烟、忌饮酒、忌辛辣食物等,以免急性尿潴留的发生。

(二)用药护理

1. 雄性激素抑制治疗与激素治疗

5α-还原酶抑制剂是激素类药物,常用药物有非那雄胺,常用剂量为 5 mg/d。雄激素受体拮抗药对雄激素依赖性器官的作用是特异的,常用药物有氟他胺,常用剂量为 70 mg/d。雄激素受体拮抗药服用时注意有无消化道症状,如腹泻等。

2. 针对前列腺动力因素的药物

常用 α 肾上腺素受体阻滞药,代表药有哌唑嗪、阿夫唑嗪、特拉唑嗪等。常见的不良反应有头痛、头晕、乏力、鼻塞、直立性低血压等。

3. 天然植物制剂

其作用机制不明,可能是通过内分泌物质代谢作用于前列腺,通过免疫机制而产生抗炎作用。常用的花粉制剂能调节性激素的代谢,改善尿道括约肌张力,能有效地改善尿频、尿急、尿痛、排尿困难、尿淋漓不尽等症状。

（三）手术护理

1. 经尿道切除术

经尿道切除术(transurethral resection,TUR):手术后密切观察有无 TUR 综合征,即因术中大量的冲洗液被吸收使血容量急剧增加,形成稀释性低钠血症,患者可在几小时内出现烦躁、恶心、呕吐、抽搐、昏迷,严重者出现肺水肿、脑水肿、心力衰竭等。一旦发生 TUR 综合征,应立刻减慢输液速度,遵医嘱给予利尿、脱水及对症处理。TUR 术后 3~5 d 尿液颜色清澈,即可拔除导尿管。

2. 引流管的拔除

耻骨后引流管术后 3~4 d,引流液逐渐减少到无时可考虑拔除引流管;耻骨上前列腺切除术后 5~7 d,耻骨后前列腺切除术后 7~9 d 拔除导尿管。术后 10~14 d,若排尿通畅,拔除膀胱造瘘管,然后用凡士林油纱布填塞瘘口,排尿时用手指压迫瘘口敷料以防漏尿.一般 2~3 d 愈合。

3. 膀胱冲洗

术后用生理盐水持续冲洗膀胱 3~7 d。冲洗速度可根据尿的颜色调节,色深则快,色浅则慢。前列腺切除术后均有肉眼血尿,随着时间的推移血尿颜色逐渐变浅,若血尿色深红或逐渐加深,说明有活动性出血,应及时通知医师并处理。保持冲洗管道通畅,若引流不畅,应及时实施加大压力冲洗可能存在的血凝块,以免造成膀胱充盈、膀胱痉挛而加重出血。准确记录冲洗量和排出量,计算尿量(即排出量－冲洗量)。

4. 预防感染

患者留置导尿管,加之手术后免疫力低下,易发生 UTI。术后应观察体温及血常规变化,若出现畏寒、发热症状,应观察有无附睾肿大及疼痛。早期遵医嘱应用抗生素,每日用消毒棉球擦拭尿道口 2 次,防止感染。

5. 预防并发症

手术后 1 周,逐渐离床活动,避免腹压增高及便秘,禁止灌肠或肛管排气,以免造成前列腺窝出血;落实各项基础护理,防止压疮发生,预防心肺并发症。

（四）心理护理

帮助患者正确认识和对待疾病,给予其精神、心理支持和鼓励,促进其积极主

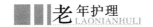
动地配合治疗。

【健康指导】

1. 指导患者减少、避免诱发和加重前列腺增生的因素

如避免受凉、劳累、饮酒、便秘而引起急性尿潴留;进食易消化、含纤维素多的食物,预防便秘。

2. 指导手术患者,防止术后出血

术后1～2个月内避免剧烈活动,如跑步、骑自行车、性生活等,防止继发性出血。

3. 指导手术患者术后康复

术后前列腺窝的修复需3～6个月,因此术后可能仍会有排尿异常现象,应多饮水,定期化验尿、复查尿流率及残余尿量。如有溢尿现象,指导患者经常有意识地锻炼肛提肌,以尽快恢复尿道括约肌功能。其方法是:吸气时缩肛,呼气时放松肛门括约肌。

4. 指导患者术后性生活

前列腺切除术后患者大多出现逆行射精现象,并不会影响性生活。少数患者出现阳痿,应进行心理治疗,且同时有必要查明原因,采取针对性的治疗。

三、尿石症

【概述】

(一)概念

尿石症是泌尿外科常见病、多发病,其引起的肾绞痛或肾功能损害,给患者造成极大痛苦,且该病治愈后易复发,因此给人们的健康带来极大困扰。我国是世界上三大泌尿系结石高发区之一,随着我国人口老年化的不断提高,老年泌尿系结石的发病率有增加的趋势。

(二)特点

根据结石部位将尿石症分为上尿路结石(包括肾和输尿管结石)及下尿路结石(包括膀胱结石和尿道结石)。上尿路结石男女之比约2:1～4:1,男性以含钙结石、尿酸结石多见,女性以感染结石多见。而老年下尿路结石患者多为男性,以膀胱结石为主,女性下尿路结石极少。

(三)流行病学

我国泌尿系结石发病率为1%～5%,南方高达5%～10%;年新发病率约为150/10万人～200/10万人,其中约25%的患者需住院治疗。60岁以上老年人占泌尿结石总数的10%以上。

【病因与发病机制】

1. **遗传因素**

泌尿系结石的发病有明显的家族倾向。统计结果表明,尿石症患者 13％～46％(平均 30％)家族中有患尿路结石症者,近亲结婚者更高。有家族史的尿石症患者比没有家族史者复发率高得多。所以家族中有泌尿系结石患者的人,尿石症的发生危险性将大大增加。

近年研究发现,高尿钙症与基因 CLCN5 、CLCNKB、ATPB61、NPT2 及 WNK 激酶相关;高草酸尿与 AGXT、GRHPR 基因突变有关;胱氨酸尿症与 SLC3A1、SLC7A9 基因突变有关;高尿酸和高嘌呤酸尿与 XDH 基因有关。

2. **代谢因素**

尿液酸碱度异常、胱氨酸尿症、高钙血症、高钙尿症、原发性或继发性高草酸尿症、痛风、甲状旁腺功能亢进、肿瘤转移等代谢性疾病者易患结石。

3. **尿路梗阻、感染、异物因素**

前列腺增生症是老年男性常见疾病,其临床症状主要表现为排尿困难、尿流不畅。下尿路梗阻使尿中过饱和状态下的晶体和有机物易于在膀胱中沉淀而形成结石。

前列腺增生症和老年患者的抵抗力降低等因素容易导致下尿路感染,感染形成的炎性物质促进尿中成石晶体的形成和生长,最终导致结石的形成。尿路感染的常见细菌为大肠杆菌、变形杆菌等肠道细菌。如果感染细菌为产尿素酶的菌群,就可以在膀胱中形成磷酸镁胺感染结石。个别老年人由于孤寡居住,性要求得不到满足,可能使用异物刺激,而异物因为断裂或脱落于膀胱内,羞于就诊,久之以异物为核心形成结石。

4. **环境因素**

热带或亚热带气候炎热,导致人体水分过多丢失,尿液高度浓缩;热带光照时间长,导致维生素 D 生成旺盛,钙吸收增加,促进尿石形成。

5. **饮食因素**

大量的相关研究证明了食物中多种营养成分和泌尿系结石形成的关系。液体摄入量少增加尿中各种成石盐类的饱和度可促进结石形成。高动物蛋白食物导致尿液中钙和尿酸含量增多以及糖摄入增多,这两个因素促进了含钙结石和尿酸结石的形成。大量食用含草酸较多的食物,如菠菜、大黄、可可和茶等增加尿中草酸含量,易促进草酸钙沉积为结石。高盐饮食引起高尿钠,尿中钠的增加又会导致高尿钙,促进含钙结石的形成;再者,大量摄入钠盐可增加尿中胱氨酸的排泄,减少尿液枸橼酸的排泄,增加胱氨酸结石形成的危险性。维生素 A 缺乏时,能引起尿路黏膜上皮细胞出现病变,主要是细胞内钾的代谢失常,细胞死亡脱落,形成细胞碎片,并成为结石的核心,从而促进结石的形成,所以食物中缺乏维生素A可诱发各种类型结石生成。

在饮食因素中,钙的摄取是值得注意的。由于尿钙增高使尿中草酸钙和磷酸钙的饱和度增加,易于诱发或促进含钙结石的形成。因此,人们认为食物中摄入钙的含量增加时,肾结石形成的危险性也增加,反之亦然。所以,过去常将限制食物中的钙的摄入作为预防含钙结石的形成和复发的主要手段之一。但实际情况并非如此,近年科学已经证实,过去全球普遍推荐的低钙饮食预防疗法反而会增加肾结石的发病率。没有根据地限制钙的摄入量,不仅不能减少结石的形成,反而增加尿中成石的机会,其原因有以下几点。

(1)主要是草酸在含钙结石形成上的作用比钙的作用大10倍以上。低钙饮食可以促进肠道选择性吸收草酸增多,从而形成高草酸尿症,大大促进草酸钙的形成和生长。

(2)过分限制钙的摄入还可以刺激体内维生素D的合成,促进骨骼脱钙,增加尿钙的排泄,这时还易导致骨质疏松。当然,也不能过多的增加钙的摄入量,这样大量多余吸收进入体内的钙会从尿中排泄,使尿钙增加。所以目前科学的观点:不需限制钙的摄入量,但也不能食入过多的含钙较高食物,应采取适中政策。

而维生素C是草酸的前体物质之一,理论上讲,过量摄入维生素C可导致高草酸尿的发生,但实际研究证明,每日摄入4g(一般饮食中不会达到此水平)并不会引起高草酸尿。因此,在一般饮食情况下,尿石症患者不必担心食物中维生素C对结石形成的影响,但不主张大剂量服用维生素C片。

【临床特点】

（一）上尿路结石（肾和输尿管结石）

肾和输尿管结石的临床表现与结石大小、有无活动、引起尿路梗阻的程度和是否合并感染有关。如果结石不活动,又无梗阻和感染,可无自觉症状。临床症状以疼痛和血尿为主。输尿管结石95%以上是肾内形成而降入输尿管,原发于输尿管的结石很少见。

1. **疼痛**

大部分的老年性肾结石无临床症状,而在体检时发现。如果出现症状,疼痛为主要临床表现,为腰部的胀痛、钝痛及不适感。少数患者伴有阵发性绞痛,向下腹部及阴部放射,偶有恶心、呕吐等症状。

2. **血尿**

血尿是肾结石另一主要症状,疼痛时,往往伴发肉眼血尿或显微镜下血尿,以后者居多。活动后血尿加重,有时有明显的肉眼血尿,许多患者是以运动或活动后出现疼痛和血尿为其特点。少数患者只有血尿,而没有疼痛。

3. 尿频、尿急、尿痛

当肾结石合并尿路感染时,可出现尿频、尿急、尿痛。但当输尿管结石位于膀胱壁段时,即使没有泌尿系感染,也可出现尿频、尿急、尿痛。

4. 发热

当上尿路结石引起尿路梗阻,并发感染,引起肾盂肾炎时,才会出现发热,一般体温在38.5℃以上,可出现全身感染症状,伴或不伴有尿频、尿急、尿痛。如果结石不去除,感染不可能治愈,发热等症状可反复出现。

(二)下尿路结石(膀胱和尿道结石)

膀胱尿道结石多见于老年男性,女性少见。其他原因主要是下尿路梗阻、异物、感染和神经源性膀胱。老年性膀胱结石主要和前列腺增生有关。

膀胱结石的症状是排尿困难、疼痛和血尿。有时排尿出现结石堵塞膀胱颈部而致排尿中断、疼痛,须取蹲位或卧位才能继续排尿。结石大而嵌顿时,排尿困难加剧或发生尿潴留。膀胱结石合并感染可出现尿频、尿急、排尿终末性疼痛。由于结石对膀胱壁的机械刺激致膀胱壁充血、水肿、溃疡,也可出现血尿。结石刺激膀胱底部常致耻骨上或会阴部疼痛。老年膀胱结石多继发于前列腺增生症,同时伴有排尿困难等前列腺增生症的症状。

尿道结石多来自于膀胱。男性尿道结石易在前列腺部尿道、球部和尿道舟状窝处停留,表现为嵌顿部位疼痛、尿频、尿急、尿线细、尿滴沥或尿潴留,并有下尿路感染,甚至有尿道脓性分泌物。

【护理问题】

1. 疼痛

这与结石梗阻、刺激肾盂或输尿管黏膜引起平滑肌痉挛有关。

2. 潜在并发症

感染、术后出血。

【护理措施】

(一)非手术治疗

1. 肾绞痛的护理

发作期患者应卧床休息,遵医嘱立即用药物止痛,病情较重者应输液治疗。

2. 促进排石

鼓励患者大量饮水,在病情允许的情况下,适当做一些跳跃或其他体育运动,改变体位,以增强患者代谢,促进结石排出。

3. 病情观察

观察尿液内是否有结石排出，每次排尿于玻璃瓶或金属盆内，可看到或听到结石的排出。尿白细胞增多者，口服抗生素；体温高、血白细胞计数增多时，须输液和应用敏感的抗生素，控制感染。

（二）体外冲击波碎石

1. 术前护理

（1）心理护理：向患者讲明该方法简单、安全有效、可重复治疗，以解除患者恐惧心理，争取其主动配合，术中不能随意移动体位。

（2）术前准备：术前3d忌进易产气食物，前1d服缓泻剂，术晨禁食水。

2. 术后护理

（1）饮食：若患者无药物反应，如头晕、恶心、呕吐等可正常进食。多饮水可增加尿量，促进结石排出。

（2）体位：若患者无全身反应及明显疼痛者，适当活动，经常变换体位，可增加输尿管蠕动、促进碎石排出。肾下盏结石可采用头低位，并叩击背部加速排石。巨大肾结石碎石后因短时间内大量碎石突然充填输尿管而发生堵塞，可引起"石街"和继发感染，严重者引起肾功能改变。因此，碎石后应采用患侧在下的侧卧位，以利结石随尿液逐渐排出。

（3）病情观察：严密观察和记录碎石后排尿及排石情况。淡红色血尿一般可自行消失；用纱布过滤尿液，收集结石碎渣作成分分析；定时摄腹部平片，观察结石排出情况。若需再次治疗，间隔时间不少于7d。

（三）手术治疗

1. 术前护理

（1）心理护理：多关心和帮助患者，解除思想顾虑，消除恐惧心理。

（2）术前准备：输尿管结石患者入手术室前需再摄腹部平片定位。继发性结石或老年患者，应注意全身情况和原发病的护理。

2. 术后护理

（1）体位：上尿路结石术后侧卧位或半卧位，以利引流。肾实质切开者，应卧床2周。经膀胱镜钳夹碎石后，适当变换体位，增加排石。

（2）输液和饮食：肠蠕动恢复后，可进食；输液并鼓励患者多饮水达每日3000～4000mL，以保证充足的体液量；血压稳定者可用利尿剂，以增加尿量，达到冲洗尿路和改善肾功能的目的。

（3）病情观察：严密观察和记录尿液颜色、量及患侧肾功能情况。

【健康指导】

1．大量饮水

大量饮水以增加尿量,稀释尿液,可减少尿中晶体沉积。成人保持每日尿量在2000mL 以上,尤其是睡前及半夜饮水,效果更好。

2．饮食指导

根据结石成分调节饮食。含钙结石者宜食用含纤维丰富之食物,限制含钙、草酸成分多的食物,避免大量摄入动物蛋白、精制糖和动物脂肪。浓茶、菠菜、番茄、土豆、芦笋等含草酸量高。牛奶、奶制品、豆制品、巧克力、坚果含钙量高。尿酸结石者不宜服用含嘌呤高的食物,如动物内脏。

3．解除局部因素

尽早解除尿路梗阻、感染、异物等因素,可减少结石形成。

4．药物预防

根据结石成分,血、尿钙磷、尿酸、胱氨酸和尿 pH,采用药物降低有害成分、碱化或酸化尿液,预防结石复发。维生素 B_6 有助减少尿中草酸含量,氧化镁可增加尿中草酸溶解度。枸橼酸钾、碳酸氢钠等可使尿 pH 保持在 6.5~7 以上,对尿酸和胱氨酸结石有预防意义。口服别嘌醇可减少尿酸形成,对含钙结石亦有抑制作用。口服氯化氨使尿液酸化,有利于防止感染性结石的生长。

5．预防骨脱钙

伴甲状旁腺功能亢进者,必须摘除腺瘤或增生组织。鼓励长期卧床者功能锻炼,防止骨脱钙,减少尿钙排出。

6．复诊

治疗后定期行尿液化验、X 线或 B 型超声检查,观察有无复发、残余结石情况。若出现腰痛、血尿等症状,及时就诊。

四、肾衰竭

【概述】

（一）概念

慢性肾衰竭简称肾衰,是在各种慢性肾脏病的基础上,缓慢地出现肾功能减退而至衰竭,导致以代谢产物潴留、水、电解质和酸碱平衡紊乱为特征的临床综合征。

（二）分期

根据肾损害的程度,将慢性肾衰竭分为三个阶段。

1．肾功能不全代偿期

肌酐清除率在 50mL/min 以上,血尿素氮和肌酐正常,临床无症状。

2. 肾功能不全失代偿期

肌酐清除率在 $25\sim50\mathrm{mL/min}$，临床出现夜尿多、乏力、轻度消化道和贫血等症状，肾浓缩功能差，血尿素氮及肌酐已升高，为慢性肾衰早期，即氮质血症期。

3. 肾衰竭期

肌酐清除率降至 $25\mathrm{mL/min}$ 以下时即进入此阶段。出现全身中毒症状，突出表现在消化系统、心血管系统、造血系统、神经系统等，同时会有水、电解质、酸碱平衡紊乱，又称尿毒症期。

【病因与发病机制】

（一）病因

1. 原发性肾脏疾病

如肾小球肾炎、慢性肾盂肾炎，慢性肾小球肾炎为最常见病因。

2. 继发于全身疾病的肾脏病变

如高血压肾小动脉硬化症、系统性红斑狼疮、过敏性紫癜、糖尿病等引起的肾损害最后均可导致慢性肾衰竭。

3. 慢性尿路梗阻

如结石、前列腺肥大等。

4. 先天性疾病

如多囊肾、遗传性肾炎、肾发育不良等均可导致肾衰竭。我国以慢性肾小球肾炎、梗阻性肾病、糖尿病肾病、高血压、肾小动脉硬化症等较多见。

（二）发病机制

慢性肾衰竭发病机制未完全清楚，目前主要有以下学说。

1. 慢性肾衰竭进行性恶化的机制

肾实质疾病导致部分肾单位破坏，残余"健存"肾单位代谢废物排泄负荷增加，代偿性发生肾小球内"三高"（肾小球毛细血管的高灌注、高压力和高滤过）而引起。

（1）肾小球上皮细胞足突融合，系膜细胞和基质显著增生，肾小球肥大，继而硬化。

（2）肾小球内皮细胞损伤，诱发血小板聚集，致微血栓形成，损害肾小球而促进硬化。

（3）肾小球通透性增加，使蛋白尿增加而损伤肾小管实质。随着上述过程不断进行，恶性循环，肾功能不断进一步恶化，便会出现肾衰竭的症状。

2. 矫枉失衡学说

当出现肾衰竭时，就有一系列病态现象，为了纠正病态现象，机体要作出相应调整，调整过程中，又产生机体各系统之间新的不平衡，使机体再次受到新的损害。

如磷的代谢:当肾衰竭出现血磷增高时,机体为了矫正磷的潴留,甲状旁腺功能亢进,以促使肾排磷,这时血磷有所下降,但甲状旁腺功能亢进却引起新的损害,如广泛的纤维性骨炎。

【临床特点】

肾衰早期除血肌酐升高外无临床症状,仅表现为基础疾病症状。病情发展到残余肾单位不能调节适应机体最低要求时,各个脏器系统功能失调,出现各种代谢紊乱,从而出现尿毒症的各种临床表现。

（一）代谢产物、毒素积蓄引起的中毒症状

1. 心血管系统

心血管疾病是肾衰最常见的死因。

(1)高血压:大部分患者存在不同程度的高血压,少数发生恶性高血压。高血压主要是由于水钠潴留引起的,也与肾素活性增高和使用 EPO/环孢素等有关。

(2)心力衰竭:是常见死亡原因之一。与高血压、水钠潴留、贫血、尿毒症性心肌病等有关。

(3)心包炎:可为干性心包炎,表现为胸痛、心前区可听到心包摩擦音,少数患者可为心包积液,多与尿毒症毒素沉着有关。尿毒症性心包炎是病情危重的表现之一。严重者有心包填塞征。

(4)动脉粥样硬化:本病患者常有高甘油三酯血症及胆固醇升高,动脉粥样硬化发展迅速,冠心病是主要的死亡原因之一。

2. 消化系统

胃肠道症状是最早、最常出现的症状。初期表现为食欲不振、腹部不适,此外患者有口气尿臭味、恶心、呕吐、腹胀、腹泻、舌和口腔黏膜溃疡。上述症状的产生与体内毒素刺激胃黏膜,水、电解质平衡紊乱,代谢性酸中毒等因素有关。

3. 血液系统

(1)贫血:尿毒症患者常有贫血的症状,为正常色素性正细胞性贫血,主要原因是:①肾脏产生红细胞生成激素(EPO)减少;②破坏增加,如铁摄入不足;③失血;④红细胞生存时间缩短;⑤体内叶酸、蛋白质缺乏;⑥血中有抑制血细胞生成的物质。

(2)出血倾向:常表现为皮下出血、鼻出血、月经过多、外伤后严重出血、消化道出血等,主要为尿毒症时血小板容易被破坏所致。透析能迅速纠正出血倾向。

(3)白细胞异常:中性粒细胞趋化、吞噬和杀菌的能力减弱,容易发生感染。部分患者白细胞减少。

4. 呼吸系统

代谢产物潴留可引起尿毒症性支气管炎、肺炎、胸膜炎等,酸中毒时呼吸深而长。

5. 神经、肌肉系统

早期常有疲乏、失眠、注意力不集中等精神症状,后期可出现性格改变、抑郁、记忆力下降、判断失误,并可有神经肌肉兴奋性增加。尿毒症时有精神失常、谵妄、幻觉、昏迷等。晚期患者常有周围神经病变,以下肢受累最多见,患者有肢体麻木、烧灼感或疼痛感、深腱反射迟钝或消失、肌无力、感觉障碍等,可能与毒素潴留有关。

6. 皮肤表现

常见皮肤瘙痒。面色较深而萎黄,轻度水肿,呈"尿毒症"面容,与贫血、尿素霜的沉积有关。

7. 肾性骨营养不良症

肾性骨营养不良症又称肾性骨病。其可出现纤维性骨炎、尿毒症骨软化症、骨质疏松症和肾性骨硬化症,骨病有症状者少见。肾性骨病可致骨痛、行走不便和自发性骨折等,发生与活性维生素 D_3 不足、营养不良、铝中毒、代谢性酸中毒及继发性甲旁亢等有关。

8. 内分泌失调

血浆活性维生素 D_3、红细胞生成激素(EPO)降低。常有性功能障碍,女性患者月经不规则甚至出现闭经、不孕等;男性性欲缺乏或阳痿;小儿性成熟延迟。

9. 继发感染

以肺部和尿路感染常见,与机体免疫力低下、白细胞功能异常等有关,不易控制,多为主要死亡原因之一。

10. 代谢紊乱

尿毒症时毒素可干扰胰岛素作用,且加强外周组织对胰岛素的抵抗性,故表现为空腹血糖轻度升高,糖耐量异常。因长期恶心、呕吐使蛋白质摄入不足,出现负氮平衡及低蛋白血症。还有体温过低、高尿酸血症等。

(二)水、电解质和酸碱平衡失调

1. 脱水或水肿

因肾小管浓缩功能差而致多尿、夜尿多,又常有畏食、呕吐或腹泻,易引起脱水,晚期患者尿量可少于 400mL/d。另一方面肾脏排水能力差,当水、钠的摄入量增加而不能相应的排泄,则引起水钠潴留,出现水肿、高血压甚至心力衰竭。容易脱水和水肿为尿毒症常见的特点。

2. 高血钾及低血钾

肾衰晚期,钾平衡失调多见。由于利尿、呕吐、腹泻、摄入不足可出现低血钾,终末期患者常发生高血钾,主要因进食水果、肉类多,尿量少及使用保钾利尿药造成。

3．酸中毒

尿毒症患者都有轻重不等的代谢性酸中毒。因肾脏对酸碱平衡的调节能力下降,导致酸性代谢产物在体内潴留。严重者出现柯氏呼吸。

4．低钙血症与高磷血症

慢性肾衰竭时,尿磷排出减少,血磷升高。为维持钙、磷乘积,血钙下降。高磷低钙刺激甲状旁腺分泌增加,促使尿磷排出增多,终末期时尿磷排出不增加,甲状旁腺激素分泌增加,导致骨钙脱出,血钙增加,引起肾性骨病。

【护理问题】

1．体液过多

这与水钠潴留、肾衰竭有关。

2．营养失调：低于机体需要量

这与患者食欲下降有关。

3．潜在并发症

多脏器功能衰竭。

【护理措施】

（一）一般护理

1．休息与活动

以休息为主,避免过度劳累。休息与活动的量视病情而定。

（1）症状不明显、病情稳定者,可在护理人员或亲属陪伴下活动,以不出现疲乏、心慌、气喘及头晕为度。

（2）症状明显、病情加重者,应绝对卧床休息,并提供安静的休息环境,协助患者做好各项生活护理。

（3）对长期卧床者,应指导或帮助其进行适当的床上活动,定时为患者翻身和做被动肢体活动,防止压疮或肌肉萎缩。

2．饮食护理

通常给予高维生素、高热量(每日为 6.7～7.5MJ)、高生物效价低蛋白、低磷高钙饮食,主食最好采用麦淀粉,必要时亦可采用必需氨基酸疗法。此疗法能满足患者在代蛋白治疗饮食的情况下合成机体蛋白质的需要而不增加体内尿素氮的潴留。腹膜透析时,由于大量蛋白质的丧失可给高蛋白饮食,视病情限制或补充水、钠、钾,并适当补充微量元素如铁等。

3．皮肤及口腔护理

指导患者注意个人卫生,勤洗澡、勤换内衣、勤剪指(趾)甲,保护好水肿部位的皮肤;皮肤瘙痒时遵医嘱应用止痒剂,嘱患者切勿用力搔抓,以免被抓破或擦伤而引起皮肤感染；尿毒症患者口中常有尿素臭味，且易发生牙龈肿胀、口腔炎，每日早晚用3％过氧化氢溶液擦洗口腔，进食后必须漱口，防止口腔及咽喉感染。

（二）病情观察

1．观察症状、体征

（1）意识改变如嗜睡、谵妄、昏迷。

（2）有无恶心、呕吐、顽固性呃逆与消化道出血。

（3）注意血压、心率与心律，有无心衰及心包摩擦音。

（4）了解贫血的进展及有无出血倾向。

（5）有无电解质紊乱表现，如低血钾可致肌无力、肠胀气、期前收缩等快速性心律失常；高血钾可致心率缓慢传导阻滞，严重时可引起心跳停搏。

2．观察体重、尿量

观察体重、尿量变化，以及液体出入量情况，并正确进行记录。

（三）用药护理

遵医嘱用药，观察药物疗效及不良反应。

（1）应用红细胞生成素时，注意有无头痛、高血压及癫痫发作等，定期查血常规。禁输库存血。

（2）使用骨化三醇治疗肾性骨病时，要随时监测血钙、血磷的浓度，防止内脏、皮下、关节、血管钙化和肾功能恶化。

（3）必需氨基酸疗法。宜口服给药，若需静脉输入，应注意控制输液速度。输液过程中若有恶心、呕吐应给予止吐剂，同时减慢输液速度。切勿在氨基酸液内加入其他药物，以免引起不良反应。

（四）对症护理

1．胃肠道症状

注意口腔护理和饮食调节，对顽固性呃逆者可用耳针、针灸或肌内注射哌甲酯。

2．神经系统症状

应安置患者于光线较暗的病室，注意安全，适量使用镇静剂。

3．心血管系统症状

（1）高血压脑病患者需迅速按医嘱快速降压、控制抽搐和降低颅内压。并观察降压药物不良反应，及时记录。

（2）出现急性肺水肿或严重心律失常时，应积极配合抢救。

4．造血系统症状

有出血倾向应避免应用抑制凝血药物如解热镇痛剂、右旋糖酐及纤溶药物，以免诱发出血,出血严重者除局部止血外,应防止局部黏膜受刺激,必要时可输鲜血。

5. 少尿、高钾血症

(1)观察血钾检验报告和心电图情况,及时与医师取得联系。

(2)采集血钾标本时针筒要干燥,采血部位结扎勿过紧,血取出后沿试管壁注入,以防溶血,影响检验结果。

（五）心理护理

慢性肾衰竭患者由于长期疾病使患者痛苦失去安全感和信心,后期需用透析疗法维持生命或做肾移植,思想负担极重,护理人员应积极地用形象化方式向患者介绍尿毒症的治疗进展,鼓励患者参加力所能及的社会活动。争取工作单位和家属配合。帮助患者适应特殊治疗要求,培养自我护理能力。

【健康指导】

1. 疾病知识指导

注意个人卫生,保持口腔、皮肤的清洁。皮肤瘙痒时切勿用力搔抓,以免破损引起感染;注意会阴部的清洁,观察有无尿路刺激征的出现;注意保暖,避免受凉,以免引起上呼吸道感染;积极治疗原发病,去除加重肾衰竭的诱因。

2. 生活指导

强调合理饮食对本病的重要性,严格遵从饮食治疗的原则,尤其是蛋白质的合理摄入和水钠限制;根据病情和活动耐力,进行适当的活动,增强机体的抵抗力。

3. 用药指导

遵医嘱用药,避免使用肾毒性较大的药物,如氨基糖苷类抗生素等;定期复查肾功能、血清电解质等,准确记录每日的尿量、血压及体重;血液透析者,注意保护好动静脉瘘管;腹膜透析者,保护好腹膜透析管道。

第五节　老年人常见内分泌、代谢性疾病与护理

一、糖尿病

【概述】

（一）概念

糖尿病是由于胰岛素分泌缺陷和(或)胰岛素作用缺陷而引起的以慢性高血糖为共同特征伴蛋白质、脂肪、水和电解质等代谢紊乱的一组慢性内分泌代谢性疾病。

（二）流行病学

随着人们生活水平的提高,生活方式的改变,人口老龄化的进展加速,糖尿病的患病率和总人数也将进一步增加,成为继心脑血管疾病、肿瘤之后的又一严重危害大众健康的慢性非传染性疾病。医疗条件的改善使老年人糖尿病的诊断率提高,并使糖尿病老年人寿命延长,老年人糖尿病在糖尿病中所占比例也将随之增加。据估计我国糖尿病总人数约有 5000 万,其中老年人约占 1/3,因此,老年人糖尿病已是威胁老年人健康的公共卫生问题。

（三）分类

将糖尿病分成四大类,即 1 型糖尿病、2 型糖尿病、其他特殊类型和妊娠期糖尿病。本部分内容主要介绍 2 型糖尿病。

【病因与发病机制】

老年糖尿病在病因上比青少年具有更强的遗传倾向和更多的受环境因素影响的特点。主要因素包括以下几方面。

1. **肥胖**

肥胖占 2 型糖尿病的 80%～90%,是老年糖尿病的独立危险因素。

2. **高龄**

高龄是老年糖尿病的另一独立危险因素。年龄愈大,患病率愈高(>65 岁为15%,>80 岁为 20%)。

3. **生活方式**

如缺少运动、饮食过精过细及心理压力增加。

4. **药物使用**

多种药物的使用对糖代谢的损害诱发本病。老年糖尿病的发病是在具有胰岛素抵抗和(或)胰岛 B 细胞功能不全的遗传基础上,由肥胖、高龄、生活方式及药物等因素的累积作用,引起血糖轻度升高,慢性持续性高血糖的毒性作用下进一步诱发、加重胰岛素抵抗和(或)胰岛 B 细胞功能不全,导致 2 型糖尿病。

【临床特点】

（一）早期表现

绝大多数糖尿病患者在早期无典型的临床表现,甚至无症状,相当一部分患者是在体检或发生并发症时才被发现的。凡有下列表现者就应尽早就医。

（1）有糖尿病家族史、外伤史、甲亢病史、慢性胰腺炎史、胰腺或甲状腺手术史者。

（2）短期内无明显诱因逐渐消瘦者,特别是原来肥胖的人在短期内出现体重明显下降,同时自觉疲乏无力、身体沉重、四肢麻木、腰酸背痛。

（3）无明显原因的上腹闷胀、大便干稀不调、腹泻与便秘交替等消化道症状者。

（4）口腔疾患，如牙周炎、口腔溃疡日久不愈者。反复发作的皮肤痈疮疖肿或溃疡，经久不愈者。

（5）餐后数小时或餐前常有不明原因的心慌、乏力、多汗、颤抖或明显饥饿感等症状者。

（6）无明显原因出现视物模糊、双目干涩、视力下降者。

（7）双手、双足麻木、感觉迟钝，感觉异常者。

（8）不明原因的血栓性疾病及周围血管疾病者。

（9）反复发作的外阴瘙痒或尿急、尿频、尿痛等泌尿系统感染症状，治疗效果不佳者。

（10）不明原因的性功能障碍者，如男子阳痿、性欲减退、女子月经紊乱或闭经。

（二）典型（中、晚期）临床表现

此期患者常有轻重不等的症状，且常伴有某些并发症或兼有病。有时本病非常轻微，但兼有病或并发症的症状可非常严重，且有时先于糖尿病症状出现，或以主要症状出现而将糖尿病本身症状掩蔽。如老年患者常先有冠心病症候群（心绞痛、心肌梗死、心律不齐、心力衰竭等）或脑血管意外症候群，而糖尿病症候群非常轻微，故临床上常被忽视或漏诊。

1. 多尿、多饮

尿意频繁，多者一昼夜可排尿 20 余次，夜间多次起床，影响睡眠。一日尿总量常在 2～3L 以上，偶可达十余升。由于多尿失水，口苦烦渴，饮水量及次数增多。

2. 多食

食欲常进，易有饥饿感，主食有时达 500～1000g，菜肴比常人多一倍以上尚不能满足。但有时患者食欲忽然降低，则应注意有否感染、发热、酸中毒或已诱发酮症等并发症。多尿、多饮、多食临床上常称"三多症"。

3. 体重减轻、疲乏、虚弱

尤其是幼年（1 型）及重症（2 型）患者消瘦明显，体重下降较明显，劳动力常减弱。久病幼儿生长发育受抑制，身材矮小、脸色萎黄、毛发少光泽、身体多虚弱。

4. 皮肤瘙痒

多见于女阴部，由于尿糖刺激局部所致。有时并发白色念珠菌等真菌性阴道炎，瘙痒更严重，常伴有白带分泌过多等。失水后皮肤干燥亦可发生全身瘙痒，但较少见。

5. 其他症状

有四肢酸痛、麻木、腰痛、性欲减退、阳痿、不育、月经失调、便秘、视力障碍等。有时有顽固性腹泻，每日大便 2～3 次至 5～6 次不等，呈稀糊状，一般属非炎症性而为功能性腹泻,可能与自主神经功能紊乱有关。有时有体位性低血压、大汗淋漓、大小便失禁等亦属严重神经系统表现,许多症状由并发症与兼有病所致。

【护理问题】

1. **营养失调：低于机体需要量**

这与胰岛素分泌不足引起糖、脂质、蛋白质代谢紊乱有关。

2. **知识缺乏**

缺乏糖尿病的治疗和护理知识。

3. **有感染的危险**

这与糖、脂质、蛋白质代谢紊乱所致机体的抵抗力下降和微循环障碍有关。

【护理措施】

（一）一般护理

1. **饮食护理**

应向老年人讲解饮食治疗的目的、意义及具体措施,使老年人积极配合,以取得最佳效果。

(1)制订总热量:根据老年人的性别、年龄、身高查表或计算理想体重,然后参照理想体重、工作性质、活动强度及原来的生活习惯等因素,计算每日所需总热量。成年人卧床休息状态下每日每千克标准体重给予热量105～126kJ,轻体力劳动126～146kJ,中体力劳动146～167kJ,重体力劳动167kJ以上。营养不良或有慢性消耗性疾病者应酌情增加,肥胖者酌减,使老年人体重恢复至理想体重的±5％左右。

(2)食物营养成分分配:糖类(碳水化合物)占总热量的50％～60％,提倡食用粗制米、面和一定量的杂粮。脂肪约占30％,少量动物脂肪,尽量用植物油代替。蛋白质占12％～15％(每日每千克理想体重0.8～1.2g),其中动物蛋白占1/3,以保证必需氨基酸的供给。营养不良或有慢性消耗性疾病者蛋白质摄入量可适当增加。

(3)三餐分配:按食物成分表将上述标准折算成食谱,三餐分配一般为1/5、2/5、2/5或1/3、1/3、1/3;也可按4餐分配为1/7、2/7、2/7、2/7。三餐饮食内容要搭配均匀,每餐均有碳水化合物、脂肪和蛋白质,且要定时定量,这样有利于减缓葡萄糖的吸收,增加胰岛素的释放。按此食谱食用2～3周,血糖可下降,如血糖控制不理想应作必要的调整。

(4)饮食注意事项:严格定时进食,对使用降糖药的老年人尤应注意。控制饮食的关键在于控制总热量。在保持总热量不变的原则下,增加一种食物应同时减去另一种食物,以保证饮食平衡。当老年人因饮食控制而出现易饥的感觉时,可增加豆制品和蔬菜等副食,加油菜、白菜、西红柿、冬瓜、黄瓜等。严格限制各种甜食,包括各种糖果、甜点心、饼干、冷饮、水果及各种含糖饮料等。体重过重者,忌食油炸、油煎食物。炒菜宜用植物油,忌食动物油。少食动物内脏、蟹黄、虾子、鱼子等含胆固醇高的食物。限酒限盐,食盐<6g/d。老年人进行体育锻炼时不宜空腹,应补充适量食物,防止低血糖。多食含纤维素高的食物,保持大便通畅。每周定期测量体重一次,衣服重量要相同,且用同一磅秤。如果体重改变>2kg,应及时报告医师并协助查找原因。

2. 运动护理

(1)运动项目:根据病情、年龄、兴趣安排有氧运动,如散步、慢跑、骑自行车、健身操、打太极拳等,其中以步行安全、容易坚持,可作为首选。

(2)运动强度:合适的活动强度为活动时老年人的心率应达到个体60%的最大耗氧量。个体60%最大耗氧量时心率简易计算法为:心率=170-年龄。

(3)运动时间:运动时间为每次30~60min,每日1次或每周4~5次,用胰岛素或口服降糖药物者最好每日定时活动,肥胖者可适当增加活动次数。

(4)运动注意事项:低血糖、酮症、诱发心脑血管意外或运动系统损伤等可能是运动的不良反应,为了防止上述副作用的出现,在体育锻炼时要注意下列事项:①运动前评估糖尿病的控制情况,根据老年人的具体情况决定运动方式、时间及所采用的运动量。如血糖>13.3mmol/L或尿酮阳性者不宜活动。②活动应尽量避免恶劣天气,天气炎热应保证水的摄入,寒冷天气注意保暖。随身携带糖果,当出现饥饿感、心慌、出冷汗、头晕及四肢无力等低血糖症状时食用。身体状况不良时应暂停运动。③2型糖尿病有心、脑血管疾患或严重微血管病变者按具体情况妥善安排,收缩压>24kPa(180mmHg)时停止活动,活动时间宜安排在餐后1h,活动要适量,2型糖尿病仅靠饮食控制者或口服降糖药物治疗者活动前通常不需添加额外食物。④运动时随身携带糖尿病卡(见图7-5),以备急需。⑤运动后应做好运动日记,以便观察疗效和不良反应。

糖尿病人保健卡(随身携带)

姓名: 年龄:
家庭住址:
医生电话:
亲人电话:
治疗情况:
用药用量:

我是糖尿病患者,如果发现我神志不清、出冷汗或行为怪异,请立刻送我到医院及通知我的亲人。非常谢谢您的帮助。

图7-5 糖尿病卡

（二）病情观察

观察老年人血糖是否控制在理想状态（空腹血糖 4.4～6.1mmol/L，非空腹血糖 4.4～8.0mmol/L 为理想状态），观察有无急性并发症、低血糖、糖尿病足等发生的先兆表现，若有及时通知医师并配合处理。

（三）用药护理

1. 口服降糖药护理

（1）磺脲类药物：应在餐前半小时服用。其主要不良反应是低血糖反应，同时还有不同程度的胃肠道反应、皮肤瘙痒、胆汁淤积性黄疸、肝功能损害、再生障碍性贫血、溶血性贫血、血小板减少、白细胞减少等。这些不良反应少见，一旦出现应立即停药并给予相应处理。

（2）双胍类药物：其主要不良反应是胃肠道反应，如口中金属味、恶心、厌食、腹泻等。餐中或餐后服药可减轻这些不良反应。因双胍类促进无氧糖酵解，产生乳酸，在肝肾功能不全、休克或心力衰竭者可诱发乳酸性酸中毒，应予以注意。

（3）α 葡萄糖苷酶抑制剂：应在进食第一口食物后服用，常见不良反应为胃肠道反应，如腹胀、排气增多或腹泻，经一段时间治疗后可减轻。此药在肠道吸收甚微，故无全身不良反应。

（4）噻唑烷二酮类：主要不良反应为水肿，有心力衰竭或肝病者慎用或禁用。

2. 胰岛素护理

（1）胰岛素保存：未开启的胰岛素放于冰箱 4℃～8℃冷藏保存，试用期间宜放在室温 25℃以下，无需放入冰箱，可保存约 1 个月，应避免过冷、过热、太阳直晒，否则可因蛋白质凝固变性而失效。

（2）胰岛素注射途径：有静脉和皮下两种。静脉使用方法详见酮症酸中毒的处理。皮下注射有胰岛素专用注射器、胰岛素笔和胰岛素泵 3 种。专用于胰岛素注射的 1mL 注射器消除了普通 1mL 注射器无效腔较大的缺点，并且注射器上直接标注胰岛素单位，有利于减少发生剂量错误；胰岛素笔是一种笔式注射器，胰岛素笔芯直接装入笔内，不需抽取，易于携带，对经常外出的老年人尤为方便；使用胰岛素泵时，将胰岛素装入其储药器内，按预先设计的程序注入体内，特点是模拟胰岛 β 细胞生理分泌。

（3）药物抽取：两种胰岛素合用时应先抽正规胰岛素，再抽长效制剂，以免影响正规胰岛素的速效特性。

（4）注射部位：胰岛素常采用皮下注射，宜选择皮肤疏松部位，如上臂三角肌、臀大肌、大腿前侧、腹部等，注射部位应交替使用，以免形成局部硬结和脂肪萎缩，影响药物吸收及疗效。局部消毒应严格，以防感染。

（5）不良反应的观察和处理：低血糖反应,与胰岛素使用剂量过大、饮食失调或运动过量有关。表现为头晕、心悸、多汗、饥饿,甚至昏迷。对低血糖反应者,及时检测血糖,根据病情进食糖类食物或静脉推注 50％葡萄糖 20～30mL。胰岛素过敏,主要表现为注射局部瘙痒、荨麻疹,全身性皮疹少见,罕见血清病、过敏性休克等过敏反应;一旦发生,立即更换胰岛素制剂种类,使用抗组胺药、糖皮质激素等,严重者需停止或暂时中断胰岛素治疗。注射部位皮下脂肪萎缩或增生,可使胰岛素吸收不良,但临床少见,停止该部位注射后可缓慢恢复。经常更换注射部位可避免不良反应的发生。

（四）感染的防护

（1）注意个人卫生：保持全身和局部清洁,尤其要加强口腔、皮肤和会阴部的清洁,做到勤洗澡、勤换衣。要选择质地柔软、宽松的衣服,避免使用各种约束带。

（2）注射胰岛素时局部皮肤应严格消毒,以防感染。

（3）皮肤有外伤或感染时,不可任意用药,必须在医生指导下用药。

（五）特殊护理

1. 酮症酸中毒、高渗性昏迷的护理

（1）一般护理：老年人绝对卧床休息,注意保暖、持续低流量吸氧。加强生活护理,特别注意皮肤、口腔护理。昏迷者按昏迷常规护理。

（2）迅速建立静脉通路：立即开放两条静脉通路,准确执行医嘱,确保液体和胰岛素的顺利输入。

（3）病情监测：严密观察和记录老年人意识形态、生命体征、呼吸气味、皮肤弹性、四肢温度及 24h 液体出入量等变化,检测并记录血糖、尿糖、血酮、尿酮水平及血浆渗透压、动脉血气和电解质变化。

2. 糖尿病足护理

（1）足部的观察与检查：每天观察足部颜色、温度、动脉搏动等有无异常;检查足部有无病变,如鸡眼、甲沟炎、甲癣、水疱等;定期做足部感觉的测试。

（2）促进足部循环：①注意足部保暖;②每天进行适度的体育活动,以促进血液循环,改善神经营养供给,避免同姿势站立过久,坐位时避免两足交叉;③每晚用 50℃～60℃温水泡足。经常按摩足部。积极戒烟。

（3）避免足部受伤：①老年人应选择软底宽头鞋子,不宜穿袜口弹性过紧的袜子,以透气及散热性好的棉袜为佳;②指导老年人不要赤脚走路,以防刺伤,外出时不要穿拖鞋,以防踢伤;③手足冰冷需使用热水袋或用热水清洗时,应注意防止烫伤。

（4）保持足部清洁：①勤换鞋袜、洗脚,保持趾间干燥、清洁;②修剪趾甲略呈弧形,与脚趾等缘,不要修剪过短以防伤及甲沟;③及时治疗足部感染,如足癣等。

（六）心理护理

关心和理解老年人，及时将糖尿病的基本知识和预后告知老年人和家属，让他们了解糖尿病虽不能根治，但可通过饮食控制、适当运动及药物治疗等综合治疗，可以和正常人一样生活和长寿；耐心倾听老年人的诉说，并积极与之交流、沟通，帮助老年人认识病情，说明不良情绪与病情加重密切相关，要解除焦虑、紧张心理；鼓励老年人参加各种糖尿病病友团体活动，增加战胜疾病的信心。

【健康指导】

1. 疾病知识指导

可采取讲座、放录像、提供有关学习资料和个别辅导等多种方法，让老年人及家属认识糖尿病是一种终身性疾病，目前尚不能根治，必须终身治疗，以便其积极配合治疗及护理。

2. 提高自我护理能力

(1)强调饮食治疗和运动疗法的重要性，指导老年人掌握具体实施及调整的原则、方法及注意事项。

(2)指导老年人学习和掌握监测尿糖、血糖、血压、体重指数的方法，如尿糖定性测定、便携式血糖仪的使用、血压的测定方法、体重指数的计算等，同时让老年人了解检测结果的意义，以便老年人自我检测病情变化。

(3)指导老年人识别低血糖反应的表现，掌握自救方法。指导老年人掌握具体实施及调整的原则、方法及注意事项。

(4)告知老年人生活要规律，戒烟酒，注意个人卫生，预防各种感染。一旦发生感染，立即就医。

3. 用药指导

指导老年人掌握口服降糖药的应用方法和不良反应的观察；学会正确注射胰岛素的方法，知道药物的作用、不良反应及使用注意事项。

4. 定期复查

指导老年人出院后要定期复诊，以了解病情控制情况，及时调整用药剂量。每年定期全身检查，以尽早防治慢性并发症。

5. 预防意外发生

告知老年人外出随身携带糖尿病卡片，以备发生紧急情况时能得到及时处理。

二、骨质疏松症

【概述】

（一）概念

骨质疏松症(osteoporosis)是一种系统性骨病，其特征是骨量下降和骨的微细结构破坏,表现为骨的脆性增加,因而骨折的危险性大为增加,即使是轻微的创伤或无外伤的情况下也容易发生骨折。骨质疏松症是一种多因素所致的慢性疾病。

(二)流行病学

该病可发生于不同性别和任何年龄,但多见于绝经后妇女和老年男性。

(三)分类

骨质疏松症分为原发性和继发性两大类。原发性骨质疏松症又分为绝经后骨质疏松症(Ⅰ型)、老年性骨质疏松症(Ⅱ型)和特发性骨质疏松(包括青少年型)三种。绝经后骨质疏松症一般发生在妇女绝经后 5~10 年内;老年性骨质疏松症一般指老年人 70 岁后发生的骨质疏松;而特发性骨质疏松主要发生在青少年,病因尚不明。

【病因与发病机制】

骨质疏松症的具体病因尚未完全明确,一般认为与以下因素有关。

1. 内分泌因素

女性患者由于雌激素缺乏造成骨质疏松,男性则为性功能减退所致睾酮水平下降引起的。骨质疏松症在绝经后妇女特别多见,卵巢早衰则使骨质疏松提前出现,提示雌激素减少是发生骨质疏松的重要因素。一般认为老年人的骨质疏松和甲状旁腺功能亢进有关。血降钙素水平的降低可能是女性易患骨质疏松的原因之一。其他内分泌失调性疾病,例如库欣综合征(Cushing 综合征)产生过多的内源性皮质激素或慢性甲状腺毒症,导致骨的吸收或排泄增加,这些都与骨质疏松症形成有关。

2. 营养因素

已经发现青少年时钙的摄入与成年时的骨量峰直接相关。钙的缺乏导致 PTH 分泌和骨吸收增加,低钙饮食者易发生骨质疏松。维生素 D 的缺乏导致骨基质的矿化受损,可出现骨质软化症。长期蛋白质缺乏造成骨机制蛋白合成不足,导致新骨生成落后,如同时有钙缺乏,骨质疏松则加快出现。维生素 C 是骨基质羟脯氨酸合成中不可缺少的,能保持骨基质的正常生长和维持骨细胞产生足量的碱性磷酸酶,如缺乏维生素 C 则可使骨基质合成减少。

3. 废用因素

肌肉对骨组织产生机械力的影响,肌肉发达,骨骼强壮,则骨密度值高。由于老年人活动减少,使肌肉强度减弱、机械刺激少、骨量减少,同时肌肉强度的减弱和协调障碍使老年人较易摔跤,伴有骨量减少时则易发生骨折。老年人患有脑卒中等疾病后长期卧床不活动,因废用因素导致骨量丢失,容易出现骨质疏松。

4. 药物及疾病

抗惊厥药,引起治疗相关的维生素 D 缺乏,以及肠道钙的吸收障碍,并且继发甲状旁腺功能亢进。过度使用包括铝制剂在内的制酸剂,能抑制磷酸盐的吸收以及导致骨矿物质的分解。糖皮质激素能直接抑制骨形成,降低肠道对钙的吸收,增加肾脏对钙的排泄,继发甲状旁腺功能障碍,以及性激素的产生。长期使用肝素会出现骨质疏松,具体机制未明。化疗药,如环孢素 A,已证明能增加啮齿类动物的骨更新。肿瘤,尤其是多发性骨髓瘤的肿瘤细胞产生的细胞因子能激活破骨细胞,以及儿童或青少年的白血病和淋巴瘤,后者的骨质疏松常是局限性的。胃肠道疾病,例如炎性肠病导致吸收不良和进食障碍;神经性厌食症导致快速的体重下降以及营养不良,并与无月经有关。珠蛋白生成障碍性贫血,源于骨髓过度增生以及骨小梁连接处变薄,这类患者中还会出现继发性性腺功能减退症。

5. 遗传因素

多种基因的表达水平和基因多态性可影响峰值骨量和骨转换。遗传因素决定了 $70\%\sim80\%$ 的峰值骨量。

6. 其他因素

酗酒对骨有直接毒性作用。吸烟能增加肝脏对雌激素的代谢以及对骨的直接作用,另外,还能造成体重下降并致提前绝经。长期的大强度运动可导致特发性骨质疏松症。

【临床特点】

疼痛、脊柱变形和发生脆性骨折是骨质疏松症最典型的临床表现。但许多骨质疏松症患者早期常无明显的自觉症状,往往在骨折发生后经 X 线或骨密度检查时才发现已有骨质疏松改变。

1. 疼痛

患者可有腰背酸痛或周身酸痛,负荷增加时疼痛加重或活动受限,严重时翻身、起坐及行走有困难。

2. 脊柱变形

骨质疏松严重者可有身高缩短和驼背。椎体压缩性骨折会导致胸廓畸形、腹部受压,影响心肺功能等。

3. 骨折

轻度外伤或日常活动后发生骨折为脆性骨折。发生脆性骨折的常见部位为胸、腰椎、髋部、桡骨、尺骨远端和肱骨近端。其他部位亦可发生骨折。发生过一次脆性骨折后,再次发生骨折的风险明显增加。

【护理问题】

1. 有受伤的危险

这与骨质疏松导致骨骼脆性增加有关。

2. 疼痛：骨痛

这与骨质疏松有关。

3. 躯体功能障碍

这与骨骼变化引起活动范围受限有关。

【护理措施】

（一）一般护理

1. 饮食护理

根据美国国立卫生研究院推荐的钙摄入量作为指标，美国国家骨质疏松基金会资料显示：80%的女孩和60%的男孩的钙摄入不足以获得正常的骨量，75%成人的钙摄入量不足以维持骨量。中国人摄入量仅为需要量的半数。低钙摄入是一个全球性的营养问题。钙有广泛的食物来源，通过膳食来源达到最佳钙摄入是最优先的方法。在饮食上要注意合理配餐，烹调时间不宜过长。主食以米、面杂粮为主，做到品种多样，粗细合理搭配。副食应多吃含钙和维生素 D 的食物，含钙的食物有奶类、鱼、虾、海产品、豆类及其制品、鸡蛋、燕麦片、坚果类、骨头汤、绿叶蔬菜及水果。对胃酸分泌过少者在食物中放入少量醋，以增加钙的吸收。含维生素 D 多的食物有鱼类、蘑菇类、蛋类等。饮食中蛋白质应适量。近年有很多研究表明，蛋白质的摄入量是影响骨质疏松的因素。低蛋白质摄入提高了骨量的丢失，而过高动物蛋白质的摄入可提高骨折的危险性。一般情况下绝经期妇女每日摄入钙 1200～1500mg 为宜。通过适当的补充维生素 D，调节饮食等良好的生活方式，是预防 OP 的有效、安全、经济的措施。

2. 运动指导

运动项目的选择应依个体的年龄、性别、健康状况、体能等特点及运动史选择适当的方式、时间、强度等。一般来说，年轻人宜选择运动量大的体育运动，老年人宜选择逐渐加量的力量训练，强调户外运动至少 1h/d。根据患者的具体情况制订运动方案，采用散步、慢跑、爬楼梯和打太极拳等，运动量以身体能适应为原则，由小渐大，以轻度疲劳为限。运动强度要求适宜，根据心率判断运动量，老年人运动时的适宜心率为最大心率的 60%～80%，最大心率＝220－年龄；或运动中出现身体发热出汗、轻度疲乏、肌肉有酸痛感，但休息后次日能恢复，且精神愉快、精力充沛、食欲和睡眠正常表明运动量适宜。

（二）用药护理

指导患者根据不同的疏松程度，按医嘱及时、正规用药，严密注意药物的疗效及不良反应,掌握合理的用药途径,每种药的用法、注意事项必须详细告诉患者,如使用激素时要注意乳腺癌、中风和血栓形成等并发症的预防。钙剂服用最佳时间在晚上临睡前比较好,因甲状旁腺介导的骨吸收主要发生在晚上空腹时;服用钙剂要多饮水,减少泌尿系结石的机会。继发性骨质疏松患者骨密度改善较慢,在服药的同时,提醒积极治疗原发病,以免影响疗效。

(三)改变不良生活习惯

研究显示,OP 的发生和发展与人们的生活方式有着密切的关系,不良的生活方式能加速其发生与发展,对年轻人尤其是年轻的女士,特别需注意纠正偏食、挑食、节食等不良习惯,做到营养搭配合理;避免酗酒、嗜烟、饮过量的浓茶、浓咖啡及碳酸饮料;保证充足的睡眠;增加户外活动,适当日晒。OP 是一种常见的代谢性骨病,适量规律的运动、适当补充钙及维生素 D、饮食调节等良好的生活方式是预防 OP 有效、安全、经济的措施。通过护理干预,为群体提供骨质疏松的保健知识,提高患者生活质量,在当今预防和控制 OP 具有重要意义。

(四)功能锻炼

(1)关节固定者,早期进行等长收缩肌肉锻炼;无关节固定时应注意关节活动训练,并进行等张肌肉收缩抗阻力训练。

(2)以伸展运动为主,配以坐立训练来锻炼腰背部肌肉,有利于防止腰背部肌肉萎缩,防治脊柱骨质疏松。

(3)病情允许时应进行站立负重训练,研究表明,截瘫或偏瘫患者坚持每天 2h 以上静立,能防止或减瘫。截肢者应尽早安装临时假肢进行负重训练,对防治骨质疏松是有利的。

(4)行走训练必须是病情允许,站立及站立平衡训练完成后并有适当保护措施下进行。

(5)握力训练及作业疗法对防治上肢肌萎缩及骨质疏松是非常有利的。

(五)心理护理

由于治疗时间长、收效慢、生活自理能力受到影响,因而有情绪低沉、悲观或烦躁、易激怒等负面心理。护士应与患者交朋友,应理解尊重他们,做到关心、耐心、细心,与他们建立良好的护患关系。认真倾听患者的感受,了解他们的心理活动和生活情况,对有心理问题的患者给以开导,帮助他们纠正心理失衡状态,鼓励他们参加社交活动,适当娱乐、听音乐、冥想,使情绪放松以减轻疼痛。这样不仅有利于消除患者的心理压力,减轻症状,增强疗效,促进康复,还有利于改善患者的生活质量。

【健康指导】

1. 健康教育

根据患者的文化层次,不同年龄、爱好、生活习惯等人群,做好针对性的心理疏导。帮助他们从生理、病理等角度了解 OP 的预防、发病机制和康复等问题,有利于保持健康的心理状态,调动机体内在的抵抗力,积极配合治疗。所以,对骨质疏松患者健康教育和护理干预,选择有一定临床经验,并且熟练掌握骨质疏松症相关医学知识及健康教育方法的护理人员担当护理干预,从而有效的预防骨质疏松的发生,促进健康,提高生活质量。

2. 注意营养

注意增加营养,重视蛋白质、维生素(特别是维生素 D)和钙、磷的补充,改善膳食结构,多摄入富含钙质的食物,如可多食牛乳、骨头汤、豆制品、水果及新鲜蔬菜等。

3. 戒烟戒酒

酒精中毒可致骨质疏松,吸烟过多能增加血液酸度,使骨质溶解。

4. 重视运动

经常进行适当体育锻炼,如散步、走路、太极拳、健身操、小跑步、轻跳步或原地轻跳以及游泳等,但不宜剧烈运动。应自幼养成每日适度运动的良好习惯,并长期坚持。

5. 避免发生骨折

户外活动、外出、夜间起床应倍加小心,减少和避免受伤,以免引起骨折。一旦发生骨折,即需卧床休息,并用夹板或支架妥善固定,及时送往医院医治。

6. 不滥用药物

某些药物对骨代谢有不良影响,因此用药时要权衡利弊,不随意用药,不滥用药物,特别是要慎用激素类药物。

7. 尽早预防

研究表明,骨质疏松症发生与否,取决于一个人青年时间峰值骨量达到的水平。若峰值骨量比较高,则发生骨质疏松症的危险性就低。人从出生至 20 岁时是骨量随年龄增长而持续增加的时期,30 岁时人体骨量达到峰值后,又随年龄增加而逐渐丢失。因此,预防骨质疏松症要从儿童时期做起,至少应从年轻时开始,以努力提高峰值骨量,增加抗骨质疏松的储备能力,进而延缓骨质疏松症的发生,或减轻其程度。

8. 多接受日光浴

多到户外活动,进行适量日光浴,以增加维生素 D 的生成,并注意防寒保暖。

三、痛风

【概述】

痛风是慢性嘌呤代谢障碍所致的一组异质性疾病。以高尿酸血症及由此而引起的痛风性急性关节炎反复发作、痛风石沉积、痛风石性慢性关节炎和关节畸形,并常累及肾脏引起慢性间质性肾炎和尿酸肾结石形成为主要临床特点。根据其病因可分为原发性和继发性两大类。其中以原发性痛风占大多数。

【病因与发病机制】

原发性者属遗传性疾病,且与肥胖、原发性高血压、血脂异常、糖尿病、胰岛素抵抗关系密切。继发者可由肾病、血液病、药物及高嘌呤食物等多种原因引起。

【临床特点】

1. **无症状期**

仅有血尿酸持续性或波动性升高。从血尿酸增高至症状出现,时间可长达数年至数十年,有些可终身不出现症状,其症状的出现与高尿酸血症的水平和持续时间有关。

2. **急性关节炎期**

本期为痛风的首发症状,表现为突然发作的单个,偶尔双侧或多关节红肿热痛、功能障碍,可有关节腔积液,伴发热、白细胞增多等全身反应。常在夜间发作,因疼痛而惊醒,最易受累的部位是关节,依次为踝关节、膝盖、腕关节、指关节、肘关节。急性关节炎多于春秋发病,酗酒、过度疲劳、关节受伤、关节疲劳、手术、感染、寒冷、摄入蛋白和高嘌呤食物为常见的发病诱因。

3. **痛风石及慢性关节炎期**

痛风石是痛风的一种特征性损害,是尿酸沉积所致。常多关节受累,且多见于关节远端,受累关节可表现为以骨质缺损为中心的关节肿痛、僵硬及畸形,无一定形状且不对称。痛风石以关节内及关节附近与耳郭最常见,呈黄色大小不一的隆起,小如芝麻,大如鸡蛋,起初质软,随着纤维增多逐渐变硬如石。严重时痛风石处皮肤发亮、菲薄,容易经皮破溃排出白色尿酸盐结晶,瘘管不易愈合。

4. **肾病变**

痛风性肾病是痛风特征性的病理变化之一。尿酸盐结晶沉积引起慢性间质性肾病,进一步累积肾小管血管床,可出现蛋白尿、夜尿增多、血尿和等渗尿,进而发生高血压、氮质血症等肾功能不全等表现。

5. **高尿酸血症与代谢综合征**

高尿酸血症常伴有肥胖、原发性高血压、高脂血症、2型糖尿病、高凝血症、高胰岛素血症为特征的代谢综合征。

【护理问题】

1. 疼痛

这与痛风性关节炎急性发作有关。

2. 活动受限

这与痛风关节炎影响关节活动有关。

3. 有受伤的危险

这与关节功能障碍有关。

【护理措施】

1. 日常护理

注意休息,避免劳累,痛风发作时,绝对卧床休息,抬高患肢,避免受累关节负重,手腕、肘关节受累时可予以夹板固定、冰敷、25%硫酸镁湿敷,做好皮肤护理,疼痛缓解 72h 后恢复运动。

2. 饮食护理

饮食护理对痛风患者尤为重要。在注意平衡膳食的总原则下,行低脂、低盐、低糖、低嘌呤的饮食。正确的饮食方法:痛风患者中肥胖者居多,在科学饮食方面要减少嘌呤摄入。痛风患者不宜食用发酵类面食如面包、馒头等,避免进食高嘌呤饮食,如动物内脏、鱼虾、肉类、菠菜、蘑菇、黄豆、扁豆、豌豆等,避免刺激性食物,指导进食碱性食物,如牛奶、鸡蛋、马铃薯、各类蔬菜、柑橘类水果等,多饮水。

3. 运动护理

鼓励痛风患者多做有氧运动,如散步、骑自行车、游泳等,步行每日 1～2 次,每次 30min 以上,以出微汗为度。痛风的护理要防止剧烈运动,剧烈运动可使代谢产物乳酸增加,同时痛风患者可因大量出汗,机体血中水分减少,导致血流减少影响尿酸排泄,引起一些尿酸血症。如因运动出汗多时,应鼓励痛风患者适量补液,频饮弱碱性饮料。

4. 生活起居护理

痛风患者尤应注意饮食调节,起居有常,不可过劳,情绪稳定,防止受寒过劳,注意双足的保温,易发病部位不要裸露,不可风吹、湿冷等。要穿宽松适度的鞋。

【健康指导】

1. 知识宣教

讲解疾病的有关知识,说明本病是一种终身性疾病,但是经积极有效的治疗,可维持正常的生活和工作。嘱其保持心情愉快,避免情绪紧张,肥胖者应减轻体重,防止受凉、受累、感染、外伤等。

2. 饮食指导

严格控制饮食,避免进食高蛋白和高嘌呤食物,忌饮酒,每天饮水至少 2000mL。

3. **适度的运动与保护关节**

(1)运动后疼痛超过 1～2h,应停止此项运动。

(2)使用大肌群,能用肩部负荷者不用手提,能用手臂者不用手指。

(3)交替完成轻重不同的工作,不要长时间持续行重。

(4)经常改变姿势,保持关节舒适。

4. **自我观察病情**

如平时用手触摸耳郭以及手足关节处,检查是否产生痛风石。

5. **复查**

定期复查,门诊随访。

第六节 老年人常见神经系统疾病与护理

一、缺血性脑血管病

【概述】

（一）概念

缺血性脑血管病(ischemic cerebrovascular disease)分为短暂性脑缺血发作(transient ischemic attack,TIA)、脑血栓形成和脑栓塞(cerebral embolism)。以上情况均可发生于供应脑部的两个动脉系统,即颈内动脉系统和椎-基底动脉系统。短暂性脑缺血发作是指脑组织和某一区域一时性供血不足而致短暂的脑功能障碍。

（二）流行病学

此病好发年龄为 40～70 岁,65 岁以上占 25.3%,多发于女性,男女之比为 1∶2.5。

（三）特点

发病多急剧、突然,症状一般持续 5～20min,主要表现为发作性言语、运动和感觉障碍。此病可反复发作,数日或数周再次发作,甚至 1 d 内可多次发作;症状和体征在 24 h 内完全恢复,不遗留任何神经系统功能障碍。

（四）相关概念

脑血栓形成是指供应脑部血液的动脉壁发生病损,局部形成凝块,血管腔变窄、闭塞;或血流缓慢、血液成分改变和黏度增加形成血栓,致使血管闭塞,导致脑组织缺血、坏死,即血栓形成性脑梗死。其主要表现为单瘫、偏瘫、失语、感觉障碍等。随着老年人口的增加,本病发病率也相应增高。老年脑血栓形成常见于动脉粥样硬化症、高血压、高血脂、糖尿病、高黏血症等。脑栓塞是指身体其他部位的各种栓子随血流进入脑血管并阻塞某支脑动脉而发生脑梗死。老年人脑栓塞性栓子来源于动脉粥样硬化性心脏病、风湿性心脏病、心房纤颤、心肌硬化的附壁血栓脱落、心导管手术的血栓栓子,另外,还有各种动脉病变所致血栓栓子脱落、癌症栓子等。起病急骤是脑栓塞的主要特征,症状达高峰不过数秒或数分钟,多发生于活动状态下,起病突然,常伴有头痛、失语、呕吐、偏瘫、偏盲,局限性抽搐发作,严重者可突然昏迷、颅内压增高,或继发脑内出血、脑疝等可危及生命。

【病因与发病机制】

缺血性脑血管病(ICVD)的病因繁多,病理机制复杂,但不同的病因都可能涉及三个基本的病理过程:血管壁病变、血液成分改变和血流动力学变化。所有影响到血管壁的结构和功能、血液成分及血流动力学的各种因素,都可能成为 ICVD 的病因。

1. **遗传因素**

遗传因素涉及早发的动脉硬化、颅内动脉瘤、动静脉畸形、颅内外动脉发育异常、凝血纤溶机制障碍、血管变性疾病、能量代谢障碍等。多数 ICVD 发病是多基因遗传与环境影响,少数呈单基因遗传,很多机制待阐明。

2. **血液因素**

引起血液成分改变的血液系统疾病和非血液系统疾病,均可能导致血液高黏滞、凝血功能增强、纤溶活性减低诱发 ICVD。

3. **动脉病变**

动脉病变可分为炎症性和非炎症性,炎症性包括感染性和非感染性,非炎症性可分为先天性、后天性。

4. **心肺疾病**

二尖瓣脱垂、心内膜炎、心脏肿瘤、心律失常、心肌病等。

5. **代谢障碍**

可作为独立危险因素的原发性代谢障碍多与遗传有关,继发性代谢障碍原因复杂,多通过间接途径发挥影响。

6. **药物、血液制品和毒品**

缩血管药诱发血管收缩如拟交感胺。应用止血药、维生素 K、抗纤溶药引起血液高凝状态,输入血液制品引起血液高度黏滞。长期大量饮酒可加速动脉硬化,过量的乙醇可导致血管收缩、血小板功能亢进、血液高黏滞,诱发脑卒中。毒品如苯丙胺、可卡因可引起血管内膜损害,诱发血栓形成。

7. 肿瘤

无论原发性还是转移性脑肿瘤都可出现脑卒中,瘤栓栓塞、肿瘤挤压脑血管都是脑卒中的原因,肿瘤伴发的血液高黏滞是诱因。原发中枢神经系统血管内淋巴瘤可以反复卒中为主要表现而起病,病灶常类似多发腔隙性梗死,主要分布于中线结构两侧。

8. 颅高压继发

颅高压增高可造成脑组织移位,挤压脑动脉造成脑梗死,如大脑镰下疝引起大脑前动脉梗死,颞叶钩回疝引起大脑后动脉梗死。静脉窦血栓引起颅压增高,脑静脉回流障碍,导致静脉性脑梗死。脑室内压力增高可引起脑室周围白质缺血。

9. 其他原因

少见的栓子如气栓、脂肪栓子、药物、组织碎片、异物等。

【临床特点】

（一）短暂性脑缺血发作

其临床表现因病变部位在不同的动脉系统而异。

1. 颈内动脉系统症状

一般表现为发作性对侧单肢无力、偏瘫、偏身感觉障碍、失语、单眼视力障碍等。特征症状如下。

(1)眼动脉交叉瘫,即患侧单眼一次性黑矇或失明,对侧偏瘫及感觉障碍。

(2)患侧霍纳征。

(3)主侧半球损害可有失语及失用征。

2. 椎-基底动脉系统的症状

表现为眩晕,一侧或双侧视力障碍,构音障碍,一侧或两侧瘫痪或感觉障碍,复视,吞咽困难,眼球震颤,跌倒等。颈内动脉系统引起的 TIA 发作比椎-基底动脉发作时间长、发作次数少,易出现完全性脑梗死。

（二）脑血栓形成

颈动脉系统中主要以大脑中动脉阻塞更为多见,往往有数天的前驱症状,如头痛、头晕、肢体感觉及运动障碍,血栓形成时病变的对侧出现单瘫或偏瘫,以上肢为重,主半球病变时可出现失语、失读、失写。血栓形成可发生在颈内动脉的颅外段,表现为短暂性失明或视神经萎缩伴对侧肢体瘫痪或昏厥、霍纳征、复视。其临床病程可为急性型、亚急性型、慢性型以及痴呆型。

（三）脑栓塞

除发作较急骤外,定位表现与脑血栓形成相同。

（四）腔隙性脑梗死

腔隙性脑梗死系老年人一种特殊的脑缺血病变,由于脑动脉的穿通支闭塞所致脑组织缺血软化,可表现为以下几种。

1. 纯感觉性卒中

即一侧面部或上下肢麻木。

2. 纯运动性卒中

即一侧面部或上下肢无力。

3. 构音障碍－手笨拙综合征

严重的构音不全、吞咽困难,同侧手轻度无力伴动作缓慢笨拙、单侧中枢性面神经麻痹。

4. 共济失调性轻度偏瘫

病变对侧呈单纯运动性轻度偏瘫、小脑共济失调,可伴有眼颤及构音不全。

5. 腔隙状态

出现严重的精神障碍、痴呆、假球性麻痹,如帕金森病。

（五）椎-基底动脉供血不足、血栓形成

因椎骨骨质增生,突入椎动脉管,压迫椎动脉,于转头时椎动脉屈曲受压,可出现突然跌倒而无意识障碍,过后可自己起来,呈猝倒发作。椎-基底动脉血栓形成可出现典型的交叉性瘫痪。此外,尚可出现下列常见的临床症状:眩晕、短暂性或完全健忘、视野缺失,表现为偏盲或上半、下半视野缺失。

（六）并发症

脑梗死伴发意识障碍和癫痫发生率高,有时可以癫痫作为首发症状。老年人心、肺、肾功能差,发生脑梗死时,可出现肺部感染、心力衰竭、肾衰竭、应激性溃疡、压疮等并发症,使病情复杂化,加重了脑梗死的危险性。有时并发症比脑梗死本身更具严重性。

【护理问题】

1. 肢体活动障碍

这与偏瘫或肌张力增高有关。

2. 语言沟通障碍

这与意识障碍或大脑语言中枢功能受损有关。

3. 潜在并发症

坠积性肺炎、泌尿系感染、消化道出血、压疮、失用综合征。

【护理措施】

（一）急性期护理

1. 体位

患者取平卧位,增加脑的灌注量。

2. 吸氧

改善缺氧给予氧气吸入,保持呼吸道通畅。

3. 用药护理

(1)对于大面积脑梗死有明显脑水肿时,应用脱水剂,减轻脑水肿,降低颅内压。常用药物有甘露醇、甘油果糖、呋塞米等,具有利尿、高渗脱水作用。使用过程中,应严密监测患者心、肾功能,记录 24 h 出入水量,注意甘露醇的肾毒性作用。

(2)抗凝、抗血小板聚集药治疗可以减少 TIA 发作和脑血栓形成。目前主张使用小剂量,如阿司匹林 50～100 mg/d 或噻氯匹定(抵克力得)0.25g 每日 2 次。在急性期病情进展时往往采用低分子肝素 4100 U 或 5000 U 皮下注射每日 2 次或静脉输注肝素 3～5 d。动脉狭窄严重、大血管疾病以及心源性栓塞(如心房纤颤)时,遵医嘱应用华法林。用药前均应监测出、凝血时间和凝血酶原时间等。长期使用阿司匹林可引起胃肠道溃疡。应用抗凝剂期间,注意观察患者皮肤、黏膜有无出血倾向,有无黑便;注意护理操作,避免损伤皮肤黏膜,注射拔针时应延长按压针眼时间,以免出血。

(3)溶栓剂在脑梗死早期使用,可使脑组织获得再灌注,阻止脑损害的进一步加重。溶栓剂的应用须经 CT 证实无出血灶,并在监测出、凝血时间和凝血酶原时间等条件下的"超早期",即在起病 3～6 h 内。常用的溶栓药有尿激酶、组织型纤溶酶原激活剂(t-PA)等。该类药物最严重的不良反应是引起颅内出血,通常发生在治疗后 12 h 内。因此,在此期间应严密观察患者生命体征,观察体温、脉搏、呼吸、血压、瞳孔、意识状态的变化,若患者意识障碍加深及有锥体束征等,则提示有颅内出血的可能,应立即停药并进行处理;同时,观察有无鼻衄、皮下淤血及其他部位的出血现象,一旦发现出血现象应及时终止溶栓,并做好并发症的处理。

(4)低分子右旋糖酐扩张脑血管。其不良反应有变态反应、凝血障碍、急性肾衰竭。因此,应监测血压变化,询问患者有无因血管扩张而出现的头痛不适感。

4. 癫痫的护理

癫痫好发于脑卒中后的第 1 周。癫痫可以加重病情,甚至导致死亡。

(1)癫痫发作期间应专人守护在患者床旁。

(2)保持患者呼吸道通畅,防止窒息。强直性阵挛发作时,迅速解开患者的衣领、腰带,以利于呼吸通畅。将患者的头偏向一侧,并给患者氧气吸入。昏迷者给予口咽通气,及时吸出痰液,随时作好气管切开等急救准备。取下活动性的义齿,将毛巾或者外裹纱布的压舌板塞于一侧臼齿之间,可防止舌、面颊咬伤。

(3)对于意识障碍、躁动不安者,应预防受伤,必要时加约束带。抽搐严重时切不可用力按压患者的肢体,以免发生骨折和脱臼,可以在背后垫一软物,防止椎骨骨折。

(4)遵医嘱给予抗癫痫药物,如苯巴比妥(鲁米那)等,严重者给予地西泮静脉滴注。

(5)仔细评估癫痫发作情况,注意抽搐发作的时间、间隔时间、持续时间、发作的肢体形态、缺氧情况及原发病状况等,并记录。

(6)若大小便失禁,及时更换衣裤。

5. 心理护理

患者由于突如其来的肢体瘫痪,生活自理能力差,加之语言障碍不能表达自己的思想和要求,往往会表现出焦虑、烦躁、易激动或固执、任性等情绪,心理尚难适应社会。因此,应给予患者正性情感支持,要理解患者,包括入院时热情接待,向患者作自我介绍,耐心宣讲住院规则、周围环境、查房治疗、休息时间;了解病情或进行治疗护理时,要注意态度亲切,声音不要太大,节奏要放慢,耐心听取患者的倾诉;对患者的疾病状况、治疗方案、预后等进行恰当的解释,让患者脑海中有一定的概念,解除伴随疾病而来的不愉快情绪和各种顾虑,提高治疗依从性,使其配合医护人员的治疗;多使用鼓励语言,激励患者用一种积极的心态面对生活。日常生活尽可能由患者自己来完成,主动配合康复训练,任何一点小小的进步都要予以肯定,以帮助其树立战胜疾病的信心;为患者创造舒服、整洁的外部环境;同时,可组织病友们开展适当的文娱活动,增加与他人接触交流的机会,创造富有生活气息的环境,增加患者对生活的热爱,消除负性情绪。

6. 预防并发症

缺血性脑血管病是导致老年人卧床不起的主要原因之一,常常由于受各种因素的影响导致患者病后没能进行及时有效的康复训练,致使患者长期卧床。卧床这一体位使身体处于一种类似于太空失重状态,这种无紧张状态使全身肌肉收缩力减弱、血管舒缩功能降低、代谢内分泌系统遭到破坏,致使全身各系统功能随之产生衰退变化,因而在老年人原有疾病的基础上出现各种严重并发症,如营养不良、压疮、关节挛缩、肌肉萎缩、坠积性肺炎、泌尿系感染、骨质疏松、心理障碍等。因此,医护人员及患者家属均应高度重视。预防并发症的关键是采取有效措施防止老年人卧床不起:①尽早实施康复训练,患者急性期只要生命体征平稳便可进行被动运动,并制订详细的康复计划,进行较好的训练;②设法减轻、消除患者的孤独、忧郁情绪,使其用一种积极的心态面对生活,日常生活活动尽量让患者自己动手,少或不依赖他人帮助,从而充分发挥残存功能;③配备必需的生活用具,如轮椅、坐便器、助步器及其他特殊的辅助器具,使老年人借助这些工具过一种近乎常人的生活,从而减轻失用综合征及其他并发症的产生,以便减轻家人的精神负担和经济负担。

7. 手术治疗

护理对于反复发作 TIA 的患者,经血管造影证实有颈部血管动脉硬化斑块引起明显狭窄或闭塞的,应考虑颈动脉内膜剥离术、颅内-颅外血管吻合术。

（二）康复期护理

1. 一般护理

创造清洁、舒适的生活环境,视患者自理能力不足的程度给予协助或提供生活照顾。患者活动能力有所恢复后,应鼓励患者尽可能自理,树立信心,增进自我照顾的能力。

(1)穿衣修饰:协助和指导患者穿脱衣服。穿衣时,先穿患侧后穿健侧;脱衣时,先脱健侧后脱患侧。患者宜穿着宽松、柔软、棉质、穿脱方便舒适的衣服,鞋不宜系带。更换衣裤时,注意保护隐私和自尊心。根据季节的变化增减衣服。

(2)卫生/沐浴:帮助患者完成晨、晚间护理,协助患者洗脸、刷牙、漱口、梳头、剪指(趾)甲;洗澡时需要有家属或陪护人员在场,给予适当的帮助,必要时给予床上擦浴。出汗多时,及时擦浴,更换清洁衣服,同时注意关好门窗,调节室温,以防受凉。

(3)如厕:需要有人陪护,给予必要的帮助,注意安全,谨防跌倒。帮助患者穿脱裤子,卫生纸放在患者伸手可及之处。鼓励并训练患者养成定时排便的习惯,保持大便通畅。患者移动障碍或卧床不起时,可利用便器在床上排便,避免拖拉损伤皮肤。

(4)进食:既要保证充分的营养摄入,又要防止呛咳、坠积性肺炎,特别注意避免食物误入气管而引起窒息。因此,对不同的个体应采用不同的方法,一般应保持进食场所安静、清洁,进食时避免更换床单、清扫床单位等护理活动。鼓励患者尽可能用健侧手进食,不能用筷子时,可用勺子及其他辅助用具,给患者充足的进食时间。若进食困难,或频繁出现呛咳、坠积性肺炎时,应采用饲管进食,进食后保持坐、立位 30min,防止食物反流,并每日进行口腔护理 2 次。

2. 康复锻炼

准确评估患者患肢的活动能力,与患者共同制订护理计划。将患肢置于功能位,防止足下垂、爪形手等后遗症,根据病情采用适当的锻炼方法,如床上被动或主动运动、床边活动、下床活动以及从床上到轮椅、从轮椅到床上的躯体移动。被动运动的幅度由小到大,由大关节到小关节,同时进行按摩,做到强度适中,循序渐进;配合针灸、理疗等,促进肢体功能恢复。有语言障碍者,应对其进行语言康复训练,在康复师的指导下,利用图片、字画以及儿童读物等,从发音开始,按照字、词、句、段的顺序,循序渐进,教患者说话;对语言障碍难以恢复者,也可指导其利用非语言如肢体语言、手势进行交流沟通,以达到有效表达自己需要的目的。

【健康指导】

1. 合理膳食

适当限制脂肪、糖及盐的摄入。WHO 建议,每人每日食盐的摄入量应在 5g 以下。少食腌制食品,多吃含钾、钙、维生素 C 丰富的食物,如土豆、香蕉、海带、紫菜、木耳、蘑菇、山药、黄豆、鱼、虾、西红柿、芹菜、洋葱、胡萝卜等。少喝咖啡,咖啡可使血压上升。控制体重,每餐以进食七八分饱为宜。

2. 适量运动

可选择适合自己的运动项目,坚持有氧锻炼(散步、简化太极拳、球类运动等),持之以恒,每日坚持 30～60min 为宜,每周坚持 3～5 次。这种锻炼,氧气能充分酵解体内的糖分,时间长些还能消耗体内的脂肪,运动本身可降低血压,提高高密度脂蛋白含量,是健身和减肥的主要运动方式。但要注意避免寒冷及烈日下运动,不主张晨练及空腹运动,运动时避免过分的低头、弯腰及用力。

3. 养成良好的生活习惯

生活要有规律,保证充足的睡眠,保持身体的新陈代谢及各脏腑功能正常运转。戒烟限酒,吸烟是增加脑卒中危险性的一个独立的决定因素,戒烟可降低脑梗死的危险;饮酒量每天白酒不超过 50 mL,啤酒不超过 500 mL。

4. 保持平和心态

在紧张的生活、工作之余应学会放松,应用"松弛"方法如练气功、打太极拳、散步、唱歌等,使大脑得到休息,并有助于减轻心理社会因素对血压的影响。

5. 了解疾病相关知识

向患者及其家属传授疾病的相关知识,帮助其了解脑血管病的基本病因、主要危险因素、早期症状、就诊时机以及治疗与预后的关系等。老年人中很多患有心房纤颤,随老年人口比例增大,由心房纤颤引起脑栓塞的比例也增大。因此,75 岁以上并有左心室功能下降或有心内血栓或曾有血栓栓塞性疾病等危险因素的长年持续心房纤颤患者,应长期口服华法林预防血栓形成;75 岁以下无危险因素的其他心房纤颤患者应口服阿司匹林预防。慢性风湿性心瓣膜病患者及心肌梗死后,也是心源性脑栓塞的高危人群,也应长期口服抗凝药或抗血小板聚集药预防脑卒中。有手术指征的应鼓励尽早手术治疗。

二、出血性脑血管病

【概述】

脑出血系指脑实质内的血管破裂引起大块性出血所言,约80%发生于大脑半球,以底节区为主,其余20%发生于脑干和小脑。

【病因与病理改变】

（一）病因及发病机制

高血压和动脉硬化是脑出血的主要因素,还可由先天性脑动脉瘤、脑血管畸形、脑瘤、血液病(如再生障碍性贫血、白血病、血小板减少性紫癜及血友病等)、感染、药物(如抗凝及溶栓剂等)、外伤及中毒等所致。其发病机理可能与下列因素有关。

1. 脑内小动脉的病变

本病变表现为脑内小动脉分叉处或其附近中层退变、平滑肌细胞不规则性萎缩以至消失,或分节段,呈虫蚀样,这些中层变性与长期高血压有直接关系。由于高血压的机械作用产生血管内膜水肿以及血管痉挛使动脉壁发生营养障碍,使血管渗透性增高,血浆渗过内膜,可有大量纤溶酶进入血管壁中致组织被溶解,即类纤维性坏死(内膜玻璃样变)。脑出血患者,脑内小动脉及微动脉如豆纹动脉的中段及远段其病变比其他脏器(如肾脏等)的相应的血管更为严重和弥散,且易于被脂肪浸润,形成脂肪玻璃变性。

2. 微小动脉瘤

绝大多数微小动脉瘤位于大动脉的第一分支上,呈囊状或棱形,好发于大脑半球深部(如壳核、丘脑、尾状核),其次为脑皮质及皮质下白质,中脑、脑桥及小脑皮质下白质中亦可见到。

当具备上述病理改变的患者,一旦在情绪激动、体力过度等诱因下,出现血压急剧升高超过其血管壁所能承受的压力时,血管就会破裂出血,形成脑内大小不同的出血灶。

（二）病理改变

脑出血一般单发,也可多发或复发,出血灶大小不等。较大新鲜出血灶,其中心是血液或血凝块(坏死层),周围是坏死脑组织,并含有点、片状出血(出血层),再外周为明显水肿、淤血的脑组织(海绵层)并形成占位效应。如血肿较大而又发生大脑半球深部,可使整个半球严重肿胀,对侧半球严重受挤,整个小脑幕上的脑血流量明显下降,此种继发性脑缺血又加重了脑水肿。脑室系统亦同时受挤、变形及向对侧移位,又加上部分血肿破入脑室系统,使已经移位变小的脑室内灌入了血液并形成血凝块,乃造成脑室系统的脑脊液循环严重梗阻,这些继发的梗阻性单、双侧脑积水或积血,又加重了脑水肿的过程。血肿亦可以向附近皮质表面、外侧裂或小脑幕裂处穿破,于是血液进入蛛网膜下造成脑沟、脑池及上矢状窦蛛网膜颗粒阻塞,构成了继发性脑脊液回吸障碍,间接地又增加了脑水肿,减少了脑血循环量。严重的幕上脑出血多伴发患侧半球的大脑镰下扣带回疝以及钩回疝(小脑幕切迹疝),它们又继发造成了脑干扭曲、水肿及出血等。

当脑出血进入恢复期后,血肿和被破坏的脑组织逐渐被吸收,小者形成胶质疤痕,大者形成一中间含有黄色液体的囊腔。

【临床特点】

（一）全脑症状

1. 意识障碍

轻者躁动不安、意识模糊不清,严重者多在半小时内进入昏迷状态,眼球固定于正中位,面色潮红或苍白,鼾声大作,大汗、尿失禁或尿潴留等。

2. 头痛与呕吐

神志清或轻度意识障碍者可述头痛,以病灶侧为重;朦胧或浅昏迷者可见患者用健侧手触摸病灶侧头部,病灶侧颞部有明显叩击痛,亦可见向病灶侧强迫性头位。呕吐多见,多为喷射性,呕吐物为胃内容物,多数为咖啡色,呃逆也相当多见。

3. 去大脑性强直与抽搐

如出血量大,破入脑室和影响脑干上部功能时,可出现阵发性去皮质性强直发作(两上肢屈曲,两下肢伸直性,持续几秒钟或几分钟不等)或去脑强直性发作(四肢伸直性强直)。少数患者可出现全身性或部分性痉挛性癫痫发作。

4. 呼吸与血压

患者一般呼吸较快,病情重者呼吸深而慢,病情恶化时转为快而不规则,或呈潮式呼吸、叹息样呼吸、双吸气等。出血早期血压多突然升高,可达 26.7/16kPa 以上。血压高低不稳和逐渐下降是循环中枢功能衰竭征象。

5. 体温

出血后即刻出现高热,乃系丘脑下部体温调节中枢受到出血损害征象;若早期体温正常,而后体温逐渐升高并呈弛张型者,多系合并感染之故(以肺部为主)。始终低热者为出血后的吸收热。桥脑出血和脑室出血均可引起高热。

6. 瞳孔与眼底

早期双侧瞳孔可时大时小,若病灶侧瞳也散大,对光反应迟钝或消失,是小脑幕切迹疝形成的征象;若双侧瞳孔均逐渐散大,对光反应消失,是双侧小脑幕切迹全疝或深昏迷的征象;若两侧瞳孔缩小或呈针尖样,提示桥脑出血。

眼底多数可见动脉硬化征象和视网膜斑片出血,静脉血管扩张。若早期无视乳头水肿,而后才逐渐出现者,应考虑脑内局灶性血肿形成或脑卒中的可能。

7. 脑膜刺激征

见于脑出血已破入脑室或脑蛛网膜下腔时。倘有颈项僵直或强迫头位而Kernig征不明显时,应考虑颅内高压引起枕骨大孔疝可能。

(二)局限性神经症状

与出血的部位、出血量和出血灶的多少有关。

1. 大脑基底区出血

病灶对侧出现不同程度的偏瘫。偏身感觉障碍和偏盲,病理反射阳性。双眼球常偏向病灶侧。主侧大脑半球出血者尚可有失语、失用等症状。

2. 脑叶性出血

大脑半球皮质下白质内出血。多为病灶对侧单瘫或轻偏瘫,或为局部肢体抽搐和感觉障碍。

3. 脑室出血

多数昏迷较深,常伴强直性抽搐,可分为继发性和原发性两类。前者多见于脑出血破入脑室系统所致;后者少见,为脑室壁内血管自身破裂出血引起。脑室出血本身无局限性神经症状,仅三脑室出血影响丘脑时,可见双眼球向下方凝视,临床诊断较为困难,多依靠头颅CT检查确诊。

4. 桥脑出血

视出血部位和波及范围而出现相应症状。常见出血侧周围性面瘫和对侧肢体瘫痪(Millard-Gubler综合征)。若出血波及两侧时出现双侧周围性面瘫和四肢瘫,少数可呈去大脑性强直。两侧瞳孔可呈针尖样,两眼球向病灶对侧偏视。体温升高。

5. 小脑出血

一侧或两侧后部疼痛,眩晕,视物不清,恶心呕吐,步态不稳,如无昏迷者可检出眼球震颤共济失调、周围性面瘫、锥体束征以及颈项强直等;如脑干受压可伴有去大脑强直发作。

(三)并发症

1. 消化道出血

轻症或早期患者可出现呃逆,随后呕吐胃内容物;重者可大量呕吐咖啡样液体及柏油样便。多为丘脑下部自主神经中枢受损,引起胃部血管舒缩机能紊乱,血管扩张,血液缓慢及淤滞而导致消化道黏膜糜烂坏死所致。

2. 脑-心综合征

发生急性心肌梗死或心肌缺血,冠状动脉供血不足,心律失常等,多与额叶眶面、丘脑下部、中脑网状结构损害,交感神经机能增高及血中儿茶酚胺增多有关。

3. **呼吸道不畅与肺炎**

患者因昏迷,口腔及呼吸道分泌物不能排出,易发生呼吸道通气不畅、缺氧甚至窒息,也易并发肺炎等。少数患者亦可发生神经性肺水肿。

【护理问题】

1. **急性意识障碍**

与脑出血所致大脑功能受损有关。

2. **清理呼吸道无效**

与意识障碍有关。

3. **自理缺陷**

与医源性限制及肢体功能障碍有关。

【护理措施】

（一）急性期护理

1. **体位**

绝对卧床休息 2～3 周,抬高床头 15°～30°,减少脑的灌注量。置冰袋于头部,保持头部低温,有条件者使用低温毯,控制中枢性高热或降低体温,减少组织代谢,减轻脑水肿。患者躁动、谵妄时,加保护性床栏,必要时使用约束带适当约束。

2. **病情观察**

给予心电监护、颅内压监测及动脉血气分析监测,严密观察生命体征、瞳孔、神志、尿量等变化,警惕脑疝形成。

3. **保持呼吸道通畅**

维持有效通气将患者头部偏向一侧,取下活动性义齿,以防误吸,及时吸尽口鼻内的分泌物,痰液黏稠时给予雾化吸入。用鼻导管或面罩吸氧,必要时行气管插管或气管切开,机械辅助通气,使氧饱度维持在 90％ 以上。

4. **留置导尿管的护理**

导尿管留置期间,应保持导尿管通畅,定时清洁尿道口,记录 24 h 尿量并注意尿的性状。

5. **用药护理**

有明显脑水肿时,应用脱水剂。注意根据老年患者心、肾功能调整脱水药物的滴速和用量。为减轻甘露醇对心、肾功能的不利影响,常配合间隔使用利尿剂。应保证脱水剂快速输入,同时,注意各种脱水剂交替使用及间隔时间,以达到平稳、持续降颅内压的效果。严格记录 24 h 出入水量,及时掌握肾功能情况,避免发生水、电解质紊乱。另外,针对高血压采取降压治疗时,应注意降压效果,保持平稳降压,防止血压过低加重脑组织缺氧。

6. 防治并发症

老年脑出血最常见的并发症是肺部感染。因此,应加强口腔护理,定时吸痰,房间保持良好通风效果,应用机械通气时严格气道管理和各导管消毒。密切观察肺部体征、痰液、血象变化。监测血糖及血浆渗透压变化,观察有无应激性溃疡、消化道出血征象。可置鼻胃管,一方面用于胃肠减压,另一方面如果存在吞咽困难时也可用于喂食。定期更换体位,保持皮肤洁净,防止压疮发生。

(二)康复期护理

1. 营养护理

给予清淡、易消化、无刺激性、营养丰富的流质饮食,同时严格限制钠盐摄入,以低盐、低胆固醇饮食为主。患者有咀嚼或吞咽困难时,进食、进水应缓慢,防止呛咳,必要时行鼻饲。喂食前检查胃管是否在胃内,少量多餐,每次不超过 200 mL。有消化道应激性溃疡需要禁食时,进行胃肠外营养。

2. 心理护理

老年患者由于起病后自理能力降低,常有焦虑、恐惧、孤独、无用感,加之病程长,而且伴有多种疾病,患者常有抑郁情绪,甚至出现自杀倾向,这些不良因素常降低患者治疗的依从性,妨碍病情的康复。因此,护理人员一方面要为患者积极治疗和精心护理;另一方面要做好细致的心理护理,安慰、鼓励患者正确认识疾病,恰如其分地回答患者提出的问题,鼓励患者树立战胜疾病的信心;同时,做好家属的心理疏导,共同消除患者的焦虑、抑郁等不良情绪。

3. 康复训练

脑出血的功能障碍,主要为运动障碍及语言障碍。早期康复是切实有效的治疗方法,在病后的前 3 个月,特别是最初几周内效果明显。因此,患者生命体征平稳即可开始康复训练,如躯体移动训练等,可与康复治疗师共同制订计划,系统地进行肢体康复及语言、吞咽等功能训练,以提高患者的生活自理能力。

【健康指导】

1. 交代患者及其家属避免加重病情或引起复发的因素

如避免情绪激动或不稳定、过度用力、饱餐、大量饮酒、大便干结、突然的寒冷刺激等。

2. 指导患者及其家属积极预防和治疗引起出血性脑血管病的原发疾病

(1)控制高血压:高血压是导致脑血管病的首要危险因素。目前我国高血压患者普遍存在三高(患病率高、致残率高、死亡率高)、三低(知晓率低、服药率低、控制率低)和三个治疗误区(有病不愿服药、不难受不服药、不按病情服药)的特点。因而普及健康知识,重视每年查体,定期测量血压,早期发现病情,及时采取正规有效的治疗措施,控制血压在正常范围等,对减少脑血管病的发生至关重要。

(2)预防高脂血症:主要通过改变生活方式来实现,平时注意低脂、低糖、低盐饮食,多食水果、蔬菜和含纤维素较多的食物;控制体重,适当运动。对已有血脂升高的患者,要严格限制动物脂肪摄入,宜选用粗粮、洋葱、木耳、蘑菇等降血脂食物。必要时服用降血脂药物或具有降血脂功能的保健食品以调整脏腑功能辅以治疗;采取综合措施,力求使血脂保持在正常水平。

(3)预防糖尿病:通过健康教育和心理治疗、饮食治疗、运动治疗、药物治疗及定期进行监测,不但能减少脑血管病的发病率,同时可避免急性和慢性并发症的发生、发展。

(4)预防肥胖症:为防止超重和肥胖,首先要防止从膳食中摄入过多的热量,如减少脂肪、糖、糕点、酒等含热量高的食物,并适当控制主食、谷类的进食量;其次,要增加体育活动,坚持有规律的体育锻炼,可有助于改善心血管功能,有益于将体重控制在正常范围。

3. 指导患者及其家属坚持康复训练

康复训练过程艰苦而漫长,帮助患者树立信心、耐心和恒心,根据康复计划,循序渐进,持之以恒。

三、帕金森病

【概述】

帕金森病(Parkinson's disease,PD)又称震颤麻痹综合征,是中老年人常见的神经系统变性疾病,以静止性震颤、运动减少、肌强直和体位不稳为临床特征,主要病理改变是黑质多巴胺能神经元变性和路易小体形成。

【病因与发病机制】

1. 年龄老化

随着年龄的增长,帕金森病的发病率逐年增加。因此,认为年龄老化是帕金森的重要发病因素之一。

2. 环境因素

流行病学调查结果发现,帕金森病的患病率存在地区差异,所以人们怀疑环境中可能存在一些有毒的物质,损伤了大脑的神经元。

3. 家族遗传性

医学家们在长期的实践中发现帕金森病似乎有家族聚集的倾向,有帕金森病患者的家族其亲属的发病率较正常人群高一些。

4. 遗传易感性

尽管帕金森病的发生与老化和环境毒素有关,但是并非所有老年人或暴露于同一环境的人,甚至同样吸食大量 MPTP 的人都会出现帕金森病。虽然帕金森病患者也有家族集聚现象,但至今也没有在散发的帕金森病患者中找到明确的致病基因,说明帕金森病的病因是多因素的。

综上所述,任何单一的因素均不能完满地解释 PD 的病因。多数研究者倾向于帕金森病的病因是上述各因素共同作用的结果。即中年以后,对环境毒素易感的个体,在接触到毒素后,因其解毒功能障碍,出现亚临床的黑质损害,随着年龄的增长而加重,多巴胺能神经元渐进性不断死亡变性,最终失代偿出现帕金森病的临床症状。

【临床特点】

1. 运动障碍

(1)运动不能:进行随意运动启动困难。

(2)运动减少:自发、自动运动减少,运动幅度减少。

(3)运动徐缓:随意运动执行缓慢。

患者运动迟缓,随意动作减少,尤其是开始活动时表现动作困难吃力、缓慢。做重复动作时,幅度和速度均逐渐减弱。有的患者书写时,字越写越小,称为"小写症"。有些会出现语言困难,声音变小,音域变窄。吞咽困难,进食饮水时可出现呛咳。有的患者起身时全身不动,持续数秒至数十分钟,叫做"冻结发作"。

2. 震颤

震颤表现为缓慢节律性震颤,往往是从一侧手指开始,波及整个上肢、下肢、下颌、口唇和头部。典型的震颤表现为静止性震颤,就是指患者在静止的状况下,出现不自主的颤抖。主要累及上肢,两手像搓丸子那样颤动着,有时下肢也有震颤。个别患者可累及下颌、唇、舌和颈部等。每秒钟 4~6 次震颤,幅度不定,精神紧张时会加剧。不少患者还伴有 5~8 次/s 的体位性震颤。部分患者没有震颤,尤其是发病年龄在 70 岁以上者。

3. 强直

肌肉僵直,致使四肢、颈部、面部的肌肉发硬,肢体活动时有费力、沉重和无力感,可出现面部表情僵硬和眨眼动作减少,造成"面具脸",身体向前弯曲,走路、转颈和转身动作特别缓慢、困难。行走时上肢协同摆动动作消失,步幅缩短,结合屈曲体态,可使患者以碎步、前冲动作行走,我们把它称为"慌张步态"。

随着病情的发展,穿衣、洗脸、刷牙等日常生活活动都出现困难。另外,有的患者还可出现自主神经功能紊乱,如油脂脸、多汗、垂涎、大小便困难和直立性低血压,也可出现忧郁和痴呆的症状。

【护理问题】

1. 语言沟通障碍

这与声带功能减退有关。

2. 营养改变：低于机体需要量

这与吞咽苦难有关。

3. 自尊紊乱

这与身体形象改变，依赖他人有关。

4. 潜在并发症

外伤、感染。

【护理措施】

1. 生活护理

根据患者的年龄、活动量给予足够的总热量，膳食中注意满足糖、蛋白质的供应，以植物油为主，少进动物脂肪。适量进食海鲜类，能够提供优质蛋白质和不饱和脂肪酸，有利于防治动脉粥样硬化；多吃新鲜蔬菜和水果，能够提供多种维生素，并能促进肠蠕动，防治大便秘结。患者出汗多，应注意补充水分。早期，患者运动功能无障碍，能坚持一定的劳动，应指导患者尽量参与各种形式的活动，坚持四肢各关节的功能锻炼。随着病情的发展，患者运动功能发生一定程度的障碍，生活自理能力显著降低。此时宜注意患者活动中的安全问题，走路时持拐杖助行。早期应坚持一定的体力活动，主动进行肢体功能锻炼，四肢各关节做最大范围的屈伸、旋转等活动，以预防肢体挛缩、关节僵直的发生。晚期患者作被动肢体活动和肌肉、关节的按摩，以促进肢体的血液循环。

2. 心理护理

护士应仔细观察患者的心理反应，鼓励患者表达并注意倾听他们的心理感受，与患者讨论身体健康状况改变所造成的影响、不利于应对的因素，及时给予正确的信息和引导。鼓励患者尽量维持过去的兴趣与爱好，多与他人交往；指导家属关心体贴患者，为患者创造良好的亲情氛围，减轻他们的心理压力。

3. 康复锻炼（见图 7-6）

(1)放松和呼吸锻炼：找安静的地点，放暗灯光，将身体尽可能舒服地仰卧。闭上眼睛，开始深而缓慢地呼吸。腹部在吸气时鼓起，并想象气向上到达了头顶，在呼气时腹部放松，并想象气从头顶顺流而下，经过背部到达脚底，并想象放松全身肌肉。如此反复练习 5~15min，还可以取坐位，背靠椅背，全身放松，将两手放于胸前做深呼吸。

(2)面部动作锻炼：帕金森病患者的特殊面容是"面具脸"，是由于面部肌肉僵硬，导致面部表情呆板，因此做一些面部动作的锻炼是必要的。皱眉动作：尽量皱

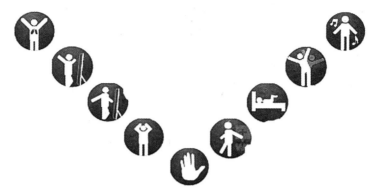

图 7-6　帕金森病康复锻炼

眉,然后用力展眉,反复数次。用力睁闭眼、鼓腮锻炼:首先用力将腮鼓起,随之尽量将两腮吸入。露齿和吹哨动作:尽量将牙齿露出,继之作吹口哨的动作。也可对着镜子,让面部表现出微笑、大笑、露齿而笑、撅嘴、吹口哨、鼓腮等。

(3)头颈部的锻炼:帕金森病患者的颈部往往呈前倾姿势,非常僵硬,许多人以为是颈椎病造成的。如果不注意颈部的运动和康复,容易加重姿势异常,表现为驼背日益严重。下面介绍一套颈部康复的方法。但要注意,由于帕金森病患者多为老年人,多伴有程度不同的颈椎病。因此,在进行下述锻炼时一定要循序渐进,逐步加大动作幅度,运动时动作要缓慢轻柔。头向后仰,双眼注视天花板约5s,上下运动,然后头向下,下颌尽量触及胸部。

左右转动:头面部向右转并向右后看大约5s,然后同样的动作向左转。面部反复缓慢地向左右肩部侧转,并试着用下颌触及肩部。

左右摆动:头部缓慢地向左右肩部侧靠,尽量用耳朵去触到肩膀。

前后运动:下颌前伸保持5s,然后内收5s。

(4)躯干的锻炼:侧弯运动:双脚分开与肩同宽,双膝微曲,右上肢向上伸直,掌心向内,躯干向左侧弯,来回数次,然后左侧重复。转体运动:双脚分开,略宽于肩,双上肢屈肘平端于胸前,向右后转体两次,动作要富有弹性。然后反方向重复。

腹肌锻炼:平躺在地板上或床上,两膝关节分别屈向胸部,持续数秒钟。然后双侧同时做这个动作。平躺在地板上或床上,双手抱住双膝,慢慢地将头部伸向两膝关节。

腰背肌锻炼:俯卧,腹部伸展,腿与骨盆紧贴地板或床,用手臂上撑维持10s。俯卧,手臂和双腿同时高举离地维持10s,然后放松,反复多次。

(5)上肢及肩部的锻炼:两肩尽量向耳朵方向耸起,然后尽量使两肩下垂。伸直手臂,高举过头并向后保持10s。双手向下在背后扣住,往后拉5s。反复多次。手臂置于头顶上,肘关节弯曲,用双手分别抓住对侧的肘部,身体轮换向两侧弯曲。

(6)手部的锻炼:帕金森患者的手部关节众多,容易受肌肉僵直的影响。患者的手往往呈一种奇特屈曲的姿势,掌指关节屈曲,导致手掌展开困难;而其他手指间的小关节伸直,又使手掌握拳困难。针对这种情况,患者应该经常伸直掌指关节,展平手掌,可以用一只手抓住另一只手的手指向手背方向扳压,防止掌指关节畸形。还可以将手心放在桌面上,尽量使手指接触桌面,反复练习手指分开和合并的动作。为防止手指关节的畸形,可反复练习握拳和伸指的动作。

(7)下肢的锻炼:双腿稍分开站立,双膝微屈,向下弯腰,双手尽量触地。左手扶墙,右手抓住右脚向后拉维持数秒钟,然后换对侧下肢重复。"印度式盘坐":双脚掌相对,将膝部靠向地板,维持并重复。双脚呈"V"型坐下,头先后分别靠向右腿、双脚之间和左腿,每个位置维持5～10s。

(8)步态锻炼:大多数帕金森病患者都有步态障碍,轻者表现为拖步,走路抬不起脚,同时上肢不摆臂,没有协同动作。严重者表现为小碎步前冲、转弯和过门坎困难。步态锻炼时要求患者双眼直视前方,身体直立,起步时足尖要尽量抬高,先足跟着地再足尖着地,跨步要尽量慢而大,两上肢尽量在行走时做前后摆动。其关键是要抬高脚和跨步要大。锻炼时最好有其他人在场,可以随时提醒和改正异常的姿势。

患者在起步和行进中,常常会有"僵冻现象"出现,脚步迈不开,就像粘在地上了一样。遇到这种情况,不要着急,可以采用下列方法:首先将足跟着地,全身直立站好,在获得平衡之后,再开始步行,必须切记行走时先以足跟着地,足趾背屈,然后足尖着地。在脚的前方每一步的位置摆放一块高10～15cm的障碍物,做脚跨越障碍物的行走锻炼。但这种方法比较麻烦,在家里不可能摆放一堆障碍物,因此借助"L"型拐杖是一个很好的方法。

(9)平衡运动的锻炼:帕金森病患者表现出姿势反射的障碍,行走时快步前冲,遇到障碍物或患者突然停步时容易跌倒,通过平衡锻炼能改善症状。双足分开25～30cm,向左右、前后移动重心,并保持平衡。躯干和骨盆左右旋转,并使上肢随之进行大的摆动,对平衡姿势、缓解肌张力有良好的作用。

(10)语言障碍的训练:患者常常因为语言障碍而变得越来越不愿意讲话,而越不讲话,又会导致语言功能更加退化。和家人长期的没有语言交流,加上帕金森病患者的表情缺乏,常常造成患者和亲属情感上的交流障碍和隔阂。因此,患者必须经常进行语言的功能训练。

舌运动的锻炼:保持舌的灵活是讲话的重要条件,所以要坚持练习以下动作——舌头重复地伸出和缩回,舌头在两嘴间尽快地左右移动,围绕口唇环行尽快地运动舌尖,尽快准确地说出"拉—拉—拉"、"卡—卡—卡"、"卡—拉—卡",重复数次。

唇和上下颌的锻炼:缓慢地反复做张嘴闭嘴动作;上下唇用力紧闭数秒钟,再松弛;反复做上下唇撅起,如接吻状,再松弛;尽快地反复做张嘴闭嘴动作,重复数次;尽快说"吗—吗—吗",休息后再重复。

朗读锻炼:缓慢而大声地朗读一段报纸或优美的散文。最好是朗读诗歌,唐诗、宋词或者现代诗歌,可以根据自己的喜好来选。诗歌有抑扬顿挫的韵律,读起来朗朗上口,既可以治疗语言障碍,又可以培养情操,好的诗歌还可以激发您的斗志,是一个很好的方法。

唱歌练习:唱歌是一个很好的方法。老年人可以选自己喜欢的歌曲来练习。有的患者发现,患病之后,说话变得不利索,可唱歌却不受影响。坚持练习唱歌之后,说话也明显改善,更重要的是唱歌可以锻炼肺活量,有利于改善说话底气不足的感觉,还能预防肺炎的发生。

【健康指导】

1. **心理指导**

积极鼓励患者主动运动,重视心理疏导安抚和精神关爱,避免情绪紧张激动,以减少肌震颤加重的诱发因素。

2. **日常指导**

指导患者进食高热量、高维生素、高纤维素、低盐、低脂、适量优质蛋白的易消化饮食,保持大小便通畅。长期卧床者,应加强生活护理,注意清洁卫生,勤翻身拍背,防止坠积性肺炎及褥疮感染等并发症。根据患者病情制订具体的锻炼计划。

3. **疾病指导**

关心体贴患者,协助进食、服药和日常生活的照顾,细心观察患者病情,积极预防并发症和及时识别病情变化。指导患者避免登高和操作高速运转的机器,不能单独使用煤气、热水器等,防止受伤。外出时需有人陪伴,尤其是精神智能障碍者口袋内要放置"安全卡片"。定期门诊复查,动态了解血压变化和肝肾功能、血常规等指标,当患者出现发热、外伤、骨折或运动障碍、精神智能障碍加重时及时就诊。

4. **健康促进**

鼓励患者维持和培养兴趣爱好,坚持适当的运动和体育锻炼,做力所能及的家务劳动等。

四、阿尔茨海默病

【概述】

(一)概念

阿尔茨海默病(AD)是一种起病隐匿的进行性发展的神经系统退行性疾病。

临床上以记忆障碍、失语、失用、失认、视空间技能损害、执行功能障碍以及人格和行为改变等全面性痴呆表现为特征。65 岁以前发病者，称早老性痴呆；65 岁以后发病者称老年性痴呆。

（二）流行病学

据美国老年痴呆症协会估计，目前有 450 万美国人患有这种疾病。在我国，这个数字约在 500 万，而且平均每年还有 30 万老年人加入这个行列。目前全世界老年痴呆症的患者数高达近 2000 万，平均生存期为 5.5 年，使该病成为现代社会老年人的主要致死疾病之一。如果未能及时找到有效的预防或治疗方法，到 2050 年，全球患此病的人数将达到 4500 万，阿尔茨海默病将成为人类社会的流行病。

（三）分型

根据病因、病理变化及临床表现不同，一般将其分为以下 4 种类型。

1. 老年性痴呆（AD）

多为遗传引起（有遗传基因）、自由基损伤、胆碱能神经退化引起。

2. 血管性痴呆（VD）

脑卒中后发生，有脑卒中病史，检查有巴彬斯基征阳性，偏瘫，偏侧感觉迟钝现象。

3. 混合性痴呆

既有 AD，又有 VD。

4. 其他类型的痴呆

此类也叫继发性痴呆，包括颅脑外伤、中毒（酒精、一氧化碳、一些药物、重金属等）、营养不良，以及一些疾病所导致的痴呆。

【病因与病理变化】

（一）病因

目前尚未完全清楚。研究发现与多种因素有关，如遗传因素、饮食中铝含量过高、胆固醇过高、高血压、动脉硬化、糖尿病、中风等疾病因素，其发病还往往与受教育程度低、不爱动脑子、性格内向、不良生活方式（如吸烟嗜酒）等有关。

1. 家庭聚集性

40％的患者有阳性家族史，呈常染色体显性遗传及多基因遗传，有人提出遗传学说（或基因学说），认为和 Down 综合征一样，在第 21 对染色体上均有淀粉样变性基因。

2. 环境因素

（1）铝的蓄积：AD 的某些脑区的铝浓度可达正常脑的 10～30 倍，老年斑（SP）核心中有铝沉积。铝选择性地分布于含有神经纤维缠结（NFT）的神经之中，铝与核内的染色体结合后影响到基因的表达,铝还参与老年斑及神经纤维缠结的形成。故有学者提出"铝中毒学说"。

(2)病毒感染:发现许多病毒感染性疾病可发生在形态学上类似于 AD 的神经纤维缠结和老年斑的结构变化。如羊痒症(scapie)、Creutzfeldt - Jacob 病(C - J病)等,其临床表现中都有痴呆症状。

3. 免疫系统机能障碍

老年人随着年龄增加 AD 患病呈明显增高,而年龄增加与免疫系统衰退、自身免疫性疾病增加有关。

4. 神经递质学说

AD 病神经药理学研究证实,AD 患者的大脑皮质和海马部位乙酰胆碱转移酶活性降低,直接影响了乙酰胆碱的合成和胆碱能系统的功能以及 5 - HT、P 物质减少。

5. 正常衰老

神经纤维缠结和老年斑也可见于正常人脑组织,但数量较少,只是 AD 时这些损害超过了一定的"阈值"水平。70～74 岁的人老年痴呆的患病率为 3%,75～79 岁的人患病率为 7%,80～84 岁的人患病率为 17%,85 岁以上的人患病率为 29%。

6. 雌激素作用

长期服用雌激素的妇女患 AD 危险低,研究表明雌激素可保护胆碱能神经元。

(二)病理变化

AD 的病理主要表现为皮质萎缩、白质疏松和脑组织的病理变化,大量含有 tau 蛋白的神经纤维缠结(NFT)为特征及神经斑块(老年斑 SP 的存在)是其特征。

美国科学家认为是人体内载脂蛋白酶 E2 的过分活跃导致了老年痴呆症的发生。老年痴呆症中,患者大脑的斑点影响了正常思维活动,这些斑点是一种小型"β-淀粉样蛋白"沉积而成的。随着这种 β-淀粉样蛋白的积累,大脑正常思维活动逐渐被破坏,并啮食不可再生的脑细胞神经元,随着神经元的损失,大脑失去了指挥身体基本行为的能力,人就得了老年痴呆症。这种 β-蛋白由一种名为 app 的蛋白质分裂得到,而载脂蛋白酶 E2 就是加速 app 蛋白质分裂为 β-蛋白的罪魁祸首。

【临床特点】

(一)临床表现

1. 智力减退

开始表现为短期内出现思维迟缓,情感不稳,注意力不集中,做事马虎,进而出现进行性遗忘。起初,近期记忆力丧失,随后远期记忆力也丧失,最终发展为连姓名、年龄、家人都遗忘,并常伴有计算力下降,同时有定向力障碍(出门不知回家路线,如厕完毕不知卧室)。理解力及判断力差,严重时无法与人交流。

联想困难,理解力减退,判断力差。起初表现为工作毫无计划性与创造性,继而则连原来熟悉的工作都无法完成。严重时,连他人言谈都无法理解,令其脱衣则张口,令其伸手则久站不动。

2. 行为改变

常出现幼稚行为,强迫行为,无目的行为。例如翻箱倒柜,乱放东西;爱藏废物,视作珍宝;不注意个人卫生习惯,衣脏不洗,晨起不漱,也有动作日渐少,端坐一隅,呆若木鸡。晚期均行动不能,卧床不起,两便失禁,生活全无处理能力,形似植物状态。

3. 情感障碍

早期情绪易激动,有欣快感,后期表情呆板、迟钝。

4. 外貌改变

显得老态龙钟,满头白发,齿落嘴瘪,瞳孔反应迟钝,生理反应迟缓,躯体弯曲,步态蹒跚。

5. 其他表现

体重减轻,口齿含糊,失语,以及各种失用、失认、失算症、书写困难等,最终认识能力可全部丧失。

(二)临床分型

1. 单纯型

最常见,以上述痴呆症状为主。

2. 抑郁症

常表现为对自己身体过分关心,而情绪低落。

3. 躁狂-夸大型或称早发型(prsyophrenia)

言语初为冗长,夸夸其谈,情绪兴奋,常伴虚构与夸大,但晚期可转为内容贫乏与重复,最终只能讲些单调而令人费解的单字。

4. 幻觉妄想型

有学者称半数以上的本病患者具有各种妄想,最多见者为继发于记忆缺损的损失妄想,其次为嫉妒、疑病、影响、被害、夸大及诉讼等妄想,大多数妄想不固定,内容贫乏、片断,但尚接近现实。

(三)临床分期

1. 早期

老年人可出现在近期记忆、定向、感知、语言和完成复杂步骤工作能力的减低,在个人爱好、读书、外出参与社会活动上花费的时间减少。

2. 中期

老年人出现行为和人格的改变,心理症状如抑郁、焦虑较明显。

3. 晚期

老年人大多数功能丧失,时空定向力和其他智能明显受损,呈现明显痴呆,并逐渐出现椎体或椎体外系运动痉挛。

【护理问题】

1. 自理能力缺陷

与认知改变或肢体功能障碍有关。

2. 社交障碍

与认知改变或语言障碍有关。

3. 照顾者角色困难

与照料者照护知识缺乏以及身心疲惫有关。

【护理措施】

1. 日常生活护理

仔细评估老年人生活自理能力,哪些尚可以自理,哪些协助后自理,哪些完全需要照护。不断给予老年人精神安慰和生活调养,丰富生活内容,组织锻炼,经常看电视,反复进行记忆力、计算能力、手工操作、语言沟通等训练,提高生活自理能力和生活质量,延缓老年痴呆进程。

2. 记忆障碍的护理

记忆不只是认知的过程,它与情感交流过程也是密切相关的。愉快回忆、持续刺激可以使其记忆再生。有研究表明,回忆治疗是一项有效的护理措施,当痴呆老年人由衷地谈论记忆起的愉快事件时,他们的语言变得较流畅,可提高老年人的生活满意度。对待健忘老年人应多鼓励,避免大声训斥。经常用老年人敏感且愉快的语言刺激,体现尊重和爱护,取得老年人的信任,改善记忆状况。

3. 行为异常的护理

痴呆老年人常见的行为异常表现为激越行为,即不能用老年人的特定需求或意识混乱来解释的某些不恰当的语言、声音和运动性行为。当老年人身体不适,自身要求过高未得到满足时,在生理上存在着听力和视力下降,可因幻觉、妄想而产生思维紊乱,表现出注意力的改变,出现受威胁幻觉而产生躁动,叫喊甚至打人等攻击行为来表达其恐惧心理。因此,应该尽量避免一切应激原,病房环境应尽量按老年人原有的生活习惯设置,使其感受到家的氛围;了解老年人过去的生活习惯和喜好,尽量满足其需要。在进行护理的过程中,鼓励老年人自己完成任务,可使老年人易于配合护理和较少有激越行为。在有激越行为的患者中,试图去转移患者的注意力,也可有效地减少激越行为的发生。不能用禁止、命令语言,更不能在患者存在激越行为时将其制动或反锁在屋内,这样会增加患者的心理压力使病情加重。

4. 心理护理

老年痴呆症患者大多伴有不同程度的精神症性心理活动异常。因此,应鼓励患者与家人和亲友交往,从思想上、情感上尽可能沟通,以减少患者的孤独感。有幻觉症,特别是有迫害妄想症的患者临床表现为思维偏激、固执,对这类患者除给予语言抚慰外,应采取暗示和诱导等方法转移其注意力。应尊重患者,理解患者且态度要诚恳,尽量满足其合理的要求,不能满足的应耐心解释,忌用伤害感情或损害患者自尊心的语言和行为。老年痴呆患者,理解能力下降,应主动与之交谈,要有足够的耐心,说话要缓慢,句子要简短,如果患者一次没有听懂,可以重复 2～3 遍,直到患者明白为止。

5. 定向力障碍的护理

应避免老年人单独外出,外出时给老年人带上标记家庭地址、电话号码和回家路线用的卡片,老年人可以依据卡片勾起回忆,好心人也能够将患者护送回家。家里将重要电话号码做成卡片放在显眼的位置,最好在电话号码的旁边贴上该号码使用者的照片。

【健康指导】

1. 健康教育

照护痴呆老年人是一个漫长的阶段,多数家庭选择居家护理,家庭成员的精心护理对于巩固疗效、延缓病程具有重要意义。但由于家属缺乏照护知识,特别是护理技能的缺乏。因此,应对家属或照料者进行痴呆疾病常识的宣教,通过定期家访,提高照料者的护理技能,指导照料者掌握与老年痴呆患者交流的方法,提高中晚期老年痴呆患者的生活质量。

2. 均衡饮食

均衡摄取蛋白质、食物纤维、维生素和矿物质,低盐、低动物性脂肪、低糖饮食,降低血脂,减少动脉硬化,减少血管性老年痴呆。美国康奈尔大学科研发现果汁中的酚具有抗氧化作用,能够阻止有伤害性的物质和毒素进入神经细胞,从而保护神经细胞免遭破坏。含酚最多的是苹果,其次是香蕉和橙子。乙酰胆碱能增强记忆力,常吃富含胆碱的食物,如豆类及其制品、蛋类、花生、核桃、鱼、瘦肉等。B 族维生素能有效地降低老年痴呆的发病率,富含维生素 B 的食物有贝类、海带等。

3. 减少铝质炊具的使用

铝与酸、碱、盐都可发生化学反应,常用铝质炊具加工或盛放含酸、碱、盐的食物,食物易被游离出来的铝元素污染。过量进入身体的铝会损害中枢神经系统,引起智力下降、反应迟钝,易导致痴呆。

4. 活动锻炼

锻炼和劳动能使血液循环加快,大脑供血量增加,脑细胞得到充足的营养素和氧,大脑细胞活力增强,健脑防痴呆。维持腰部及脚的强壮。活动手指,如经常写字、绘画、手工编织、转动健身球、弹奏乐器等,能直接刺激脑细胞,延缓脑细胞衰老,防止脑退化。

5. 勤动脑

活到老学到老,勤动脑,大脑接受信息刺激多,脑细胞才能以发达并有生命力。退休后应该安排一定时间看书、学习、写文章,让头脑得到活动机会,保持大脑的灵活性。广交朋友,关心他人,开心多,信息多,活动多,会使自己感到年轻。

6. 劳逸结合

避免过度操劳和精神紧张,充分休息,情绪稳定,积极乐观,使血压稳定,保持脑细胞活力和精力旺盛,避免睡得过久血流过缓,增加冠状动脉和脑血管梗死的危险。

7. 遵医嘱用药调节

六味地黄丸,具有抗衰老、抗氧化、增强记忆、改善健忘的作用,对预防老年痴呆有一定的作用。服用雌激素,可延缓女性老年痴呆的发病年龄和减轻症状。

8. 治疗原发病

控制动脉硬化、糖尿病、高血压和肥胖等病。早发现、早治疗。避免过度喝酒、抽烟。

第七节 老年人常见五官科疾病与护理

白内障

【概述】

(一) 概述

老年性白内障是后天性白内障中最常见的一种,多发生在 40~50 岁以上的老年人。晶状体本身逐渐混浊,而全身和局部未查出明显病因者。常为双侧发病,可先后或同时发生,从发病到成熟可历时数月至数年。白内障是目前最主要的致盲原因之一,其发病率随年龄增长而不断上升。

(二) 流行病学

在我国,白内障占老年人致盲眼病的第 1 位,80 岁以上老年人的患病率几乎为 100%;而在美国,白内障位于致盲眼病的第 2 位,65~74 岁的老年人中 18% 患有白内障,75～84 岁的老年人中有 46％因患白内障而影响日常独立生活能力。

（三）特点

老年性白内障为人体老化过程中的正常现象,但可因糖尿病、高血压、肾疾病、营养不良、吸烟、酗酒、眼外伤、长期暴露在紫外线较强的环境中而加速其进展。

【病因与发病机制】

（一）病因

1. 阳光和紫外线

多年来,人们已注意到阳光参与人类白内障的形成。

2. 外界温度

国外学者普查了在高温下工作的 60 岁以上的工人,发现老年性白内障的发生率明显增高。

3. 环境缺氧

当环境缺氧,机体得不到充分的氧供给时,会影响机体代谢。

4. 营养因素

通过动物观察,发现某些维生素和微量元素缺乏,与白内障形成有关。如果能针对病因采取防护措施,老年性白内障是有可能预防的。

（二）发病机制

其发病机制较为复杂,一般认为由氧化损伤引起:①氧化作用使晶状体细胞膜的 Na^+-K^+-ATP 酶泵的功能受损,对钠离子的通透性增加,钠离子进入后,晶状体渗透压升高,水分也随着进入晶状体,逐渐形成皮质性白内障;②晶状体蛋白的氧化水解、糖化和脱酰胺作用使蛋白质聚合,形成核性白内障。其主要表现为无痛性、进行性视力减退。目前尚无有效的药物治疗方法,因此,手术治疗仍是老年性白内障的主要治疗手段。

【临床特点】

（一）症状

渐进性、无痛性视物模糊、视力减退是老年性白内障的主要症状,多为双眼同时发病,也可双眼先后发病。其视力障碍与晶状体混浊的部位有关,晶状体中央部位的混浊对视力影响较大,而在周边部出现混浊则对视力无明显影响。早期患者常出现眼前固定不动的黑点,可有单眼复视或多视、物象变形、屈光改变等表现。

（二）分型及分期

根据晶状体混浊开始出现的部位,老年白内障分为 3 种类型:皮质性、核性以及后囊下性,以皮质性白内障(cortical cataract)为最常见,根据病程可分为以下 4 期。

1. **初发期**（incipient stage）

仅有晶状体周边部皮质混浊,呈楔状,尖端指向中央,晶状体大部分仍透明。早期无视力障碍,混浊发展缓慢,可达数年才进入下一期。

2. **膨胀期或未成熟期**（immature stage）

混浊逐渐向中央发展,并伸入瞳孔区,晶状体有不均匀的灰白色混浊,视力明显减退,晶状体皮质吸收水分而肿胀,将虹膜推向前,使前房变浅,可诱发急性闭角型青光眼。因晶状体皮质层尚未完全混浊,虹膜瞳孔缘部与混浊的晶状体皮质之间尚有透明皮质,用斜照法检查时,光线投照侧的虹膜阴影投照在深层的混浊皮质上,在该侧瞳孔区内出现新月形投影,称虹膜投影,为此期的特点。

3. **成熟期**（mature stage）

晶状体完全混浊,呈乳白色;视力仅剩光感或手动;虹膜投影消失;前房深度恢复正常。

4. **过熟期**（hypermature stage）

晶状体皮质溶解液化变成乳汁状物,核失去支撑,随体位变化而移位。直立时核下沉,避开瞳孔区,视力有所提高;低头时核上浮遮挡瞳孔区,视力突然减退。由于核下沉,上方前房变深,虹膜失去支撑而出现虹膜震颤。液化的皮质渗漏到囊外,可引起晶状体过敏性葡萄膜炎;皮质沉积于前房角,可引起晶状体溶解性青光眼。晶状体悬韧带退行性变化,可发生晶状体脱位。

【护理问题】

1. **有外伤的危险**

这与视力下降有关。

2. **潜在并发症**

继发性闭角型青光眼、晶状体过敏性葡萄膜炎、晶状体溶解性青光眼等。

3. **知识缺乏**

缺乏有关白内障自我保健的相关知识。

【护理措施】

（一）一般护理

1. **饮食**

饮食宜清淡、富含纤维素,多吃水果、蔬菜,忌烟酒、辛辣,保持大便通畅。

2. **安全**

注意住院期间安全,教会患者使用传呼系统,及时寻求帮助;教会患者使用厕所设施,如坐便器、扶手等,以免发生跌倒等意外。

3．生活协助

给予患者日常生活协助,多与患者沟通,了解患者的需要,给予心理支持和增进治疗疾病的信心,争取患者积极配合治疗。

（二）早期白内障的护理

(1)对于有眩光的患者,建议其照明用柔和的白炽灯,或戴黄色、茶色眼镜以减少眩光。外出宜戴防紫外线的太阳眼镜。阅读时选择印刷字体大、对比度强、间距宽的书籍,增加光线的亮度,以减少视疲劳。

(2)根据医嘱使用谷胱甘肽滴眼液、卡他灵滴眼液、口服维生素 C 等药物,尽可能延缓白内障进展。

（三）预防并发症的发生

(1)慎用散瞳剂(如阿托品),尤其在膨胀期,容易诱发急性闭角型青光眼。

(2)根据患者情况,帮助患者选择合适的手术时机,避免过熟期的各种并发症。

（四）白内障患者围手术期护理

(1)按照眼部手术患者的护理常规,协助患者进行各项术前检查,并说明检查目的。了解患者有无高血压、心脏病、糖尿病、咳嗽、感冒等,如有上述疾病,必须将病情控制平稳后方可手术,以防出现并发症或其他意外。需要进行的眼部检查项目主要有:视功能、角膜结膜有无炎症、角膜有无瘢痕、晶状体浑浊程度、眼底、眼压、角膜曲率半径、眼轴长度、眼部 A 型超声和 B 型超声、眼部电生理等,需植入人工晶状体者要测算好人工晶状体的度数。

(2)手术后嘱患者卧床休息,术眼用硬质眼罩保护,防止外力碰撞。遵医嘱正确使用眼药水。

(3)手术后如发生眼部剧烈疼痛、分泌物异常增多、视力突然下降等,应立即报告医生,以便确定是否为眼内感染并及时救治。

(4)指导患者术后配镜。白内障摘除术后,无晶状体眼呈高度远视状态,一般为＋10D～＋12D。矫正方法有框架眼镜、接触镜或人工晶状体植入,因框架眼镜笨重、视野小,接触镜对老年人不易操作,因此,后房型人工晶状体植入仍是最好的方法。

【健康指导】

(1)指导患者及其家属注意安全,按方便患者生活的原则,将常用物品固定摆放,不随意改变患者周围的环境,活动空间不留障碍物,避免跌倒。

(2)向患者及其家属讲解有关眼部的自我护理常识,保持个人卫生,勤洗手,脸盆、毛巾等生活用具专人专用,禁止用手或不干净的物品揉眼。洗头洗澡时,切勿让脏水进入眼睛等。

（3）目前许多白内障患者均在门诊手术，因此应教会患者或家属术前、术后使用眼药水的方法，强调正确按时用药和门诊随访的重要性，防止眼内感染或其他并发症。

（4）伴有全身其他内科疾病者，应坚持治疗，使疾病处于稳定状态。

（5）叮嘱患者定期门诊随访，特别注意有无急性青光眼早期症状。嘱患者如出现头痛、眼痛、视力下降、恶心、呕吐等，可能为急性青光眼先兆，应立即到医院进行检查。

第八章

老年人的临终关怀与护理

　　老年期是人生旅途的最后时期，因此老年人必将面临临终时刻。临终关怀作为这个时代的文明标志，它通过对患者实施整体护理，用科学的心理关怀方法、高超精湛的临床护理手段，以及姑息、支持疗法等最大限度地帮助患者减轻躯体和精神上的痛苦，提高生命质量，使他们平静地走完生命的最后阶段。同时，临终关怀还能够帮助病患家人减轻精神上的痛苦。对临终老年人及家属进行死亡教育及临终关怀是十分必要的。

第一节 老年人临终关怀的现状与意义

一、临终关怀的概念与特点

（一）概念

临终关怀是一种特殊的卫生保健服务，是医务工作者、社会工作者、志愿者等多学科、多方面的专业人员组成的临终护理团队，为临终患者及其家属提供全面的舒缓疗护，以使临终患者缓解病痛，维护临终患者的尊严，得以舒适安宁地度过人生最后旅程。临终关怀的目的不是治愈其疾病，而是改善临终患者临终阶段的生命质量，使其在平静、舒适的环境下有尊严地离世。

（二）特征

临终关怀的基本特征包括：

(1)临终关怀服务是人的一项基本权利，凡是临终患者，不分国籍、年龄、性别、民族、贫富、权利等都有享受临终关怀服务的权利；

(2)临终关怀是社会系列工程，具有社会性、公益性和福利性；

(3)临终关怀实质属于文化范畴，是一种广义地对社会大众的死亡教育和伦理折射的镜子，是文化观念的改革，向传统死亡观念的挑战；

(4)临终关怀以家庭为基本单位、医疗机构提供支持、多学科团队合作的模式开展服务。

二、老年人临终关怀的现状及影响因素

（一）国内外老年人临终关怀现状

1. 国外老年人临终关怀现状

英国是全世界最先提出临终关怀理念并将其作为一种事业兴办和实践的国家。现代西方临终关怀建立的标志是 1967 年英国桑德斯博士及其创办的圣克里斯多弗临终关怀病院。这家临终关怀医院以其优良的服务品质、完善的设施而成为整个英国，乃至全世界临终关怀机构学习的典范，对世界各国开展临终关怀运动和研究死亡医学产生了深远的影响。

2004 年，英国首先提出把每年 10 月份的第一个星期六作为世界临终关怀及舒缓治疗日。这一提议得到了分布在欧洲、非洲、亚洲、美洲和大洋洲数十个国家临终关怀及舒缓治疗组织的积极响应与大力支持。据 2008 年英国国家审计署的

统计资料显示,英国有独立的成人临终关怀医院 155 家,国民医疗保险体系所属医院中有 40 家设有临终关怀病房,从业的专业医护人员有 5500 人,此外,还有数量众多的具有临终关怀功能的其他服务机构。

1973 年,临终关怀成为美国联邦政府的课题,1974 年建立首家临终关怀医院,到 1980 年 10 月正式纳入国家医疗保险法案,使临终关怀在经费上得到了保证,从而促进临终关怀事业的迅速发展。据 2008 年统计,美国共有临终关怀机构 3111 所,其中城市有 2098 所,农村 1013 所。为保障临终关怀机构工作人员的专业素质,美国从 1993 年即开始实行专科护士资格认证项目。

此外,加拿大 1975 年在蒙特利尔创办了第一个临终关怀院,即加拿大皇家维多利亚临终关怀院。日本 1984 年在淀川基督教医院建立附设临终关怀中心,该中心收留了需要被照顾的临终患者并积累了大量的临床资料和科研数据,其努力成果得到了政府的承认与支持。

西方国家临终关怀发展呈现以下四个特点:①政府高度重视,民众参与程度高;②临终关怀服务机构规模大,服务模式多样化;③服务人性化,服务内容全面;④从业人员素质高,服务专业化、规范化。

2. 我国老年人临终关怀现状

我国自 20 世纪 80 年代以来,相继创办了临终关怀服务机构,开展了临终关怀实践与研究。自 1988 年天津医学院创办临终关怀研究中心之后,中国心理卫生协会临终关怀专业委员会和临终关怀机构相继成立。目前全国各地建立的临终关怀机构已超过 120 家,主要分布于大城市,正向部分中等城市延伸。李嘉诚基金会自 2001 年启动"全国宁养医疗服务计划"以来,至今已在全国 32 家著名医院设立宁养院,服务患者超过 10 万人,并发展成为国内临终关怀服务和慈善项目管理的样本。

当前,我国老年患者临终关怀组织形式主要有 3 种:①临终关怀专门机构,如北京松堂关怀院;②附设的临终关怀机构,即综合医院内的专科病房或病区,是目前最主要的形式,如中国医学科学院肿瘤医院的"温馨病房"、北京市朝阳门医院的老年临终关怀医院;③家庭临终关怀病床,一般以社区为基础、以家庭为单位开展临终关怀服务,如香港新港临终关怀居家服务部。

随着老龄化进程的加快,我国的临终关怀服务受到了政府的高度重视。2005 年,中国老龄事业发展基金会启动了以关注高龄老年人养老问题、建立和完善老年人临终关怀服务机制,以为党和政府分忧、促进和谐社会构建为主题的"爱心护理工程",建设医、养结合的"爱心护理院",专门为高龄和失能老年人提供临终关怀服务。2006 年人民代表大会通过的《国民经济和社会发展第一个五年规划纲要(2001—2005 年)》,把"实施爱心护理工程,加强养老服务、医疗救助、家庭病床等面向老年人的服务设施建设",列入积极应对人口老龄化的政府工作重点。目前,爱心护理院从刚启动的 7 家发展到现在的 300 家,覆盖了全国 31 个省份的 100 多个大中城市,提供养老床位 10 万余张。预计"十二五"期间全国将实现 600 家爱心护理院目标。

2006 年 2 月,国务院批准了全国老龄委办公室和发展改革委、教育部、民政部、劳动保障部、财政部、建设部、卫生部、人口计生委、税务总局十部门《关于加快发展养老服务业的意见》,明确提出今后发展养老服务业的六项重点工作,其中之一就是支持发展老年护理、临终关怀服务。2006 年 4 月,中国生命关怀协会成立,主要致力于临终关怀服务、舒缓治疗、老年医学研究、老年医疗护理及保健,创立和发展中国的生命关怀事业。该协会的成立标志着我国的临终关怀事业进入了一个新的发展时期,临终关怀有了全国性行业管理的社会团体。

（二）影响我国老年人临终关怀的主要因素

我国临终关怀事业在近 20 年中取得了长足的进步,但是发展很不平衡。当前影响我国老年临终关怀的主要因素有以下方面。

1. 医务人员对临终关怀知识缺乏

目前,由于缺乏相应的培训,大多数医务人员对临终关怀的概念并不熟悉,对临终患者仍采取治疗为主的服务方式,也未全面开展对临终患者家属提供服务,整个医疗保健系统对临终关怀还没有形成一个统一的积极的伦理大环境,因此,尽管知道是临终患者,却总是想方设法用最先进的药物、设备去挽救其生命,每天仍有大量的人力、物力投入到患者身上,既给临终患者自身造成了极大的痛苦,也造成极大的医疗资源浪费。

2. 服务机构和资金来源不足

我国是发展中国家,经济水平制约着临终关怀事业的发展。目前临终关怀机构还不属于慈善范围,政府没有专门的资金,绝大多数临终关怀机构没有纳入国家医疗保障体系当中。临终关怀机构还要靠医疗收入来维持,医院为维持运转需要向患者收取相应的费用,这无疑使部分低收入老年人望而却步,也影响了临终关怀事业的发展。

3. 传统观念的束缚,临终关怀教育尚未普及

一方面由于长期受传统的死亡观、伦理观的影响,人们对于死亡采取否定、回避的负面态度,也有的人误将临终关怀理解为"安乐死"。迄今为止,全社会对临终关怀、死亡教育还未普遍开展,人们对"生"的问题研究的较多,而对"死"则知之甚少,由于不了解死亡的有关知识,许多人缺乏对死亡的精神准备,因此,死亡过程就变成一种陌生而神秘的过程,"死亡"就成为忌讳提及的话题。另一方面,家属受传统伦理"孝道"意识影响,担心让老年人接受临终关怀,会背上不孝之名,面对濒死的患者要放弃治疗而转为以护理为主的临终关怀很难抉择。很多人都接受不了亲人在最后的时刻由别人照看,认为只有守着亲人才能够表达孝心。因此,临终关怀的推行也受到了影响。

(三)老年人临终关怀的意义

我国步入老龄化社会后,老年人口及高龄老年人数量成倍增长,老年人终末期疾病和高龄老衰自然临终者也随之增加,而现代家庭规模缩小,功能弱化,因此,老年人对临终关怀服务的需求更为普遍和迫切,远远高于其他年龄人群,积极发展老年人临终关怀事业具有重要的社会意义和伦理意义。

1. 维护生命尊严,提高老年临终者的生存质量

老化因素及疾病的发展导致较多的临终老年人在生命的最后日子里,不是在舒适、平静中度过,而是处于现代医疗技术、麻醉及药物的控制下,身上插着各种管子,接受一系列侵入性治疗,老年人内心充满了恐惧、痛苦和无奈。临终关怀为临终老年人及其家属提供了心理支持和精神慰藉,缓解心理恐惧,维护尊严,帮助其正确认识生命,使其平静、安宁、舒适抵达人生的终点。临终关怀护理满足了老年人"老能善终"。

2. 安抚家属亲友,解决老年人家庭照料困难

临终关怀将家庭照顾工作转化为社会化照顾,尤其是对临终老年人的照护,不仅满足了老年人自身的需要,同时解决了子女和亲人的困难。对一些低收入较困难的家庭,临终关怀可以帮助老年人走得安详,减轻家庭沉重的医疗负担,同时安慰家属及亲人,使他们顺利返回工作岗位。因此,临终关怀能有效解决老年人家庭照料困难。

3. 节约治疗费用,优化利用医疗资源

临终关怀摒弃可能给患者增加痛苦的或无意义的治疗。对于身患绝症且救治无效的患者,接受临终关怀可以减少巨额的医疗费用,同时医院建立附设的临终关怀机构,如综合医院的专科病房或病区,不仅可以解决大多数医院利用力不足,医疗资源闲置浪费,又可以综合利用现有的医护人员和仪器设备。临终关怀为节约医疗资源,优化利用有效的资源提供了可能。

4. 转变死亡观念,真正体现人道主义精神

临终关怀是一场文化观念上的变革和向传统死亡观念的挑战,是对社会大众的死亡教育。一方面,教育人们转变死亡的传统观念,无论是临终者、家属还是医护人员都要坚持唯物主义,面对现实,承认死亡。另一方面,承认医治对某些临终患者是无效的客观现实,通过临终关怀来替代卫生资源的无谓浪费,合理分配、利用有效的医疗资源,保证卫生服务的公平性和可及性,从实质上体现了对患者及大多数人真正的人道主义精神。

5.顺应社会发展需要,标志人类文明的进步

现代社会文明的发展,可为临终患者的生存质量提高和基本权利的满足提供保障。临终关怀顺应医学模式的转变趋势,适应了人口老龄化的需要。目前,社会上越来越多的人和团队参与到临终关怀事业,享受到临终关怀的温暖,展示人类真挚的情感,弘扬了相互尊重、平等友爱的社会公德,正是人类文明进步的标志。

总之,随着我国人口老龄化的发展,特别是城市独生子女的大量涌现,社会对临终关怀的需求将越来越强烈。临终关怀是一个节省费用的有效照料方法,是解决濒危患者家庭照料困难的重要途径。鉴于计划生育已成为我国的一项基本国策,社会在提倡优生优育的同时,也要注重临终关怀,使濒危老年人尽量获得善终的关怀,有尊严和安详地告别人生。发展具有中国特色的临终关怀事业,是一项庞大的系统工程,需要全社会的广泛参与,才能不断地将临终关怀事业引向深入。

第二节 | 老年人的死亡教育

一、死亡教育的概念及目的

死亡教育是指通过对死亡现象、死亡方法和状态的客观分析,使人们正确、科学地认识死亡,以便树立起正确的生死价值观。它同时也是有关死亡知识的社会化、大众化的过程。它是实施临终关怀的先决条件。

死亡教育的目的是指向人的生命,引导正确认识死亡的本质,从而缓解对死亡的恐惧,提高生命质量,加深人们对自身价值的领悟,进而实现社会价值。死亡教育应该贯穿于临终关怀的整个过程。

二、老年人对死亡的态度

由于受到年龄、性格、文化程度、宗教信仰、社会地位、身体健康状况等因素的影响,老年人在面对死亡时的态度各有不同。大致分为以下几种类型。

1.留恋型

留恋型老年人极端害怕死亡,十分留恋人生,有的还经常做关于死亡的噩梦,喜欢联想,有的较为迷信。这样类型的老年人往往多愁善感,感情丰富,有的是性格软弱,较为留恋人生。他们相信"好死不如赖活",生活中往往胆小怕事,迷信鬼神,喜欢病急乱投医,不相信生老病死的规律;也有的老年人生活中较为溺爱,舍不得离开家人,感情丰富。

2. 积极面对型

对自身面临的问题,积极配合医生治疗。会通过加强锻炼身体、参加各种对身心有益的活动来调节自己,精力相对充沛,思维清晰。

3. 非积极面对型

有的老年人也能正确看待生老病死,认为是客观规律,但不愿刻意地治疗,不相信对应的治疗和调节对自身有用,认为反正是一死,"难逃此劫",干脆就不治疗了,等死算了。而把主要精力放在了选墓地,吃好喝好,立遗嘱等安排后事方面,精神有萎靡等现象,人未死心已死,消极等待死亡的来临,有的老年人还经常有哭闹等情绪失控现象。

4. 正确型

正确型的老年人综合了前面几种类型中的优点。首先能正确面对生老病死,认为是自然规律,看到儿孙过得幸福,认为自己来世上一朝很值,喜欢回忆,满足感居多;其次,相信科学,积极进行身心调节,并能用好的情绪来感染和带动其他老年人,这样的老年人像是永远生活在快乐中,大多老年人都喜欢与他交往;再次,能妥善解决自己的问题,不让家人、朋友或护理人员担心。

5. 脱离苦海型

脱离苦海型老年人想早日结束人生,大多有着极大的生理、心理问题。可能是家境困扰不想再给家人增添负担,也可能是疾病缠身不能忍受病痛折磨,也可能是对死去的亲人过于思念等。

6. 漠然型

漠然型老年人一般多有严重的心理或生理问题,讨厌周围的一切人和事,不跟人交流,哀莫大于心死。也有的老年人排斥死亡的话题,不愿想不好的事情。

三、老年人死亡教育的内容

美国是世界上最早开始死亡教育的国家,其产生溯源自死亡学的兴起。中国现代的死亡教育是从 20 世纪 80 年代初开始的,同时揭开了当代中国死亡教育的序幕。在死亡教育中,老年群体作为直面死亡的主体,是开展死亡教育最直接的对象。死亡教育的内容学者有不同的见解,我国著名的健康学教育专家黄敬亨教授认为,对老年人进行死亡教育的内容主要包括以下几个方面。

（一）克服怯懦思想

死亡是不可避免的,可生活的法则却掌握在生者之手,因而老年人不要对死亡抱有任何的价值偏见,而应在死亡的基础上弘扬生的价值。从科学角度看,死亡是赋予生命循环以有意义的连贯性,是人类作为一个整体存在所必要的事情。从宗教角度看,死亡是一种解脱。目前,在老年人中,因疾病迁延无法治愈或生活质量低下导致的自杀是一个值得重视的问题。护士应该引导老年人,自杀本身就是怯懦的表现,从一定意义上讲,生比死更有意义。护理人员应帮助老年人对死亡有正确的认识,才能减轻对死亡的恐惧和临终前的痛苦、悲伤和绝望。

（二）正确对待疾病

疾病危及人类的健康和生存,和疾病作斗争,从某种意义上讲,就是和死亡作斗争,对于临终者应以"患者为中心",而不是以"疾病为中心",以支持患者、控制症状、姑息治疗与全面照护为主,帮助患者保持良好的情绪、乐观的态度,树立战胜疾病的信心。

（三）树立正确的生命观

任何人都不是为了等待死亡而来到这个世界上的。因此,正确的人生观、价值观,是每个人心理活动的关键。生活、学习、工作、娱乐等构成了人生的意义。唯物主义的观点认为,提出生命有尽头,可以使人们认识到个人的局限性,从而思考怎样去追求自己的理想,怎样去度过自己的岁月。从这个意义上说,对"死"思考,实际上是对"整个人生观"的思考。医护人员应注重老年患者的尊严与价值,提高他们临终期的生存质量。通过关心和照护,减轻老年患者的孤独感、失落感,增加舒适感,帮助树立正确的"死亡观",提高其生命质量,维护其尊严。同时,注重满足患者的情感与精神需求,适时有效地进行心理疏导,营造家庭式关爱的氛围,以利于患者的精神平和与愉快。

（四）做好充分的心理准备

当人们步入老年期以后,面临的是走向人生的终极——死亡。人们追求优生、优活,也希望善终、优死,即使临近暮年、濒死也不逊色。怎样尽量使剩余的时间过得有意义?认识和尊重临终的生命价值,这对于临终的老年人是非常重要的,也是死亡教育的真谛所在。

四、老年人死亡教育的意义

临终关怀教育不仅可以帮助老年人树立正确的生死观,缓解其心理压力和心理上的痛苦,减轻、消除其失落感或自我丧失的恐惧,同时能够减轻临终老年人亲属的精神痛苦,保持身心健康。通过临终关怀教育还可以打破谈论死亡的禁忌,促进社会的文明进步,取代迷信、愚昧、落后的意识。

虽然人们都明白"人生自古谁无死"的道理,但是要做到平静面对死亡,从心理上接受死亡,进而战胜死亡,并不是容易的事情。对老年人进行死亡教育并不是空讲生死学的深奥理论,亦不必将死亡的所有问题都讲清楚,重点在于了解老年人自身的文化素养和宗教背景,对死亡的看法,对即将面临的死亡或丧亲情况的态度,以及他们的恐惧、担心、忧虑等,根据这些情况,运用生死学的知识,进行死亡教育,帮助老年人解决对死亡的焦虑、恐惧、担忧等各种思想负担,使他们能真正坦然地面对死亡,同时帮助老年人家属有准备地接受丧亲之痛。

总之,医护人员在开展死亡教育时,必须要考虑老年人自身的因素及心理社会适应情况,要根据老年人不同的年龄、性格、家庭、职业背景等因人而异地进行教育,培养老年人成熟、乐观、坚强、健康的心理品质。

第三节 老年人临终前的主要问题与护理

一、临终老年人的基本需求

（一）基本生存需求

1. 衣

临终老年人对于衣着的要求并不像其他人那样复杂,只要求裁剪合身、透气舒适,无需过多的修饰。关于身后着装,由于我国的习俗有着"寿衣"的要求,这具体应根据当地的习俗选择合适的面料与款式,最主要的还是要符合老年人的要求。

2. 食

老年临终患者的吸收功能差,进食量少、稀薄,甚至有的老年人有赖于鼻饲或静脉补液。此外由于老年人进入临终期后,一些老年人甚至不能进食,丧失了咀嚼和吞咽的动作或意愿,几乎完全依赖于静脉输液。老年人弥留之际,对于事物的需要仅仅是保持口唇的湿润即可,或是少许能直接提供能量的葡萄糖水。

3. 住

我国许多老年人有"居家而终"的传统思想,再加上住院给患者和家庭带来的负担都很重,因此大部分老年人还是选择在家里度过临终期。而我国对老年人进行临终护理的场所较少,目前仍然是以居家护理为主,家人的照料还是最主要的。

4. 活动

临终老年人几乎很少有可以自主活动的,多数为卧床状态,完全由他人照料,包括穿衣进食、翻身解手等方面。因此他们的活动量和活动能力很低。

（二）精神心理活动

1. 感、知觉

老年临终患者在清醒时对超阈值刺激的感知觉还是存在的,这种能力主要受丘脑的调节,一直可以维持到意识模糊阶段。因此虽然在临终期老年患者的感知觉越来越迟钝,但是直到昏迷前期还是有感知觉存在的,听力是他们最后消失的感知觉。在这期间他们是完全可以感受到身体的不适和痛苦的。

2. 情感

老年人在弥留之际还是有一定的情感活动能力,且这种情感活动往往带有强烈的亲情色彩。神经生理学研究显示,人类的情感活动调控中枢处于边缘区,这就解释了老年临终者在意识由清醒到模糊时,往往会有数次波动较大的发作性情绪宣泄。然而,情感活动也是有条件的,亲人的守候可以使老年人获得安全、放心、美满的情感体验,这对老年临终者来说是非常重要的。

3. 记忆和思维

老年人的瞬时和短时记忆能力明显衰退,长时记忆的总信息容量也有消减,若是脑卒中或其他脑疾患者情况还会更糟。伴随着记忆能力的减退,老年人的思维能力也会发生衰退,这主要是因为受记忆力衰退及脑神经元易化能力减退致信息传导速度减慢的结果,也是常言所说的"童叟不分"。

（三）社会活动需求

临终期老年人只要尚未进入昏迷,且不论他的社会活动能力保留状态怎样,他们都将继续保持一定的沟通社会的内在需求惯性。这主要是因为老年人作为社会的一分子,参加社会实践是他们体现自己的存在价值并获取生存物质资料的根本方式,也是精神生活中各种外界信息内容的根本来源。临终期老年人与社会之间的物质－信息双重交流有直接和间接两种形式。直接的是通过社会团体、传媒机构等途径来完成的;间接的则是通过家人、监护人或者是亲戚、医护人员等一些特殊"个人"来完成的。临终期老年人与社会之间的物质－信息双重交流更多地表现为间接的形式,主要是因为他们的社会活动能力弱,这样容易陷入个人禁闭状态,因此与外界进行沟通的需求会更加强烈。相应的,社会团体、传媒机构等社会性组织的关顾、造访或慰问,对于临终期老年人具有十分重要的意义。

二、临终前常见症状与护理

老年患者临终的症状不尽相同,有的是突然死亡,有的是逐渐衰竭直至死亡。后者有可能长时间挣扎于生死边缘。但是患者并非同时出现所有的濒死症状,也不是所有的症状都会出现,除了做好环境和各种基础护理外,应密切观察老年人的病情变化,一旦出现,应及时采取相应措施,尽量控制各种症状,以使患者无痛苦地度过人生的最后时刻。

（一）疼痛

疼痛是临终患者尤其是晚期癌症患者最严重的症状之一，也是患者和家属最痛苦和最担心的症状。在生命的最后几天里，超过80％的癌症患者饱受疼痛折磨。控制疼痛应及时、有效、正确使用"三阶梯法"（如表8－1）。止痛药应规律、足量应用，而不是必要时才使用，等到疼痛发生时再控制比预防疼痛发生更困难。无法口服止痛药者，可使用如皮肤贴片、舌下含服、静脉或肌内注射等各种方式给予止痛药。除了药物止痛，还可以采用其他方法缓解疼痛，如放松术、音乐疗法、催眠意向疗法、针灸疗法、神经外科手术法等。此外，如果疼痛难以控制，没有食欲，不要勉强患者进食，以免增加患者的负担与痛苦。

表8－1 疼痛分级标准及三阶梯止痛方案

级别	疼痛描述	止痛方案
0级	无痛	不需处理
1级	疼痛一般，可以忍受，不影响休息	非麻醉性止痛剂，如阿司匹林、对乙酰氨基酚等
2级	疼痛明显，不能忍受，影响休息，需用止痛剂	弱麻醉性止痛剂，如可卡因、美沙酮等
3级	疼痛剧烈，难以忍受，严重影响休息活动，需长时间使用止痛剂	强麻醉性止痛剂，如吗啡、哌替啶等

（二）呼吸困难

呼吸困难指不舒服的呼吸状态，多见于原发性肺癌和胸内转移性疾病的患者，也是没有明显心肺病理学的临终患者常见的症状。患者床旁应备有吸引器，以便及时吸出阻塞痰液和口腔分泌液。当患者血氧饱和度低、呼吸表浅、急促、困难或有潮式呼吸时，立即给予吸氧，病情允许可适当取半卧位或抬高头、肩部。当患者快速呼吸加上焦虑引起喘息时，可抚摸及安慰患者帮助其放松，同时遵医嘱应用抗焦虑药，必要时使用阿片类药物如吗啡降低呼吸速率，开窗通风或使用风扇可改善症状。当患者出现痰鸣音，即"濒死喉声"，可使用湿冷气雾进行雾化吸入，促使分泌物变稀，易于咳出。对张口呼吸患者，用湿巾或棉签湿润口腔，休息时用薄湿纱布遮盖口部。

（三）谵妄

许多临终患者如伴有慢性阻塞性肺疾病、终末期肾病、心脏衰竭等严重威胁生命的疾病，会出现不可逆的全脑功能障碍，表现为谵妄等神志变化，是死亡之前的常见并发症。此外，谵妄是最常见的神经并发症，尤其见于晚期癌症患者接近生命终点之前。许多因素都可导致谵妄的发生，如阿片类药物引起的神经毒性、脑肿瘤或脑转移、精神类药物、糖皮质激素、高钙血症、低钠血症、脱水、败血症等。对于老年患者，由于身体的虚弱，一些因素可能会诱发谵妄发生如心肌梗死、髋部骨折、肺栓塞、疼痛，甚至便秘。医护人员应密切观察患者的躁动不安，找出可治疗的原因，并给予对症处理。

（四）大出血

急性呕血、便血、阴道出血等，一次出血量在 800mL 以上，会出现休克现象，是造成临终患者死亡的直接原因，需要迅速予以控制。因此，应准备好镇静剂、止血药及吗啡等，以便随时配合医生进行抢救，同时应做好心理护理，如陪伴患者并且握着他的手，减轻或消除精神紧张和情绪波动。胃肠道出血者一般应禁食 24～48h，胃部冷敷；协助体位摆放，头偏向一侧，防止误吸。便血频繁者，应做好患者皮肤护理，可在肛周垫上纸垫，排便后及时清理，保持臀部清洁干燥。

（五）食物摄入减少

由于疾病、长期卧床胃肠蠕动减弱、口腔干燥、没有食欲，或者临终时的疲惫、虚弱等原因，一般临终老年人的食物摄入会非常有限，如果再出现恶心、呕吐等胃肠道症状，食物摄入会更少。因此，可选择增加口腔护理次数、通过咀嚼刺激唾液分泌、食用增加胃动力的药物等来增强老年人食欲。同时应准备适宜的环境，如家人的陪伴、劝慰和协助等。

总之，护理人员要密切观察病情变化，加强巡视，做好预后的估测和抢救准备；同时告知家属做好心理准备和物质准备，做好善后事宜。

三、临终老年人的心理护理

（一）临终老年人的心理特点

临终老年人的心理特点受人格特点、宗教信仰、家庭环境、文化程度等因素的影响，美国医学博士布勒·罗斯将身患绝症患者从获知病情到临终整个阶段的心理反应分为五个阶段：否认期、愤怒期、协议期、忧郁期、接受期（见表 8-2）。

表 8-2 临终患者心理变化分期

分期	心理特征
否认期	表现出震惊与否认。患者不接受所面对的死亡,认为"不可能"、"弄错了"。有的患者得知自己病重将面临死亡,其心理反应是"不,这不会是我,那不是真的!"否认是一种心理防御机制,调整自己去面对死亡。时间长短因人而异
愤怒期	当病情趋于危重,患者否认无法再持续下去时,常表现为气愤、暴怒和嫉妒。"为什么是我?""老天太不公平!"常迁怒于家属及医护人员、朋友等,或对医院的制度、治疗等方面表示不满,以弥补内心的不平
协议期	患者承认已存在的事实,但祈求奇迹发生。患者变得和善,对生存抱有希望,肯努力配合治疗。为了尽量延长生命,作出许多承诺作为交换条件,出现"请让我好起来,我一定……""假如给我一年时间,我会……"的心理。实际上是延缓死亡的祈求,是人的生命本能和生存欲望的体现
忧郁期	表现为悲伤、情绪低落、退缩、沉默、抑郁和绝望。当发现身体状况日益恶化,协商无法阻止死亡来临,产生很强烈的失落感,"好吧,那就是我。"希望与亲朋好友见面,希望亲人、家属每时每刻陪伴在身旁
接受期	这是临终的最后阶段,患者认为自己已经竭尽全力,完成了人生的路程。表现为相当平静,惊人的坦然,喜欢独处,睡眠时间增加,有的进入嗜睡状态

临终老年人的心理除了要经历这 5 期复杂的心理变化过程外,还有一些富有个性的心理特征。

1. 恐惧

一般年轻人虽然也生病,但生病以后一般不会考虑与"死"有关的问题,而老年人则不同。老年人生病后,特别是患当前认为不可治愈的疾病时,老年人对死亡的恐惧会加重,而且老年人自己的想象常常比实际情况更可怕。这种心理可称其为临终恐惧,这种恐惧感是很自然的,这是每一个人求生本能的反应。但如果没有处理好,这种恐惧会使老年人丧失战胜疾病的信心,还可能导致一些人轻生或自杀。这样的老年人可能不愿意再承受疾病的痛苦,也可能由于经济困难的原因,或害怕增加子女的负担。

2. 心理障碍加重

如暴躁、孤僻抑郁、意志薄弱、依赖性增强、自我调节和控制能力差等。心情好时愿意和人交谈,差时则沉默不语。遇到一些不顺心的小事就大发脾气,事后又后悔莫及再三道歉。甚至有的老年人固执己见,不能很好地配合治疗护理,擅自拔掉输液管和监护仪。当进入临终期时,身心日益衰竭,精神和肉体上忍受着双重折磨。感到求生不能,求死不能,这时心理特点以忧郁、绝望为主要特征。

3. 对子女眷恋情感的加深

如果老年人的子女的工作、学习都比较理想,身体也比较健康,一般来说,老年人的担心会相对减少一些;相反,如果子女的工作、学习不甚满意、身体不好或有残疾,这就使老年人放心不下。如果子女不在身边,思恋之情在临终前更加强烈。大多数老年人倾向于个人思考死亡问题,比较关心死后的遗体处理:土葬还是火葬,是否被用于尸解和器官捐献移植;还会考虑家庭安排,财产分配;担心配偶的生活、子女儿孙的工作、学业等。此时,老年人对子女的眷恋之情,可能超过对自己身体的担心。由此产生的焦虑也是极为常见的现象。

4. 临终前对配偶的担心

有的老年人感叹"谁先走谁幸福",这里的"走"是指死亡。如果仔细分析老年人的这种感叹也不无道理。先"走"者有老伴照顾,后"走"者靠谁? 先走者担心的是留下来的老伴谁照顾。如果配偶身体尚可,有一定的经济收入,医疗条件有所保证,临终老年人会安心一些,如果留下老伴身体欠佳、经济条件较差,这会对临终老年人构成较大的心理压力。

(二)临终老年人的心理护理

心理护理是临终老年人护理的重点,要使临终老年人处于舒适、安宁的状态,必须充分理解和表达对老年人的关爱,给予心理支持和精神慰藉,可以采取以下措施。

1. 加强理解和沟通

护理人员要认真、仔细地听老年人诉说,使其感到支持和理解。医护人员对患者家属亦应给予同情、理解和帮助;护士了解老年人的同时也应了解其亲属的感受,了解其家庭环境、婚姻、人际关系、生活方式、社会地位、经济状况、社会背景等;了解他们的生理状况、心理状态、特征等,重视对患者的照护和重视对家属的关怀照护一样重要。要善于运用科学的护理技巧和心理学知识来赢得他们的信任,从而能打开他们心灵的窗户,继而通过满足其各种需求,减轻焦虑、抑郁和恐惧,使其没有遗憾地离开人世。

2. 触摸

通过触摸等护理技巧来舒缓老年人的情绪,可以轻触老年人的额头、手臂、背等部位,从而达到减轻其孤独和恐惧感,使他们有安全感和亲切温暖感。

3. 家属陪护与参与老年人的临终护理

对于临终老年人,亲人的陪伴是不可替代的,老年人弥留之际对亲人的需要更大,亲人的陪护对临终老年人是一种有效的心理支持和感情交流,可使老年人获得慰藉,减轻孤独感,增强安全感,有利于稳定情绪。

4．积极利用社会资源对老年人关爱

政府的关心，朋友的探望，社会的支持能极大地稳定临终老年人的情绪，使他们感觉到自身的价值和意义，进而对过去的人生满足感增强——不枉此生，放松情绪。

5．加强死亡教育，引导老年人坦然面对生和死

生老病死是自然界的规律，帮助老年人增加对生老病死的科学认识，帮助老年人克服认知上的不足，让老年人能从容面对生和死，升华老年人对人生的认识，"笑"对死亡。

6．重视与弥留老年人的沟通

据相关统计和研究资料显示，弥留老年人相当一部分存在清醒或阶段清醒的状态，能够感知到语言或肢体语言信息。适宜地对临终老年人进行语言和语言沟通是很重要的，体现了亲情和人道主义关怀，同时护理人员也应为家属临终护理创造好条件，以体现出对生命的尊重。

第四节　临终患者家属的护理

一、对家属的护理

临终阶段患者家属同样会有不良的心理反应，其身心遭受的困扰与痛苦也需要疏导，安抚与鼓励。

（一）临终家属心理反应阶段

一般情况下，临终患者家属要经历震惊、否认、愤怒、悲伤和接受等几个阶段，而这几个阶段并非都必然发生的次序，也有可能有所改变。

1．震惊、冲击

当得知自己的亲人患癌症或不治之症后十分惊讶，难以接受既成的事实，想起以往的生活即将破灭，心潮起伏，感慨万千，无限悲痛。

2．否认

患者经过一段时间的治疗，病情暂时有些缓解，家属这时往往会幻想病可以治愈，或是怀疑医生诊断错了，抱有一线希望而四处求医问药。

3．愤怒、接受

当患者经过治疗不见好转，且病情日益加重，家属确认医治无望时，就很自然地产生了愤怒、怨恨、嫉妒的情绪，是一种求生无望的表现。同时，患者家属此时已开始接受患者即将死亡的事实。

4. 悲伤、抑郁

自得知患者不能治愈到患者死亡后一年甚至两年时间。此时,家属往往有负罪感,觉得对死者生前没有照顾好,甚至觉得自己对死者的死亡要负责任,同时有失落和孤独感。空着的床位,生前的遗物,都能引发家属的悲伤抑郁情绪。

5. 接受、解脱、重组

认清逝者已逝,一切都已成为过去,逐步解脱,重新寻找新的生活方向,准备过新的生活,重组的过程是渐进的。

（二）临终患者家属的压力

(1)个人需求的推迟或放弃。失去亲人是生活中最强烈的应激事件,家属此时会因悲伤的情绪,压抑个人的需求,由此导致身心损害。

(2)家庭中角色与职务的调整与再适应。家属所担任的角色缺失,变更,再适应新的角色与职务,也会承担巨大的压力。

(3)压力增强,社会互动性减少。

（三）临终患者家属的护理

1. 满足家属照顾患者的需要

安排家属与患者的主管医生会谈,使家属正确了解患者的病情进展及预后;与家属讨论患者的身心状况的变化,让他们参与制订护理计划;为家属提供与患者单独相处的时间和环境,如设立临终单间等。教会家属为患者做一些力所能及的看护,如翻身、喂水等,使患者得到心理满足,同时降低家属在失去亲人之后的悲痛。

2. 鼓励家属表达情感

护理人会积极与家属沟通,建立良好的关系,取得家属的信任。与家属会谈时,提供安静、私密的环境,耐心倾听,鼓励家属说出内心的感受和遇到的困难,积极解释临终患者生理、心理变化的原因,减少家属的疑虑。

3. 指导家属对患者的生活照料

指导家属对患者进行生活照料和力所能及的护理,如翻身等。既使患者得到心理满足,也使家属在护理过程中心理得到慰藉,同时降低家属在失去亲人之后的悲痛。

4. 协助维持家庭完整性

协助家属安排日常的家庭活动,增进患者及家属的心理调适,保持家庭的完整性,如与患者共同进餐、读报、看电视、下棋等。

5. 满足家属本身的生理需求

临终事件会抑制家属自身的身心需求,护理人员运用专业知识,让家属重新认识到自身的需求,并尽可能提供帮助。

6. 做好尸体料理

尸体料理是整体护理的延续,是临终关怀的重要内容。做好尸体料理,不仅是对死者人格的尊重,也是对家属心理的安慰。

二、对丧偶老年人的护理

老年人丧偶后,心理活动往往发生明显变化,甚至健康状况日趋恶化,导致早衰、早亡的事屡见不鲜。心理学研究也表明:丧偶是日常生活中最具影响力的事件,尤其对步入老年的人来说,是最沉重的打击。有调查报告表明,失去配偶的老年人的死亡率是一般老年人死亡率的 7 倍。

（一）丧偶老年人的心理特点

老年人丧偶后,心理反应一般要经过四个阶段。

1. 麻木

麻木是一些老年人在丧偶后立即表现出的反应。很多老年人表现的麻木不仁,面无表情。但这并不意味着情感淡漠,而是情感休克的表现。麻木不仁应看作是对噩耗的排斥,是一种心理防御机制。避免丧偶老年人经历剧烈的悲痛。此阶段可能持续几个小时至数天。

2. 自责

与老伴洒泪告别之后,总觉得对不起逝者,总会埋怨自己为什么过去常常对他(她)发脾气? 为什么没有坚持让他(她)去医院检查? 甚至认为对方的死自己负有主要责任。于是生者精神恍惚,心理负担沉重,吃不下饭,睡不好觉。这是典型的内疚、自责或懊悔的心理,在言行上还会出现一系列反常现象。这种现象最终会随思念和时间的流逝而消失。

3. 怀念

老伴逝世,生者在剧烈的情感波涛稍稍平息之后,会进入一个深沉的回忆和思念阶段,在头脑中经常出现老伴的身影,时而感到失去他(她)之后,自己是多么的凄凉和孤寂。这种状态可能持续几个星期甚至几年。老年人的情绪平静但充满思念和遗憾。

4. 恢复

在亲友的关怀和帮助下,自己终于领悟了"生老病死乃无法抗拒的自然规律"这个道理。于是,理智战胜了感情,身心渐渐恢复了常态,从而以坚强的毅力面对现实,又开始了全新的生活。

（二）丧偶老年人的心理成长和成熟过程

丧亲之痛是个体在成长过程中必然经历的阶段。在此阶段,丧亲者需要经历以下的成长任务才能顺利地完成心理成长和成熟。

1. 接受丧亲的现实

这是丧亲首先要面对的现实,认识到人死不能复生。如果丧亲者采取否认或怀疑的态度,则不能继续完成心理成长任务达到成熟。

2. 经历伤痛的过程

悲痛不仅是情感上而且是躯体经受的伤痛。护士应接受居丧者正在经历伤痛的事实,不要强求居丧者压抑其内心的感受,更不能忽视他们身体方面的不适。

3. 适应新环境和新角色

丧偶老年人要逐渐接受独居生活和寡妇或鳏夫的身份。

4. 发展新关系

引导丧偶老年人适应新的生活环境、接受新的角色,帮助他们准备好开始建立新的关系,这并不是强迫老年人完全放弃与逝者的关系,目的是为了在他们的感情生活中为逝者找出合适的位置。

(三)对丧偶老年人的护理

1. 安慰与支持

安慰与关心老年人时,应陪伴在老年人身旁,如轻握他们的手或轻轻地搂抱他们。而此时,丧偶老年人往往由于沉浸在巨大的痛苦中而难以对他人的关心和安慰作出适当的反应或表示感激,甚至会拒绝他人的好意。这是因为丧偶者往往把悲哀的时间和强度等同于对死者的感情。此时,作为亲人或朋友更不能放弃对他们的安慰。坚持安慰,可以使老年人感到并非自己独自面对不幸,从而增强战胜孤独的信心。

2. 引导发泄

鼓励老年人发泄自己的悲伤情绪,引导他们发泄对于失去另一半的痛苦,让他们以痛苦、诉说和回忆的方式进行情感发泄。因为强忍悲伤会使老年人更加的压抑或消沉。应该告诉老年人,哭泣是一种很好的舒缓内心痛苦的表达方式。鼓励他们说出自己的悲伤情绪、事件等,帮助他们分析,学会原谅自己,避免自责。

3. 转移注意力

建议老年人多参与外界交往,多与亲人交谈,或到亲戚朋友家住一段时间,或去外面走走。转移他们的注意力,减轻他们的悲伤情绪,以免他们睹物思人。鼓励他们发展业余爱好,如书法、绘画、垂钓等,或做一些有利于他人的力所能及的事情。

4. 建立新的生活方式

配偶过世后,原有的生活方式和规律几乎完全破坏了。应该帮助老年人调整生活方式,与子女、亲友重建和谐的依恋关系,使老年人感到虽然失去了一个亲人,但家庭成员间的温暖与关怀依旧,感到生活的连续性,也有安全感,使他们及早走出悲伤的阴影,投入新的生活。

5.**再婚**

丧偶后,老年人需要在家庭生活中寻找一种新的依恋关系,可以补偿丧偶后的心理失落感。再婚就是一个比较好的方法。对于丧偶的老年人,子女应该懂得关心老年人的生活,支持老年人的正当要求和需要。研究表明,老年人最害怕的就是孤独。大量的事实证明,老年人再婚对于社会、家庭、对老年人的健康长寿均是有益的,应当从法律上给予保护,从道义上给予支持。

总之,了解丧偶老年人的心理状态,对他们进行有效地心理干预与护理,使他们尽早的摆脱和缩短丧偶后因过度悲伤而引起的心理失衡,对维护丧偶老年人的身心健康十分重要。

第九章

老年人康复
护理与急救

　　老年人承受各种慢性病及其他疾病的困扰，尤其是心脑血管疾病或老年人意外事件的发生，往往会导致老年人伤残事件的发生，严重者会丧失生命。因此，老年人的康复护理就显得尤为重要，教会老年人一些常见疾病康复技术、意外状况的急救和自我处理可以从很大程度上预防严重后果的产生。同时，家属也应该掌握一些康复与急救知识，这对于预防和减轻老年人不良事件发生及疾病的康复有很大的帮助。

第一节 | 老年人康复护理概述

一、康复与康复医学

（一）康复

康复原意是复原，即恢复到原来应有的地位和状态。在医学领域内，康复是指功能复原，即针对各种先天性或后天的疾病和损伤所造成的各种功能障碍，包括肢体、内脏功能障碍和精神上的障碍或受限、不全和残缺，采取综合措施，以训练治疗为主，辅以必要的教育、心理、辅助支具的应用和环境的改造、适应等，使之尽可能恢复正常的功能或重新获得技能；对无法恢复的功能，除充分发挥其残余功能外，可采取补偿的办法，使其具有独立生活的能力，重返社会，并担任其应有的角色。由此可见，康复可分为以下几类。

1. **医学康复**（medical rehabilitation）

医学康复是指专业医务人员采用医学的技术和手段来预防和治疗残疾，使病、伤、残者的功能尽可能得以改善和恢复。它与康复医学是两个不同的概念。前者是手术治疗，后者是术后的各种功能锻炼。医学康复是康复医学的一个侧面，是康复的基础和出发点，保证了康复目标的实现。

2. **教育康复**（educational rehabilitation）

其包括：对肢体功能障碍的残疾人所进行的普通教育，如"九年制义务教育"等；对盲、聋、哑、精神障碍等类型的残疾人进行的特殊教育，如盲校、聋校等。

3. **职业康复**（vocational rehabilitation）

职业康复是指对残疾人在就业时能帮助他们选择适合自己能力范围的职业所进行的就业前的培训。职业康复是残疾人自立于社会的根本途径，也是恢复做人的权利和尊严的基本保证。

4. **社会康复**（social rehabilitation）

社会康复是研究和解决残疾人经过医学康复、教育康复、职业康复后重返社会遇到的各种问题，以帮助他们维护残疾人的权利、尊严，解决各种困难，改善生活、福利条件，使之能融入社会，能在家庭和社会过着有意义的生活。

（二）康复医学

康复医学是一门研究有关促进残疾人及患者康复的医学科学和技术。其目的是通过物理疗法、作业疗法、生活训练、技能训练、语言训练、心理咨询等手段，使病伤残者尽快地得到最大限度的恢复,使身体残留部分的功能得到最充分的发挥,达到最大可能的生活自理、劳动和工作能力,为重返社会打下基础。它与保健医学、预防医学、临床医学共同组成现代医学。

二、康复护理学

康复护理学是根据总的康复医疗计划,围绕全面康复(躯体的、精神的、职业的和社会的)的目标,紧密配合其他康复工作人员,对伤、病、残而造成的功能障碍患者所采取的一系列护理措施。

(一)护理对象

主要是残疾者、老年病和慢性病者。他们存在着各种生理上和心理上的残缺,造成生活、工作和社会交往等诸方面的能力障碍,且这种身体状况处于相对稳定状态。

(二)护理目的

康复护理的目的是减轻患者的痛苦,促进康复,使患者尽量减少继发性功能障碍,残余功能得到维持和强化,最大限度地恢复生活自理能力,提高生活质量,早日回归社会。

(三)护理内容

1. 评价患者的残疾情况

内容包括患者失去的和残存的功能、对康复训练过程中残疾程度的变化和功能恢复的情况,认真做好记录,并向其他康复医疗人员提供信息。

2. 预防继发性残疾和并发症的发生

协助和指导长期卧床或瘫痪患者的康复,如适当的体位变化、良好肢位的放置、体位转移技术、呼吸功能、排泄功能、关节活动能力及肌力训练等技术,以预防褥疮,消化道、呼吸道、泌尿系感染、关节畸形及肌肉萎缩等并发症的发生。

3. 功能训练的护理

学习和掌握综合治疗计划的各种有关的功能训练技术与方法,有利于评价康复效果、配合康复医师和其他康复技术人员对患者进行康复评定和残存功能的强化训练,协调康复治疗计划的安排,并使病房的康复护理工作成为康复治疗的重要内容之一。

4. 日常生活活动能力的训练

指导和训练患者进行床上活动、就餐、洗漱、更衣、整容、沐浴、排泄、移动、使用家庭用具,以训练患者的日常生活自理能力。

5. 心理护理

针对残疾者比一般护理对象心理复杂的特点,对不同心理状态患者进行相应的心理护理。通过护士与患者的密切接触,观察他们在各种状态下的情绪变化及了解患者的希望和忧虑等心理状况,并对其进行记录。经常分析和掌握患者的精神、心理动态,对已发生或可能发生的各种心理障碍和异常行为,进行耐心细致的心理护理。了解患者对出院的顾虑和困难,反映给家属或单位,尽可能帮助解决。通过良好的语言、态度、仪表、行为去影响患者,帮助他们改变异常的心理和行为,正视疾病与残疾。对心理上否认残疾的患者,耐心地劝解和疏导患者摆脱非健康心理的影响,鼓励其参加各种治疗和活动,使其情绪得到松弛。对有依赖心理的患者,要耐心地讲明康复训练的重要性,鼓励其积极训练,力争做到生活自理或部分自理,使护士真正成为康复教育和心理辅导的实施者。

6. **假肢、矫形器、自助器、步行器的使用指导及训练**

康复护士必须熟悉和掌握其性能、使用方法和注意事项,根据不同功能障碍者指导选用合适的支具和如何利用支具进行功能训练,指导患者在日常生活中的使用和功能训练方法。

7. **康复患者的营养护理**

根据患者疾病、体质或伤残过程中营养状况的改变情况,判断造成营养缺乏的不同原因、类型,并结合康复功能训练中基本的营养需求,制订适宜的营养护理计划。护理计划应包括有效营养成分的补充、协助患者进食、指导饮食动作、训练进食,配合治疗性的实施和训练吞咽功能,使康复患者的营养得到保障。

第二节　常用康复护理技术

一、传统康复疗法

传统康复疗法是指以中医学为理论依据,以中医治疗方法为手段,如按摩、针刺、中草药以及各种类型的传统锻炼,来达到维持或改善功能,提高生活自理能力,进而提高生存质量的目的。本节主要介绍按摩疗法和针灸疗法。

【按摩疗法】

按摩,又称推拿、按抚、按跷等,属于手法治疗范畴,是指通过手或器械,以力的形式作用于人体,达到防治疾病的一种治疗方法。中医按摩是传统医学中最古老的医疗手段之一,是传统康复治疗技术中的重要组成部分,我国最早的医学著作《黄帝内经》中就有关于按摩的记载。西方康复治疗技术中也有按摩(massage)和手法治疗(manipulation),但二者不是同一个概念,西医中的按摩主要治疗皮肤、肌肉等软组织损伤,而推拿通常在关节活动的终末端,实施快速的手法,多用于关脱位或小关节紊乱的复位,不可将其与传统医学中的按摩混淆。

（一）按摩种类

按摩可以分为手法按摩、器械按摩、自我按摩三类。

1. 手法按摩

治疗者在患者身体上直接实施不同的手法来产生治疗效果,操作时需以中医理论为基础,根据病情和病变部位的情况运用不同手法。

2. 器械按摩

借助于器械产生的外力作用于人体的不同部位,达到治疗作用。其形式包括:

(1)电动式:如震颤按摩器、按摩椅、滚动式按摩床。

(2)气压式:如体外反搏器。

(3)水流冲击式:如漩涡浴槽或漩涡浴池。

(4)手动式:多为震颤及叩击按摩器。

3. 自我按摩

自我按摩是借助于手法或器械在自己身体的不同部位实施按摩,具有保健和治疗的双重作用。不论是保健性自我按摩或治疗性自我按摩,均需要在专业人员的指导下进行才能取得良好的疗效。

本节介绍的按摩疗法是指上述第一类的手法按摩。由于手法按摩不需要仪器或设备,无创伤,操作方便,副作用小,临床应用范围很广,不仅深受患者的欢迎,也受到国内外医学界的重视。

（二）治疗作用

按摩疗法是借助于各种被动性的手法作用于人体,通过对皮肤、肌腱和关节等处各种感受器的直接的力学刺激,间接的神经反射以及体液循环等来对局部及全身产生影响,因此,其治疗作用的产生与手法实施的部位和力度有密切关系,主要有以下几个方面。

1. 调节神经功能

实验证明,强而快的按摩可以兴奋神经,轻而缓慢的按摩可以抑制神经的兴奋性,从而通过反射引起机体的各种反应。例如,在头部轻柔、节律性的按摩可以抑制大脑皮层的兴奋性,具有镇静和催眠作用。在肢体穴位上用短促、快捷的强刺激按摩可以使脑电图的α波增强。按摩肢体可以降低外周感觉神经的兴奋性,提高痛阈而止痛。按摩腹腔太阳神经丛或下胸段和上腰段的反射区,可以刺激消化腺的分泌,调节肠蠕动而改善消化功能。

2. 促进体液循环

按摩时局部毛细血管扩张,加速静脉血及淋巴液的回流,促进局部血液循环,有利于组织水肿及代谢产物的吸收。肢体的向心性按摩可以加速静脉血回流,有助于肢体远端水肿的吸收或消散。研究发现,贫血患者经过按摩后,末梢血中血红蛋白和红细胞增多,推测按摩促进了储存的红细胞进入血液循环。

3. 改善关节功能

按摩可以改善关节内部的位置关系,整复脱位的关节,回纳突出的椎间盘,理顺滑脱的肌腱。例如,对桡骨小头半脱位、骶髂关节半脱位等小关节脱位,通过按摩手法可以使其复位;对肱二头肌长头肌腱、腓骨长短肌腱的滑脱,通过按摩可以将其理顺。对损伤的膝关节进行按摩,可以促进关节滑膜的分泌,改善软骨面的营养,并能促使关节腔内渗出物吸收。

4. 松解软组织粘连

对粘连的软组织实施按摩,可以松解粘连,解除或减轻挛缩。例如,跟腱手术后实施按摩,可以软化疤痕,松解皮肤粘连,改善踝关节的活动范围。

5. 消除疲劳

按摩可以促进肌肉的代谢,消除肌肉疲劳。例如,运动员在训练或比赛前用按摩作为准备活动的一部分,可以增强肌肉和韧带的适应性,减少损伤;在比赛或训练后用按摩可以放松肌肉,有利于消除肌肉疲劳。

6. 增强体质

按摩可以促进新陈代谢,例如,按摩两侧脾俞、胃俞,可以增强胃的蠕动,而按摩足三里则使胃的蠕动减弱。按摩还能提高免疫能力,实验证明,按摩后血液中的白细胞总数增多,吞噬能力增强,血清补体的效价增高。

7. 心理效应

按摩的心理效应主要是通过以上作用而体现出来。例如,可以放松紧张的情绪,减轻或消除疾病或各种症状产生的心理影响,如焦虑、抑郁等。随着症状的缓解或改善,也增强了患者参与治疗的信心。

（三）常用手法

祖国医学中的按摩手法有许多流派,种类繁多。归纳起来其基本手法可以分为推揉、摩擦、拿按、叩击、振动以及摇动六大类。

1. 推揉类

其包括推法、揉法、滚法等。

（1）推法:用拇指或手掌在一个穴位、一个部位或沿着一条经络施压并做前后、左右或上下直线推动的手法称推法。其中,用拇指接触皮肤的称为指推法,如用拇指指面的称拇指平推,用拇指侧面的称拇指侧推,用拇指指尖的称指尖推(又称为一指禅)。如果用手掌在身体上推动称为掌推法,根据操作时是手掌还是掌根接触皮肤，又分为平推和掌根推两种。推法具有疏通经络、活血化瘀、清头明目、开胸导滞、缓痉镇痛的作用。其中，指推法作用范围小，适用于头面部和单一穴位的按摩；掌推法作用范围大，适用于胸腹部、腰背部和四肢（见图9-1）。

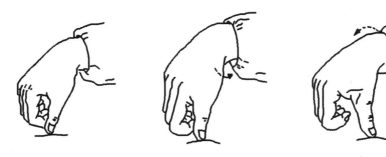

图9-1 推法

（2）揉法：用手掌、掌根、鱼际肌、手指的指腹或前臂等在治疗部位或穴位上，通过腕关节的柔和转动来带动手掌、手指或前臂的环形移动的手法称揉法。其中用手掌的称为掌揉法，用指腹的称为指揉法。操作时应做到"沉肩垂肘"，即肩部放松，肘部下垂，上臂带动前臂及手腕做灵活自如的回旋运动。动作要有连续性，用力由小到大，宜轻宜缓而有节律。揉法用力比较缓和，具有活血化瘀、消肿止痛、宽胸理气、消积导滞的作用，因此，适用于全身各个部位，常用于胸闷胁痛、腹部胀痛、便秘泄泻、软组织损伤后的红肿疼痛、肌肉痉挛等（见图9-2）。

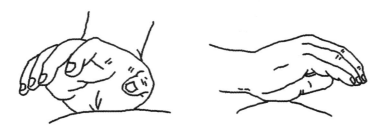

图9-2 揉法

（3）滚法：半握拳，以小鱼际肌和第4、5掌指关节按压于治疗部位，利用前臂来回旋转带动腕关节作屈伸连续滚动按压。滚动时用力要均匀，好像吸附在按摩的部位，不要跳动。滚法可以单手操作，也可以双手操作。操作时手部要紧贴体表，不能拖动、碾动或跳动。手法压力、频率、摆动幅度要均匀，动作要协调有节律。滚法的作用力比较深，接触面较大。多用在肩背、腰背、臀部及四肢等肌肉较多的部位，具有舒筋活血、温通经络、调和气血、滑利关节、促进血行、消除肌肉疲劳的作用。适用于肢体关节酸痛、肢体瘫痪、运动损伤造成的肌肉痉挛及运动后疲劳的恢复(见图9-3)。

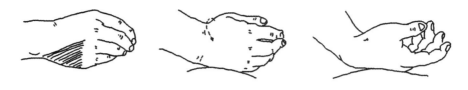

图9-3　滚法

2. 摩擦类

其包括摩法、擦法、抹法等。

(1)摩法：用手指或手掌在皮肤上滑动或回旋的手法称摩法，分为指摩、掌摩和掌根摩。摩法不同于揉法之处在于揉法的作用力向下，摩法的作用力是水平回旋。操作时肘关节微屈，腕关节放松，指掌自然伸直。一般是顺时针方向转动，速度可快可慢。摩法的力量比较小，刺激轻柔缓和，作用力比较表浅，可以单手或双手操作，是胸腹、胁肋、四肢常用手法，具有温筋散寒、消肿止痛、调和气血、消积导滞、放松肌肉的功效，多与揉、推、按手法一起使用，适用于气滞血瘀、脘腹胀满、胸胁并伤、肢体麻木、消化不良等症(见图9-4)。

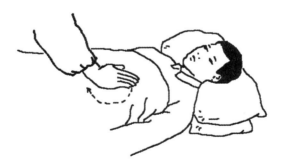

图9-4　摩法

(2)擦法：用手指或手掌在皮肤上快速地来回摩擦的手法称擦法，操作时腕关节伸直，以肩关节为支点，肘关节屈伸带动手掌做前后或上下往返运动。用力要稳，掌下压力不宜太大，一般需要擦到治疗部位的皮肤发红，必要时涂适量润滑油或药膏，以防擦伤皮肤。擦法刺激柔和温热，具有温筋通络、行气活血、消肿止痛、健脾和胃、祛风散寒之功效。擦法又分为指擦法和掌擦法，前者适用于四肢远端小关节，后者适用于胸腹部、腰背部及四肢(见图9-5)。

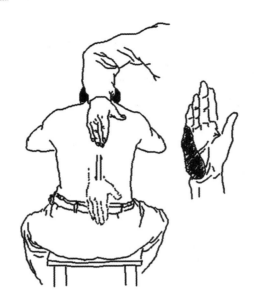

图 9 - 5 擦法

（3）抹法：用拇指或手掌在治疗部位上以一定的压力向一边推动的手法称抹法，分为指抹法和掌抹法。抹法具有醒脑开窍、镇静明目、舒筋通络之功。指抹法常用双手拇指同时操作，适用于头面部和颈部，对头痛、头晕及颈椎疾病常配合此法治疗。掌抹法适用于腹部和腰背部（见图 9 - 6）。

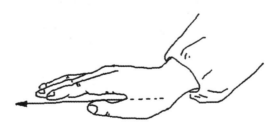

图 9 - 6 抹法

3. 拿按类

其包括拿法、捏法、按法等。

（1）拿法：用手指捏住肌肉或肌腱两侧并稍用力向上提起，然后放松的一种手法称拿法。操作时拇指和其余四指相对用力，手腕放松，有节律性的一松一紧、从轻到重、提拿揉捏，一般以患者感到酸胀舒适为宜。此法刺激强度较大，具有疏经通络、活血止痛、祛风散寒、缓解痉挛、消除疲劳的作用,常用于肌腹或穴位处,适用于头项强痛,肢体关节肌肉酸痛等(见图9-7)。

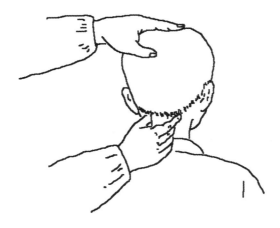

图9-7　拿法

(2)捏法:用拇指与其他手指相对捏住肌肉或肌腱,循其走向边捏边向前推进的手法称为捏法,多用于肩部及四肢。如果是在小儿背部两侧,用双手捏起皮肤,由下而上的向前推进的捏法,又称为捏脊法(见图9-8)。

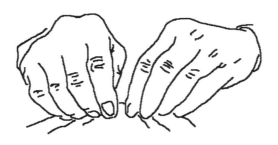

图9-8　捏法

(3)按法:用手指、手掌或肘部按压身体某一部位或穴位处的手法称按法,可以持续按压,也可以间断性按压(一按一松),分为指按法、掌按法、肘按法。按压时用力要均匀,由轻到重,再由重到轻。由于按法的刺激强度较大,常与刺激强度较小的揉法一起合用为"按揉"复合手法。按法具有通络、活血、止痛、开闭、松肌的作用。其中,指按法适用于按压穴位和痛点,掌按法适用于腹部、背部和四肢,肘按法适用于腰背部和臀部(见图9-9)。

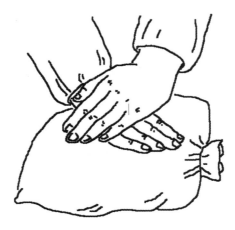

图 9 - 9　按法

4．叩击类

其包括拍捶法、击法等。

（1）拍捶法：用手指、手掌或空拳有节奏地拍打或捶击身体的一种按摩手法。手指拍捶的作用力较浅，手拳拍捶的作用力较深。拍捶具有舒经活络、运行气血之效。常用于肩、背、腰、腿酸痛麻木，气血痹阻不通之症（见图 9 - 10）。

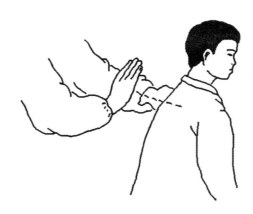

图 9 - 10　拍捶法

（2）击法：用手指叩击身体某一部位的手法。其刺激强度较小。具有疏通经络、调和气血、兴奋神经的作用，适用于头部、穴位及表浅的关节部位（见图 9 - 11、图 9 - 12）。

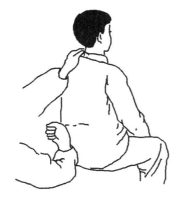
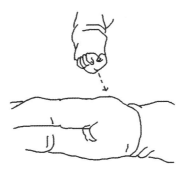

图 9 - 11　击法(1)

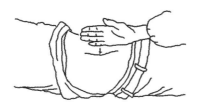
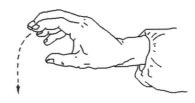

图 9 - 12　击法(2)

5. 振动类

其包括振法、搓法等。

(1)振法:用手指或手掌按压穴位或某一部位作快速振动的手法称为振法,分为指振法、掌振法。前者多用于穴位,后者多用于腰背及下肢。振法具有祛瘀消积、和中理气、调节肠胃功能的作用,常用于肝郁气滞、胃肠功能紊乱等。由于振法消耗治疗者的体能较多,因此,此手法不宜长时间实施(见图 9 - 13)。

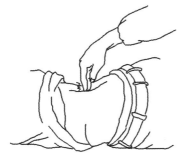
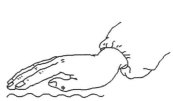

图 9 - 13　振法

（2）搓法：是用双手搓动患者肢体的手法。搓动的速度开始由慢到快，结束时再由快到慢。搓法的作用力可以达到肌肉和骨骼，分为掌搓和掌侧搓，后者的刺激强度较大，患者常有明显的酸胀感觉，多用于四肢（见图9-14）。

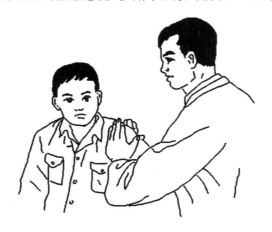

图9-14　搓法

6. 摇动类

其包括摇法、抖法、屈伸法、引伸法等。

（1）摇法：是被动地旋转或环转关节的一种手法。仅用于具有旋转功能的关节，如上肢的肩、前臂、腕、手指，下肢的髋、小腿、踝；脊柱的颈段和腰段。操作时动作应均匀缓和，遇到关节阻力时要稍加牵拉力，使关节间隙加大后再做环转动作。摇法具有舒经活血、滑利关节、解除关节绞锁的作用，适用于关节活动受限，如肩周炎，颈椎病，髋、膝、踝关节关节炎等（见图9-15）。

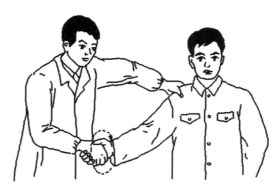

图9-15　摇法

（2）抖法：用手握住患者肢体的远端并稍加牵引,然后,快速小范围的上下抖动。抖法具有舒筋通络,解除粘连,活动关节的功能。适用于四肢关节,如肩周炎、髋关节疼痛、关节运动功能障碍等(见图9-16)。

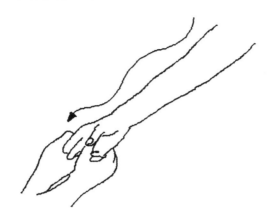

图9-16　抖法

（3）屈伸法：被动活动关节的一种按摩手法。适用于四肢关节。

（4）引伸法：是在肢体放松时,突然被动地牵伸关节的一种按摩手法,具有一定的操作技巧和难度,治疗者需要熟悉被引伸肢体的解剖关系,只可以借助于巧力,不可以用暴力。根据作用部位,引伸法又分为上肢引伸法、下肢引伸法以及腰部引伸法。

（四）临床应用

1.适应证

按摩的适应范围很广,分为以下几个系统。

（1）骨科：软组织损伤、四肢骨折后关节功能障碍、截肢、断肢再植术后、颈肩腰腿痛、椎间盘突出、颈椎病、肩周炎等。

（2）外科：烧伤后疤痕、手术后肠粘连、肢体循环障碍、急性乳腺炎(脓肿未形成前)、血栓闭塞性脉管炎等。

（3）神经科：神经衰弱、脑血管意外、外伤性截瘫、周围神经损伤、脊髓炎、多发性神经根炎等。

（4）内科：高血压病、胃肠功能紊乱、胃十二指肠溃疡、风湿及类风湿关节炎等。

（5）儿科：脑瘫、消化不良、婴儿腹泻、小儿麻痹症、支气管炎、肺炎、新生儿肌性斜颈等。

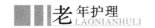

2．禁忌证

局部皮肤、软组织或关节有感染，开放性伤口，烧伤，神经嵌顿，深静脉血栓或栓塞，骨折。全身性疾病如急性传染病、严重感染、恶性疾患、血液病或正在接受抗凝治疗的患者。此外，妇女怀孕及月经期，其腹部、腰骶部不宜实施按摩。

3．手法实施要领

（1）对按摩者的要求：中医按摩治疗是在中医整体观念和辨证施治的基础上，以经络理论为指导原则，因此，按摩者需要遵循"循经取穴、局部取穴"的中医治疗原则，结合现代解剖及生物力学原理，了解患者所患疾病或损伤的临床表现及其功能障碍程度，针对不同的部位使用不同的手法。

（2）按摩强度：根据患者的症状、体征、治疗部位以及耐受能力，选择适宜的按摩手法和强度，才能使按摩的力量渗透到需要治疗的部位。通常，按摩开始时的手法轻而柔和，逐渐增强到一定的强度，并维持一段时间后，再逐渐减轻强度。

（3）操作顺序：如果是按摩肢体，一般由远端开始，逐渐向近端移动；如果是按摩躯干部位，由症状部位的外周开始，逐渐移向患处。

（4）按摩时间：应根据病情及治疗部位而定。急性期患者每次的治疗时间应短，慢性期时间可以稍长。局部或单一关节的治疗，每次 10～15min；较大面积或多部位的治疗，每次 20～30min。住院患者可以每天治疗 1～2 次，门诊患者每天治疗 1 次，或每周治疗 2～3 次。

（5）综合治疗：由于按摩属于被动运动，因此，必须与其他治疗如物理因子和主动的运动治疗相结合，才能维持疗效，以及避免复发。

4．注意事项

（1）治疗者要注意个人卫生，勤修指甲，以防损伤患者；每次治疗前后应及时洗手，防止交叉感染。

（2）按摩过程中，应保持与患者的交流，了解患者对按摩的反应，并给予必要的心理支持，使患者能配合治疗。

（3）给异性患者按摩时，最好有第三者在场。

（4）按摩过程中如果出现不适反应，应及时调整治疗体位或改变按摩手法，若仍不见好转则应终止治疗，并及时处理。

【针灸疗法】

针灸是针法和灸法的合称，属于中医的外治法。针法是利用针具，通过一定的手法刺激人体腧穴；灸法是用艾叶点燃，然后在人体穴位上进行烧灼或熏烤。针法和灸法同属于外治法，是在中医基本理论的指导下，依据中医的脏腑、经络、腧穴、针法和灸法的基本原理，作用于经络、脏腑以调和阴阳、扶正祛邪、疏通经络、行气活血，而达到防病治病的目的。针法和灸法在临床上常互相配合应用。

（一）治疗作用

根据中医的经络理论,针灸的治疗作用主要体现在以下几个方面。

1. 调和阴阳

中医认为,人体在健康状态下体内外处于一种阴阳平衡的状态,一旦这种状态被破坏,就容易出现疾病。针灸通过经络、脏腑、阴阳五行、腧穴配伍和针灸的手法操作等达到调整阴阳平衡而治疗疾病的目的。

2. 扶正祛邪

针刺时不同强度的手法具有不同的功效,根据辨别虚实后采用补或泻的手法,通过扶助人体之正气,增强和提高机体抵抗疾病的能力,从而达到病除正安的目的。

3. 疏通经络

经络具有运行气血、沟通机体表里上下、调节脏腑组织功能活动的作用,是针灸疗法的核心。针灸时通过作用于人体相应的腧穴、经络,从而调整气机,疏通瘀滞,调和气血,以治疗疾病。

（二）治疗原则

根据中医理论,疾病的变化是阴阳表里、寒热虚实八纲的变化,因此,针灸治疗是根据"四诊八纲"辨证来确立其治疗原则。

1. 辨证施治

"辨证施治"是中医理论的核心体系,是中医治疗疾病的依据。"辨证施治"是指对疾病进行治疗前先辨别其表里、寒热、虚实、阴阳及有关脏腑、经络后,再对证施治。针灸疗法中应用最多的"辨证施治"是"经络辨证",即根据经络的分布规律与疾病发生的部位来辨别其属于哪个脏腑经络的病变并实施针刺。

2. 补虚与泻实

虚实表示人体正气与邪气的状况。补虚即扶助正气,对虚证患者因其正气不足而采取补法。泻实是祛除邪气,对邪气亢盛的实证采取泻法。

3. 清热与温寒

寒和热表示了疾病性质的两个对立方面,任何疾病都会表现或寒或热的变化,而治疗上要逆其性质而治之。

4. 治标与治本

治标即为治疗疾病外在的症状,治本即治疗疾病的病因。一般临床上"急则治其标,缓则治其本",或"标本兼治"。

5. 局部与整体

在病变部位附近取穴为局部治疗,根据辨证取有关脏腑经络的穴位为整体治疗。临床上常两者兼治。

（三）针灸疗法种类

1. 针法

其包括体针、头针、水针、电针等。

(1)体针：临床应用最广，主要工具是毫针，一般腧穴均可使用毫针进行针刺。临床上根据部位不同而选择长短粗细不同型号的针具。

(2)头针：在头部的特定区域运用针刺防治疾病的一种方法，主要用于脑源性疾病。

(3)水针：又称穴位注射，将药水注入穴位内，通过针刺和药物对穴位的双重刺激作用而达到治疗疾病的作用。

(4)电针：是在针刺产生针感后，接上电针治疗仪，选择所需的波形、频率，调节刺激强度使患者出现酸、胀、麻、重的感觉。治疗范围广泛，常用于各种痛证和麻痹性疾病、脏腑功能失调、神经功能损伤、瘫痪、软组织损伤等疾病。

2. 灸法

常用的灸法有艾炷灸、艾条灸和温针灸等。

(1)艾炷灸：又分直接灸和间接灸两类。临床多用间接灸，即将艾炷通过其他药物与皮肤隔开，如以生姜片间隔称隔姜灸，以食盐间隔称隔盐灸。

(2)艾条灸：分为温和灸和雀啄灸。温和灸是将艾灸一端点燃，对准施灸部位，约距皮肤 2～3cm 左右，进行熏烤，使患者局部有温热感而无灼痛为宜。雀啄灸是将艾条燃着的一端，与施灸部位并不固定在一定距离，而是像鸟雀啄食一样，一上一下地移动，也可均匀地向左右方向移动或反复旋转施灸。

(3)温针灸：是针刺与艾灸同时使用的一种方法。使用时既留针又施灸，即在针刺得气后将艾绒捏在针柄上点燃，直到艾绒燃完为止，或用一段长为 2cm 左右的艾条插在针柄上，点燃施灸，使热力通过针身传入体内，达到治疗目的。

（四）基本针刺手法

1. 进针法

常用的有以下几种。

(1)指切进针法：左手拇指或食指端切按在腧穴位置的旁边，右手持针紧靠左手指甲缘将针刺入皮肤内，此法适用于短针。

(2)夹持进针法：左手拇、食指持捏消毒棉球夹住针身下端，将针尖固定在所刺腧穴的皮肤表面，右手捻动针柄，将针迅速刺入皮肤，此法适用于长针。

(3)提捏进针法：用左手拇、食指将针刺部位的皮肤捏起，右手持针，从捏起的上端将针刺入，适用于肌肉较薄部位的腧穴。

（4）舒张进针法：用左手拇、食指将针刺部位的皮肤向两侧撑开，使皮肤绷紧，右手持针，使针从左手的拇、食指的中间刺入，此法适用于皮肤松弛的部位。

2．行针法

其包括提插法和捻转法。

（1）提插法：针刺达到一定深度后，将针由深层提至浅层，再由浅层插向深层，再皮下至基层，如此反复的上提下插进行。下插与上提的幅度、速度相同，不分层操作，如此一上一下均匀地提插动作，为单式提插法。另有复式提插法，可结合呼吸或捻转法来进行。提插幅度大，频率慢，刺激量就小，但不能插提幅度过大，使深部组织受损害，以提插幅度 1～1.5cm 为宜。施术时可根据患者体质、年龄与腧穴部位，调节提插强度。肌肉少的穴位不宜用提插。

（2）捻转法：针体进入穴位一定深度以后，用拇指和食指夹持针柄，用中指微顶针体，通过拇、食指的来回旋转捻动，反复交替而使针体捻转。捻转时，拇指与食指用力必须平均，其幅度、速度因人而异。捻转是以拇指和食指末节的指腹部来回捻转。捻转角度大而且频率快的，刺激量就大；捻转角度小而且频率慢的，刺激量就小。但捻转角度不要超过 360°，更不能单向捻转，以防肌纤维缠绕针身而发生疼痛。捻转幅度一般掌握在 180°左右，最大限度控制在 360°以内。捻转时，忌单向连续转动，否则易造成滞针。手法应轻快自然，有连续交替性，不要在左转与右转间有停顿。重要脏器附近不宜施捻转法。

（五）针刺处方

根据病情进行辨证后选择适当的腧穴和针刺方法，并加以配伍而成的处方称为针刺处方。

1．选穴原则

基本原则是"循经取穴"。常用的方法有以下几种。

（1）近部取穴：选取疾病部位或附近的穴位进行治疗，此法应用非常广泛。

（2）远部取穴：选取通过病变部位的经络或与之相关的经络远端穴位进行治疗。经常选取肘膝关节以下的特定穴。如胃痛取足三里，腰痛取委中、昆仑，头痛取太冲等。

（3）随证取穴：有些疾病可表现出全身的症状，此时就必须针对症状选取有特定作用的穴位进行治疗，发热用大椎、曲池、合谷，呃逆用膈俞、内关，失眠用神门、三阴交、安眠等。

2．配穴方法

在上述选穴的基础上，通常不是采取单独的一种方法取穴，而是根据不同的病情选择具有协调作用的一组穴位加以配伍应用，常用的方法有远近配穴法、前后配穴法、上下配穴法、左右配穴法,临床上应用比较灵活。

3. 行针与得气

行针是指进针后,为了使患者产生针刺感应而行使的各种针刺手法。得气亦称针感,是指将针刺入腧穴后,针刺部位所产生的经气感应。一般得气时,患者会出现酸、麻、胀、重等感觉,部分患者有不同程度的沿着经脉循行方向或某一特定部位的感应扩散及传导的感觉。施针者会感到针下有沉、紧、涩的感觉。

4. 注意事项

(1)适应证:虽然针灸适应证很广,但对有出血倾向或损伤后出血不止者要慎用;对年老、体弱、脑出血早期的患者不宜强刺激;小儿囟门未闭时局部不宜实施头针,以免刺伤脑组织;怀孕三个月内不宜针刺小腹部腧穴,怀孕三个月以上者,腹部、腰骶部腧穴不宜针刺。

(2)针刺体位:针刺时尽量采取卧位,针刺后不宜改变体位,以免造成弯针、滞针和断针;对于出现晕针、气胸、断针、血肿等异常情况,必须马上出针并对症处理;对于弯针、滞针,不能强行出针,要消除紧张因素,使肌肉放松后顺着方向缓慢出针。

(3)针刺深度:对于胸、背、腰、胁、腹、头面、颈、脊椎、眼等内部有重要器官的部位,针刺时要严格掌握针刺的角度、深度,避免大幅度的提插捻转和长时间的留针以免刺伤内部的脏器;对于尿潴留的患者在针刺小腹部的穴位时,要掌握适当的针刺方向、角度、深度等,以免误伤膀胱等器官出现意外事故。进针时如果患者出现类似触电的感觉,应将针稍微退出一点以免损伤神经。

（六）常见病针刺处方

1. 脑血管意外

体针取患侧肩髃、臂臑、曲池、手三里、外关、合谷、环跳、伏兔、风市、足三里、血海、阳陵泉、三阴交、解溪、太冲。头针取对侧的感觉区、运动区、言语二区、言语三区或病灶对应区域围刺。

2. 颅脑外伤

可参考脑血管意外,但对于做了颅脑手术尤其是有颅骨缺如的,选择针刺头针区域时要避开病灶。

3. 小儿脑瘫

双侧运动区、四神聪用电针。针刺患侧用体针(参考脑血管意外)。语言障碍加廉泉。

4. 缺氧缺血性脑病

双侧运动区、四神聪、风池、曲池、合谷、肾俞、足三里、三阴交。

5. **颈椎病**

颈夹脊、风池、天柱、大椎、臂臑、曲池、合谷、列缺、阿是穴。

6. **肩周炎**

肩三针、臂臑、天宗、阿是穴、曲池等。

7. **腰腿痛**

肾俞、大肠俞、关元俞、小肠俞、腰椎华佗夹脊、秩边、环跳、承扶、殷门、风市、委中、承山、阳陵泉、昆仑，用电针。可加穴位注射。

8. **面神经麻痹**

阳白、四白、翳风、风池、攒竹、丝竹空、地仓、颊车、颧髎、迎香、承浆。

9. **三叉神经痛**

第一支取攒竹、鱼腰、丝竹空、阳白。第二支取四白、颧髎、下关、迎香。第三支取下关、夹承浆、颊车。远端可选合谷、内庭、中渚。

10. **截瘫**

相应损伤部位的夹脊穴。上肢瘫加肩髃、臂臑、曲池、手三里、外关、合谷。下肢瘫加髀关、伏兔、梁丘、足三里、血海、解溪、三阴交、环跳、风市、阳陵泉、昆仑、殷门、委中、太溪。大小便失禁加肾俞、八髎、长强、膀胱俞、中极、天枢、支沟。

二、现代康复疗法

在现代康复治疗中物理治疗是主要手段。物理治疗是使用电、光、声、磁、冷、热、水、力等，目的是促进功能恢复与重建。本节主要介绍运动疗法、光疗法、水疗法和冷疗法。

【运动疗法】

（一）分类

运动治疗的内容丰富，分类方法也很多。例如，根据动力来源分为主动运动和被动运动，根据能源消耗分为放松性运动、力量性运动、耐力性运动，根据作用部位分为局部运动和整体运动，根据治疗时是否使用器械分为徒手运动和器械运动，根据组织形式分为个人治疗和小组治疗，根据肌肉收缩的形式分为等长运动、等张运动和等速运动。本节对各种分类方法的内容作综合介绍。

1. **主动运动**（active movement）

肌肉主动收缩所参与的运动称为主动运动。根据运动时有无外力的参与又分为随意运动、助力运动和抗阻力运动。

（1）随意运动（voluntary movement）：运动时没有任何外力（包括手力或器械力）的参与，动作完全由肌肉的主动收缩来完成。例如，自己活动四肢关节，行走，做各种医疗体操,传统医学中的太极拳锻炼,日常生活活动训练等。

(2)助力运动(assisted movement):运动时部分由患者主动收缩肌肉,部分需要借助于外力的帮助来完成。外力可以来自于机械(如滑轮、悬吊等),也可以来自于健侧肢体或他人的帮助。例如,四肢骨折患者利用悬吊带将骨折肢体托起,以去除重力的作用来完成肢体的活动;周围神经损伤患者借助于滑轮的帮助,由健侧肢体拉动滑轮来帮助患侧肢体抗重力活动,再让患侧肢体进行重力活动,以进行关节活动或肌肉力量训练;偏瘫患者用健侧手帮助患侧上肢活动或在他人的帮助下做患侧肢体的活动。

(3)抗阻力运动(resisted movement):运动时必须克服外部的阻力才能完成,又称为负重运动。阻力可以来自于器械或手力,多用于肌肉的力量训练和耐力训练。例如,四肢骨折或周围神经损伤后,利用哑铃或沙包训练肌肉力量,利用下肢训练椅训练股四头肌肌力,利用弹力带训练肢体肌力。

2. 被动运动(passive movement)

运动时肌肉不收缩,肢体处于放松状态,完全不用力,动作的整个过程由外力来完成。外力可以来自于器械或手力,例如,下肢关节手术后早期利用持续性被动活动治疗仪(continuing passive motion,CPM),瘫痪患者的瘫痪肢体在健侧手或他人的帮助下活动,各种手法治疗等。

3. 等长运动(isometric movement)

肌肉收缩时肌肉的张力明显增加,但关节不产生肉眼可见的运动(肌肉的长度没有变化),又称为等长收缩或静力性收缩(static contraction),主要用于骨科疾患的康复治疗。例如,肢体被固定后或手术后的患侧肢体的肌肉收缩,腰背痛患者的肌肉力量训练等。实际上,由于人体骨骼肌纤维长短不一,即使是等长运动,肌纤维也会发生长度的改变,因此,没有绝对的等长运动。

4. 等张运动(isotonic movement)

肌肉收缩时张力基本保持不变,但肌纤维长度缩短或延长,由此导致关节发生肉眼可见的运动,又称为动力性收缩。根据肌肉收缩时肌纤维长度变化的方向,等张运动又分为以下两种。

(1)向心性等张运动(concentric isotonic movement):主要指主动肌的收缩。肌肉收缩时,肌肉的两端相互接近,肌纤维的长度变短,又称为向心性缩短(concentric shortening)。如屈肘时的肱二头肌收缩,伸膝时的股四头肌收缩。

(2)离心性等张运动(eccentric isotonic movement):主要指拮抗肌的收缩。肌肉收缩时,肌肉的两端距离逐渐分开,肌纤维的长度被拉长,又称为离心性延伸(eccentric lengthening)。如伸肘时的肱二头肌收缩,下蹲时的股四头肌收缩等。

5. **等速运动**（isokinetics）

利用专门设备,根据运动过程的肌力大小变化调节外加阻力,使整个关节依照预先设定的速度运动,而在运动过程中只有肌肉张力和力矩输出的增加。与等长运动和等张运动相比,等速运动的最大特点是运动中速度是固定的,而阻力是变化的,在整个运动过程中所产生的阻力与所作用的肌群力量呈正比,即肌肉在运动过程中的任何一点都能产生最大的力量。

6. **放松性运动**（relaxation）

以放松肌肉和精神为主要目的的运动,如医疗步行、做医疗体操、做保健按摩、打太极拳等。一般适合于心血管和呼吸系统疾病的患者、精神紧张者、老年人及体弱者。

7. **力量性运动**（strengthening exercise）

属于抗阻力运动(resisted training),以增加肌肉力量为主要目的,如各种持器械医疗体操,抗阻力训练(沙袋、实心球、哑铃、拉力器等)。一般适合于骨骼肌和外周神经损伤引起的肌肉力量减弱。

8. **耐力性运动**（endurance training）

以增加心肺功能为主要目的,如医疗步行、骑自行车、游泳,适合于心肺疾患及需要增加耐力的体弱患者。

9. **局部运动和整体运动**

前者是指以改善局部功能为主的运动,如四肢骨折患者的关节活动训练,周围神经损伤患者的肌肉力量训练,局部按摩,手法治疗等。后者是指以恢复体力,提高身体素质为主的运动治疗,如有氧运动、健身训练、医疗体操等。

10. **徒手运动和器械运动**

前者包括各种徒手医疗体操、关节活动训练、手法治疗、有氧训练、传统医学中的太极拳等;后者包括各种器械体操、肢体悬吊牵引、肌力训练如利用等速治疗仪等。

11. **个人治疗和小组治疗**

个人治疗是指治疗人员为患者制定好运动处方后,由患者自己完成或治疗者与患者之间"一对一"完成的治疗。例如,用于偏瘫患者肢体功能恢复的神经发育疗法(neurodevelopment treatment,NDT),用于骨关节损伤患者的按摩或关节松动手法治疗等。小组治疗(group)是指治疗人员将病情相同或类似的患者组织起来进行同一目的的治疗,如儿童脑瘫的引导式教育(conductive education),腰腿痛患者的背痛学校(back school)等。

（二）治疗作用

运动疗法是按照科学性、针对性、循序渐进的原则,最大限度地恢复或改善患者已经丧失或减弱的器官功能,预防和治疗肌肉萎缩、关节僵硬等并发症。其治疗作用主要有以下几个方面。

1. 维持和改善运动器官的功能

运动治疗可以促进全身血液循环,增加骨骼肌肉系统的血液供应,促进关节滑液的分泌,牵伸挛缩和粘连的软组织,维持和改善关节活动范围,提高和增强肌肉的力量和耐力,改善与提高平衡和协调能力,预防和延缓骨质疏松。因此,对维持和改善运动器官的形态和功能具有重要的作用。

2. 增强心肺功能

运动时由于肌肉需要做功,消耗了身体内部的能源底物,促进了器官的新陈代谢,其水平高于休息水平几倍、几十倍,增加的程度与运动的强度成正比。运动时,大量的血液流向肌肉,心肺的功能活动也相应地增加以适应机体的需要。例如,心率加快,心输出量增加,呼吸加深、加快,胸廓和横膈的活动幅度增大。

3. 促进代偿功能的形成和发展

对某些经过系统运动治疗、其功能仍难以完全恢复的患者,通过对健侧肢体或非损伤组织的训练,可以发展代偿能力,以补偿丧失的功能。例如,偏瘫或截瘫患者经过正规的运动疗法治疗后,患肢功能仍未恢复,此时,通过训练代偿能力,可以达到最大限度地生活自理。

4. 提高神经系统的调节能力

运动是一系列生理性条件反射的综合,适当的运动可以保持中枢神经系统的兴奋性,改善神经系统反应性和灵活性,维持正常功能,发挥对全身各个脏器的调整和协调能力。

5. 增强内分泌系统的代谢能力

主动运动可以促进糖代谢,减少胰岛素分泌,维持血糖水平;增加骨组织对矿物质(如钙、磷)的吸收。因此,适当运动已经成为糖尿病、骨质疏松症的基本治疗方法之一。

（三）适用范围

运动疗法的适用范围很广,根据国内外的研究及临床资料显示,下列疾病可以通过运动疗法获得比较满意的效果。

1. 神经系统疾病

其包括脑血管意外、颅脑外伤、脑性瘫痪、脊髓炎症或损伤、周围神经损伤、神经衰弱等。

2. 运动器官疾病

其包括四肢骨折或脱位、脊柱骨折、关节手术后、颈肩腰腿痛、脊柱畸形、关节炎、烧伤后疤痕形成、骨质疏松等。

3. 内脏器官疾病

其包括高血压、冠心病、动脉硬化、支气管炎、肺气肿、支气管哮喘、内脏下垂、消化性溃疡、内脏手术后等。

4. 代谢障碍性疾病

其包括糖尿病、高脂血症、肥胖等。

5. 其他

肿瘤经药物或手术治疗后、艾滋病、戒毒后等。过去认为疾病的急性期或重症患者不适宜实施运动疗法，现在看来，这是将运动疗法与体育运动等同的错误观点。从现代运动治疗学的范畴来看，疾病的急性期或因各种原因卧床的重症患者，仍然可以实施适当的运动疗法。例如，对昏迷患者（如颅脑外伤或脑血管意外）可以做肢体的被动运动，以预防关节挛缩和肢体僵硬；急性心肌梗死急性期患者可以自己完成远端肢体小关节的主动运动，以改善肢体的血液循环，防治静脉血栓形成。因此，疾病的急性期或重症患者同样可以实施运动疗法，关键在于选择好适当的治疗项目，掌握好适宜的运动量。

对一些强度比较大的运动治疗，特别是全身性的主动运动，如医疗体操、医疗行走、肌肉力量训练、耐力训练等。运动疗法的相对禁忌证主要为感染性疾病、发热（体温 38℃以上，血白细胞数量明显增加）、器官功能失去代偿、严重衰弱等。

（四）常用运动疗法

1. 关节活动技术

关节活动技术主要用于改善和维持关节的活动范围，以利于患者完成功能性活动。常用的方法根据是否借助外力分为主动运动、主动助力运动和被动运动 3 种；根据是否使用器械分为徒手运动和器械运动 2 种。

（1）主动运动：可以促进血液循环，具有温和的牵拉作用，能松解疏松的粘连组织，牵拉挛缩不严重的组织，有助于保持和增加关节活动范围。最常用的是各种徒手体操，一般根据患者关节活动受限的方向和程度，设计一些有针对性的动作，内容可简可繁，可以个人练习，也可以将有相同的患者分组集体练习。主动运动适应面广，不受场地限制，缺点是运动强度一般不太大，在重度粘连和挛缩时治疗作用不太明显。

（2）主动助力运动：常用的有器械练习和悬吊练习。

器械练习：利用杠杆原理，以器械为助力，带动活动受限的关节进行活动。应用时应根据病情及治疗目的，选择相应器械，如体操棒、火棒、肋木，以及针对四肢关节活动障碍而专门设计的练习器械，如肩关节练习器、肘关节练习器、踝关节练习器等。器械练习可以个人参加,也可以小组集体进行,由于趣味性大,患者很愿意参加。

悬吊练习:利用挂钩、绳索和吊带组合将拟活动的肢体悬吊起来,使其在去除肢体重力的前提下主动活动,类似于钟摆样运动。悬吊练习的固定方法可以分为两种:一种为垂直固定,固定点位于肢体重心的上方,主要用于支持肢体;一种是轴向固定,固定点位于关节的上方主要是使肢体易于活动。

滑轮练习:利用滑轮和绳索,以健侧肢体帮助对侧肢体活动。

(3)被动运动:根据力量来源分为两种:一种是由经过专门培训的治疗人员完成的被动运动,如关节可动范围内的运动和关节松动技术;一种是借助外力由患者自己完成的被动运动,如滑轮练习、关节牵引、持续性被动活动等。

关节可动范围运动:治疗者根据关节运动学原理完成的关节各个方向的活动,具有维持关节现有的活动范围、预防关节挛缩的作用。

关节松动技术:利用关节的生理运动和附属运动被动活动患者关节,以达到维持或改善关节活动范围,缓解疼痛的目的。常用手法包括关节的牵引、滑动、滚动、挤压、旋转等。

持续性被动活动(continuous passive motion,CPM):由加拿大著名骨科医生Albert Robert 在 1970 年提出并运用于临床的一种治疗方法,该方法是利用机械或电动活动装置,使手术肢体在术后能进行早期、持续性、无疼痛范围内的被动活动。实验证明,CPM 可以促进伤口的愈合和关节软骨的修复和再生,加快关节液的分泌和吸收,促进关节周围软组织的血液循环和损伤软组织的修复。临床实践证明,CPM 可以缓解疼痛,改善关节活动范围,防止粘连和关节僵硬,消除手术和制动带来的并发症。

2. 关节松动技术(joint mobilization)

关节松动技术是指治疗者在关节活动允许范围内完成的一种针对性很强的手法操作技术,具体应用时常选择关节的生理运动和附属运动作为治疗手段。关节的生理运动(physiological movement)是指关节在生理范围内完成的运动,可主动或被动完成,在关节松动技术中属于被动运动;关节的附属运动(associate movement)是指关节在自身及其周围组织允许的范围内完成的运动,是维持关节正常活动不可缺少的一种运动,一般不能主动完成,需他人或本人对侧肢体帮助才能完成。关节松动技术类似于我国传统医学中的手法治疗(推拿术或按摩术),但在理论体系、手法操作及临床应用中,二者均有较大的区别。

(1)手法等级:关节松动技术将操作时的手法分为 4 级。Ⅰ级:治疗者在关节活动的起始端,小范围、节律性地来回推动关节。Ⅱ级:治疗者在关节活动允许范围内,大范围、节律性地来回推动关节,但不接触关节活动的起始端和终末端。Ⅲ

级:治疗者在关节活动允许范围内,大范围、节律性地来回推动关节,每次均接触到关节活动的终末端,并能感觉到关节周围软组织的紧张。Ⅳ级:治疗者在关节活动的终末端,小范围、节律性地来回推动关节,每次均接触到关节活动的终末端,并能感觉到关节周围软组织的紧张。

上述4级手法中,Ⅰ、Ⅱ级用于治疗因疼痛引起的关节活动受限;Ⅲ级用于治疗关节疼痛并伴有僵硬;Ⅳ级用于治疗关节因周围组织粘连、挛缩而引起的关节活动受限。手法分级范围随着关节可动范围的大小而变化,当关节活动范围减少时,分级范围相应减小,当治疗后关节活动范围改善时,分级范围也相应增大。

(2)治疗作用:主要表现在三个方面,即缓解疼痛,改善关节活动范围,增加本体反馈。当关节因肿胀或疼痛不能进行全范围活动时,关节松动可以促进关节液的流动,增加关节软骨和软骨盘无血管区的营养,缓解疼痛;同时防止因活动减少引起的关节退变,这是关节松动技术的力学作用。关节松动技术的神经作用表现在可以抑制脊髓和脑干致痛物质的释放,提高痛阈。动物实验及临床均发现,关节不活动可以引起组织纤维增生,关节内粘连,肌腱、韧带和关节囊挛缩。关节松动技术,特别是Ⅲ、Ⅳ级手法,由于直接牵拉了关节周围的软组织,因此,可以保持或增加其伸展性,改善关节的活动范围。

(3)临床应用:关节松动技术主要适用于任何因力学因素(非神经性)引起的关节功能障碍,包括关节疼痛、肌肉紧张及痉挛;可逆性关节活动降低;进行性关节活动受限;功能性关节制动。对进行性关节活动受限和功能性关节制动,关节松动技术的主要作用是维持现有的活动范围,延缓病情发展,预防因不活动引起的其他不良影响。禁忌证主要为关节活动已经过度、外伤或疾病引起的关节肿胀(渗出增加)、关节的炎症、恶性疾病以及未愈合的骨折。

3. 软组织牵拉技术

牵拉或称牵张(stretching),是指拉长挛缩或短缩软组织的治疗方法,其目的主要为改善或重新获得关节周围软组织的伸展性,降低肌张力,增加或恢复关节的活动范围,防止发生不可逆的组织挛缩,预防或降低躯体在活动或从事某项运动时出现的肌肉、肌腱损伤。牵引(contraction)虽然也具有牵拉软组织的作用,但与牵拉的最大区别在于牵引主要作用于关节,是通过力学的原理来增大关节的间隙,达到治疗目的,而牵拉主要作用于软组织。

(1)牵拉种类:根据牵拉力量来源、牵拉方式和持续时间,可以把牵拉分为手法牵拉、器械牵拉和自我牵拉三种。

手法牵拉:治疗者对发生紧张或挛缩的组织或活动受限的关节,通过手法牵拉,并通过控制牵拉方向、速度和持续时间,来增加挛缩组织的长度和关节活动范围。与关节的被动活动不同,被动牵拉是使活动受限的关节活动范围增大,而关节的被动活动是在关节活动未受限、可利用的范围内进行活动,目的是维持关节现有的活动范围,但无明显增加关节活动范围的作用。与机械被动牵拉相比,手法被动牵拉是一种短时间的牵拉,一般每次牵拉持续 10～15s,重复 3～4 次。这种牵拉不容易引起肌肉的牵拉反射和增加已经被拉长了的肌肉张力,有时也称为静态牵拉。

机械装置被动牵拉:利用小强度的外部力量,较长时间作用于缩短组织的一种牵拉方法。其牵拉力量通过重量牵引、滑轮系统或系列夹板而发生作用。牵拉时间至少要 20min,甚至数小时,才能产生治疗效果。

自我牵拉:由患者自己完成的一种肌肉伸展性训练,可以利用自身重量作为牵拉力量。

此外,在牵拉治疗中,还常常使用主动抑制的方法,即在牵拉肌肉之前,患者有意识地放松该肌肉,使肌肉收缩机制受到人为地抑制,此时进行牵拉的阻力最小。这种牵拉主要用于肌肉的神经支配完整,患者能自主控制的情况下,而对那些由于神经肌肉障碍引起的肌无力、痉挛或瘫痪,则无太大作用。临床上常用的主动抑制方法有收缩-放松;收缩-放松-收缩;拮抗肌收缩。

(2)临床应用:凡是由于软组织挛缩、粘连或疤痕形成,引起肌肉、结缔组织和皮肤缩短,关节活动范围降低均可采用牵拉治疗。当肌无力和拮抗肌紧张同时存在时,先牵拉紧张的拮抗肌,再增强无力肌肉的力量。牵拉的禁忌证主要为关节内或关节周围组织有炎症,如结核、感染,特别是在急性期,新近发生的骨折、肌肉韧带损伤,组织内有血肿或有其他创伤,神经损伤或神经吻合术后 1 个月内,关节活动或肌肉被拉长时剧痛,严重的骨质疏松。此外,当挛缩或缩短的组织具有维持关节的稳定性或使肌肉保持一定力量,增加功能活动的作用时,牵拉应慎重,特别是截瘫或肌肉严重无力的患者。

(3)注意事项:①牵拉前先评估患者,了解关节活动受限的原因是软组织引起的还是关节本身所致,并了解牵拉这些结构的可能性及实际价值;②患者尽量保持在舒适、放松的体位,被牵拉部位处于抑制反射、易于牵拉的肢体位,牵拉局部可先用热疗,以增加组织的伸展性以及降低发生损伤的可能性;③牵拉力量的方向应与肌肉紧张或挛缩的方向相反。先在关节可动范围内缓慢活动肢体到受限处,然后固定关节近端,牵拉远端,以增加肌肉长度和关节的活动范围;④避免过度牵拉已长时间制动或不活动的组织、肿胀的组织或肌力较弱的肌肉。

4. 肌力训练技术

肌力是肌肉在收缩时所表现出来的能力,以肌肉最大兴奋时所能负荷的重量来表示。肌肉作最大收缩时产生的最大张力,称为肌肉的绝对肌力,以肌肉能承受的重量来表示。肌力训练是根据超量负荷(over load)的原理,通过肌肉的主动收缩来改善或增强肌肉的力量。

肌力分为六级,见表 9-1。

表 9-1　肌力的分级

级别	标准	描述
0 级	肌肉完全麻痹	触诊肌肉完全无收缩力
Ⅰ 级	肌肉有主动收缩力,但不能带动关节活动	可见肌肉轻微收缩
Ⅱ 级	可以带动关节水平活动,但不能对抗地心引力	肢体能在床上平行移动
Ⅲ 级	能对抗地心引力做主动关节活动,但不能对抗阻力	肢体可以克服地心吸收力,能抬离床面
Ⅳ 级	能对抗较大的阻力,但比正常者弱	肢体能做对抗外界阻力的运动
Ⅴ 级	正常肌力	肌力正常,运动自如

增强肌力的方法很多,根据肌肉的收缩方式可以分为等长运动和等张运动;根据是否施加阻力分为非抗阻力运动和抗阻力运动。非抗阻力运动包括主动运动和主动助力运动,抗阻力运动包括等张性(向心性、离心性)、等长性、等速性抗阻力运动。

(1)主动助力运动:根据助力来源分徒手助力和悬吊助力运动。

徒手助力运动:当肌力为 1 级或 2 级时,治疗者帮助患者进行主动锻炼。随着主动运动能力的改善,治疗者逐渐减少帮助。

悬吊助力运动:运动利用绳索、挂钩、滑轮等简单装置,将运动肢体悬吊起来,以减轻肢体的自身重量,然后在水平面上进行运动锻炼。助力可以来自通过滑轮的重物或治疗者徒手施加,助力大小根据患者肢体的肌力而定。悬吊助力运动适合于肌力 2 级或稍低。

(2)主动运动:当肌力 3 级或以上时,让患者将需训练的肢体放在抗重力的位置上,进行主动运动。

(3)抗阻力运动:是克服外加阻力的主动训练方法,常用于肌力已达到 3 级或以上。根据肌肉收缩类型分为抗等张阻力运动(也称为动力性运动)、抗等长阻力运动(也称为静力性运动)以及等速运动。

抗等张阻力运动:肌肉在抵抗阻力收缩时,长度缩短(向心性)或被拉长(离心性),关节发生运动。根据肌力的大小,可采取徒手或借助器械加阻力。①抗徒手阻力运动时,治疗者施加阻力的方向与运动肢体成直角,施加阻力的大小、部位与时间应根据肌力大小、运动部位而变化。②抗机械阻力运动时阻力可以用沙袋、哑铃、墙壁拉力器或专用的肌力练习器等。重物可以直接固定在关节的远端,或通过滑轮、绳索固定,这种方法一般用于肌力4级或4级以上的肌力训练。根据经验,重量大,重复次数少,有利于发展肌力;重量中等,重复次数多,有利于发展肌肉耐力。

抗等长阻力运动:肌肉收缩时,没有可见的肌肉缩短或关节运动。虽然肌肉没有做功(功=力×距离),但肌肉能产生相当大的张力,由此能增加力量。由于等长运动时无关节活动,力量增加的范围只能在完成收缩的位置上。因此,为了增加关节活动全范围内的肌力,必须把关节置于不同角度的位置上训练,每次抗阻力维持5~10s为宜。与等张运动相比,等长运动产生的张力比最大等张向心性收缩大,但小于最大等张离心性收缩。

等速运动(isokinetics):又称为可调节抗阻力运动(accommodating resistance training)、恒定速度运动(constant velocity training),由美国学者 Hislop 和 Per-rine 于1967年首先提出,60年代末出现等速肌力测试训练仪,其后发展迅速,至今已有多种形式。例如 Cybex,Biodex,Kin-com,Lido 等。等速运动的概念最早是在70年代被介绍到我国,当时曾被译为"等动运动",由于 isokinetics 的本意是指肌肉收缩时肢体移动的角速度不变,因此,目前统一译为"等速运动"。

等速测试系统主要由操作系统和电子计算机处理系统部分组成。操作系统可以提供肢体在预定速度下进行肌肉力量的测试;电子计算机处理系统可以记录不同运动速度下、不同关节活动范围内,某个关节周围拮抗肌群的肌肉峰力矩、爆发力、耐力、功率、达到峰力矩的时间、角度、标准位置和标准时间下的力矩、屈/伸比值、双侧同名肌肉的力量相差值、肌力占体重的百分率等一系列数据,这些数据除了等速肌力测试外,其他测试方法均难以获得。因此,适用于脊柱和四肢肌肉的力量测试和训练,运动系统损伤的辅助诊断和预防,康复训练的疗效评定等。

(4)注意事项:由于人体各关节的每一运动,都是由几组肌群分工合作,而不是由一块肌肉单独收缩完成,因此,康复治疗中的肌力训练通常是训练一组肌群,而不是一块肌肉。训练中需要注意以下事项。

心血管反应:等长抗阻力运动,特别是抗较大阻力时,具有明显的升压反应。加之等长运动同时常伴有闭气,容易引起 Valsalva 效应,对心血管造成额外负荷。因此,有高血压、冠心病或其他心血管疾病者应禁忌在等长抗阻运动时过分用力或闭气。

选择适当的训练方法:增强肌力的效果与选择的训练方法恰当直接有关。训练前,应先评估训练部位的关节活动范围和肌力是否受限及其程度,根据肌力等级选择运动方法。

阻力施加及调整:阻力通常加在需要增强肌力的肌肉远端附着部位,以较小的力量产生较大的力矩。例如,增加三角肌前部肌纤维的力量时,阻力应加在肱骨远端。但在肌力稍弱时,也可靠近肌肉附着的近端。阻力的方向总是与肌肉收缩使关节发生运动的方向相反。每次施加的阻力应平稳,非跳动性。

掌握好运动量:肌力训练的运动量以训练后第二天不感到疲劳和疼痛为宜。根据患者全身状况(素质、体力),局部状况(关节活动、肌力强弱),选择的训练方法,每天训练 1～2 次,每次 20～30min,可以分组练习,中间休息 1～2 分钟。

5.神经生理治疗技术(neurophyisological therapy)

常用的为神经发育疗法(neurodevelopment treatment,NDT)和运动再学习技术(motor relearning program,MRP)。

神经发育疗法是 20 世纪 40 年代开始出现的治疗脑损伤后肢体运动障碍的方法,其典型代表为 Bobath 技术、Brunnstrom 技术、Rood 技术、Kabat-Knott-Voss 技术(又称为 PNF 技术),这些技术具有以下共同特点。①治疗原则:以神经系统作为治疗重点对象,将神经发育学、神经生理学的基本原理和法则应用到脑损伤后运动障碍的康复治疗中。②治疗目的:把治疗与功能活动特别是 ADL 结合起来,在治疗环境中学习动作,在实际环境中使用已经掌握的动作并进一步发展技巧性动作。③治疗顺序:按照头—尾,近端—远端的顺序治疗,将治疗变成学习和控制动作的过程。在治疗中强调先作等长练习(如保持静态姿势),后作等张练习(如在某一姿势上作运动);先练习离心性控制(如离开姿势的运动),再练习向心性控制(如向着姿势的运动);先掌握对称性的运动模式,后掌握不对称性的运动模式。④治疗方法:应用多种感觉刺激,包括躯体、语言、视觉等,并认为重复强化训练对动作的掌握、运动控制及协调具有十分重要的作用。⑤工作方式:强调早期治疗、综合治疗以及各相关专业的全力配合如物理治疗(PT)、作业治疗(OT)、语言治疗(ST)、心理治疗以及社会工作者等的积极配合;重视患者及其家属的主动参与,这是治疗成功与否的关键因素。

运动再学习疗法(motor relearning program,MRP)把中枢神经系统损伤后运动功能的恢复训练视为一种再学习或再训练的过程,以神经生理学、运动科学、生物力学、行为科学等为理论基础,以脑损伤后的可塑性和功能重组为理论依据。其认为实现功能重组的主要条件是需要进行针对性的练习活动,练习的越多,功能重组就越有效,特别是早期练习有关的运动。而缺少练习则可能产生继发性神经萎缩或形成不正常的神经突触。MRP 主张通过多种反馈(视、听、皮肤、体位、手的引导)来强化训练效果,充分利用反馈在运动控制中的作用。

运动再学习疗法由 7 部分组成,包含了日常生活中的基本运动功能。分别为:①上肢功能;②口面部功能;③仰卧到床边坐起;④坐位平衡;⑤站起与坐下;⑥站立平衡;⑦步行。治疗时根据患者存在的具体问题选择最适合患者的部分开始训练,每一部分分为 4 个步骤:①了解正常的活动成分并通过观察患者的动作来分析缺失的基本成分;②针对患者丧失的运动成分,通过简洁的解释和指令,反复多次的练习,并配合语言、视觉反馈及手法指导,重新恢复已经丧失的运动功能;③把所掌握的运动成分与正常的运动结合起来,不断纠正异常,使其逐渐正常化;④在真实的生活环境中练习已经掌握的运动功能,使其不断熟练。

(五)运动处方

对准备接受或参加运动疗法的患者,通常由专科医生通过必要的临床检查和功能评定后,根据所获得的资料和患者的健康状况(如心血管和运动器官的功能水平)、年龄、性别、平时对运动的爱好及对运动治疗的耐受能力,为患者选择一定的运动治疗项目,规定适宜的运动量并注明在运动疗法中的注意事项,称之为运动治疗处方,简称为运动处方。一个完整的运动处方应包括运动治疗项目、运动治疗量以及运动治疗的注意事项 3 方面内容。

1. 运动治疗项目

根据运动疗法的目的,运动治疗项目可以分为以下几类。

(1)耐力性项目:以健身,改善心脏和代谢功能,防治冠心病、糖尿病、肥胖病等为目的。如医疗行走、健身跑、骑自行车、游泳、登山,也可以作原地跑、跳绳、上下楼梯等。耐力性项目一般属于周期性、节律性的运动。在运动强度和运动时间相同的前提下,这些运动项目对提高心脏耐力的效果大致相同。此外,乒乓球、篮球、网球、羽毛球等运动项目对改善心血管的功能也有良好的作用。

(2)力量性项目:以训练肌肉力量和消除局部脂肪为目的。如各种持器械医疗体操,抗阻力训练(沙袋、实心球、哑铃、拉力器等),一般适合于骨骼肌和外周神经损伤引起的肌肉力量减弱。

(3)放松性项目:以放松肌肉和调节神经为主要目的。如医疗步行、医疗体操、保健按摩、太极拳、气功等,多适合于心血管和呼吸系统疾患的患者、老年人及体弱者。

(4)矫正性项目:以纠正躯体解剖结构或生理功能异常为目的。如脊柱畸形、扁平足的矫正体操,增强肺功能的呼吸体操,治疗内脏下垂的腹肌锻炼体操,骨折后的功能锻炼等。

2. 运动治疗量

运动治疗量是指运动治疗中的总负荷量,其大小取决于运动治疗的强度,运动治疗的频度(密度)和运动治疗的总时间,其中,运动治疗的强度是运动处方中定量化的核心。

(1)运动治疗强度:是确定运动治疗量的重要因素,直接影响运动治疗的效果和治疗中的安全性,一般采用以下指标来确定其大小。

心率:是确定运动治疗强度的可靠指标。在制订运动治疗处方时,应注明运动治疗中允许达到的最高心率(maximal heart rate)和应该达到的适宜心率即靶心率(target heart rate)。根据运动治疗中所选择的最高心率,可以将运动治疗量分为大、中、小3种。大运动量相当于最高心率的80%以上,中运动量相当于最高心率的70%,小运动量相当于最高心率的60%。

有条件时最好通过运动试验来确定靶心率,常用自行车功量仪或活动平板。在测试中如出现以下任何一种情况时,其心率即为最高心率。①运动中出现不适症状;②心电图出现 ST 段缺血性下移;③随着运动负荷的增加,血压下降达1.33kPa(10mmHg);④心率达到该年龄允许的最高心率。运动治疗中允许达到的平均心率一般为最高心率的70%～85%,这是一个比较安全、有效的指标。

除了自行车功量仪或活动平板外,也可以通过以下方法计算出运动治疗中的心率指标。

$$极量(最大)心率 = 210 - 年龄$$
$$亚极量心率 = 195 - 年龄$$
$$最大心率 = 休息时心率 + (同年龄组预计的最大心率 - 休息时心率) \times 60\%$$

机体耗氧量:以运动时耗氧量占机体最大耗氧量的百分数为指标。大强度运动耗氧量约为最大耗氧量的70%,中等强度的运动量约为50%～60%,小强度运动约为40%。运动治疗的耗氧量一般占最大耗氧量的40%～60%。

代谢当量(metabolic equivalent):简称梅脱(MET)。1梅脱代表机体静息状态下的代谢率,约为每千克体重每分钟耗氧 3.5mL。世界卫生组织曾对日常生活活动、家务劳动、文娱活动、职业劳动中的代谢当量进行了测定,供制订治疗方案时参考。例如,穿衣脱衣为 1 梅脱,擦玻璃为 3 梅脱,木工作业为 5.5 梅脱等。

主观感觉:运动治疗中的主观感觉是患者身体对运动治疗量的反应。适宜的运动治疗强度是在治疗中患者感觉舒适或稍微有气喘,但呼吸节律不紊乱。

(2)治疗频度:是指每周参与或接受运动治疗的次数。一般小运动治疗量时每日一次;大运动治疗量时可隔日一次,如果间隔的时间超过 3 天,运动治疗效果的蓄积作用就会消失。

(3)治疗持续时间:在很大程度上取决于运动治疗的强度。对耐力性或力量性运动治疗项目,一次运动治疗时间可以分为准备、练习、结束 3 个部分。准备部分通常采用小强度的活动使心肺功能、肌肉韧带以及血压逐渐适应练习部分的运动治疗,避免在突然强大的运动后,发生内脏器官的不适应和肌肉韧带的损伤。训练部分是一次治疗的主要部分,至少维持 20～30min。结束部分主要做一些放松性活动,防止在运动治疗完成后,由于血液聚集于肢体,回心血量减少而出现的的一些心血管症状。

3. 注意事项

虽然运动疗法适应证广,副作用少,但在具体应用时,仍需注意以下几点。

(1)掌握好适应证:运动治疗的效果与适应证是否适当有关。对不同的疾病应选择不同的运动治疗方法,例如,心脏病和高血压的患者应该以主动运动为主,如有氧训练,医疗体操;肺部疾病(如慢性支气管炎,支气管哮喘,肺气肿)应该以呼吸体操为主;慢性颈肩腰腿痛的患者在手法治疗后,常常需要参加一些医疗体操以巩固疗效,预防复发;肢体瘫痪性疾病如偏瘫、截瘫、儿童脑瘫、四肢瘫,除了主动运动之外,大多需要给予"一对一"的治疗,如神经发育疗法、运动再学习技术等。

(2)循序渐进:运动疗法的目的是要改善患者的躯体功能,提高适应能力。因此,在实施运动处方时,内容应该由少到多,程度由易到难,运动量由小到大,使患者逐渐适应。

(3)持之以恒:与其他治疗方法(如手术、药物等)不同,大部分的运动疗法项目需要经过一定的时间后才能显示出疗效,尤其是对年老体弱患者或神经系统损伤的患者,因此,在确定了运动治疗方案后,要坚持经常性才能积累治疗效果,切忌操之过急或中途停止。

(4)个别对待:虽然运动治疗的适应范围很广,但在具体应用时,仍需要根据不同的病种,不同的对象,例如,性别、年龄、文化水平、生活习惯等,制订出具体的治疗方案,即因人而异,因病而异,这样才能取得理想的治疗效果。

(5)及时调整:运动处方实施后,还要根据患者的实施情况,定时评定,了解运动处方是否合适。根据评定的结果,及时调整治疗方案(如内容、持续时间、难易程度等),然后,再次实施,再次评定,再次调整,如此循环,直至治疗方案结束。一个良好的治疗方案应该将评定贯穿于治疗方案之中,即以评定开始,又以评定结束。

(六)运动疗法常用设备

运动治疗离不开器械,运动治疗的器械种类繁多。根据使用的目的可以分为增加关节活动范围的器械、增加肌肉力量的器械、增加平衡与协调能力的器械、增加全身综合素质的器械。根据应用部位可以分为上肢运动器械、下肢运动器械、全身运动器械。有的器械既可以改善关节活动,又可以增加肌肉力量;既可以用于上肢治疗,又可以用于下肢治疗。国内生产的运动治疗器械大多比较简单,使用方便。近年来,随着电子计算机技术在康复医学领域中的渗入,运动治疗器械也从单一功能的机械装置转变为多功能的电子计算机控制系统,用途日益广泛。

1. 上肢运动治疗器械

其包括肩关节练习器、肩梯、肋木、滑轮及吊环组合练习器、墙壁拉力器、上肢悬吊牵引架、前臂旋转练习器、腕屈伸练习器、磨砂板、分指板、重锤手指练习器等。

2. 下肢运动治疗器械

其包括电动站立斜床、站立架、悬吊牵引架、股四头肌练习器、平衡杠、坐式踏步器、踝关节屈伸练习器、步行训练器具（如各种杖、助行器）、步行训练用阶梯等。

3. 综合训练器械

其包括各种功率车（上肢、下肢），平衡训练仪，减重步行训练系统等。

【光疗法】

光具有电磁波和粒子流的特点。光波是电磁波谱中的一部分。光波的波长短于无线电波，按波长排列，光波依次分为红外线、可见光、紫外线三部分。

应用人工光源或日光辐射治疗疾病的方法称为光疗法（phototherapy）。光疗法在伤病的康复治疗中应用广泛。

（一）红外线疗法

1. 概述

红外线是不可见光，在光谱中是光波中波长最长的部分，位于红光之外，故称为红外线。应用红外线治疗疾病的方法称为红外线疗法（infrared therapy）。红外线辐射于人体组织后产生温热效应，故又有热射线之称，红外线疗法属于辐射热疗法。

2. 治疗作用

红外线穿透人体组织的深度很浅，近红外线可达皮下组织，远红外线只达表皮。表浅组织产热后通过热传导或血液传送可使较深层组织温度升高，血管扩张，血流加速，并降低神经的兴奋性，因而有改善组织血液循环、增强组织营养、促进水肿吸收、炎症消散、镇痛、解痉的作用。

3. 治疗技术

采用不可见光的红外线辐射器（主要发射远红外线）或发光的白炽灯与光浴器（主要发射近红外线与少量可见光）。光浴器适用于躯干、双下肢或全身的大面积治疗，一般红外线灯适用于局部病患。治疗时裸露病患部位，使灯头对准治疗部位中心，灯与皮肤距离 30～50～100cm 不等，视灯的功率而异，以患部有舒适的温热感为度。每次治疗 15～20～30min，每日 1～2 次，15～20 次为一疗程。

红外线照射时应严防眼部受红外线辐射，戴防护眼镜或以浸水棉花敷于患者眼部，以免引起白内障或视网膜损伤。

4. 临床应用

（1）适应证：软组织扭挫伤恢复期、肌纤维组织炎、关节炎、神经痛、软组织炎症感染吸收期、术后浸润、伤口愈合迟缓、慢性溃疡、压疮、烧伤、冻伤、肌痉挛、关节纤维性挛缩等。

（2）禁忌证：恶性肿瘤、高热、急性化脓性炎症、急性扭伤早期、出血倾向、活动性结核。

（二）蓝紫光疗法

1. 概述

可见光在光谱中位于红外线与紫外线之间，波长 400～760nm，分为红、橙、黄、绿、青、蓝、紫七色光。蓝紫光是可见光中波长最短的部分，蓝光波长 450～490nm，紫光波长 400～450nm。以蓝紫光治疗疾病的方法称为蓝紫光疗法（blue and violet light therapy），可用于治疗新生儿高胆红素血症的蓝紫光疗法。

2. 治疗作用

蓝紫光照射于人体后皮肤浅层血管扩张，血液中的胆红素吸收蓝紫光后，在光和氧的作用下经过一系列光化学变化，转变为水溶性的、低分子量的、易于排泄的无毒胆绿素，经胆汁，再由尿和粪便排出体外，使血液中过高的胆红素浓度下降。

3. 治疗技术

采用 6～10 支 20W 蓝光荧光灯或白光荧光灯，设置于光浴箱内，距床面70cm，患儿裸露全身，戴防护眼镜接受照射，在 1～3d 内连续照射或间断照射（每照 6～12h，停照 2～4h），蓝紫光总照射时间为 24～48h，白光总照射时间 24～72h。照射过程中每 1h 给患儿翻身一次，使其身体前后面交替照射，注意观察患儿体温、肤色、尿粪颜色，检查血胆红素。如患儿黄疸不退或血胆红素不下降，则应考虑改用其他疗法。

4. 临床应用

适用于新生儿高胆红素血症。

（三）紫外线疗法

1. 概述

紫外线是不可见光，在光谱中是光波中波长最短的部分，位于紫光之外，故称为紫外线。紫外线可分为三段：波长 400～320nm 为长波紫外线，波长 320～280nm 为中波紫外线，波长 280～180nm 为短波紫外线。紫外线作用于人体组织后主要产生光化学效应，故又有光化学射线之称。应用紫外线治疗疾病的方法称为紫外线疗法（ultraviolet therapy）。

2. 治疗作用

紫外线照射于人体皮肤时一部分被反射，一部分被吸收，紫外线穿透人体组织的深度很浅，短波紫外线大部分只达角质层，中、长波紫外线部分可达真皮层。人体组织吸收紫外线后形成血管活性物质，皮下微血管扩张，皮肤照射野出现红斑，红斑持续数天后出现色素沉着,并有脱皮。紫外线被组织吸收后主要有以下治疗作用。

(1)紫外线红斑区皮下微血管扩张,血流量增加,血管通透性提高,促进营养物质和氧的交换及代谢产物和病理产物的排出,吞噬细胞活跃,免疫功能增强,从而使炎症局限、消散。

(2)大剂量紫外线照射可引起 DNA、RNA 破坏,蛋白质分解变性而致细菌死亡。短波紫外线有明显的杀菌作用,以金黄色葡萄球菌、溶血性链球菌最敏感,炭疽杆菌、绿脓杆菌、沙门菌的敏感性差。

(3)紫外线红斑可使感觉神经兴奋性降低,痛阈提高,血液循环增加,使致痛物质排出加快,强红斑在大脑皮质形成的强兴奋灶可干扰、抑制疼痛在大脑皮质的兴奋灶,故有较好的镇痛作用。

(4)多次小量紫外线照射可使组织中的少量蛋白质分解形成组胺,转而刺激细胞产生组胺酶,分解血中过量的组胺而达到脱敏。

(5)小剂量紫外线可刺激 DNA 的合成和细胞分裂,促进肉芽和上皮细胞的生长,加快伤口愈合。大剂量紫外线则破坏 DNA 的合成,抑制细胞分裂,促使细胞死亡。

(6)中、长波紫外线照射可促使人体皮肤中的 7-脱氢胆固醇形成维生素 D_3,维生素 D_3 经肝、肾羟化形成二羟维生素 D_3,促使肠道对钙、磷的吸收以及肾小管对钙、磷的重吸收,保持钙、磷相对平衡,可促进骨盐沉着。

(7)中小剂量紫外线可激活细胞免疫功能,吞噬细胞增多,吞噬能力增强;并可增强体液免疫功能,增加补体、凝集素、调理素,活化 T 细胞、B 细胞。

3. 治疗技术

(1)紫外线灯管由石英玻璃制成,管内充有少量氩气和汞。紫外线治疗灯有两类:高压汞灯又称高压水银石英灯,主要产生中、长波紫外线,有少量短波紫外线,功率 300～500W,用于体表照射;低压汞灯又称冷光水银石英灯,主要产生短波紫外线,有少量中波紫外线,功率 10～15W 者用于体表照射,5～8W 者用于体腔内照射。

(2)紫外线照射的剂量以最小红斑量(minimal erythema dose,MED)表示,即某一紫外线灯管在一定的距离下垂直照射人体一定部位皮肤引起最弱红斑所需要的时间。MED 反映机体对紫外线的敏感性,故又称生物剂量(BD),其计量单位为秒(s)。治疗时以曾对多人测得的对该灯管的平均 MED 或以对患者本人所测得对该灯管的 MED 来计算照射剂量。

(3)紫外线照射的剂量按受照射区皮肤的红斑反应进行分级。照射剂量因不同疾病、不同方法而异。

紫外线照射的剂量分级法及其应用如下。

0级红斑（亚红斑量）：1MED以下，照射后皮肤无明显红斑反应，照射的面积不受限制，用于全身或区域性照射。

Ⅰ级红斑（弱红斑量）：1～3MED，照射后6～8h皮肤出现微弱的红斑反应，24h后消退，皮肤无脱屑，照射面积可达800cm²，用于区域性照射。

Ⅱ级红斑（中红斑量）：4～6MED，照射后4～6h皮肤出现明显的红斑反应，稍肿，轻度灼痛，约2～3d后消退，伴轻度色素沉着，照射面积600～800cm²，用于病灶局部或节段照射。

Ⅲ级红斑（强红斑量）：8～10MED，照射后2h皮肤出现较强的暗红色红斑，水肿，灼痛，4～5d后消退，伴色素沉着，照射面积250～400cm²，用于炎症或疼痛病灶局部。

Ⅳ级红斑（超强红斑量）：10MED以上，照射后2h皮肤出现强烈的暗红色红斑，水肿，出现水疱，剧烈灼痛，5～7d后消退，伴明显色素沉着，照射面积不宜超过30cm²，用于严重感染病灶中心。

人体各部位对紫外线的敏感性不同，腹、胸、腰的敏感性较高，手、足的敏感性较低。人的年龄、性别、肤色、月经、妊娠等不同生理状况对紫外线的敏感性不同。此外，疾病、药物对人体的紫外线敏感性也有影响，如甲状腺功能亢进、高血压、糖尿病、光敏等疾病时以及应用磺胺、四环素、氯丙嗪、光敏剂时机体对紫外线的敏感性升高；甲状腺机能低下、营养不良、严重感染等疾病时以及应用麻醉剂、溴制剂、胰岛素时机体对紫外线敏感性降低。在确定紫外线治疗剂量时应充分考虑这些变异的因素，适当减小或加大照射剂量。

全身紫外线照射按照患者本人的MED计算照射剂量，采用亚红斑量照射。不同情况的成人与小儿的照射治疗有基本、缓慢、加速三种进度，全身分区照射，隔日1次，15～20次为一疗程。

局部紫外线照射时一般根据首次照射后皮肤红斑反应及治疗需要以不同幅度逐步递增每次照射的剂量。治疗严重感染的病灶或伤口时可采用病灶中心加大剂量的"中心重叠照射法"。治疗伤口时应根据创面情况增减剂量。局部紫外线照射每日或隔日1次，中红斑量与强红斑量照射3～5次为一疗程，弱红斑量照射5～10次为一疗程。

（4）体腔内照射通常采用低压冷光紫外线灯，接以合适的石英导子，将石英导子插入体腔内进行照射，照射剂量的掌握原则与体表照射相同，但黏膜部位照射的剂量可加大1倍。

（5）紫外线照射时操作者应戴防护眼镜，患者应戴防护眼镜或以布巾盖眼，以免紫外线损伤眼部，造成结膜角膜电光性眼炎、晶体白内障或视网膜损伤。

(6)紫外线照射时应注意保护皮肤,操作者穿长袖衣、长裤,患者的非治疗部位均应以布巾盖严。局部照射时要严格掌握照射野和照射剂量,不得任意扩大照射野或超量照射,以免引起皮肤过强红斑,甚至出现水疱、糜烂或破坏创面肉芽组织。

4. 临床应用

(1)适应证:①局部照射适用于疖、痈、蜂窝组织炎、丹毒、甲沟炎、睑腺炎、乳腺炎、淋巴结炎、静脉炎、烧伤、伤口感染、慢性溃疡、压疮、急性坐骨神经痛、急性关节炎、急性支气管炎、肺炎、支气管哮喘等;②体腔照射适用于外耳道、鼻、咽、口腔、阴道、直肠、窦道等腔道感染;③全身照射适用于佝偻病、骨软化症、骨质疏松症、过敏症、疖病、免疫功能低下、玫瑰糠疹、斑秃、银屑病、白癜风等。

(2)禁忌证:恶性肿瘤、心肺肝肾衰竭、出血倾向、活动性结核、急性湿疹、红斑性狼疮、日光性皮炎、光敏性疾病、应用光敏药物(光敏诊治时除外)。

【水疗法】

(一)概述

应用水治疗疾病、功能康复的方法称为水疗法(hydrotherapy)。水疗是古老的物理疗法,近年人们进一步研究发展了水疗在康复治疗中的作用。

(二)治疗作用

液态的水可与身体各部分密切接触、传递理化刺激而产生治疗作用。

1. 温度作用

水的比热大、热容量大、导热性强。静止的水通过传导传递热,流动的水通过对流传递热,因此水疗的温热作用强。温水浴与热水浴可使血管扩张充血,促进血液循环和新陈代谢,使神经兴奋性降低,肌张力下降,疼痛减轻。热水浴还有发汗作用。不感温水浴有镇静作用。冷水浴与凉水浴可使血管收缩,神经兴奋性升高,肌张力提高,精力充沛。

2. 机械作用

静水压可增强呼吸运动和气体代谢,可压迫体表静脉和淋巴管,促使血液和淋巴液回流,有利于减轻水肿。水的浮力可使浸入水中的身体、肢体受到向上的力的支托而飘浮起来,还可减轻负重关节的负荷,便于活动和进行运动功能的训练。缓慢的水流对皮肤有温和的按摩作用。水射流对人体有较强的机械冲击作用,可引起血管扩张,张力提高,神经兴奋性增高。

3. 化学作用

水是良好的水溶剂,可以溶解许多物质。水中加入某种药物或气体时,对皮肤、呼吸道具有化学刺激作用,可使机体产生相应的反应。

（三）治疗技术与临床应用

水疗法的种类很多,如冲浴、擦浴、浸浴、淋浴、湿包裹、蒸汽浴、漩涡浴、蝶形槽浴、步行浴、水中运动、水下洗肠等。因所应用的水温、水的成分以及作用方式、作用压力与作用部位的不同,其治疗作用及适应范围也不相同。

1. 浸浴

患者的全身或一部分浸入水中进行治疗的方法称为浸浴(immersion bath)。全身淡水浴时浴盆内注入 2/3 水量(约 200～250L)的淡水,患者半卧于浴盆中,头、颈、胸部在水面之上。

不同个体对温度的感受与耐受略有差异。不同温度浸浴的治疗作用与适应证不同。①温水浴(37℃～38℃)与不感温水浴(34℃～36℃):有镇静作用,适用于兴奋过程占优势的神经症、痉挛性瘫痪等。每次 10～20min,每日 1 次,10～15 次为一疗程。②热水浴(39℃以上):有发汗、镇痛作用,适用于多发性关节炎、肌炎等。每次 5～10min,治疗时需用冷毛巾冷敷头部,以防过热。每日或隔日 1 次,10 次为一疗程。③凉水浴(26℃～33℃)与冷水浴(26℃以下):有提高神经兴奋性的作用,适用于抑制过程占优势的神经症。每次 3～5min,隔日 1 次,10 次为一疗程。

不同成分浸浴的治疗作用与适应证不同。

(1)药物浴:在淡水中加入适量的药物进行浸浴的治疗方法为药物浴(medicated bath)。药物浴时药物通过皮肤产生治疗作用,有的药物蒸汽通过呼吸道吸入也产生治疗作用。①盐水浴(brine bath):将 1～2kg 海盐溶解过滤后加入温热浴水中,有促进血液循环、镇痛、发汗作用,适用于多发性关节炎、肌炎、神经炎等。②松脂浴(pine resin bath):在温浴水或不感温浴水中加入 50～100g 松脂粉或松脂流浸膏,浴水有清淡芳香味,有镇静作用,适用于兴奋过程占优势的神经症、高血压病Ⅰ期等。③苏打浴(soda bath):在温浴水中加入 75～100g 碳酸氢钠,有软化角质层作用,适用于银屑病等皮肤病。④中药浴:在浴水中加入一定成分的中药,用以治疗皮肤病、关节炎等。药物浴一般每次治疗 10～15min,每日或隔日 1 次,15～20次为一疗程。

(2)气泡浴:在浴水中通入适量的气泡进行浸浴的治疗方法为气泡浴(buble bath)。多采用温热浴水,以空气压缩机由浴盆底面或四壁向浴水中压入气泡,使浴水中含有直径在 0.2mm 以上大小不等的气泡。浸浴时气泡附着于人体体表,因其导热性小于水而形成温差,加强了温热浴水的改善血液循环作用,气泡破裂时所产生的机械力对体表起微细按摩作用。适用于肢体瘫痪、周围血液循环障碍等。每次治疗 10～20min,每日或隔日 1 次,15～20 次为一疗程。

各种浸浴多为全身浴,也可用于下半身(半身浴)、肢体(肢体浴)、会阴部(坐浴)等。

2. 漩涡浴

患者全身或肢体在漩涡水中进行治疗的方法称为漩涡浴(whirlpool bath),又称涡流浴。漩涡浴槽中装有漩涡(涡流)发生器,可使槽中浴水发生漩涡。多采用温热浴水。水流和气泡有机械刺激作用和按摩作用,大大加强了温热水的改善血液循环作用。适用于肢体瘫痪、周围血液循环障碍、雷诺病、关节炎、肌炎、神经痛等。每次治疗 10～15～20min,每日或隔日 1 次,15～20 次为一疗程。

3. 蝶形槽浴

应用蝶形槽进行全身水浴的治疗方法称为蝶形槽浴(butterfly shaped tank bath)或 8 字槽浴,又称哈伯特槽浴(Habbard tank bath)。蝶形槽的横截面呈蝶形或 8 字形,可供患者全身浸浴时伸展上下肢进行活动。浴槽附有涡流发生器、气泡发生器、局部喷射装置、水循环过滤装置,有的还有运送患者入浴、出浴的升降装置。治疗时槽内注入 2/3 水量的温热水,烧伤患者治疗时浴水中可加入适量氯化钠或抗感染药物。患者半卧于水中,露出头、颈、胸部,并加用涡流、气泡、水流喷射。治疗师站在槽外为患者作水中按摩,协助患者作水中运动或进行创面换药等操作。肢体瘫痪、周围血液循环障碍、关节活动障碍患者进行蝶形槽浴可改善外周血液循环、促进运动功能恢复。大面积烧伤、压疮患者进行蝶形槽浴有特殊的治疗作用:水能软化皮肤创面的痂皮,水流有助于清除创面的渗出物、坏死组织和黏着的敷料,并能促进血液循环,有利于创面的清洁和愈合。蝶形槽浴治疗每次 10～20min,每日或隔日 1 次,15～20 次为一疗程。

4. 水中运动

在水池中进行运动训练的方法称为水中运动(under water exercises)。水中运动池的一端较浅,一端较深,池中可设治疗床(椅)、肋木、双杠等设备及充气橡皮圈、软木、泡沫塑料块等。采用温热水,患者在水中躺(或坐)在治疗床(椅)上,或抓住栏杆进行顺浮力方向或水平面的运动,肢体作屈伸、外展内收训练,或借助漂浮物作逆浮力方向的抗阻运动,进行肢体肌力训练,或借助双杠、栏杆作步行训练、平衡训练、协调训练等。治疗师可在池边或水中指导患者进行运动。由于浮力作用,水中运动比地面运动更轻便,效果会更好,适用于脑卒中偏瘫、颅脑损伤、脊髓损伤、脑瘫、周围神经损伤等神经系统伤病所致肢体运动功能障碍,类风湿关节炎、骨关节炎、强直性脊柱炎等骨关节伤病,或术后不能进行关节负荷运动的关节活动障碍,心脏病对地面运动耐受不良等。每次治疗 5～30min 不等,每日或隔日 1 次,15～20 次为一疗程。

(四)禁忌证

精神意识紊乱或失定向力、恐水症、传染病、呼吸道感染、心肺肝肾功能不全、严重动脉硬化、癫痫、恶性肿瘤、出血性疾病、发热、炎症感染、皮肤破溃、妊娠、月经期、大小便失禁、过度疲劳。

（五）注意事项

（1）水疗室应光线充足、通风良好、无烟尘、地面防滑，室温 22℃～25℃，相对湿度在 75％以下，浴水的供应和温度应有保障。

（2）水源清洁，无污染。浴器尤其是烧伤患者所用的浴器及浴衣、浴巾等用品使用后应及时消毒。定时对浴水、浴器及各种用品作细菌学检查。

（3）水疗不宜在饥饿或饱餐后 1h 内进行。水疗前患者应排空大小便。

（4）治疗师应在患者每次水疗前了解患者当天健康状况，在患者水疗过程中应注意对患者尤其是体弱、活动不便、年老、年幼患者进行保护，防止摔倒或淹溺。水疗室应有救护人员和必要的救护设备。

（5）进行水流喷射时，严禁喷射头面部、心前区、脊柱和生殖器部位。

（6）患者水疗结束后应注意保暖穿衣，休息 20～30min，适当喝水。如患者水疗后感觉精神爽朗轻快、皮肤微红热，为良性反应。如患者感觉精神不振、烦躁、发抖、头晕、心悸、无力、皮肤苍白呈鸡皮样，为不良反应，应立即平卧休息，测量心率、血压，注意观察，无不适后方能离去。

【冷疗法】

（一）概述

利用低温治疗疾病的方法称为低温疗法（hypothermia）。低温疗法可以分为两类：利用低于体温与周围空气温度，但在 0℃ 以上的低温治疗疾病的方法称为冷疗法（cold therapy）；0℃ 以下的低温治疗方法称为冷冻疗法（cryotherapy），其中 −100℃ 以下的治疗为深度冷冻疗法。本节着重介绍冷疗法。冷疗法在国外应用较多，近年我国应用也日渐增多。

冷疗时热能传递的两种方式。

1. 传导

不同温度的两种物质相接触而发生热能的交换，如冰敷。

2. 汽化

物质由液体变为气体时吸收热能而发生能的变化，如冷气雾治疗。

（二）治疗作用

（1）冷作用于皮肤时刺激冷感受器，通过轴索反射立即引起小血管收缩，血液黏滞度增加，血流速度降低，组织温度下降，施冷超过 15min 时可反射地引起继发性血管扩张反应，但过长时间冷作用则使血流淤滞，皮肤发绀。

（2）冷可降低感觉神经尤其是传导痛觉的细纤维的传导速度，痛阈提高，并通过闸门控制机制阻断痛觉冲动的传导而减轻疼痛。

（3）瞬时的冷刺激可易化 α 运动神经元的活性,使松弛的肌肉立即发生收缩;延长冷刺激时 γ 运动神经元活性降低,运动神经传导速度下降,肌张力与肌力下降,肌痉挛缓解。

（4）冷可引起皮肤、皮下、肌肉、关节等组织温度下降,组织代谢率下降,氧耗减少,有利于控制急性炎症,减轻水肿。

（三）治疗技术

1. 冷敷

(1)冰水冷敷:以含有碎冰的冷水浸透毛巾后拧出多余的水分,敷于患部,每 2～3min 更换 1 次,持续 15～20min。

(2)冰袋冷敷:将碎冰块放入袋中,或使用化学冰袋,敷于患部或缓慢移动摩擦,持续 15～20min。

(3)冰块按摩:将冰块直接放于患部,反复移动按摩,每次 5～7min。

(4)冷疗机治疗:冷疗机有不同大小的冷疗头,温度可调。治疗时将冷疗头置于患部,缓慢移动,每次 10～15min。

2. 冰水浴

病患的手、肘或足部浸入含有碎冰的 4℃～10℃ 冷水中,数秒钟后提出、擦干,作被动运动或主动运动,复温后再浸入,如此反复浸提,0.5h 内浸入 3～5 次,以后逐渐延长浸入时间达 20～30s,共持续 3～4min。

3. 冷吹风

应用冷空气治疗仪,治疗仪内液氮汽化后产生冷气,通过吹风机或喷射器吹向患部,持续 5～10min,适用于肢体的治疗。

4. 冷气雾喷射

将装有易气化冷冻剂(一般多用氯乙烷)的喷雾器,在距患部体表约 2cm 处向患部喷射 5～20s,间歇 0.5～1min 后再喷,反复数次,共 3～5min,直至皮肤苍白为止,多用于肢体急性损伤疼痛处,禁用于头面部,以免造成眼、鼻、呼吸道的损伤。

5. 冷疗与其他疗法联合应用

一般先冷疗 15～20min,以后再反复冷疗 5min 数次,在各次冷疗的间期进行主动运动或牵张数分钟,冷疗后肌肉痉挛减轻,可提高主动运动和牵张的效果。冷疗也可与按摩相结合,先冷疗后按摩。

（四）注意事项

(1)冷疗时要注意保护冷疗区周围非治疗区的正常皮肤,防止受冻。

(2)严格掌握冷疗的温度和时间,患者出现明显冷痛、寒战、皮肤水肿苍白时应立即中止治疗,防止因过冷而发生冰灼伤、冷冻伤致使皮肤出现水疱、渗出、皮肤皮下组织坏死。

(3)接受冷刺激后皮肤出现瘙痒、潮红、水肿、荨麻疹等对冷过敏现象时应立即中止治疗。重者出现心动过速、血压下降、虚脱,应立即中止治疗,平卧休息,保暖,喝热饮料。

(五)临床应用

1. 适应证

高热、中暑、软组织急性扭挫伤早期、肌肉痉挛、关节炎急性期、骨关节术后肿痛、软组织急性感染早期、皮下出血、鼻出血、上消化道出血等。

2. 禁忌证

动脉硬化、血管栓塞、雷诺病、红斑狼疮、高血压、心肺肝肾功能不全、致冷血红蛋白尿、对冷过敏、恶病质。冷疗法慎用于局部血液循环障碍、感觉障碍、认知障碍、言语障碍者。

三、心理康复治疗

康复不仅需加强残疾者躯体功能,还应重视心理及行为方面的康复。心理变化明显影响康复过程及结果,心理变化也常改变残疾的结果。脑损伤后的心理障碍常常是原始的残疾。康复应是直接改变记忆功能障碍或意识状态。

【概念】

心理治疗(psychotherapy)又称精神治疗,是应用心理学的原则和方法,通过治疗者与被治疗者的相互作用关系,医治患者的心理、情绪、认知行为等问题。

心理治疗作用是通过语言、表情动作、行为来向患者施加心理上的影响,解决心理上的矛盾问题达到治疗疾病的目的。从广义的角度看,心理治疗就是通过使用各种方法、语言的和非语言的交流方式,通过解释、说服、支持、同情相互之间的理解来改变对方的认知、信念、情感、态度、行为等。达到排忧解难、降低痛苦。从这个意义上来说,人类的亲密关系就构成了"治疗作用",理解、同情、支持就是"治疗药物",所以非正式的心理治疗可以表现在父母与子女之间、牧师与信徒之间、夫妻之间、邻里之间、同事之间的心理影响。但正规的心理治疗与非正式的心理帮助不同:一是医师接受专门训练并且得到社会认可;二是医师的活动有相应的理论系统作为指导。

【残疾人的心理适应理论】

(一)残疾适应理论

残疾的适应理论是按照从内在到外在的连续过程进行划分,强调内在认知事件的理论,称为心理理论(mentalistic theories);强调个体外在事件的理论,称为社会理论(social theories)或行为理论(behavioral theories);二者合一的整合理论(intergrative theories),把内在的(即心理)方面与外在的(即社会和环境)方面的决定因素融合到一起。

在形成正式的残疾适应理论之前,大多数人认为与残疾相关的痛苦主要是残疾引起的,因此去除或改善残疾有可能减轻痛苦,但实践表明在去除残疾后,一些人仍然能力丧失。以后人们逐步认识到身体的和社会的障碍(患者的外在障碍)是适应问题的主要根源,结果就产生了强调社会学概念的理论如"疾病角色"和"疾病行为",这些理论增加了在社会水平上对残疾适应的理解。

（二）残疾适应模式

1. 分阶段模式（stage model）

分阶段模式认为人们经历生活剧变后按照可预言的、有顺序的情感反应过程发展。大多数分阶段理论有3～5个步骤:始于震惊,终于某种形式的接受。其通常指心理休克期、冲突期及重新适应三个被普遍接受的假设。残疾后的心理反应及适应过程具有下述特点:①存在个体差异:如初期反应除了震惊和麻木外,也有的表现出表面上的冷静而镇定自若,或恐惧焦虑及歇斯底里的哭喊;②情感反应多变性:残疾发生后情感反应并不是遵循相同的或一种方式,在接受残疾过程中也并不是一次定位再无改变,不是通过固定的阶段而最终接受,人们情感反应顺序表现出多变性,人们解决危机处理机制也有多变性;③并不是所有残疾人均能进入最后的接受和重新适应阶段,因此,分阶段理论尚有不足,但该理论已广为人们接受。

2. 行为模式

残疾适应的行为模式(behavioral model)强调外在的因素的重要作用,这种模式对患者认知功能强调不多,主要注重行为。残疾者面临四项任务:必须留在康复环境中,消除残疾不适应行为,获得残疾适应行为,取得残疾适应行为的结果。

(1)由于发生残疾和进入康复环境对大多数人意味着惩罚,常出现逃避或躲避及攻击行为,因此要尽可能减少康复环境中的不利方面,共同商定出能显示康复进步的指示剂,有选择地、系统地绘成图表,有助于患者注重实质性进步。患者的敌对反应是普遍地,应当在一定限度内忍受,应毫无敌意地对待这些反应,否则只会使环境(包括治疗人员)成为条件性有害刺激。系统地忽略不需要的行为,建立治疗上的亲切关系,会增加患者继续留在康复环境中的可能性。

(2)减少残疾不适应行为和获得适应行为在残疾适应上是同义的。大多数残疾适应行为最初都是低频、低强度、低价值,改变这种状况的措施包括:加强同治疗人员的联系,增加残疾人适应行为的强化因子和引进偶然性干预,以获得残疾适应行为。

（3）取得残疾适应行为的结果是残疾适应的最后的、最重要的一步。如果在康复机构学到的行为不能应用到患者家庭环境中，就应采用两种方法取得残疾适应行为。第一种方法是干预患者在他们被解雇后重新从事有意义的职业或业余的活动。因此，职业咨询和有治疗意义的娱乐活动作为住院患者康复的内容是很重要的。在返回家庭环境中逐渐的和系统的练习新学会的技能。第二个方法是通过家庭来发挥作用，确定一名家庭监督和强化家庭计划。

3. 心理应付技术模式

心理应付技术模式（coping skill model）既强调认知因素，也强调行为因素，它是在建立在危机理论（crisis theory）基础上。危机理论认为人们需要社会和心理相平衡的感觉。在外伤事件后就产生了危机和无组织状态，在危机过程中，一个人的特征性行为模式对建立平衡无效，这种失平衡状态通常是短暂的，新的平衡在几天或几周内即可建立。

心理应付技术模式包括七个主要的适应任务和七种主要的处理技巧：①否定或最小化危机的严重性，把负性情感减少到可控制水平；②寻找相关知识调节情感痛苦；③需要再保证和情感支持，社会支持通过减少影响效果的感情状态而增强处理能力，建立自信，提高对新知识的接受能力；④学会特殊疾病相关的过程；⑤设定具体的有限目标，可减少被击倒的感觉以及增加获得某种有意义的东西的可能性；⑥练习有可能的结果，患者从事一些能减轻焦虑、紧张、恐惧和正确的感觉活动；⑦在整个事件过程中寻找到有意义的总目标或方法。

【慢性疾病及残疾的心理治疗】

无论患何种疾病，当一个人察觉到自己失去健康时，就产生某种痛苦或不适的信息。而对疾病，尤其是严重损害功能或威胁生命的疾病，任何人都不可能无动于衷，都会产生不同程度的心理反应或精神症状。

（一）急性期或新近残疾的心理治疗

针对此期患者心理反应特征应做到以下两点。

（1）要认识到只要使用合理的医疗技术和措施，患者的情况能够改善，急性期患者较容易接受暗示。环境（自然环境与心理环境）的稳定和平静与否，对患者影响很大。处理时应以平静、理解、审慎和合作的态度开展工作，还要帮助亲属也认识到这一点。

（2）行为治疗的基本原则是重建新的替代行为，目的是帮助病残者重建在新病房环境中的生活，从而提高患者的适应能力和技巧，进而追求新的康复目标。例如病残者由自理变为事事求助于人，常常不适应。许多人求助的方式不同，所以效果也不好。特别是新近损伤所致四肢瘫痪而致机体功能失常的患者为了要水或其他服务而召唤护士时,所用的方法欠佳,而不能使护士给予帮助。但是,如果心理治疗师教给患者交往技巧,以不同的表示方法请求帮助,效果就会好些。这可以同时达到两个目标:其一是改善、增进医患关系,使病残者得到良好的躯体帮助和心理安慰;其二是使患者建立起控制感,并帮助他们学习各种变通行为,以代替沉思、幻想、任性和思想不集中行为。

（二）残疾认同过程中的心理治疗

在病残者的下意识中,康复治疗如同惩罚。惩罚是良性强化刺激的丧失或恶性刺激的开始。残疾突然发生后,患者不但马上失去了过去维持工作和闲暇时行为的良性强化条件,同时也开始接受恶性刺激,如随之发生疼痛,感觉缺失,躯体不适应某些功能丧失,为此患者感到非常懊丧。另外患者周围的人们很可能会将各种对他消极的评价以不同的方式影响患者。不论是恶性刺激还是以失去良性强化刺激形式出现的惩罚,都可能会增加从惩罚中逃脱和回避行为。而且接近于恶性刺激的刺激,都具有令人厌恶的特征,即都会成为条件性恶性刺激。此后患者很可能会把残疾和与他有关的康复治疗看成是导致惩罚的刺激,患者可能表现出不参与康复过程的行为,以回避他认为是惩罚的各种活动。

对于退缩或攻击性行为的心理治疗,重点应该放在减少康复治疗中不易为患者接受的方面,减少逃避行为所造成的直接后果。在这个过程中,关键是应首先建立良好的医患关系。

(1)在康复治疗的开始阶段,医师应强调有效行为,要与治疗师一起,用积极、双向临时性强化代替自然强化。当患者获得较多的功能行为,并重新参加家庭和工作活动时,有效行为就容易为患者所采用。如果康复治疗人员起不到有效的强化作用,则康复治疗就显得被动,只包括对症处理,如止痛、缓解感觉缺失、中止关于残疾的幻想及一般性的勉励。强化因素发挥作用的程度,要视每个患者的具体情况而定,取决于患者既往的经验,只有在预期要影响的行为出现后立即进行这类强化刺激,这种强化作用才会更有效。

(2)康复训练开始时,治疗师应将注意力放在康复训练过程中每次训练任务的强度方面,当增加训练内容时要识别和找出什么是积极的强化刺激,并在初始阶段按1:1的比例连续的实施。然后,在维持或减少强化刺激的同时,通过增加训练任务的内容,来增加预期要完成的训练量。尽可能强化刺激,而不至于成为恶性刺激。如果收到成效,患者在治疗中即可体会到成功的经验,又可以减少孤立感和由感觉缺失造成的不良心理状态,从而进一步强化效果。以上步骤可以减少康复治疗中患者的负性情绪,提高其积极性。

（3）当遇到患者出现退缩或攻击行为,应设法减弱这种强化刺激,一方面康复人员能留意患者的日常活动,并将它与康复内容结合起来,即可达到更好的康复效果。另一方面还应帮助病残者家属认识配合完成康复计划的重要性,当然这种配合不是一味地强化家庭的温情,因为过于密切的交往可强化患者的逃避行为,相反过于冷淡也不利于重建自信心。要让他们懂得他们在康复计划中对进展能起的作用,并能观察到治疗成效。

（三）抑郁状态的心理治疗

后天性肢体残疾最常见的心理问题就是抑郁。脑卒中以及严重脑损伤后至少有50％的患者出现抑郁。在多发性硬化、运动神经元疾病等进行性神经疾病的患者中几乎都伴有不同程度的抑郁。那些患先天性残疾或在儿童期继发残疾的患者也有一些时期,如青春期前后,试图离开父母、家乡寻求独立时特别容易产生抑郁。重大的生活变动如严重脑外伤是抑郁产生的重要原因。

抑郁可能被看做是一种丧失强化刺激的状态,由于残疾发生带来生活方式的突然改变,失去了过去生活中的鼓励因素,其结果是萌生忧伤和抑郁,这在新近残疾中尤其常见,长期住院也可能出现这种情况。抑郁可以只表现为暂时的情绪低落,也可以表现为有自杀倾向的严重状态。

心理治疗主要依赖于心理治疗师与患者之间建立的相互理解和同情关系。信息和交谈很重要,详细的解释能使患者了解自己的疾病、诊断,以及给家庭、社会、工作带来的影响,能挖掘出患者深层的压力,解决患者的问题。心理治疗的重点应放在帮助患者迅速得到鼓励的因素,应该对患者过去从事的在住院条件下易于做到的活动进行分析,还要努力向患者早日提供与治疗有关的操作任务,以诱发患者对强刺激的反应。一般不予药物治疗,只帮助患者做他可以做的事,以此治疗忧伤和抑郁。然后,让患者完成他确定能胜任的最大难度的训练任务,规定活动周期并弄清发生频率,识别强化刺激因素,开始时可将强化刺激安排较紧凑些,并在执行这些计划中进行认真的监督。有些抑郁状态十分严重,以至于不能指望患者对强化刺激有反应,可选用抗抑郁药物治疗。在使用药物治疗时,可以逐步给予治疗有关的作业,并给一些能起强化作用的临时任务。

（四）焦虑状态的心理治疗

严重疾病或损伤能使患者处于焦虑症的状态,偏瘫、截肢或其他影响身体稳定性者能产生明显害怕摔倒,慢性阻塞性肺部疾病、一些心脏功能损害状况下能产生与未来生存有关的焦虑,这些反应会进一步加重功能损害。有关截肢、造瘘或其他身体外表改变,能导致一系列社会回避行为。社会和相关的回避行为能伴发认识的改变。其包括继发于脑损伤后内在反应和交流技巧。同样,影响到肠道或膀胱控制,引起失禁的恐惧。

焦虑几乎总是导致回避。永久的情感基础和信念持续加重焦虑。如一些心理性认知偏见使得抑郁、焦虑持续存在。在康复期间除了技巧的发展,几种心理治疗方法能使患者在恐惧环境中更放松。认知疗法能纠正这些信念促进恢复。焦虑也产生特殊生理反应,典型特点是过度交感唤醒,调节这种唤醒的程度可作为脱敏策略的基础,广泛的放松技术是可利用的。认知疗法与特殊技巧的建立,使焦虑状态得到控制和自我控制。

运用药物,特别是应用镇静剂时相对安全而且有效的,但是应尽可能短期应用。停药有一定的危险性,有可能引起症状反弹。抗抑郁药一般也有一定的抗焦虑作用,即使患者没有抑郁,也可以应用,有时小剂量的抗抑郁药,在不产生明显副作用的情况下可以产生较好的抗焦虑作用。

必须强调,无论患者还是护理者、患者的家庭的焦虑,常常是由于医护人员对患者新的或令人担心的症状或疾病的自然过程和诊断未予详细的询问和解释引起。对这种情况,深刻而富于同情心的交谈可能是最好的方法。

【临床神经心理康复】

临床神经心理学是研究大脑损伤所引起的高级神经功能紊乱,主要涉及获得性行为的障碍,包括言语障碍、运用认知障碍(技能的障碍)、半球间分离引起的障碍(左半球与右半球的功能分离);由额叶病变引起的适应性行为障碍(选择及预见的障碍)、记忆性障碍等。认知康复训练对增强患者的定向能力、视觉空间分辨力、掌握特定的技巧与技术、发挥代偿记忆、加强分析处理问题能力、促进功能活动有明显的作用。

自 20 世纪 80 年代初期脑损伤康复的神经心理治疗文献不断有报导,许多治疗方法被建立,一般认知残疾的神经心理治疗或采用临床理论或采用心理测量方法。临床理论治疗方法是利用大脑功能原理及每个患者在认知功能脑损害的效应。而心理测量方法是以认知功能检测结果为基础的治疗方法。

神经心理治疗分为 2 个基本水平的治疗。

(一)改善特殊认知缺陷的治疗

该治疗是把继发于脑损伤后特殊认知缺陷作为治疗目标(如记忆缺损、半侧空间忽略等),分为矫正疗法(remediation)和补偿策略。

1. 矫正策略

认知矫正策略是以丧失能力的恢复或丧失能力通过结合未受损或残余功能重组丧失的功能,主要寻找恢复人的能力;鼓励患者更加有效地使用他们残存的认知功能,通过认知的代偿机制建立认知活动的新模式,仍可获得功能的进步。

记忆领域这方面的技术发展很快。其包括意象法(即通过相关的特定图像记忆信息的方法)在内的记忆策略已被应用。PQRST就是其中之一。这项技术要求患者先预习信息(preview),关于此信息对自己提出问题(questions),再读信息(read),陈述信息(state),检查结果(test)。这实际上是重复策略的扩大,目的是希望信息编码被加深。PQRST法比单纯死记硬背方法要好得多。其他的技术如语义细加工、联想法、视意象、首词或关键词记忆法、编故事等方法均可强化学习水平,提高记忆能力。这些方法彼此存在联系,对同一个患者可以同时应用不同的方法。

2. 补偿策略

补偿策略涉及一套动作整合后的表现。它利用功能重组或功能替代方法。

(1)功能重组涉及增加或改变功能输入、储存或输出。例如,使用路标、在房门上贴标签、把容易遗忘的物品放在显眼位置或必经之地,让患者避免使用受损的认知功能,利用其未受损的能力换一种方式来完成活动,目的是让患者能够以不正常的方式来进行正常的活动。

(2)功能替代涉及代替残损功能的全部新技巧的训练。教会患者使用外部辅助具,通过外在的代偿机制以建立功能活动的新模式,从而获得功能的改善。例如,失去阅读能力的脑损伤患者,可以通过听"有声书本"来享受读书的乐趣,严重记忆障碍的患者可以通过外部记忆辅助具如日志、列表、闹钟、定时器、录音磁带、手机、微型多功能电子提示物等来帮助记得或提醒他们的日常安排。因为患者仍需要动用残余记忆来记忆他们让外部记忆记住的问题,所以这种方法不能总是见效。此外,有一种无线电控制的商业系统可以运用,它有中心交换台可将信息转换到无线电呼唤机屏幕上提醒患者。

(二)"机能整体"方法

脑损伤患者的机能整体康复方法采用强调意识、情感上承认残留缺陷、补偿或矫正认知残损的系统治疗。一般在急性期后采用这种方法,要求家庭完全参与。这些计划都强调逐渐、整体的、再进入一个脱离环境的目标如职业安置。治疗的时间有时是固定的,即所有患者在同一时间进入和离开。或是通过对治疗安排时间逐个确定患者进入和离开是连续。这些计划提供每日一次,每周4~5d的工作框架。根据计划及患者的情况治疗的平均时间3~6个月。给脑损伤的患者提供机能整体性神经心理康复时,患者在社会心理、独立生活、雇用状况、减少卫生保健的利用及费用、节省费用方面均获得显著性效果。

【康复心理治疗常用方法】

心理治疗的形式有个别心理治疗/集体心理治疗,认知改变/行为改变的治疗,直接治疗/非直接治疗,短程治疗 /长程治疗等。

（一）支持性心理治疗

通过治疗者对患者的指导、劝解、鼓励、安慰和疏导的方法来支持和协助患者处理问题。适应所面对的现实环境,度过心理危机称为支持性心理治疗。当残疾发生后患者处于焦虑、易怒、恐惧、郁闷和悲观之中,治疗者给予保证对改善患者情绪和康复是十分有益的。治疗者应倾听患者陈述,协助分析患者发病及症状迁延的主客观因素,应把患者康复的结局实事求是地告诉患者,并告诉患者从哪些方面努力才能实现其愿望。要调动患者的主观能动性,鼓励患者通过自己的努力改善功能。有时患者会对治疗者产生依赖,这将影响患者的康复。

（二）行为疗法和操作条件技术

行为疗法(behaviour therapy)是基于实验心理学的研究成果帮助患者消除或建立某种行为,从而达到治疗目的。理论基础是行为主义理论中的学习学说、巴甫洛夫的经典条件反射学说和斯金纳的操作条件反射学说。

1. 行为主义理论

认为人的心理病态和各种躯体症状都是一种适应不良的或异常的行为,是在以往的生活经历中,通过"学习"过程而固定下来,同样可以通过"学习"来消除或纠正。常用的治疗技术有系统脱敏疗法、冲击疗法、预防法、厌恶疗法、阳性疗法、消极疗法、自我控制法、模仿法、认知行为疗法等。

2. 操作性条件技术

操作性条件技术是根据斯金纳的操作条件反射原理用奖励—强化法和处罚—消除法,可广泛应用以矫正残疾儿童的不良行为及矫正脑损伤及其他一些残疾人的一些偏属行为和不适应行为。

（三）认知疗法

其理论基础是:心理障碍的产生是由于错误的认知,而错误的认知导致异常的情绪反应(如抑郁、焦虑等)。通过挖掘,发现错误的认知,加以分析、批判,代之以合理的、现实的认知,就可以解除患者的痛苦,使之更好地适应现实环境。

对慢性病患者,要让他接受疾病存在的事实,用"既来之则安之"的态度去对待,既不要自怨自责,更不要怨天尤人。要看到适应能力可通过锻炼而改善,且能使器官功能处于一种新的动态平衡,从而更好地执行各种康复措施,激发其奋发向上的斗志,积极主动地克服困难,争取各项功能的最佳康复。

（四）社会技能训练

社会技能一般是指一个人有效地应付日常生活中的需求和挑战能力,它使一个人保持良好的精神状态,在他所处的社会文化环境中,在与他人的交往中表现出适当的和健康的行为。它包括:①处理问题技能;②思维技能;③人际交往技能;④自我定向技能;⑤控制情感及行为技能。

社会技能训练用于矫正各种行为问题和增进社会适应能力,以训练对象的需求和问题为中心,强调主动性、积极性、参与性和操作性相结合,强调各种心理技能的实用性,强调训练对象对社会技能的掌握程度。

（五）生物反馈疗法

生物反馈治疗是通过现代生理科学仪器,训练患者学习利用反馈信息调整自身的心理、生理活动,使疾病得到治疗和康复。一般情况下,人不能随意控制自己的内脏活动,当患者出现严重残疾,如瘫痪、心情紧张、焦虑、恐惧时,人也不能随意控制。利用生物反馈治疗仪采集不被患者感知的生理信息(如内脏活动和各种电生理活动),经仪器处理和放大后,输出可为患者感知的视听信号,使患者了解自身生理活动变化,并逐渐学会有意识地在一定程度上调整和控制,达到治疗康复目的。

生物反馈治疗常用的治疗仪器有肌电、皮温、皮电、脑电脉搏及血压等生物反馈仪。其适用于焦虑症、恐惧症、高血压、支气管哮喘、紧张性头痛、书写痉挛、瘫痪(周围神经及中枢神经损伤)、癫痫和慢性精神分裂症等。

第三节 康复工程

康复工程(rehabilitation engineering)是工程学在康复医学临床中的应用,是利用工程学的原理和手段,在对所丧失的功能进行全面的评定后,通过代偿或补偿的方法来矫治畸形、弥补功能缺陷和预防功能进一步退化,使患者能最大限度地实现生活自理和回归社会。随着康复工程的不断发展,其在康复医学的应用范畴也不断扩大。本节主要介绍矫形器、假肢、自助具、助行器。

【矫形器】

（一）概述

1. 定义

矫形器(orthosis)是装配于人体四肢、躯干等部位的一类体外器具的总称,其目的是为了预防或矫正四肢、躯干的畸形或治疗骨关节及神经肌肉疾病并补偿其功能。其中,用于躯干和下肢的也曾称为支具(brace),用于上肢的也曾称为夹板(splint)。

2. **基本功能**

矫形器的功能主要包括以下几个方面。

(1)稳定与支持:通过限制肢体或躯干关节的异常运动来保持关节的稳定性,恢复其承重或运动的能力。

(2)固定与矫正:对已经出现畸形的肢体或躯干,通过固定病变部位来矫正畸形或防止畸形加重。

(3)保护与免负荷:通过固定病变的肢体或关节,防止或限制其不合理的活动,减轻疼痛,保持肢体、关节的正常对线关系。对某些承重的关节(如髋关节),可以减轻或免除肢体、躯干的长轴承重,如股骨头无菌性坏死时,采用坐骨承重下肢矫形器,可以减轻躯体对髋关节的负荷。

(3)代偿与助动:通过某些装置如橡皮筋、弹簧等来提供动力或储能,代偿已经失去的肌肉功能,或对肌力较弱的肢体或躯干给予一定的助力来辅助肢体的活动,或使瘫痪的肢体产生运动。

3. **分类及不同部位矫形器特点**

(1)分类及命名:矫形器根据安装的部位分为上肢矫形器、下肢矫形器和脊柱矫形器三大类。其命名目前使用美国国家科学院假肢、矫形器教育委员会在 1972 年提出的命名方案(表 9-2)。

表 9-2 矫形器命名中英文对照表

中文名称	英文名称及缩写
足矫形器	Foot Orthosis(FO)
踝足矫形器	Ankle Foot Orthosis(AF)
膝踝足矫形器	Knee Ankle Foot Orthosis(KAFO)
髋膝踝足矫形器	Hip Knee Ankle Foot Orthosis(HKAFO)
膝矫形器	Knee Orthosis(KO)
手矫形器	Hand Orthosis(HO)
腕手矫形器	Wrist Hand Orthosis(WHO)
肘腕手矫形器	Elbow Wrist Hand Orthosis(EWHO)
肩肘腕手矫形器	Shoulder Elbow Wrist Hand Orthosis(SEWHO)
颈矫形器	Cervical Orthosis(CO)
胸腰骶矫形器	Thorax Lumbus Sacrum Orthosis(TLSO)
腰骶矫形器	Lumbus Sacrum Orthosis(LSO)

（2）上肢矫形器特点：根据功能，上肢矫形器分为固定性（静止性）和功能性（可动性）两大类。前者没有运动装置，用于固定、支持、制动。后者有运动装置，可允许机体活动，或能控制、帮助肢体运动，促进运动功能的恢复。上肢矫形器的使用目的主要是将不稳定的肢体保持于功能位，提供牵引力以防止关节的挛缩，预防或矫正上肢的关节畸形，补偿上肢肌肉失去的力量以及辅助无力的肢体运动或替代手的功能等。因此，在设计时，除了要考虑生物力学和肢体功能的要求，使其具有高效率，还要考虑材料及工艺方面，使其灵活、轻便、舒适、美观。

（3）下肢矫形器特点：下肢的主要功能是负重和行走，因此下肢矫形器的主要作用是能支撑体重，辅助或替代肢体功能，限制下肢关节不必要的活动，保持下肢的稳定性，改善站立和步行时的姿态，预防和矫正畸形。某些下肢矫形器还有减轻或免除身体重量对下肢骨骼的负荷，促进骨折部位的骨痂形成，加快骨折愈合等作用。在选用下肢矫形器时，必须注意穿戴矫形器后对肢体没有明显的压迫，如用 KAFO 屈膝 90°时不压迫腘窝；对下肢有水肿的患者矫形器不宜紧贴皮肤。常用于神经肌肉疾病的矫形器包括踝足矫形器、膝踝足矫形器、髋膝踝足矫形器、膝关节矫形器、截瘫支具、髋关节矫形器等。其中，踝足矫形器是使用最多的品种。

（4）脊柱矫形器：主要用于固定和保护脊柱，矫正脊柱的异常力学关系，减轻躯干的局部疼痛，保护病变部位免受进一步的损伤，支持麻痹的肌肉，预防、矫正畸形，通过对躯干的支持、运动限制和对脊柱对线的再调整达到矫治脊柱疾患的目的。在脊柱矫形器设计上，强调对三点压力系统的合理运用。在设计上应考虑到：①患者佩戴矫形器后必须能够舒适的坐下，不能对髂棘、下腹等处造成过分的压迫；②避免对呼吸、消化、张口、咀嚼、吞咽等生理活动及动作造成影响；③注意不利的生物力学带来的不良影响，如肌肉萎缩、脊柱活动度减少、患者的心理依赖等。根据穿戴部位脊柱矫形器分为颈椎、胸腰椎和脊柱侧凸矫形器。

4．临床应用程序

在定制或使用矫形器前，需要经过包括临床检查、制订矫形器处方、安装前后的训练及调整和维修等过程，才能保证矫形器的正确使用，达到其应有的功能。

（1）检查及诊断：包括患者的一般情况、病史、体格检查，拟制作或穿戴矫形器部位的关节活动范围和肌力情况，是否使用过矫形器及其使用情况。

（2）矫形器处方：根据患者的情况和各种矫形器的结构原理及其适应证开出矫形器处方。处方要求明确，切实可行，要将目的、要求、品种、材料、固定范围、体位、作用力的分布、使用时间等写清楚。

（3）矫形器装配前治疗：根据患者各方面的情况拟定康复治疗方案，主要用以增强肌力，改善关节活动范围和协调功能，消除水肿，为使用矫形器创造较好的条件。

（4）矫形器制作：包括设计、测量、绘图、取模、制造、装配程序。

（5）训练和使用：矫形器正式使用前，要进行试穿（初检），了解矫形器是否达到处方要求、舒适性及对线是否正确、动力装置是否可靠，并进行相应的调整。然后，教会患者如何穿脱矫形器、如何穿上矫形器进行一些功能活动。训练后，再由专业人员负责检查矫形器的装配是否符合生物力学原理，是否达到预期的目的和效果，了解患者使用矫形器后的感觉和反应，这一过程称为终检。终检合格后方可交付患者正式使用。对需长期使用矫形器的患者，应每3个月或半年随访一次，以了解矫形器的使用效果及病情变化，必要时进行修改和调整。

（二）上肢矫形器

1. 固定夹板

使用这类矫形器的目的是保持肢体和关节的良好位置（功能位或中立位），支持关节以缓解疼痛，预防畸形。常需整天或整夜佩带，但应每天脱下数次进行轻柔的被动活动。

（1）吊带（sling）：属于特殊类型的夹板，其目的主要是预防和治疗肩关节半脱位，分为上臂吊带和肩吊带两种。适用于臂丛损伤、脊髓损伤、脊髓炎、偏瘫等。

（2）腕功能位夹板：固定腕关节于功能位（背伸 20°～30°），允许手指活动。其长度为从远端掌横纹到前臂近 2/3 处。适用于偏瘫、臂丛神经损伤等。

（3）手功能位夹板：固定腕、手指、拇指于功能位，有掌侧型和背侧型。

此外，还有长/短对掌夹板，手指固定夹板，等等。

2. 矫正畸形夹板

当软组织和关节挛缩时，可以应用这种夹板。不管是静止性或动力性夹板，要能产生柔和的、持续的牵拉力。初次戴夹板时可能不适，随着耐受力增加，穿戴时间逐渐延长。最好在晚上戴着睡觉，白天取下活动。常用的有肩外展夹板、肘伸展夹板、腕伸展夹板、掌指关节夹板以及指间关节夹板。

3. 动力性夹板

辅助无力的肌肉运动或替代已经丧失的运动，也称为功能性夹板（functional splint）。根据残余肌力的大小、使用时间的长短，又可分为临时性和永久性功能夹板。

（1）临时性功能夹板：当肌力减弱时，夹板通过橡皮条、弹簧、钢丝线圈等辅助运动，增强力量。肌力恢复、能主动运动后，就不再需要夹板。每日戴的时间也不长，故称为临时性功能夹板。主要有辅助伸腕的长对掌夹板、功能性腕伸夹板、辅助屈指的上翘夹板、辅助掌指关节背伸的功能性腕手夹板、低托架背侧功能夹板等。

（2）永久性功能夹板：用于上肢肌力在 1 级以下、功能永久性丧失或减弱，如不能伸手取物、不能抓捏。此类夹板结构复杂，必须进行长时间的使用和操纵训练。用于中枢性瘫痪和周围神经损伤。使用最多的是屈指铰链夹板，它能利用残存肌的功能和外部动力使拇指、食指和中指产生捏合动作。休息时夹板能使拇指处于外展和对掌位（掌指关节和指间关节处于伸展位）、食指和中指处于半屈曲位、腕关节处于背伸 15°左右。

4. 抗痉挛夹板

抗痉挛夹板能持续地牵伸痉挛的肌肉，可以降低其肌张力，用于治疗肌肉痉挛。但是，偏瘫患者使用手夹板能否降低肌张力，目前尚有争议。临床上应根据患者的具体情况判断是否该用夹板，并经常观察使用效果。常用类型包括以下几种。

（1）伸腕夹板：与休息位夹板相似，但腕背伸＞30°，掌指关节屈曲＜45°，指间关节可稍屈曲，可伸直，手指分开，拇指外展伸直。

（2）充气夹板：用高强度的透明塑料制成，套在痉挛的肢体上，拉上拉链，再将夹板充气，使其膨胀。用于偏瘫、脊髓损伤等上肢或下肢痉挛的患者。

（3）其他：手指分开夹板、动力夹板等也有抗痉挛作用。

（三）下肢矫形器

1. 踝足矫形器（AFO）

适用于辅助下垂足、马蹄内翻足的行走以及矫正其畸形。根据使用的材料分为以下几种。

（1）热塑材料 AFO：可以有或无踝铰链，根据其形状可分为 V 型、靴型、后方支条型、半螺旋型、全螺旋型等。其优点是重量轻、美观、塑形好、穿戴和使用方便。但耐用性能和强度较金属 AFO 差。适宜用于痉挛和畸形不很严重的下垂内翻足。

（2）金属支条、铰链组成的 AFO：最适合于偏瘫时的严重痉挛性足内翻下垂畸形和腓总神经麻痹的下垂足，由皮革后箍、支条、铰链和足套组成。

（3）足下垂吊带：适用于偏瘫以及周围神经麻痹所致的轻度内翻足和下垂足。

2. 膝踝足矫形器（KAFO）

金属结构的 KAFO 是由 AFO 加上膝关节铰链和大腿部分的支条、皮箍组成，塑料结构的 KAFO 较为轻便，并能更好地控制压力分布。主要用于中枢性或周围性瘫痪出现的下肢运动障碍，尤其是膝关节的不稳定。

3. 髋膝踝足矫形器（HKAFO）

HKAFO 是在金属 KAFO 的基础上增加髋关节铰链、铰链锁、骨盆带而成，可以控制髋关节的运动。如能限制髋的内外旋和内收外展，防止髋关节屈曲挛缩和不随意运动。适用于辅助截瘫患者（T_{10} 以下的低位截瘫）站立和行走，矫治中枢性瘫痪导致的髋关节挛缩畸形。

4. 膝关节矫形器（KO）

其亦称为膝支具,用于只需控制膝关节运动而不需控制踝关节和足的运动时。常用的有以下几种。

（1）软式膝支具:由强力弹性织物制成。也可用硬支条增加强度。

（2）塑料膝支具:用热塑材料制作,用于防止膝反屈和侧方不稳定。

（3）框架型膝支具:结构很简单,由两边支条、上下皮箍和髌骨垫组成,无铰链。用于股四头肌无力时作临时固定。

（4）传统式膝支具:相当于金属 KAFO 之间部分,有铰链。

（5）瑞典式膝反屈支具:专用于膝反屈。腘窝部的皮带可调节,用三点固定法使膝关节保持在伸直或微屈状态。

（四）脊柱矫形器

1. 颈椎矫形器

颈托是颈椎矫形器中应用最多的一种。其作用主要是减轻颈椎承重,限制颈部活动,保持颈椎良好的对线,预防椎体的变性和软组织挛缩,减轻疼痛。临床上多用于颈椎病、颈椎脱位、颈椎术后、颈部疼痛等。常用类型如下。

（1）软式颈托:是最简单的颈椎矫形器,可限制颈椎屈伸运动;

（2）硬式可调式颈托:除对屈伸控制外,对侧屈及旋转运动也有部分限制作用;

（3）费城颈托:固定范围上缘可超过下颌骨,后面达枕骨,下缘达上胸部,可限制屈伸、侧屈和旋转运动;

（4）金属颈椎矫形器:主要控制颈椎的伸和屈曲,限制旋转与侧屈运动,减免负荷及颈部牵引等;

（5）模塑式颈椎矫形器:是一种需要用模型制作的颈椎矫形器,其特点是固定作用好,能有效地限制各个方向的颈部运动,也可根据向胸部延伸的长度,不同程度地限制胸部的活动。

2. 胸腰骶椎矫形器

（1）软性腰骶椎矫形器（即腰围）:用布料或软皮制成,内加铝合金条以增加强度,围在腰骶部,给骨和软组织施加压力,提高腹腔内压,从而减轻脊椎及其周围肌肉的承重负担,限制脊柱运动,稳定病变关节,消除疼痛。适用于腰腿痛、腰肌劳损、腰椎肥大、腰椎间盘突出症、腰部肌无力的患者。

（2）胸腰骶椎矫形器:用金属支条和软性或半软性材料制成,也可采用聚乙烯或聚丙烯热塑板制作,经加温后在石膏模上塑形,通过加工打磨而成,特点是轻便、无味、与身体服帖、穿着感好、易清洗。治疗目的是限制或矫正脊柱的伸展、屈曲、

侧屈和旋转运动。常用于腰椎间盘突出症、脊椎滑脱、脊椎失稳、腰部椎间关节
病等。

【假肢】

（一）概述

1. 定义

假肢（prosthesis）是用于弥补截肢者肢体缺损和代偿其失去的肢体功能而制
造、装配的人工肢体。

2. 分类

假肢按结构分为内骨骼式假肢和外骨骼式截肢；按用途分为装饰性假肢、功能
性假肢、作业性假肢和运动假肢；按安装时间分为临时性假肢和正式假肢。

（1）内骨骼式假肢：假肢的中间为类似骨骼的网状结构，外面包裹海绵，在用肤
色袜套或人造皮从外面套上。其特点是外观比较好，穿戴不易损伤衣裤，缺陷是结
构比较复杂，也比较重。

（2）外骨骼式截肢：又称为壳式假肢，是由制成人体肢体形状的壳体来承担假
肢外力。其特点是结构简单、重量轻，缺陷是表面为硬壳，容易损伤衣裤。

（3）装饰性假肢：又称为装饰性假手。设计时完全从外观考虑，不具有任何功
能性。因此，装饰性假肢是上肢假肢中重量最轻、最为经济的一种。假肢的外部皮
肤由高分子材料制成，其手形、皮肤和表面纹理等各个细节均仿照真手设计、制作。

（4）功能性假肢：假肢即保留了肢体的外形，又代偿了肢体的部分功能。

（5）作业性假肢：主要代偿肢体的功能而不具备肢体的外形，多用于辅助截肢
者完成某些特定工作的需要。

（6）运动假肢：专门为截肢者参加各种运动而设计和制作的假肢。

（7）临时性假肢：为了装配正式假肢而制作的一种简易假肢，一般用于截肢的
早期康复训练，促进残肢的定型，为装配正式假肢做准备。

（8）正式假肢：需要长期使用的完整的假肢。

3. 选用假肢原则

虽然每个截肢者都希望能恢复截去的肢体，尽可能保持正常的肢体外观，但在
装配假肢时，要充分考虑到穿戴假肢后对基本功能的影响，以功能代偿为主。例
如，有些截肢者装配了装饰假手反而失去残手感觉，妨碍残手残余功能的发挥，此
时，则不一定要勉强装配。同时，还是注意实效和价格效益比，我国当前假肢装配
机构虽然大多可以装配各种假肢，包括各种国外进口的假肢，但价格差度很大。例
如，小腿假肢价格低的数百元，高的可达上万元。截肢者选择时要了解和比较相关
假肢的性能、特点和价格。有的高价假肢是为某些特殊人群而设计，如某些运动假

肢,对一般截肢者则不适合。

（二）上肢假肢

对上肢假肢的基本要求是能基本达到上肢的功能,外观逼真,操纵比较方便,假肢轻便和耐用,穿脱比较方便。

1. 骨骼式上肢假肢

骨骼式上肢假肢是由各种上肢标准零部件组装而成的一类上肢假肢,它具有重量轻、美观大方的特点。根据不同患者的需要提供装饰性、自助功能型两种假肢。其分为骨骼式前臂假肢、骨骼式上臂假肢和骨骼式肩部假肢。

2. 肌电控制上肢假肢

本假肢能为上肢截肢患者提供具有良好工作、生活的自理能力。可以根据患者的意识实现手指的自动张开、闭合和旋腕功能。

（三）下肢假肢

对下肢假肢的基本要求除了外观逼真,操纵方便,轻便和耐用,穿脱方便外,还要与健侧肢体长度相等,具有良好的承重功能,残肢与假肢接触紧密,行走时残肢在假肢内移动小,步态接近于正常。

1. 骨骼式下肢假肢

骨骼式下肢假肢是由下肢假肢标准零部件组装而成,能够为下肢截肢患者提供具有优良功能、行走步态良好的假肢。根据患者截肢部位不同和骨骼式下肢假肢的适用范围又分为踝部假肢、小腿假肢、膝关节离断假肢、大腿假肢、髋大腿假肢、半足假肢。

2. 传统下肢假肢

由铰链、皮质接受腔、假脚组装而成,具有透气性好、结实耐用的特点。主要包括小腿假肢、大腿假肢和髋大腿假肢。

【自助具】

帮助患者能够省力、省时地完成一些原来无法完成的日常生活活动,增加生活独立性的辅助装置,称为自助具。根据使用目的,分为以下几类。

（一）生活自助具

1. 穿衣

(1)穿衣棍:用木棒制成,一端装上倒钩,另一端装上胶塞。使外衣、T恤衫易于脱离肩部,适于关节活动受限者使用。

(2)魔术扣:可以代替T恤、外衣的纽扣,方便手指不灵活者穿衣。

(3)系扣钩:适合于手指功能障碍者使用。

2. 穿鞋袜

(1)穿袜用具:用一张硬壳纸或软胶及两条绳带制成,也可购买。适合大腿关节不灵活或不能举臂者使用。

(2)穿鞋用具:鞋拔适用于弯腰不方便者使用。

(3)弹性鞋带:穿鞋时能松开和收紧,不必经常松紧鞋带。

（二）个人卫生用具

(1)长柄发梳,长柄海绵或牙刷:将梳子或牙刷上绑上木条作手柄即可。适合上肢关节活动受限者使用。

(2)指甲刷底部粘两个吸盘,便能固定在台上,适合单手活动者使用。

(3)轮椅式便池坐位铺有软垫,其下方有便盆,需如厕时可移开座位上的木板,坐位下的便盆,即可使用。

(4)加高坐厕板:使大腿关节屈伸有困难者易于坐下和起立。坐板可直接安放在厕所上,易于清洁。

（三）洗澡用具

1. 双环毛巾

将毛巾两端加上双环,适合双手抓握功能较差的患者使用。

2. 长臂洗澡刷

适合上肢关节活动受限者。

3. 肥皂手套

适于手抓握功能较差的患者使用。

4. 防滑地胶

置于湿滑的地方可防止摔倒。

5. 洗澡椅

垫了海绵的椅,提供舒适的座位,并可疏水,高度可调整。

（四）饮食用具

1. 餐具

(1)防漏碟边:防漏的碟边放于碟上,食物不会漏出。适合单手操作者使用。

(2)免握餐具:套在手掌中使用,适合手指不能握物者使用。

(3)加大手柄餐具:可捆上海绵或套上加粗手柄,适合手抓握力量不够者使用。

2. 杯及吸管固定器

(1)双耳杯:适合单手稳定和协调性较差患者使用。

(2)吸管固定器:将固定器置于杯沿,角度可随意调整,适合协调能力较差的患者使用。

3. 轮椅夹杯及台面

轮椅夹杯是指夹在轮椅扶手上的杯,方便需要推动轮椅的人士使用。轮椅台面是固定在轮椅扶手上,便于瘫痪患者在轮椅上进食、书写等活动。

（五）转移助具

1. 扶手

可安在厕所、走廊、楼梯旁,便于行动不便者扶持。

2. 绳梯

可安在床头便于瘫痪患者起床使用。

3. 帆布扶手装置

可安在床上,瘫痪患者起床抓握使用。

4. 转移滑板

可放在轮椅与床间、浴缸内协助瘫痪患者转移。

5. 轮椅

现代轮椅重量轻,容易折叠和打开,便于交通和旅行;手控能力好;电动轮椅除可用手控外,还可通过轻微的头部运动、声音、吸吮及吸气作用来控制;某些手动和电动轮椅可直立。

（六）家居用品

1. 稳定板

用木板和针钉制成,加置防滑胶垫于底部,可协助单手活动者在瓜果削皮时使用。

2. 单手托盘

表面附有防滑胶垫,使盛载的东西不会倾倒。

3. 水龙头开关器

帮助手部有缺陷者开关水龙头。

4. 长臂拾物器

使用者往地上拾物时,无须弯腰,坐在轮椅上的患者,无须站起来抬高物。

（七）书写辅助用具

1. 加粗笔

可用橡皮圈绑上笔竿,或卷上泡沫胶,或在笔杆上穿上一块乳胶,或穿上练习用的高尔夫球,或穿上小横杆,或用弹性布条固定,或用黏土成型固定柄,即可加粗。可方便握持有困难患者使用。

2. 免握笔

将笔套在附于自动粘贴带上的小带中,再绑于手掌上,可帮助手指软弱者使用。

3. 电子交流辅助设备

例如,指取式屏幕,即随便指一下可被传感器翻译,身体很小的移动就可在屏幕上选择一个字或一个字母。小型手提式计算机还有内在的印字机和声音输出,键盘也可根据患者的需要进行调节。

【助行器】

辅助人体支撑体重、保持平衡和行走的工具称为助行器(walking aids)。根据其结构和功能,可将其分为三类:无动力式助行器、功能性电刺激助行器和动力式助行器。无动力式助行器结构简单,价格低廉,使用方便,是最常见的助行器。

(一)杖(crutch)

1. 种类

根据杖的结构和使用方法,可将其分为手杖、前臂杖、腋杖和平台杖四大类,每一类又包括若干种类。

(1)手杖(stick):手杖为一只手扶持以助行走的工具。有以下几种。①单足手杖:用木材或铝合金制成。适用于握力好、上肢支撑力强的患者,如偏瘫患者的健侧、老年人等。②多足手杖:由于有三足或四足,支撑面广且稳定,因此,多用于平稳能力欠佳、用单足手杖不够安全的患者。

(2)前臂杖(forearm crutch):亦称为洛氏拐(Lofstrand crutch)。把手的位置和支柱的长度可以调节,夹住前臂的臂套为折叶式,有前开口和侧开口两种。此拐可单用也可双用,适用于握力差、前臂力较弱但又不必用腋杖者。优点为轻便、美观,而且用拐手仍可自由活动,例如需用该手开门时,手可脱离手柄去转动门把,而不用担心前臂杖脱手,其原因是臂套仍把拐保持在前臂上,此拐缺点是稳定性不如腋杖。

(3)腋杖(axillary crutch):腋杖可靠稳定,用于截瘫或外伤较严重的患者。包括固定式(不能调整长度)和可调式(长度可以调节)。

(4)平台杖(platform crutch):又称类风湿拐。有固定带,可将前臂固定在平台式前臂托上,前臂托前方有一把手。用于手关节损害严重的类风湿患者或手部有严重外伤、病变不宜负重者,改由前臂负重,把手起掌握方向作用。

2. 长度选择

选择适合长度的杖是保证患者安全,最大限度发挥杖的功能的关键。

(1)腋杖长度:确定腋杖长度的最简单方法是:身长减去41cm的长度即为腋杖的长度。站立时大转子的高度即为把手的位置,也是手杖的长度及把手的位置。测定时患者应着常穿的鞋站立。若患者下肢或上肢有短缩畸形,可让患者穿上鞋或下肢支具仰卧,将腋杖轻轻贴近腋窝。在小趾前外侧 15cm 处与足底平齐处即为腋杖最适当的长度,肘关节屈曲 150°,腕关节背伸时的掌面即为把手部位。

(2)手杖长度:让患者穿上鞋或下肢支具站立。肘关节屈曲 150°,腕关节背伸,小趾前外侧 15cm 处至背伸手掌面的距离即为手杖的长度。

（二）步行器

步行器(见图 9-17)(walker)也称助行架(walking frame),是一种三边形(前面和左右两侧)的金属框架,一般用铝合金材料制成,自身很轻,可将患者保护在其中,有些带有脚轮。步行器可支持体重便于站立或步行,其支撑面积大,故稳定性好。主要的类型有以下几种。

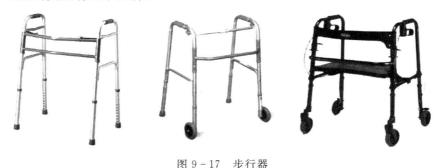

图 9-17 步行器

1. **固定型**

常用来减轻一侧下肢的负荷,如下肢损伤或骨折不允许负重时等,此时双手提起两侧扶手同时向前放于地面代替一足,然后健腿迈上。

2. **交互型**

体积较小,无脚轮,可调节高度。使用时先向前移动一侧,然后再移动余下的一侧向前,如此来回交替移动前进。适用于立位平衡差,下肢肌力差的患者或老年人,其优点是上厕所也很方便。

3. **前方有轮型**

用于上肢肌力差,单侧或整个提起步行器有困难者,此时前轮着地,提起步行器后脚向前推即可。

4. **老年人用步行车**

此车与以上三种不同,有四个轮,移动容易;不用手握操纵,而是将前臂平放于垫圈上前进。此车使用于步行不稳的老年人,但使用时要注意身体保持与地面垂直,否则易滑倒。

5. 腋窝支持型步行器

有两腋窝支持体重而步行,有四个脚轮,体积最大。用于上肢肌力差者。

6. 单侧步行器

很稳定,使用于偏瘫患者或用四脚手杖仍不满足的患者,缺点是比四脚手杖重。

(三)助行器的作用及应用范围

1. 保持平衡

如老年人、非中枢性失调的下肢无力、下肢痉挛前伸不佳、重心移动不能的平衡障碍,但对高龄脑卒中、多发性脑梗死患者的平衡障碍作用不大。

2. 支持体重

偏瘫、截瘫后,患侧下肢肌力减弱或双下肢无力不能支撑体重或因关节疼痛不能负重时,助行器可以起到替代作用。

3. 增强肌力

经常使用手杖、腋杖,由于要支撑身体,因此,对上肢伸肌具有增强肌力作用。

(四)临床应用

1. 适应证

一般说来,手杖适用于偏瘫患者或单侧下肢瘫痪患者,前臂杖和腋杖适用于截瘫患者。步行器的支撑面积大,较腋杖的稳定性高,多在室内使用。

(1)手杖:上肢和肩的肌力正常才能使用手杖,如偏瘫患者的健侧、下肢肌力较好的不完全性截瘫患者。握力好、上肢支撑力强的患者可选用单足手杖,如果平衡能力和协调能力较差,应选用三足或四足手杖。

(2)前臂杖和腋杖:①双下肢完全瘫痪(T_{10}以下截瘫,必须穿长下肢支具),可使用两支腋杖步行;单侧下肢完全瘫痪,使用一侧腋杖步行。②下肢不完全瘫痪时,根据下肢残存肌力情况,选用腋杖、前臂杖。③一般先用标准型腋杖训练,如患者将腋杖立起,以手扶住把手亦能步行,则可选前臂杖。④上肢肌力减弱时:肱三头肌肌力减弱时,肘的支持力降低,选用肱三头肌支持片型腋杖;肘关节的稳定性较差时,选有前臂支持片的腋杖或前臂杖;腕关节伸肌肌力差、腕稳定性较差时,选有腕关节固定带的前臂杖或腋杖。⑤肘关节屈曲挛缩,不能伸直时,可选用平台杖。

(3)步行器:两上肢肌力差、不能充分支撑体重时,应选用腋窝支持型步行器。上肢肌力较差、提起步行器有困难者,可选有前方有轮型步行器。上肢肌力正常,平衡能力差的截瘫患者可选用交互型步行器。

2. 使用方法

以截瘫和偏瘫为例,介绍杖的使用方法。截瘫患者常需使用两支腋杖才能行走,偏瘫患者一般只用单个手杖,二者的使用方法不同。

(1)截瘫患者的腋杖步行:根据腋杖和脚移动的顺序不同,分为以下几种。

交替拖地步行:方法是伸出左腋杖 → 伸出右腋杖 → 两足同时拖地向前,到达腋杖附近。

同时拖地步行:又称为摆至步,即同时伸出两支腋杖 → 两足同时拖地向前,到达腋杖附近。

四点步行:方法为伸出左腋杖 → 迈出右脚 → 伸出右腋杖 → 迈出左脚。

三点步行:方法是先将肌力较差的一侧脚和两侧腋杖同时伸出 → 再将对侧足(肌力较好的一侧脚或健足)伸出。

两点步行:方法是一侧腋杖和对侧足同时伸出→余下的腋杖和足再同时伸出。

摆过步:方法与摆至步相似,但双足不拖地,而是在空中摆向前,故步幅较大、速度快,患者的躯干和上肢控制力必须较好,否则容易跌倒。

(2)偏瘫患者的手杖步行

三点步行:绝大部分偏瘫患者的步行顺序为伸出手杖 → 迈出患足 → 迈出健足,少数患者为伸出手杖 → 迈出健足 → 迈出患足方式步行。

两点步行:即先同时伸出手杖和患足,再迈出健足。该方式步行速度快,适合于瘫痪程度较轻、平衡功能好的患者。

【轮椅】

(一)轮椅结构与选择

1. 轮椅的种类

轮椅分为普通轮椅、电动轮椅和特形轮椅两类。特形轮椅是根据乘坐轮椅患者残存的肢体功能及使用目的从普通轮椅中派生出来的,常用的有站立式轮椅、躺式轮椅、单侧驱动式轮椅、电动式轮椅、竞技用轮椅等。本书主要介绍普通轮椅。

2. 普通轮椅结构

普通轮椅一般由轮椅架、轮(大车轮、小脚轮)、刹车装置、椅坐、靠背四部分组成。乘坐轮椅者承受压力的主要部位是坐骨结节、大腿及腘窝部、肩胛区(见图9-18)。因此,在选择轮椅时要注意这些部位的尺寸是否合适,避免皮肤磨损、擦伤及褥疮。

3. 轮椅的选择

选用轮椅时应注意以下几个方面。

(1)座位宽度:测量坐下时两臀间或两股之间的距离,再加5cm,即坐下后两边

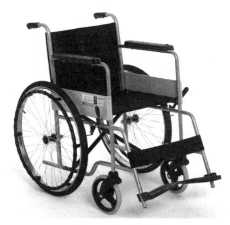

图 9－18　轮椅

各有 2.5cm 的空隙。座位太窄,上下轮椅比较困难,臀部及大腿组织受到压迫;座位太宽不易坐稳,操纵轮椅不方便,双肢易疲劳,进出大门也有困难。

(2)座位长度:测量坐下时后臀部至小腿腓肠肌之间的水平距离,将测量结果减 6.5cm。座位太短,体重主要落在坐骨上,局部易受压过多;座位太长会压迫腘窝部,影响局部血液循环,并易刺激该部皮肤,对大腿特短或髋膝屈曲挛缩的患者,则使用短座位较好。

(3)座位高度:测量坐下时足跟(或鞋跟)至腘窝的距离,再加 4cm,在放置脚踏板时,板面至少离地 5cm。坐位太高,轮椅不能入桌旁;坐位太低,坐骨承受重量过大。

(4)坐垫:为了舒适和防止褥疮,座上应放坐垫,可用泡沫橡胶(5～10cm 厚)或凝胶垫子。为防止座位下陷可在坐垫下放一张 0.6cm 厚的胶合板。

(5)靠背高度:靠背越高,越稳定,靠背越低,上身及上肢的活动就越大。低靠背:测量座面至腋窝的距离(一臂或两臂向前平伸),将此结果减 10cm。高靠背:测量座面至肩部或后枕部的实际高度。

(6)扶手高度:坐下时,上臂垂直,前臂平放于扶手上,测量椅面至前臂下缘的高度,加 2.5cm。适当的扶手高度有助于保持正确的身体姿势和平衡,并可使上肢放置在舒适的位置上。扶手太高,上臂被迫上抬,易感疲劳。扶手太低,则需要上身前倾才能维持平衡,不仅容易疲劳,也可能影响呼吸。

(7)轮椅其他辅助件:为了满足特殊的患者需要而设计,如增加手柄摩擦面,车闸延伸,防震装置,防滑装置,扶手安装臂托,轮椅桌方便患者吃饭、写字等。

(二)轮椅的使用

普通轮椅适合于下列疾病:脊髓损伤、下肢伤残、颅脑疾患、年老、体弱、多病者。在选择轮椅时要考虑到患者的认知功能以及至少有一侧上肢功能正常,能比较熟练地操纵轮椅。

1. 打开与收起

打开轮椅时,双手掌分别放在坐位两边的横杆上(扶手下方),同时向下用力即可打开。收起时先将脚踏板翻起,然后,双手握住坐垫中央两端,同时向上提拉。

2. 自己操纵轮椅

向前推时,操纵前先将刹车松开,身体向后坐下,眼看前方,双上肢后伸,稍屈肘,双手紧握轮环的后半部分。推动时,上身前倾,双上肢同时向前推并伸直肘关节,当肘完全伸直后,放开轮环,如此重复进行。对一侧肢体功能正常,另一侧功能障碍的患者(如偏瘫),一侧上下肢骨折等,可以利用健侧上下肢同时操纵轮椅。方法如下:先将健侧脚踏板翻起,健足放在地上,健手握住手轮。推动时,健足在地上向前踏步,与健手配合,将轮椅向前移动。

上斜坡时,保持上身前倾,重心前移,其他方法同平地推轮椅。如果上坡时轮椅后倾,很容易发生轮椅后翻。

第四节 老年人家庭自救与急救

由于老年人神经功能衰退,反应不灵敏,视力减退,记忆力减退,对新事物接受能力相对较差,对家用电器、煤气灶的性能不了解,使用中特别易发生外伤、烫伤、触电、燃气泄漏、煤气中毒、化学品损伤及误服药品等。尤其是患有老年性痴呆的患者,独自在家更易发生意外。老年人跌倒时易引起骨折、脱臼;老年人常有心、脑血管病变,易发生心绞痛、心肌梗死、心律失常及中风等,甚至可能猝死;老年人吞咽反射差,牙齿松动、脱落,咀嚼能力差,吞咽时易发生噎、呛,阻塞气道导致窒息等,这些都应进行及时的急救和自救,绝不能坐等救护车和医生的到来而丧失最佳救治时机。

据统计,有90%的猝死病例发生在医院以外,也就是医护人员尚未到达现场的空白时间段。在我国,从拨打急救电话到急救车到达现场,平均需要20min左右的时间,而现场的黄金抢救时间只有短短的4min,这就是急救中常说的"黄金4分钟"。每耽误一分钟,患者的生存机会就会急速下降,死亡率就会直线上升。

另外,强调老年人必须重视疾病的家庭自救与急救,这也是与其生理功能的特殊性相适应的。因为在老年阶段,疾病的发病率高,患病后致残和致死率高,患病后早期症状不明显,常常是发现症状的时候,疾病已经变得非常凶险。所以,老年朋友及家人应该重视疾病的预防和懂得一些早期救治的知识,特别是对突发疾病和意外,应学会自救和急救,为救护人员赢得宝贵的时间。这也就是我们经常说的院前急救和自救。

一、常见病症的自救与急救

老年人在家突然发生意外时,如果无他人在场,神志清醒者应首先自救,然后采取各种措施呼救。如果有亲属在场,亲属不要惊慌失措、手忙脚乱,应根据情况作出判断,进行必要的抢救,然后再送就近医院。

(一)晕厥

1. 表现

晕厥表现为人突然晕倒,短暂失去知觉,很快恢复意识。晕厥与眩晕、昏迷、休克不同。眩晕为自身或周围物体旋转感,无意识丧失;昏迷与意识丧失则有较长病程,不会很快恢复;休克为血压明显下降,初期意识多数是清楚的。

2. 发病诱因

最为常见的晕厥为血管神经性晕厥,由血管舒张与收缩发生一过性障碍所引起。因剧烈疼痛、恐惧、空气闷热、针灸、注射时引起,称之为普通晕厥;也可因咳嗽、喷嚏时引起,称为咳嗽晕厥;可因排尿而引起,称为排尿晕厥;可在久坐、久卧后突然起立时,因体位性低血压引起,称为体位性晕厥;也可因穿硬质高领衣服、剃须、刺激颈动脉窦引起晕厥;心脏病患者,可因严重心律失常而发生心源性晕厥,出现两眼上翻,口唇发紫,双手握拳,抽搐。

3. 急救措施

(1)应立即将患者平放,或抬高下肢,促进下肢静脉血液回流心脏,帮助脑正常供血。

(2)解开患者衣领、裤带,妇女应松开胸罩,使其呼吸顺畅。

(3)有义齿者,应取出。

(4)刚恢复知觉的患者不要立即起立,防止再次晕厥。

(5)对心源性晕厥(一般有心脏病史),应立即用拳捶击心前区进行复苏,如心跳未恢复还应进行胸外心脏按压和人工呼吸。缓解后,尽快送就近医院抢救。

(二)中风

1. 表现

剧烈头疼、流口水、吐字不清,有时可能没有明显头疼,只是说话别扭、半边脸及手脚发麻,这时候可能已有脑血栓形成。

2. 发病诱因

患者大多有高血压及动脉粥样硬化病史,在情绪出现较大波动,或者因饮酒、长时间打牌、上网等,都可能使血压升高,诱发脑血管意外。

3. 急救措施

(1)有条件时可先给患者量血压。脑出血时血压要比平时高,随着病情的加剧血压还会升高。

(2)解开患者的领扣。

(3)取出义齿。

(4)让患者将备用降压药立刻吃下去,如已不能吞服可把药化成水服下。

(5)不要盲目搬动患者,患者头位也不宜过高,可不用枕头让患者平卧在床上,头偏向一侧。

(6)用冰袋或冷毛巾敷在患者额头上,以减少出血和降低颅内压。

（三）呼吸、心跳骤停

某些原因,患者呼吸突然丧失、抽搐或昏迷,颈动脉、股动脉无搏动,胸廓无运动,以及瞳孔散大,对光线刺激无反应。这就是医生所称的死亡三大特征。

1. 呼吸骤停的急救方法

(1)迅速解开衣服,清除口内分泌物、义齿等,舌后缩时用舌钳将舌拉出。

(2)患者需仰卧位,头尽量后仰。

(3)立即进行口对口人工呼吸。方法是:患者仰卧,抢救者一手托起患者下颌,使其头部后仰,以解除舌下坠所致的呼吸道梗阻,保持呼吸道通畅;另一手捏紧患者鼻孔,以防吹入的气体从鼻逸出。然后深吸一口气,对准患者口用力吹入,直至胸部略有膨起。之后,抢救者头稍侧转,并立即放松捏鼻孔的手,靠患者胸部正压自行呼气,如此反复进行。成人每分钟吸气 12～16 次,吹气时间宜短,约占一次呼吸时间的 1/3。吹气若无反应,则需检查呼吸道是否通畅,吹气是否得当。如果患者牙关紧闭,护理人员可改用口对鼻吹气。其方法与口对口人工呼吸基本相同。

2. 心跳骤停的急救方法

对心跳骤停在 1min 左右者,可用拳小鱼际部位捶击其胸骨中段一次,并马上进行不间断的胸外心脏按压。胸外心脏按压的方法如下。

(1)患者应仰卧在硬板上,如系软床应加垫木板。

(2)抢救者用一手掌根部放于患者胸骨下 2/3 处,另一手重叠压在上面,两臂伸直,依靠抢救者身体重力向患者脊柱方向作垂直而有节律的按压。按压用力须适度,略带冲击性;使胸骨下陷 4cm 后,随即放松,使胸骨复原,以利心脏舒张。按压次数成人每分钟 60～100 次,直至心跳恢复。按压时必须用手掌根部加压于胸骨下半段,垂直向下按压;不应将手掌平放,不应压心前区;按压与放松时间应大致相等。心脏按压时应同时施行有效的人工呼吸。

（四）心血管意外

1. 表现

心前区剧烈疼痛，有濒死感或窒息感，有时血压会偏低或高，嘴唇发紫，严重时心跳、呼吸停止。

2. 发病诱因

过度兴奋、激动，都会刺激交感神经末梢和肾上腺素分泌，导致血压升高，心率加快，诱发心律失常、心绞痛或心肌梗死，也可造成心跳骤停或猝死。平时无心脏病史的人也可能因过度兴奋而突发心血管意外。

3. 急救措施

（1）发生血管意外者，在急救车未到前，不要轻易搬动和摇晃患者，可在其心前区用力叩击3～5下，如心跳、呼吸还不能恢复，可按照上一条的做法做胸部按压及人工呼吸。

（2）冠心病患者如出现心绞痛，要绝对卧床，以减少心肌耗氧量，同时舌下含服硝酸甘油等扩张血管的药物，然后送医院抢救。

（五）突然失明

1. 表现

眼前突然一片漆黑，什么也看不见。这叫做一过性失明。持续几十秒钟、几分钟，长者达十几分钟后又恢复原来视力。

2. 发病诱因

本病常在有高血压、糖尿病、动脉硬化、肾炎、动脉内膜炎等疾病的老年人中发生；精神过度紧张或遭受精神创伤时也有可能发生。

3. 急救措施

（1）在发生先兆症状时，如果缓解很慢，应立即从常备急救盒中取出亚硝酸异戊酯吸入，可很快使症状消失。

（2）发作时先从急救盒内取出亚硝酸异戊酯药一瓶，放在手帕中击碎放出气体连续吸入，直至气味消失为止；再取出硝酸甘油片（0.6mg）含在舌下。同时可对患眼进行重复、间歇的按摩，促使血管扩张。

二、突发意外的自救与急救

（一）跌倒

1. 表现

如果臀部着地，易发生髋部股骨颈骨折。这时可局部剧烈疼痛。因为有些老年人痛觉不敏感，如果骨折两端成角相嵌，甚至还可起立行走，但出现跛行；跌倒时如向前扑到，常可引起股骨骨干、髌骨及上肢前臂骨折，局部疼痛，明显肿胀，甚至出现创口。颅内损伤可当场出现神志变化、剧烈呕吐、耳鼻出血,有的虽然当时清醒,但过一段时间可再出现剧烈头痛、呕吐、抽搐、昏迷。

2. 急救措施

(1)如果跌得较重,不要急于挪动身体,先看看哪个地方痛。

(2)应先将其置于硬木板上,仰卧位。一时找不到硬木板时,可先就地平躺。

(3)如果腰后部疼痛怀疑有腰椎骨折,应在该处用枕或卷折好的毛巾垫好,使脊柱避免屈曲压迫脊髓。

(4)如果怀疑有股骨颈骨折,应用木板固定骨折部位。木板长度相当于腋下到足跟处,在腋下及木板端,包好衬垫物,在胸廓部及骨盆部作环形包扎。其他部位骨折可用两条木板夹住骨折部位,上、中、下三部位用绷带固定。

(5)有创口者,应用洁净毛巾、布单把创口包好,再用夹板固定。

(6)头颅损伤有耳鼻出血者,不要用纱布、棉花、手帕去堵塞,否则可导致颅内压升高,引起继发感染。

(7)头部或臀部着地,出现头痛、呕吐时,是颅内出血的征兆,不可轻视。

（二）食物中毒

1. 表现

有明确的吃不洁食物史。中毒者一般多在食后 6～24h 内发病,突然出现恶心、呕吐、腹痛、腹泻,呕吐腹泻严重者可造成脱水。

2. 急救措施

一旦发现食物中毒,应尽快送病重者到医院救治。现场急救措施如下。

(1)尽快催吐:①用筷子或手指轻碰患者咽壁,促使呕吐;②可取食盐 20g,加开水 2000mL,让患者喝下;③肉类食品中毒,则可服用十滴水促使呕吐。

(2)药物导泻:食物中毒时间超过 2h,精神较好者,则可服用大黄 30g,一次煎服;老年体质较好者,可采用番泻叶 15g,一次煎服或用开水冲服。

(3)如果中毒者已发生昏迷,则禁止对其催吐。

（三）煤气中毒

1. 表现

开始时头痛、头晕、乏力、恶心、呕吐,之后出现晕倒、昏睡、昏迷、大小便失禁、呼吸困难等现象,严重者会因缺氧呼吸循环衰竭而死亡。

2. 急救措施

(1)立即开门窗通风,吸入新鲜空气。

(2)将老年人移至温暖、通风好的房间内。

(3)解开衣服、裤带,注意保温。

(4)能饮水者,可喝热糖茶水。

（5）必要时针刺人中穴。

（6）呼吸困难或停止时，立即做人工呼吸，同时进行胸外心脏按压。

（四）噎食

食物团块完全堵塞声门或气管引起的窒息，俗称"噎食"，是老年人猝死的常见原因之一。美国每年约有4000多人因噎食猝死，占猝死病因第六位。阻塞气管的食物常见的有肉类、蛋黄、蛋糕、年糕、粽子、元宵、地瓜、包子等。

1. 表现

发生噎食时，患者会突然不能说话和呼吸，常用手指向咽喉部，或窒息倒地。噎食者往往来不及送医院抢救。

2. 急救措施

一旦发生噎食，在呼叫急救中心的同时，应争分夺秒地进行现场急救操作。要点是：噎食者取坐位或站立位，急救者站在其身后，双臂抱其腰，用双手重叠放在患者上腹部剑突下的位置，向上向后快速加压，利用冲压胸部时肺内的气流将食物驱出。若噎食者不能坐或站立，应立即使其仰卧，头后仰，急救者用双手置于患者剑突下，从下向上并稍向后给予猛烈冲击，使堵塞的食物被冲出。

三、家庭急救和自救注意事项

在急救过程中，有些情况应该引起注意，具体包括以下几点。

1. 忌惊惶失措

如有人触电，一定要用绝缘体使伤者迅速脱离电源，方可进行救治。

2. 忌草率从事

急救时要沉着冷静，如果手忙脚乱，不但容易忙中出错，而且有可能为以后的救治工作埋下隐患。

3. 忌随意搬动

对严重的心脑血管意外患者和跌倒后怀疑有脊柱或下肢骨折者，随意搬动可能导致不良后果。

4. 忌乱用药物

否则会掩盖病情，延误诊断或加重病情。待检查确诊后再作处理。如备有家庭药箱，要了解其中的药品是否适用及用量用法。

5. 忌一律平卧

如是心脏病患者，应取坐位或俯伏在桌案上。若让其平卧，反会使其憋得难受，透不过气来。

6. 忌强行进食

昏迷患者苏醒前禁止进水、进食，否则会使食物或水误入气管，引起吸入性肺炎，甚至窒息。

第十章
老年养生与健康促进

　　老年人养生不但能保持身体健康，同时对于预防一些疾病的发生有很大的作用。老年人尤其是退休后的老年人，由于没有工作的压力，空余时间增多，这就为从事养生运动提供了时间上的保证。同时，老年人可以通过养生培养自己的兴趣，调节心理状态，达到身体和心理的双重收益。老年人养生的方法很多，可以运用我国传统的养生方法，结合现代较新型的养生方法来进行科学的养生，从而保证身体的健康，以安享晚年的美好时光。

第一节 | 我国传统养生的基本内容与原则

　　传统养生是以我国传统哲学为理论基础,以强健体魄、调养身心为目的的保养生命的思想、手段和方法。古人在长期的养生实践活动中,不断地研究人体生命活动现象和规律,探索衰老的机理,研究致病和导致早衰的原因和条件,并在中国古代哲学和传统文化的影响下,逐渐形成了一系列的养生理论与方法。

一、我国的传统养生学说

（一）元气论

1. 概念

　　元气论是中国古人关于构成生命与自然的基本物质观念。元是开始的意思,元气于道家之说为"一气化三清"的一气,也就是说元气是万事万物的根源。元气学说作为一种自然观,是对整个物质世界的总体认识。因为人的生命活动是物质运动的一种特殊形态,故元气学说在对人地万物的生成和各种自然现象作唯物主义解释的同时,还对人类生命的起源以及有关生理现象提出了朴素的见解。基于元气学说对人类生命的认识,即是"元气论"。

2. 主张

　　(1)气机元气论:元气是人的生命与天地自然统一的物质基础,"夫人生于地,悬命于天,天地合气,命之曰人"(《素问·宝命全形论》);元气也是生命之源泉,"人之生,气之聚也,聚则为生,散则为死"(《庄子·知北游》);生命活动过程,即是元气的消长变化及升降出入运动。"人之生此由乎气"(景岳全书》),"出入废则神机化灭,升降息则气立孤危"(《素问·六微旨大论》)。

　　论曰:元气无号,化生有名;元气同包,化生异类。同包无象,乃一气而称元;异居有形,立万名而认表。故无名天地之始,有名万物之母,常无欲以观其妙,常有欲以观其徼。徼为表,妙为里。里乃基也,表乃始也。始可名父,妙可名母,此则道也,名可名也,两者同出而异名。同谓之道,异谓之玄,玄之又玄,众妙之门。又曰:有物混成,先天地生,寂兮寥兮。独立不改,周行不殆,可以为天下母,吾不知其名,字之曰道。乃自然所生。既有大道,道生阴阳,阴阳生天地,天地生父母,父母生我身。

　　由此可见,元气的盛衰聚散及运行正常与否,直接关系着人的生老病死。元气充足、运行正常,是人体健康的保障;元气不足或气机失调,则为致病之因。故有

"百病皆生于气","元气虚为致病之本"之说。因此防病治病也应以调护元气为本,善养生者更应正视护养元气。故张介宾说:"盖天地万物皆由气化,气存数亦存,气尽数亦尽,所以生者由乎此,所以死者亦由乎此。此气不可不宝,能宝其气,则延年之道也"(《类经·运气类》)。

(2)脏腑元气论:元气藏之于肾而化生元精,系于命门而为肾间动气,其变化为用,一分为二而为元阴、元阳,实为生命之本、造化之机。元气虽藏之于下,而其用则布护周身,脏腑之机能全赖此气之运转,故徐灵胎说:"五脏有五脏之真精,此元气之分体者也。而其根本所在,即道经所谓丹田"。《难经》所谓"命门",《内经》所谓"七节之劳有小心"。"阴阳阖辟存乎此,呼吸出入系乎此,无火而能令百体皆温,无水而能令五脏皆润,此中一线未绝,则生气一线未亡,皆赖此也"(《医学源流论》)。元气之所行,与任督二脉关系至密。元气根之于肾而行于任督,故李时珍说:"任督二脉,人身之子午也,此元气之所由生,真息之所由起"(《奇经八脉考》)。元气虽化生于先天父母之精,但必须有赖于后天水谷精气的充养,所以与脾胃又密切相关,故李东垣说:"脾胃之气无所伤,而后能滋养元气","脾胃之气既伤,而元气亦不能充,而诸病之所由生也"(《脾胃论》),"脾胃既损,是真气元气败坏,促人之寿"(《内外伤辨惑论》)。

(二)阴阳学说

1. 概念

阴阳学说是以自然界运动变化的现象和规律来探讨人体的生理功能和病理的变化,从而说明人体的机能活动、组织结构及其相互关系的学说。

2. 主要内容

(1)阴阳学说的基本内容:主要包括阴阳对立、阴阳互根、阴阳消长和阴阳转化四个方面。中医学理论体系中处处体现着阴阳学说的思想。

阴阳对立即指世间一切事物或现象都存在着相互对立的阴阳两个方面,如上与下、天与地、动与静、升与降等,其中上属阳,下属阴,天为阳,地为阴,动为阳,静为阴,升属阳,降属阴。而对立的阴阳双方又是互相依存的,任何一方都不能脱离另一方而单独存在。如上为阳,下为阴,而没有上也就无所谓下;热为阳,冷为阴,而没有冷同样就无所谓热。所以可以说,阳依存于阴,阴依存于阳,每一方都以其相对的另一方的存在为自己存在的条件。这就是阴阳互根。阴阳之间的对立制约、互根互用并不是一成不变的,而是始终处于一种消长变化过程中的,阴阳在这种消长变化中达到动态的平衡。这种消长变化是绝对的,而动态平衡则是相对的。比如白天阳盛,人体的生理功能也以兴奋为主;而夜间阴盛,机体的生理功能相应的以抑制为主。从子夜到中午,阳气渐盛,人体的生理功能逐渐由抑制转向兴奋,即阴消阳长;而从中午到子夜,阳气渐衰,则人体的生理功能由兴奋渐变为抑制,这就是阳消阴长。

阴阳双方在一定的条件下还可以互相转化,即所谓物极必反。比如,某些急性温热病,由于热毒极重,大量耗伤机体元气,在持续高烧的情况下,可突然出现体温下降、四肢厥冷、脉微欲绝等症状,就是由阳证转化为阴证的表现。可以说,阴阳消长是一个量变的过程,而阴阳转化则是质变的过程。阴阳消长是阴阳转化的前提,而阴阳转化则是阴阳消长发展的结果。

(2)人体组织结构的阴阳:阴阳学说被用以说明人体的组织结构、生理功能及病理变化,并用于指导疾病的诊断和治疗。

就人体部位而言:上部为阳,下部为阴,体表为阳,体内为阴;

背腹而言:背部为阳,腹部为阴;

四肢而言:四肢外侧为阳,内侧为阴;

筋骨皮肤而言:筋骨在内故为阴,皮肤在外故为阳;

内脏而言:六腑传化物而不藏为阳,五脏藏精气而不泻为阴;

五脏本身而言:心、肺居于上焦故为阳,肝、脾、肾居于中焦故为阴。

二、我国传统养生的内容与特征

我国传统养生学的内容非常丰富,归纳总结可以分为 8 类。

(一)情感调谐

人的情绪可以改变人的行为和活动方式,改变人的脏腑功能状态,从而导致生理或病理方面的变化。情感调谐法主要讲述如何将消极的情绪因势利导地转化为积极的情绪,以保证人体精神与心理上的健康。情感调谐包括:①自我调谐;②人际关系;③宗教、自由。

我国养生学非常重视人的情感活动对人的身体健康的影响,提出七情——喜、怒、忧、思、悲、恐、惊为致病的重要因素之一。在《素问·举痛论》中说:“余知百病生于气也,怒则气上,喜则气缓,悲则气消,恐则气下。”无病时可因情感活动过激而致病,既病后又可因情感过激而加重病情。因此,《内经》强调在养生锻炼时,不仅要练形,而且要练神。

(二)生活起居

《素问·上古天真论》指出:“上古的人,食饮有节,起居有常,不妄作劳,故能形与神俱,而尽终其天年,度百岁乃去。今时之人则不然也,以酒为浆,以妄为常,醉以入房,以欲竭其精,以耗散其真,不知持满,不时御神,务快其心,逆于生乐,起居无节,故半百衰也。”这段经文对饮食、生活起居如何进行养生提出了精辟的论述,是很有现实指导意义的。

人的身体好比一部精密的机器,只有有节奏地运转,才能减少损失,永葆健康。有节奏有规律地生活、学习,合理安排一天的休息、饮食、睡眠、生活卫生、身体锻炼,使之形成制度化和养成习惯,对于人的健康长寿有着重要意义。休息方式中主要是睡眠,我国养生说十分重视睡眠的科学,认为"少寐乃老年人大患",主张老年人以睡眠长为好,而且创造了许多诱导睡眠的好方法。

（三）饮食调理

"民以食为天",饮食调理就是从养生角度,向人揭示各种食物的营养价值和其疗、补作用。它主要包括:保养脾胃、饮食有节、因人因时因地制宜等。《内经》谈到上古人"尽终其天年,度百岁乃去"经验之一,就是"饮食有节","节"即是节度、节制。要求吃饭时间有规律,即定时定量,不过饥过饱,不过冷过热,不暴饮暴食,食物的种类要调和合理,不偏食等。若饮食不节便将产生疾病,甚至夭折。《灵枢·五味篇》中说如不按时进餐就会"故谷不入,半日则气衰,一日则气少矣"。

（四）房事调谐

房事即性生活,也有称"房室"、"阴阳"、"合阴阳"、"交媾"等。《孟子·告子》曰:"食色,性也。"《礼记·礼运》亦载:"饮食男女,人之大欲存焉。"可见,房事不是可以忽视或弃而不顾的生活小事,它处理不当同样可以致人"半百而废"。因此,古人有言:"房中之事,能杀人,能生人,故知能用者,可以养生;不能用之者,立可致死。"所以古代养生家和医学家一向重视房事的调谐养生。房事调谐主要包括节欲保精,行房有度,合房有术,房事宜忌等内容。

（五）劳动与运动

华佗说:"人体欲得劳动……动摇则谷气得消,血脉通病不和生。"劳动养生法就是根据这一原理,通过劳动和各种运动强身健体,祛病延年的养生方法。劳动运动包括:劳动健身;古代健身运动;现代健身运动等。

我国养生学向来重视劳动与运动对养生的重要意义,而且创造了多种多样的运动,古称导引与按跷。导引为主动运动,按跷为被动运动。《吕氏春秋·古乐篇》载为预防"民气郁瘀而滞着,盘骨瑟缩而不达,特作舞以宣导之",舞也是运动锻炼的一种形式。明代思想家颜元更明确指出:"一身动一身强",运动可以"畅其积郁,舒其筋骨,和其血脉,化其乖暴,缓其急躁。""新陈代谢"、"吐故纳新"是人体保持健康、不断更新的基本条件,而劳动和运动,则是保证人体新陈代谢过程的极重要因素。

（六）气功调谐

气功是我国传统文化中的瑰宝,是祖国医学珍贵遗产的一部分。气功不但可以防病治病,增智益寿,还可以涵养道德,陶冶情操。气功的种类很多,但主要通过"调心"、"调息"、"调身"的"三调"过程,增强了皮层和皮层下中枢系统的协调性,疏通经络气血,提高机体的修复和抗病能力。气功调谐主要包括吐纳、导引、内养、保健等内容。

（七）经络穴位

经络穴位养生法是运用针刺、艾灸、按摩等中医学的治疗手段进行养生的一种方法。针刺可以刺激人体的经络、穴位,起到调整脏腑、疏通经络的作用;艾灸是借助艾火的热力,灸灼、薰熨穴位,达到温通经络、调养脏腑的效果。按摩是通过"按"、"拿"、"点"、"推"、"揉"、"拍"等方法,对人体各部位经络、穴位进行推拿,而起到运行气血、疏理经络、健身祛病的功效。三种方法各有所长,运用时,可以根据需要酌情选用。

（八）药物调理

中药大多是天然物质,其中含有丰富的有效成分和人体必需的营养物质,因此服药也是养生保健中的重要内容之一。药物调理可分有病调补、无病强身两类。由于人体的身体状况、虚弱类别的不同,在运用药物调理时必须遵照中医"辨证论治"的原则,否则将造成"一日误补,十日不复"的不良后果。所以,在进行药物调理养生时,最好能在中医师指导下进行较为安全。药物调理包括:补气;补血;补阴;补阳。

三、我国传统养生的原则

养生原则,是指实施养生活动时所必须遵循的总的法则。遵循这些原则,对于养生方法的制订、运用及其发展创新,都有重要的指导意义。

（一）顺应自然

在"天人合一"的整体观思想指导下,《素问·宝命全形论》提出:"人以天地之气生,四时之法成。"人生于天地之间,依赖于自然而生存,也就必须受自然规律的支配和制约,即人与天地相参,与日月相应。这种天人相应或称天人合一学说,是中医效法自然、顺时养生的理论依据。顺应自然养生包括顺应四时调摄和昼夜晨昏调养。昼夜变化,比之于四时,所谓朝则为春,日中为夏,日入为秋,夜半为冬。白昼阳气主事,入夜阴气主事。四时与昼夜的阴阳变化,人亦应之。所以,生活起居,要顺应四时昼夜的变化,动静和宜,衣着适当,饮食调配合理,体现春夏养阳、秋冬养阴的原则。

人不仅有自然属性,更重要的还有社会属性。人不能脱离社会而生存。人与外界环境是一个统一整体。外界环境包括自然环境和社会环境,因此,中医学认为

"上知天文,下知地理,中知人事,可以长久"。社会环境一方面供给人类所需要的物质生活资料,满足人们的生理需要,另一方面又形成和制约着人的心理活动。随着医学模式的变化,社会医学、心身医学均取得了长足的进步,日益显示出重视社会因素与心理保健对人类健康长寿的重要性:社会因素可以通过对人的精神状态和身体素质的影响而影响人的健康。所以人必须适应四时昼夜和社会因素的变化而采取相应的养生措施,才能健康长寿。故曰"智者之养生也,必顺四时而适寒暑,和喜怒而安居处,节阴阳而调刚柔,如是则僻邪不至,长生久视。"(《灵枢·本神》)

（二）形神共养

形,指形体,即脏腑身形;神,指以五神、五志为特征的心理活动。形神共养,是以形神统一的生命观为其理论基础。形神合一,又称形与神俱,形神相因,是中医学的生命观。形者神之质,神者形之用;形为神之基,神为形之主;无形则神无以生,无神则形不可活;形与神俱,方能尽终天年;因此,养生只有做到形神共养,才能保持生命的健康长寿:所谓形神共养,是指不仅要注意形体的保养,而且还要注意精神的摄生,使形体强健,精力充沛,身体和精神得到协调发展,才能保持生命的健康长寿。

一方面,形体为生命的基础,形具而神生,五脏及其所藏的精气是产生"五神"活动的物质基础。《灵枢·天年》说"血气已和,荣卫已通,五藏已成,神气舍心,魂魄毕具,乃成为人。"葛洪《抱朴子·内篇·至理》以堤和水、烛和火的关系比喻人体形与神关系时说:"形者,神之宅也。故譬之于堤,堤坏则水不留矣;方之于烛,烛糜则火不居矣。身劳则神散,气竭而命终",强调神依赖于形。

另一方面,神乃形之主,为生命的主宰。人体脏腑的功能活动,气、血、津液的运行,都受神的主宰和影响。张介宾《类经·摄生类》说:"虽神由精气而生,然所以统驭精气而为运用之主者,则又在吾心之神。"强调神可以反馈地作用于精和气,影响甚至调控整个生命过程。对于形神的辩证关系,明末医家绮石在《理虚元鉴》中曾精辟地归纳说:"以先天生成之本体论,则精生气,气生神;以后天运用之主宰论,则神役气,气役精。"正由于形神统一是生命的基本特征,故中医养生强调形神共养,养形以全神,调神以全形,最终达到"形与神俱,而尽终其天年"(《素问·上古天真论》)的目的,正如《素问病机气宜保命集·原道论》所言:"全生之术,形气贵乎安,安则有伦而不乱;精神贵乎保,保则有要而不耗。故保而养之,初不离于形气精神。"

形体是人体生命的基础,神依附于形而存在,有了形体,才有生命,有了生命方能产生精神活动和具有生理功能。静以养神,动以养形,动静结合,刚柔相济,以动静适宜为度。形神共养,动静互涵,才符合生命运动的客观规律,有益于强身防病。

（三）惜精固本

精是构成人体和维持人体生命活动的有形精微物质,是生命之源,具有促进生长发育和生殖繁衍、化生血液、抗御邪气等多方面的作用,在人体生命活动中居于重要地位。《素问·金匮真言论》说:"夫精者,身之本也。故藏于精者,春不病温。"后世医家将精、气、神合称为人身之三宝,故在养生中,中医学很重视保养精气以固先天之本。张介宾《类经·摄生类》即明确指出:"善养生者,必宝其精,精盈则气盛,气盛则神全,神全则身健,身健则病少,神气坚强,老而益壮,皆本乎精也。"要达到惜精固本之目的,一方面对性欲要有所节制,做到既不禁欲,也不纵欲;若纵情泄欲,可使精液枯竭,真气耗散而致未老先衰,如《千金要方·养性》所言:"精竭则身惫。故欲不节则精耗,精耗则气衰,气衰则病至,病至则身危。"另一方面,精禀于先天,有赖后天水谷精气以充养,若后天充盛,五脏安和,则精自然得养,故惜精固本也可通过养五脏以不使其过伤,调情志以不使其过极,忌劳伤以不使其过耗,药食调补以壮其精,来达到养精保精之目的。

（四）综合调养

中医养生方法众多,不同的方法作用于人体不同的系统、层次,具有不同的效能。如顺时摄养重在协调人体机能活动与外环境的关系;调摄精神主要是通过对神调养以保养精气;慎起居、防劳伤以养生,可使脏腑功能协调;运动锻炼、针灸、推拿,调节经络、脏腑、气血,可使经络通畅,气血周流,脏腑机能协调;药物保健则借助药物,以强壮身体,益寿延年。诚如李梴《医学入门·保养说》中所言:"避风寒以保其皮肤六腑","节劳逸以保其筋骨五脏","戒色欲以养精,正思虑以养神","薄滋味以养血,寡言语以养气"。所以,养生应综合各种方法,动静结合、劳逸结合、补泻结合、形神共养,从机体全局着眼,进行全面调理保养,使机体内外协调,适应自然变化,增强抗病能力。要避免出现过偏、失度,过偏、失度则失去了养生的意义,虽有延年益寿的愿望,也很难达到预期的目的,不但无益,反而有害。只有按照生命活动的自然规律,综合适度、持之以恒地进行调摄,才能真正达到"尽终其天年"(《素问·上古天真论》)的目的。诚如《太平御览·方术部·养生》所言:"凡养生者,欲令多闻而贵要,博闻而择善,偏修一事,不足必赖也。"

（五）因人施养

因人施养,是根据年龄、性别、体质、职业、生活习惯等不同特点,有针对性地选择相应的摄生保健方法。人类本身存在着较大的个体差异,这种差异不仅表现于不同的种族,而且存在于个体之间。不同的个体由于年龄、性别、体质、职业、生活习惯等因素的影响,可有生理和心理上的差异。所以,养生只有因人施养,方能有益于健康,达到养生之目的。如就年龄因素而言,少儿脏腑娇嫩,形气未充,但生机蓬勃,生活尚不能自理,故少儿养生应注意合理喂养、寒温适度、体格锻炼、免疫防病,并培养良好的生活习惯;40～60 岁时,生命活动开始由盛转衰,工作繁忙,压力较大,养生应注意静神少虑、切勿过劳,并节制房事。《景岳全书·中兴论》说:"故人于中年左右当大为修理一番,则再振根基,尚余强半。"即强调了中年养生的重要性;进入 60 岁以后的老年期,脏腑机能衰退,生理与心理适应能力减退,养生应注意知足谦和、老而不怠,加强饮食调养,生活起居有节,运动锻炼动静结合。就性别而言,女性有月经、胎孕、产育、哺乳等特点,养生自当有所区别。人的体质又有偏于气虚、血虚、阴虚、阳虚、血瘀、痰湿、气郁之异,养生方法亦各有特点。另外,人的体质、生活习惯又受所处地域环境的影响,故养生尚需考虑不同区域的地理特点,采取相应的保健措施,充分利用有利于健康的各种因素,努力克服不良地理条件对人体的影响,使人类与自然的关系和谐统一,以达到防治疾病、益寿延年的目的。

第二节　老年人起居调摄养生

合理地安排起居作息,妥善处理生活细节,保持良好习惯,建立符合自身生物节律的活动规律,以保证身心健康,延年益寿的方法,谓之生活起居养生法,又称起居调摄法。生活起居养生涉及起居有常、安卧有方、不妄劳作、居处适宜及衣着宜忌等内容。

一、起居有常

起居有常指日常作息时间的规律化。起居作息要符合自然界阳气消长的规律及人体的生理常规,其中最重要的是昼夜节律,否则,会引起早衰与损寿。古代养生家认为,春夏宜养阳,秋冬宜养阴。因此,春季应"夜卧早起,广步于庭,被发缓形,以使志生";夏季应"夜卧早起,无厌于日,使志无怒,使华成秀";秋季应"早卧早起,与鸡俱兴,使志安宁,以缓秋刑";冬季应"早卧晚起,必待日光,使志若伏若匿,若有私意,若有所得"。

二、安卧有方

睡眠是人的一种生理需要。人在睡眠状态下,身体各组织器官大多处于休整状态,气血主要灌注于心、肝、脾、肺、肾五脏,使其得到补充和修复。安卧有方就可以保证人的高质量睡眠,从而消除疲劳,恢复精力,有利于人体健康长寿。

若要安卧有方,应该注意以下几点。

(1)必须保证足够的睡眠。一般说来,中老年人每天睡眠时间以 8～10h 为宜。

（2）要注意卧床宜软硬适宜。过硬，全身肌肉不能松弛得以休息；过软，脊柱周围韧带和椎间关节负荷过重，会引起腰痛。

（3）枕头一般离床面5～9cm为宜，过低，可使头部血管过分充血，醒后出现头面浮肿；过高，可使脑部血流不畅，易造成脑血栓而引起缺血性中风。

（4）要有正确的睡眠姿势，一般都主张向右侧卧，微曲双腿，全身自然放松，一手屈肘平放，一手自然放在大腿上。这样，心脏位置较高，有利于心脏排血，并减轻负担，同时，由于肝脏位于右侧较低，右侧卧可使肝脏获得较多供血，有利于促进新陈代谢。在长寿者调查中，许多长寿老年人都自述以右侧弓形卧位最多。古谚也说"站如松、坐如钟、卧如弓"，"屈股侧卧益人气力"。

（5）要养成良好的卫生习惯，晚饭不宜吃得过饱，也不宜吃刺激性和兴奋性食物，中医认为"胃不和则卧不安"。睡前宜梳头，宜用热水浴足。

三、谨防劳伤

谨防劳伤包括慎房帏及劳作伤。慎房帏，这是保肾固精、避免生理功能失调的重要措施。一方面要顺应天性，不宜禁欲，但另一方面也要节制房事，保精养生。防劳作伤，这是维护强壮机体、避免形伤的重要措施，在劳作中，要坚持循序渐进、量力而行的原则，注意适度的劳动，不能逞强斗胜，切忌久视久坐。

四、居处适宜

人离不开自然环境，中医很早就提出了人与自然相生相应的"天人相应"学说。《内经》在总结环境对人体健康与长寿的影响时指出，"高者其气寿，低者其气夭"。说明住处地势高的人多长寿，而地势低的人多早夭。为何地理环境不同，寿命长短不一呢？因为地区不同，水土不同，水土与水质对食物构成成分及其对人体营养的影响很大。同时，气象条件的差异对人体健康的影响也不一样。在寒冷的环境中，细胞代谢活动减慢，人类的生长期延长，衰老过程推迟。我国人口普查表明，居住在高寒山区的新疆、西藏、青海，无论是人群中百岁老年人的比例还是老年人口的长寿水平，都要高于国内其他地区。此外，居室的采光、通风、噪音和居室内外的环境美化和净化，与人的健康和长寿也密切相关。

五、衣着洗漱

衣着服饰对人体健康的影响，主要是与衣服的宽紧、厚薄、质地、颜色等密切相关。古今养生学家认为，服装宜宽不宜紧，并提出"春穿纱，夏着绸，秋天穿呢绒，冬装是棉毛"。内衣应是质地柔软、吸水性好的棉织品，可根据不同年龄、性别和节气变化认真选择。同时，要特别强调"春不忙减衣，秋不忙增衣"的春捂秋冻的养生措施。

第三节 | 老年人饮食养生

一、食养的作用

饮食是保持人体健康的一大要素,是维持生命活动的必要条件。合理的饮食可使人体气血协调,正气旺盛,有利于机体健康长寿、疾病痊愈;反之,饮食失节,可使气血失调,脏腑功能下降,正气衰败,促使疾病恶化。食养的作用可以归纳为以下几个方面。

(一)益寿、防衰

饮食调摄是长寿之道的重要环节,注意饮食的调配及保养,对防老抗衰是十分有意义的。很多食物具有防老抗衰作用,都含有抗衰老物质成分,有一定的抗衰延寿作用。《养老奉亲书》曰:"年高之人,真气耗竭,五脏衰弱,全仰饮食为资气血。"说明饮食的营养有防早衰作用,对于老年人则显得尤其重要。

(二)强身、防病

食物对人体的滋养作用是身体健康的重要保证。饮食可以调整人体的阴阳平衡,养精补形防病,对于人体的精、气、神的补充具有重要的意义。某些食物的特异作用可直接用于某些疾病的预防。

(三)治疗疾病

合理安排饮食,可保持机体气血旺盛,阴阳平衡,脏腑功能旺盛。《千金药方·食治》中说:"不知食宜者,不足以存生也。"《素问·刺法论篇》也提到"正气存内,邪不可干",说明饮食充足,营养丰富,正气旺盛,抗邪有力,则适应自然界变化的应变能力及抵御外邪的力量就强,因而可避免外邪的侵袭,使身体健壮。食药同源,饮食得当,才可以达到驱邪、除病的目的。

【饮食养生的原则】

(一)全面配伍、五味调和

1. 全面配伍

食物中所含的营养成分不同,只有做到各种食物合理搭配,才能满足人们生命活动所需。对此,古代医家提出"五谷为养,五果为助,五畜为益,五菜为充"的饮食结构,并指出只有以谷类为主食,肉类为副食,蔬菜、水果为辅助食物,忌过食肥腻之品或偏食瓜果的食养方式,才能充分地补充人体气血精微。

2. 五味调和

根据食物的酸、甘、咸、辛、苦五味及其与机体的关系提出要调和五味，以促进食欲，以助消化吸收，使脏腑、筋骨、气血得以滋养，并可防止因五味偏嗜而致诸如"多食咸，则脉凝泣而变色"等病证。

现代研究表明，这种合理的膳食平衡结构既可以满足人体对各类营养素的需求，又可防止因过食动物脂肪、高胆固醇、盐类摄入过多而粗纤维食入过少等因素而致的高血压、冠心病、结肠癌、便秘等疾病产生。

（二）饮食有节

饮食有节是指饮食要有节制，掌握进食的量与时间适度。首先进食必须有一定的时间规律，定时进食不仅可以保持脾胃功能的正常运行，还可保持体内阴阳之气的平衡。故《千金要方》提出"饮食以时"。一般讲，日食以三餐为宜，但若幼儿脾胃稚弱，老年人脾胃虚惫时，则可适当地斟加一二餐。倘若过饥不进食或随时随意进食则打乱胃肠消化的正常规律，使消化能力下降，食欲下降而损害健康。其次在进食的量上宜饥饱适中，食勿过饱。历代养生家都认为进食过量，则脾胃负担过重，食滞于胃肠，久之脾胃功能会受损，则水谷精微化生受阻，元气失充，诸病内生。第三，进食的时间与食量上应合理搭配。《饮膳正要》提出"晚餐不可多食"。

现代研究表明，夜间多食除胃肠负担过重外，大量的血液集中于肠胃间，其他脏器供血相应减少而影响了机体的休息，因而在三餐的合理搭配上早餐宜占全日进食量的 30％，午餐占 40％，晚餐占 30％。

（三）三因制宜

人是自然界的一分子，饮食养生也应顺应自然变化的规律。由于时间有四季昼夜之更替，地有东西南北中之分布，人有性别、年龄、体质的不同，因此要合理地因时、因地、因人安排饮食。

1. 因时制宜

饮食调理应随着四季气候变化而更变五味。一般讲，夏季阳盛，应少食辛甘燥烈食品以免伤阴，宜绿豆、西瓜等甘酸清润食物以清热、祛暑、养津。秋季气候干燥宜少食辛燥之品，多食芝麻、蜂蜜等油润之品以润燥。冬季寒冷，机体阴盛宜食羊肉、狗肉等温补之品以护阳气。春季万物萌生可食葱、豉以助阳升散。另一方面根据"春夏养阳，秋冬养阴"的中医理论，在食养上春夏之际亦可进食些甘温之品以护人体阳气，预防秋冬之寒病，不可过食寒凉之物；秋冬季节也应适当食些甘凉之品以润养阴精，预防春夏之火症，不可偏食燥热之物。

2. 因地制宜

由于人们所处地理位置不同，食养也存在着一定差异性：如冬季进补时，北方气候多严寒,食品可选用些大热大温之品,如狗肉、羊肉;而南方气候稍温和,食养品则可选用甘温补品如鸡肉等。

3. 因人制宜

由于人的个体差异,食养也因人而异。如老年人脏腑虚弱,饮食上宜清淡为主,食宜暖、宜软、宜缓,禁油腻、黏硬、生冷之品,以牛乳及各类粥食为宜,亦可多食甘薯以通便。

二、老年人进食保健

老年人进食要掌握适当的进食规律、饮食宜忌等,现将一些规律总结如下所示。

（一）三高

老年人所吃食物要高新鲜度、高纤维素、高蛋白质。

（二）三不宜

即饭后不宜剧烈活动、饭后不宜洗澡、不宜吃刺激性的辛辣食物。

（三）三餐配制适宜

1. 早餐

吃饱,为一天的热量打下基础,特别是上午,是人精力旺盛的时候,需要有充足的热能供给。因此,早餐不但要吃饱,而且质量要好,可食用牛奶、鸡蛋、豆浆、面包、蛋糕、馒头等。

2. 午餐

要好,因为起着承上启下的作用,一方面补充上午的热量消耗,另一方面还要为下午供给热能。所以,主食、荤菜、素菜都应该有。

3. 晚餐

宜少,以清淡为佳,主食可为米粥、馒头,蔬菜为宜。因为晚饭后,一般都是在电视机前度过的,有的看一会书就休息了。由于活动少,睡后血液循环减低,如晚上吃得丰盛,大量血脂就容易沉积在血管壁上,造成血管动脉粥样硬化,并且吃得多了,肠胃的负担加重,肚子会不舒服,甚至梦多或者睡不好觉。因此,老年人的饮食应当本着上述原则,吃少、吃好,以少荤多素、清淡为主。

（四）掌握四度

1. 硬度

老年人肠道蠕动减弱,消化功能较差,粗糙坚硬的食物不易消化,如果食没有煮烂或不易爵碎的较硬食物,易引起胃溃疡、胃炎等胃肠道疾病。

2．温度

老年人的胃肠黏膜变薄,腺体和小绒毛逐渐萎缩,对食物的刺激十分敏感,如果进食过烫或过冷之食物,都会对胃肠道产生刺激,影响消化功能。如经常进食过烫的食物,食道的防御功能下降,也易增加老年人罹患食道癌的危险性。

3．速度

进食时,实物通过咀嚼肌和牙齿的协调作用,食物被切割得很充分。这样,就扩大了食物和肠壁的接触面积,有利于消化功能下降。老年人的牙齿较稀,加上消化功能下降,如果不充分细嚼,就会影响食物的消化吸收。有的老年人镶有单个义齿,如果囫囵吞枣,进食过快,还易将义齿吞入食道和胃壁,造成上消化道出血。

4．饱度

吃得过饱,食物不能被全部消化,会有许多未消化的食糜团在肠道中长时间停留。经细菌发酵后产生较多的气体使人感到腹胀和不适。老年人长期吃的过饱还有罹患胃下垂的可能。

（五）五低

1．低盐
每天 2g 便满足人体的需要。

2．低糖
过剩的糖会使人发胖,增加心脏负担,减少肺活量,诱发糖尿病。

3．低脂
过多的摄入会加速动脉硬化的形成。

4．低胆固醇
摄入过多胆固醇,会促进动脉粥样硬化。

5．低刺激性
摄入刺激性食物会加重疾病。

（六）六宜

1．宜早
人体经一夜睡眠,肠胃空虚,清晨进些饮食,精神才能振作。

2．宜缓
吃饭细嚼慢咽利于消化。

3．宜少
人体的营养来自饮食,但饮食过量也会损伤肠胃等消化器官。

4．宜全
饮食五味不可偏颇。

5. 宜暖

胃喜暖而畏寒,凡饮食中之生冷瓜果皆宜食用适量。

6. 宜软

硬坚之食,最难消化。

（七）七分饱

即老年人吃饭不能太饱,七分为宜。

目前有很多人将老年人饮食规律总结为"十不贪",老年人进食十不贪如下所述。

1. 不贪肉

老年人膳食中肉类脂肪过多,会引起营养平衡失调和新陈代谢紊乱,易患高胆固醇血症和高脂血症,不利于心脑血管病的防治。

2. 不贪精

老年人长期讲究食用精白的米面,摄入的纤维素少了,就会减弱肠蠕动,易患便秘。

3. 不贪硬

老年人的胃肠消化吸收功能弱,如果贪吃坚硬或煮得不烂的食物,日久易得消化不良或胃病。

4. 不贪快

老年人因牙齿脱落不全,饮食若贪快,咀嚼不烂,就会增加胃的消化负担。同时,还易发生鱼刺或肉骨头鲠喉的意外事故。

5. 不贪饱

老年人饮食宜八分饱,如果长期贪多求饱,既增加胃肠的消化吸收负担,又会诱发或加重心脑血管疾病,发生猝死。

6. 不贪酒

老年人长期贪杯饮酒,会使心肌变性,失去正常的弹力,加重心脏的负担。同时,老年人多饮酒,还易导致肝硬化。

7. 不贪咸

老年人摄入的钠盐量太多,容易引发高血压、中风、心脏病及肾脏衰弱。

8. 不贪甜

老年人过多食甜食,会造成功能紊乱,引起肥胖症、糖尿病、脱发等,不利于身心保健。

9. 不贪迟

三餐进食时间宜早不贪迟,有利于食物消化与饭后休息,避免积食或低血糖。

10. 不贪热

老年人饮食宜温不宜烫,因热食易损害口腔、食管和胃。老年人如果长期服用烫食热刺激,还易罹患胃癌、食道癌。

第四节 老年人运动养生

一、传统运动养生方法

(一)气功

1. 概念及内容

气功是一种以呼吸的调整、身体活动的调整和意识的调整(调息,调形,调心)为手段,以强身健体、防病治病、健身延年、开发潜能为目的的一种身心锻炼方法;从中医学角度来说,气功是通过调神的自我锻炼,使自身气机变得协调的锻炼方法;从现代行为医学的角度看,气功锻炼是对一种有利于心身健康的良性行为进行学习训练,最终以条件反射方式固定下来的行为疗法。它主要讲究调整自然之气和先天之气和谐的关系。

气功的种类繁多,主要可分为动功和静功。动功是指以身体的活动为主的气功,如导引派以动功为主,特点是强调与意气相结合的肢体操作。而静功是指身体不动,只靠意识、呼吸的自我控制来进行的气功。大多气功方法是动静相间的。

2. 功能

(1)调心:调心,就是调整意念活动。意念是大脑皮层功能的高级运动形式。调心可以使练功者思想集中,排除杂念与干扰,以一念代万念,逐步入静。

(2)调息:气功的调息就是充分发挥意识对呼吸运动所具有的一定的调节能力之作用。在气功锻炼时强调通过自我调节,用意识来调节呼吸使之变得深、长、细、缓、匀,可诱导大脑皮层入静,建立气功态,有助于增加机体能量储备,降低机体应激反应,有利于机体的全面调整和修复,防治身心疾病有一定的作用。

(3)调形:调形(身)就是用意念对形体进行调整,要求达到某些姿势或动作。尽管气功功法各异,调形的具体要求不同,但它们都有着共同的目的和作用。

气功调心(意)、调息、调形(身)不是孤立的,而是相互联系,互相促进的,其中以调心最为重要,这也是气功不同于一般体育锻炼最突出的特点。通过意念调节,不仅直接影响大脑及神经内分泌的行为,也有利于对呼吸、形体进行统一和谐的调整。而呼吸的均匀、深长,形体的放松或有节奏的运动,对大脑入静以便更好地调心又有一定促进作用。因此气功是通过三调的统一发挥调节机体平衡的作用的。

（二）太极拳

1. 概念

太极拳,是以中国传统儒、道哲学中的太极、阴阳辨证理念为核心思想,集颐养性情、强身健体、技击对抗等多种功能为一体,结合易学的阴阳五行之变化,中医经络学,古代的导引术和吐纳术形成的一种内外兼修、柔和、缓慢、轻灵、刚柔相济的拳术。

2. 功能

(1)练脑:太极拳对脑的功能起着积极的调节和训练作用。

太极拳要求精神专一,全神贯注,意动身随,内外三合(内三合指意、气、力相合,即意与气合,气与力合;外三合指手与足合、肘与膝合、肩与胯合)。连绵不断,一气呵成。这些细微、复杂、独特的锻炼方法和要求融合在太极拳练习过程当中,是对大脑很好的锻炼。进而调整身体诸系统的功能,使其趋于正常,诸脏器达到坚强有力,从而起到防病、治病、强身、防身的目的。

太极拳"以静制动,虽动犹静"的锻炼方法有益于对大脑皮层兴奋、抑制的调节。它对大脑皮层过度兴奋引起的神经衰弱、失眠、头晕等有显著疗效。如果长期坚持下去,亦可逐渐消除疾病在大脑皮层引起的病理兴奋,从而达到治疗效果。

放松大脑:太极拳强调在周身放松条件下进行锻炼。它不仅要求躯体放松,而且更要求大脑放松。在大脑支配下,神经、肌肉放松又能反射性地使全身小动脉(高血压主要表现为小动脉收缩)得到舒张,同时缓解小动脉壁的硬化。这样血压随之下降,并趋于正常,对高血压患者更为有利。在脑力、体力劳动后进行全身放松,能使兴奋的神经、疲劳的肌肉恢复得比较快,这就是练拳比静止更能消除疲劳的原因。

(2)练气:太极拳练气是在大脑皮层统摄诸神经系统下,使全身处于松静状态,随着深长的呼吸,促使内脏器官和外部肌肉有节律地舒张、收缩,腰、脊、四肢螺旋缠绕将沉蓄与丹田(小腹)之气,运送到全身,此时末梢神经会产生酸、麻、胀、热的感觉,即通常所说的"气感"。有此气血运行感的人皮肤红润,其体温可增高 $1℃$ 左右。

通过气的运行,肌肉每平方毫米约有 200 条毛细血管打开使用(在平时只有 5 条左右有血流过)。而毛细血管是依照一定周期来开闭的。因此,它们的搏动好像给身体增加了几百万个微小的"心脏"。这些外围小心脏的大量开发,减轻了心脏的负担,对心脏病的防治极为有利。

太极拳的深长呼吸使肺腑排出大量浊气,吸入较多的氧气,提高了肺部的换气效率,同时增强了肺组织的弹性。这可使肋软骨骨化率降低,胸廓活动度加强,对肺病和肺气肿的防治有一定的作用。

(3)练身

躯体:太极拳要求上身中正,上下一条线,"顶头悬,尾闾收"即百会穴与会阴穴在一条直线上。这样不但可使气血上下疏通,而且能避免未老先衰,低头猫腰,脊椎萎缩等病态。通过太极拳顺顶贯顶,脚底生根,会产生上下对拉的意念;加之手眼相随,使颈椎左右摆动,前后摇转等,可对颈椎疾病起到有效的预防和治疗作用。

腰:太极拳特别注意腰部活动,要求"以腰带脊"等。通过腰部锻炼,可增强肾功能,同时对脊髓神经及自主神经有良好的功能刺激,再加上腹肌和膈肌运动的配合,对腹内器官淤血的消除和肠蠕动功能的改善尤有积极影响,对腰背疼痛的防治更有突出作用。

眼神:练太极拳时是否精神贯注,主要表现在眼神上。俗语谓:"神聚于眼","眼为心之窗"。练拳时眼神要随着实手的动作向前平视,动作变化时首先要意动,指挥眼神转向欲去的方向,然后身法、手法、步法跟上去,做到意到、眼到、手到、足到,达到"形神合一"。这样的练法,不仅能使眼球神经得到锻炼,也有助于视力的改善和增强。

关节和韧带:太极拳要求节节贯穿,周身一家。在腰脊、关节的带动下再配合回旋缠绕运动,就能使肩、肘、膝、胯、踝、腕等关节,达到节节贯穿,周身一家的地步。如此则能增强各关节的机能和防止其发生退化现象,并有助于关节韧带、软骨组织的正常功能。

肌肉:肌肉的质量主要看弹性和坚实程度。长期演练太极拳能使肌肉坚实有力,从而防止大腹便便,行路困难。通过肌肉张弛和关节伸屈的运动,一方面可使劲法运用自如,另一方面由此产生的有节律的挤压,对静脉血回流心脏会起到促进作用。

腿和脚:太极拳着重虚实转换的锻炼。不论上肢、下肢、躯干及内脏各部"处处均有一虚实"。以腿为例,体重在左腿,则左腿为实,右腿为虚,反之亦然。腿部通过虚实锻炼能增加很大的力量。再以脚为例,当脚跟、脚掌、脚趾相继下落抓地为实,脚心(涌泉穴)轻轻上提为虚,叫做实中有虚。经常做脚底板贴地,足弓上提的活动,一紧一松的虚实交换可使足部的肌肉和韧带得到充分的锻炼。长久下去,不但可以矫正平足,同时可使足弓增强弹性,达到健步轻灵。

太极拳能健身,但是有一个重要的条件,即必须坚持下去,要把练太极拳当做日常生活中不可缺少的一件事情。只要坚持,就能达到精神旺盛、身体健壮的锻炼目的。

3. 内容

太极拳基本内容包括太极养生理论、太极拳拳术套路、太极拳器械套路、太极推手以及太极拳辅助训练法。其拳术套路有大架一路、二路、小架一路、二路。器械套路有单刀、双刀、单剑、双剑、单锏、双锏、枪、大杆和青龙偃月刀等。

太极拳有十三式、二十四式和四十二式,常见的是陈氏和杨氏太极拳等。

（三）五禽戏

1. 概念

五禽戏是一套动功保健疗法,通过模仿动物的动作和神态,达到强身防病的目的。将五禽戏整理总结成一种疗法的是我国古代著名医家华佗。《三国志·华佗传》记载:"吾有一术,名五禽之戏,一曰虎,二曰鹿,三曰熊,四曰猿,五曰鸟。亦以除疾,兼利蹄足,以当导引。体有不快,起作一禽之戏,怡而汗出,因以着粉,身体轻便而欲食。"

2. 功能

"五禽戏"由"禽为鸟兽之总称"而得名。五禽戏能使人动作灵敏、协调平衡,改善关节功能及身体素质,不仅有利于高血压病、冠心病、高脂血症等的防治,而且对癌症患者的康复有较好的医疗保健作用。

3. 内容

(1)虎戏:手足着地,身躯前纵后退各3次,接着上肢向前、下肢向后引腰。然后面部仰天,恢复起始动作,再如虎行般前进、后退各7次。

锻炼法:做虎戏时,手脚均着地,模仿老虎的形象(图10-1),身体前后振荡,向前3次,向后3次,即前后、前后、前后(图10-2)做毕,两手向前移,伸展腰部,同时抬头仰脸(图10-3),面部仰天后,立即缩回,还原(图10-4)。按照以上方法继续做7遍。

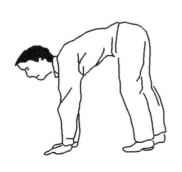

图10-1　虎戏(1)

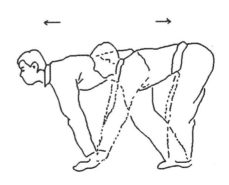

图10-2　虎戏(2)

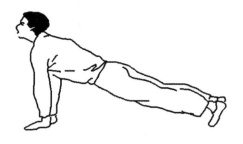

图 10－3　虎戏（3）

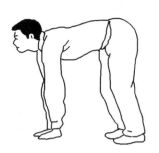

图 10－4　虎戏（4）

（2）鹿戏：手足着地，头向两侧后视，左三右二。然后伸左脚 3 次，伸右脚 2 次。锻炼法如图示：做鹿戏时，手脚仍着地，伸着脖子往后看，向左后方看 3 次，向右后方看 2 次，即左后右后、左后右后、左后（图 10－5）；继而脚左右交替伸缩，也是左 3 次，右 2 次（图 10－6）。

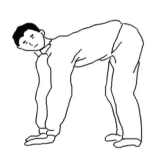

图 10－5　鹿戏（1）

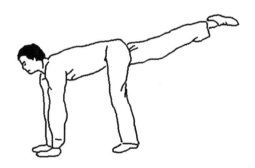

图 10－6　鹿戏（2）

（3）熊戏：仰卧，两手抱膝下，举头，左右侧分别着地各 7 次。然后蹲地，双手交替按地。

锻炼法：做熊戏时，身体仰卧，两手抱着小腿（图 10－7），抬头，身体先向左滚着地，再向右侧滚着地，左右滚转各 7 次（图 10－8）。然后屈膝深蹲在地上，两手在身旁按地，上体晃动，左右各 7 次（图 10－9）。

（4）猿戏：如猿攀物，使双脚悬空，上下伸缩身体 7 次，接着以双脚钩住物体，使身体倒悬，左右脚交替各 7 次。然后以手钩住物体，引体倒悬，头部向下各 7 次。

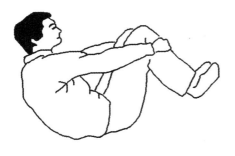

图 10-7　熊戏(1)

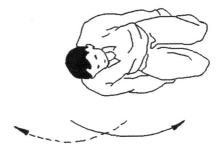

图 10-8　熊戏(2)

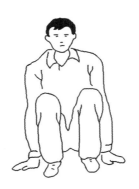

图 10-9　熊戏(3)

锻炼法:做猿戏时,身体直立,两手攀物(最好是高单杠),把身体悬吊起来(图 10-10),上下伸缩 7 次,如同"引体向上"(图 10-11)。在两手握杠、两脚钩杠的基础上,做一手握杠、一脚钩杠,另一手屈肘按摩头颈的动作,左右各 7 次(图 10-12)。手脚动作要相互配合协调。

(5)鸟戏:一足立地,另一足翘起,扬眉鼓力,两臂张开如欲飞状,两足交替各 7 次。然后坐下伸一脚,用手挽另一脚,左右交替各 7 次,再伸缩两臂各 7 次。

锻炼法:做鸟戏时,双手臂向上竖直,一脚翘起,同时伸展两臂,扬眉鼓劲,模仿鸟的飞翔(图 10-13、图 10-14)。坐在地上,伸直两腿,两手攀足底,伸展和收缩两腿与两臂,各做 7 遍(图 10-15)。

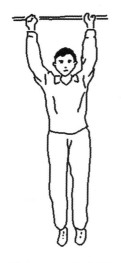
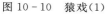

图 10 - 10 猿戏(1)

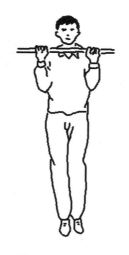

图 10 - 11 猿戏(2)

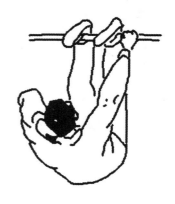

图 10 - 12 猿戏(3)

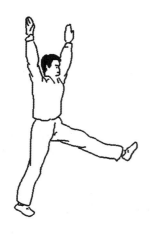

图 10 - 13 鸟戏(1)

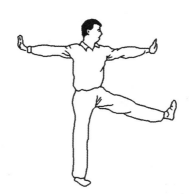

图 10 - 14 鸟戏(2)

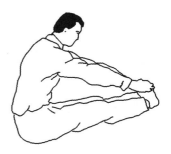

图 10 - 15 鸟戏(3)

4. 注意事项

(1)本疗法全套操练时运动量较大,对于癌症患者来说,具体应用时应按体质情况量力而行,不可勉强。

(2)癌症患者中多为中老年人,因此,在作五禽戏锻炼时,应该先作准备运动。准备运动多取站姿,两脚分开与肩同宽,两臂自然下垂,做 3～5 次深呼吸后,继续所选禽戏项目的动作。

（3）一般情况下,可选练其中一套。操练中要做到神情专注,全身放松,意守丹田,行腹式呼吸,使自己处于胸虚腹实的状态。

（4）癌症患者并发有高血压病、青光眼、脑动脉硬化症者不宜练"猿戏"中的倒悬式动作。

（四）八段锦

1.概念

八段锦,是我国传统保健功法,它动作简单易行,功效显著。古人把这套动作称之为"锦",意为动作舒展优美,如锦缎般优美、柔顺,又因为功法共为八段,每段一个动作,故名为"八段锦"。整套动作柔和连绵,滑利流畅,有松有紧,动静相兼;气机流畅,骨正筋柔。

2.功能

八段锦每一式的作用都不一样,总结如下。

（1）第一式,双手托天理三焦。作用:通三焦经、心包经,促进全身气血循环,改善各种慢性病症状。

（2）第二式,左右开弓似射雕。作用:疏通肺经,同时治疗腰腿、手臂、头眼部等疾病。

（3）第三式,调理脾胃须单举。作用:调和脾胃两经的阴阳,增强人体正气,主治脾胃不和之症。

（4）第四式,五劳七伤向后瞧。作用:疏通带冲二脉及胆经,治疗劳损引起的颈椎和腰椎疾病。

（5）第五式,摇头摆尾去心火。作用:通心包经、心经、小肠经,治疗心火旺所致的气血两虚、头昏目眩和脚步不稳,增强腰力、腿力和眼力。

（6）第六式,两手攀足固肾腰。作用:通肾经和膀胱经,强筋骨,固腰肾,治疗腰酸背痛、手脚麻木、腰膝酸软等症状。

（7）第七式,攒拳怒目增气力。作用:疏通肝经、胆经,治疗气血两虚。

（8）第八式,背后七颠百病消。作用:利用颠足使得脊柱得以轻微的伸展和抖动,去邪扶正,接通任督二脉,贯通气血,消除百病。

3.内容

八段锦的体势有坐势和站势两种。坐势练法恬静,运动量小,适于起床前或睡觉前穿内衣锻炼。站势运动量大,适于各种年龄、各种身体状况的人锻炼。其流派很多,但是动作和歌诀均大同小异,作用也相似,现推荐一套如下。

（1）第一段:双手托天理三焦。自然站立,两足平开,与肩同宽,含胸收腹,腰脊放松。

(2)第二段:左右开弓似射雕。自然站立,左脚向左侧横开一步。

(3)第三段:调理脾胃须单举。右手举按动作同左手,惟方向相反。

(4)第四段:五劳七伤往后瞧。自然站立,双脚与肩同宽,双手自然下垂,宁神调息,气沉丹田。头部微微向左转动,两眼目视左后方,稍停顿后,缓缓转正,再缓缓转向右侧,目视右后方稍停顿,转正。如此六次。

(5)第五段:摇头摆尾去心火。两足横开,双膝下蹲,成"骑马步"。上体正下,稍向前探,两目平视。

(6)第六段:两手攀足固肾腰。双手右势起于头顶之上,两臂伸直,掌心向前,再自身体两侧缓缓下落于体侧。

(7)第七段:攒拳怒目增力气。两足横开,两膝下蹲,呈"骑马步"。双手握拳,拳眼向下。

(8)第八段:背后七颠百病消。两足并拢,两腿直立,身体放松,两手臂自然下垂。

现将光绪年间一无名氏的七言歌诀加以总括,如下:

> 双手托天理三焦,左右开弓似射雕。
>
> 调理脾胃须单举,五劳七伤往后瞧。
>
> 摇头摆尾去心火,两手攀足固肾腰。
>
> 攒拳怒目增气力,背后七颠百病消。

此外还有十二段锦,它是从八段锦化裁出来的,因为它是坐式锻炼,所以十二段锦又称"坐式八段锦",他们二者作用并无差异。

二、常用运动养生方法

(一)散步

1. 概念

散步即慢走,一种运动形式,圣迭哥专门研究运动医学的 Michelle Look 博士认为"散步几乎对任何人都有好处,对妇女来说益处尤其明显"。它是一个简单的,每天都可以做的有益健康的运动方式,它可以帮助我们燃烧卡路里,保持心脏健康,这也是为什么很多人都异口同声推崇散步的原因。

2. 功能

散步的好处非常多,总结起来如下所示。

(1)有益心脏健康:在杜克大学医学中心最近的一项研究中,研究者们发现每天散步 30min 可以降低患上代谢综合征的风险,抑制一系列可能导致心脏病的危险因素的发展,还能降低患糖尿病和中风的风险。一个英国的研究发现主动式通勤(经常步行或者骑车去上班,不要总坐车)可以降低 11% 患心脏病的风险,尤其对于妇女来说。

(2)降低乳腺癌的风险:根据美国医学协会的一份刊物,即使是每周仅散步几小时,也能显著降低患上乳腺癌的风险。此观点认为这是由于散步能降低体内脂肪的水平,而脂肪是雌性激素的来源之一。该项研究调查了 74000 名 50～79 岁之间绝经后的妇女。对于正常体态的妇女,散步可以降低 30% 患该病的风险,对于超重者也能降低 10%～20%。据此推测年轻的妇女也能够从散步中获得同样的益处。

(3)帮助入睡:国家睡眠基金会表明,下午时分一次轻快的散步可以让人晚上睡得更香。专家认为散步可以增进快感激素 5-羟色胺的水平,该激素能使人放松。或者由于散步,体温升高,人的大脑会得到降低体温的信号,体温降低也促进了睡眠。

(4)愉悦心情:德克萨斯大学的研究员发现,散步可以缓和消沉、忧虑的情绪,释放压力,一次 30min 的散步可以使人心情愉悦。坦普尔大学的一项研究认为,每周 5 次,每次 90min 的散步能给心情带来极大的改观。一种解释认为,散步促使身体产生内啡肽,这种化合物使人的身心轻松愉悦。

(5)保持苗条身材:杜克大学的另一项研究认为,每天散步 30min 可以防止大多数缺乏运动者体重增加。布朗大学和匹兹堡大学的研究者还指出妇女每周 5 次每次 1h 的散步可以每天多消耗 1500 卡路里的能量,一年之中可以避免 25 磅的体重增加。

(6)保持青春:几项针对老年人的研究认为,哪怕每周只进行 45min 的散步也能使人避免患上老年痴呆。经常散步还能防止老年人智力衰退。不论年龄几何,散步都能有效保持头脑的活跃。Benjamin 博士说:"如果你和朋友们一起闲逛的话效果更为明显,边走边说绝对是大脑的一剂增强剂。"

(7)保护骨骼:每周 3 次,每次 30min 的散步能有效防止骨骼疏松。散步调动了全身 95% 的肌肉,让你的骨骼更强壮,更能承受负荷。

(8)提高智力:美国研究人员发现,以适合自己的速度每周散步三次,每次 40min,将有助于提高智力。科学家说,适度的散步能够增强大脑各部分之间的联系,延缓与衰老有关的脑功能下降,甚至提高逻辑思维能力。

3. 注意事项

(1)散步之前,应该使全身自然放松,适当地活动一下肢体,调匀呼吸,平静而和缓,然后再从容展步。正如古人所说:"欲步先起立,振衣定息,以立功诸法徐徐行一度,然后从容展步,则精神足力,倍加爽健。"可见,全身放松是增加散步锻炼效果的重要步骤。

（2）散步时宜从容和缓，不宜匆忙，更不宜使琐事充满头脑。"须得一种闲暇自如之态"，百事不思，这样可以使大脑解除疲劳，益智养神。悠闲的情绪，愉快的心情，不仅可以提高散步的兴致，也是散步养生的一个重要条件。

（3）散步时，步履宜轻松，有如闲庭信步之态，周身气血方可调达平和。唐代医家孙思邈即主张"行不宜疾"。这种步法，行虽缓慢，然而轻松缓慢之中，气血畅达，百脉流通，内外协调，是其他剧烈性运动所不及的，可取得较好的锻炼效果，对年老体弱之人及慢性病患者尤其适合。

（4）散步宜循序渐进，量力而为。《老老恒言》中载："居常无所事，即于室内时时缓步，盘旋数十匝，使筋脉活动，络脉乃得流通，习之既久，步可渐至千百……偶尔步欲少远，须自揣足力，毋勉强……"意思是说，散步要根据体力，循序渐进；量力而行，做到形劳而不倦，勿令气乏喘吁。这对于年老体弱有病之人，尤当注意。对于健壮之人，也宜注意，不可过力，过累则耗气伤形，不仅达不到锻炼目的，反而于身体有害。

（二）慢跑

1. 概念

慢跑也称缓步、缓跑或缓步跑，是一种有氧运动，是以较慢或中等的节奏来跑完一段相对较长的距离，以达到热身或锻炼的目的。它对于保持中老年人良好的心脏功能，防止肺组织弹性衰退，预防肌肉萎缩，防治冠心病、高血压、动脉硬化等，具有积极的作用。

2. 功能

慢跑的功能在于增进健康、增强体质、减肥防胖并保持体态优美和心情舒畅。慢跑每分钟消耗 10～13 卡的热量（打网球每分钟消耗 7～9 卡热量）。许多医学专家认为，慢跑是锻炼心脏和全身的好方法。此外，慢跑还有助于戒烟，人们在跑步时，脑垂体可分泌出一种名为 β-内啡肽的"快乐激素"，让人觉得情绪高昂、精力充沛，从而抑制了烟瘾的发作；此外，在坚持锻炼中，人体的心肺功能和骨骼肌功能幅度提高，使血液中氧供应充足，加速了抽烟造成的一氧化碳血红蛋白结合物的分解，减轻烟瘾的发作。

3. 注意事项

（1）选择合适的跑鞋：选择平坦的路面，不要穿皮鞋或塑料底鞋，如果在柏油或水泥路面上，最好穿厚底胶鞋。

（2）注意安全：如在公路上，应注意安全，尽量选择人行道。如果在慢跑后感到食欲不振，疲乏倦怠，头晕心慌，就可能是运动量过大，必须加以调整，或取得医生的指导。

(3)运动时间:对于初学者或是中断体育运动较长时间的人来说,一开始每次运动最好不要超过 10～15min,中间可以有一个慢走的过程,最好隔一天跑一次,平均一周 3 次训练。慢跑时间可以在一个月内逐步提升到 20min。慢跑的运动量以每天跑 20～30min 为宜,但必须长期坚持方能奏效。大多数慢跑者习惯于在早晨训练,因为跑步后身体所分泌的脑内啡能给人带来愉悦的感觉,让一天都有好心情。但是根据专家的建议,一天中跑步的最佳时间在 17 点到 18 点之间,因为一天中这个时段人的体温最高。

(4)呼吸、心率的调节:慢跑时,动作要自然放松,呼吸应深长而有节奏,不要憋气。要保持均匀的速度,以主观上不觉得难受、不喘粗气、不面红耳赤,能边跑边说话的轻松气氛为宜。客观上慢跑时每分钟心率不超过 180 减去年龄数为度。例如,60 岁的人慢跑时的心率以每分钟 180－60＝120 次,慢性病患者跑的速度还可再适当降低,距离也可短些。慢跑时,全身肌肉要放松,呼吸要深长,缓缓而有节奏,可两步一呼、两步一吸,亦可三步一呼、三步一吸,宜用腹部深呼吸,吸气时鼓腹,呼气时收腹。

（三）老年健身操

1. 概念

健身操的运动形式是人们根据需要而人为地创造动作去进行练习。为了达到增强体质的目的,健身操可以科学地通过改变身体姿势、动作方向、动作路线、动作频率、动作速度和动作的节奏进行调节。中老年健身操有很多种,如广场舞等都是很好的方式,但这些方式的缺点就在于都是户外的,会受环境因素的影响,这里推荐一种室内中老年健身操。

2. 方法

室内老年健身操的操作方法如下所示。

(1)可以在早晨起床后,洗漱完毕,略带微笑,双足与肩等宽站立,上身放松,下身部分微微下蹲,足趾轻轻抓地,双目远眺。

(2)头部活动:以头作笔尖,摇动头部写"长寿"两个字。然后令头部围绕这两个字划圆,先顺时针方向,再反方向,以上动作要缓慢些,时间约 2min。

(3)扩胸活动:站立姿势不变,两腿稍屈,两臂经胸前平屈向前平举(合掌指尖向前),低头含胸。再两腿伸直,两臂向后摆至侧平举(掌心向后),抬头挺胸。两腿屈伸一次,两臂胸前平屈并后振一次(拳心向下),再收回,时间约 1min。

(4)交叉摆掌:站立姿势不变,两手下垂,两掌交叉,掌心向腹部,然后两臂向外侧张开,张开幅度以自己适宜自然为度,速度不求快,张开手臂之后,随即收臂,使两手掌回复成交叉,时间约 1min。

(5)两掌划圆:两掌心相对约 10cm,保持这个距离,两掌高低与裤腰带平,两掌心保持距离不变,然后以上臂带动手臂作划圆运动。先身体略向左侧划圆,顺时针 20 圈,逆时针划 20 圈,然后身体向右侧转动,继续如上述,顺逆方向划圆各 20 圈。

(6)弓步扩胸法:一只脚在前,一只脚在后,成弓步状站立姿势,然后两臂平伸开来,手掌微握空心拳,接着做两臂开合的扩胸运动,动作要慢,同时两脚踝部及下肢配合上肢的开合作两脚一前一后的屈伸运动,使上下肢及踝部得到锻炼。做完后,两只脚调换一下再进行一次扩胸活动。

(7)放松及整理并结束:方法是双手搓搓热,在身体上下前后,尤其是足三里穴(位于膝关节髌骨下,髌骨韧带外侧凹陷中,即外膝眼下四横指处)及涌泉穴(脚底,五趾用力弯曲,中央凹处)重点按揉一番,另外腰部也重点按揉一会儿,时间约 1min。

中老年健身操的动作简单易学,又不受外界环境的影响,既锻炼了中老年人的身体,又使他们的身体协调性更好。

(四)叩齿

1. 概念

叩齿就是空口咬牙,是一种较常见的牙齿保健方法,经常叩齿可增加牙齿的自洁作用,发挥咀嚼运动所形成的刺激,增强牙体本身的抵抗力。

2. 功能

叩齿效果是健齿、固齿,减少疾病发生,具有预防效果。而咀嚼不具有叩齿的效果,如果长期使用一侧牙齿咀嚼可产生殆创伤。叩齿产生的生理性刺激,可以振动牙髓及牙床,巩固牙齿和牙周组织,兴奋牙神经、细胞和血管,促进牙体和牙周组织的血液循环,改善牙齿的营养供应,增强牙周组织的抗病和再生能力,增加牙齿的自洁作用,发挥类似咀嚼运动形成的刺激,提高牙体本身的抵抗力,使牙齿变的坚硬稳固、整齐洁白,有益于口腔健康。

经常叩齿,还可以使咬肌及牙齿的咬肌部保持和增强机能,并维持其一定体积的充盈度,在一定程度上减缓因年老机体萎缩造成的凹脸瘪肋状。已经有牙病的患者,经常叩齿也能起到很好的辅助治疗作用。叩齿时,嘴、舌充分活动,血液循环加快,这对延缓面部皮肤衰老大有裨益。

3. 方法

叩齿的方法:叩齿时通过咬肌一开一闭的动作,使上、下颌做一开一闭的运动,上、下牙齿相互撞击,产生"咯咯"声。叩齿时,嘴应张大,向下叩时用力适中,次数不限(通常 100 次为宜)。口齿活动随时可进行,最好每天早晚各进行 1 次,长期坚持效果会很好。叩齿过程中产生的唾液含多种氨基酸,是一种消化液,可以预防感染和龋齿;唾液还有消除致癌物质的作用。把唾液当漱口水,然后分几次徐徐咽下,能滋润皮肤、滑利关节、补益脑髓,从而达到美容健身、养生长寿之目的。

三、老年人运动健身注意事项

老年人运动养生的方法很多,但总体来说老年人在选择运动方法时最主要做到以下两点。

(一)运动要交替

1. 上下交替

不少人只顾得腿部肌肉的锻炼,往往忽视了上肢。实验证实,上下交替的锻炼能够使上下肢都得到均衡的锻炼。

2. 前后交替

跑步、走路、骑自行车……很多运动都是"向前"的。偶尔不妨尝试后退着走路或者仰泳等"向后"的运动。后退能提高身体的协调性,也能让大脑思维更活跃。这些反向行走对腰臀、腿部肌肉有明显的锻炼效果。

3. 左右交替

大多数人平时都习惯使用右手,其实多活动左手,左腿,能让大脑的两个半球交流更频繁。老年人可以学学"左书",用左手练毛笔字效果更佳,还可用左手持拍颠乒乓球、左手掌推墙壁等。

4. 体脑交替

人年老之后比较注重身体的锻炼,实际上脑力锻炼也很重要。在进行跑步、游泳、爬山等体力活动的同时,也可以在脑中进行"智力风暴",比如背诗歌、玩智力游戏等。

5. 冷热交替

可以试试在冬天用凉水洗脸,身体好的老年人甚至可以尝试冬泳。但患有心脑血管疾病的老年人不能贸然下水。

6. 动静交替

有的老年人喜静,喜欢下下棋,练练书法,有的老年人却喜动,就爱登个山,打个球。其实为了达到既增强体质又锻炼大脑的目的,老年人最好动静结合,体脑交替。老年人要每天坚持户外运动,同时也要保持 8h 的睡眠,多看看益智的书籍,下棋、练书法都是不错的选择。

(二)要低能运动

老年人切忌追求高强度运动,每天的大量体能消耗对于老年人来说,往往容易造成身体伤害。因此推荐老年人进行低能运动。低能运动项目随时随地都可锻炼,可以集体活动,也可以单独活动,如散步、慢跑、跳交谊舞、大众健美操等。低能运动的心率应控制在 100～130 次/min 之间。

研究表明:长期参加低能运动的人,比不参加任何运动或偶尔进行剧烈运动的人,死亡率可降低 2.5 倍,罹患心脑血管疾病、糖尿病、癌症、早老性痴呆的发病率可减少 35% 左右。运动医学专家认为,低能运动对人有以下 4 大好处。

(1)可延缓随年龄增长而带来的生理机能衰退,对防止机体早衰有益。

(2)可加速体内新陈代谢,提高心肺功能,减少外周血液循环的阻力,有效地预防心脑血管疾病。

(3)可刺激机体免疫系统,使免疫系统中的天然杀伤细胞、T 细胞、淋巴细胞、巨噬细胞活性明显增强,从而起到抵抗病毒、细菌的感染和抑制体内突变癌病细胞的作用。

(4)可使人心情愉悦、精神振奋、情绪高涨、消除不良的心理,缓解心理上的压力,增添生活情趣。

第五节 老年人情志养生

一、概念

人的心理活动,中医学将其统称为情志,或叫做情绪,它是人在接触和认识客观事物时,人体本能的综合反映。所谓情志,即指喜、怒、忧、思、悲、惊、恐等人的七种情绪。七情六欲,人皆有之,情志活动属于人类正常生理现象,是对外界刺激和体内刺激的保护性反应,有益于身心健康。

二、情志养生的意义

中医认为,人的情志即精神世界是非常重要的。精神的调养是养生的一个重要环节。中医常讲:"喜伤心,怒伤肝,忧悲伤肺,思伤脾,惊恐伤肾。"所以避免不良精神刺激,提高自我心理调摄能力,是中医养生遵循的原则之一。《黄帝内经》说:"志意和则精神专直,魂魄不散,悔怒不起,五脏不受邪矣。""志意和"与人群中个体的气质、性别、年龄、经历、文化思想修养等密切相关。人们应善于自我心理调摄,消除不良刺激,保持良好心态。

引起疾病的原因是多种多样的,但中医科学理论认为,"千般灾难,不越三条"(《金匮要略方论》),即六淫、七情、饮食劳伤。六淫,是指风、寒、暑、湿、燥、火六种邪毒侵入人体而引发的疾病;七情,是指喜、怒、忧、思、悲、恐、惊七种情志所伤所引起的疾病;饮食劳伤,是指饮食不节,起居不慎等引起的病变。情志致病的机理主要是影响人体内环境的稳定,如气机运行障碍、脏腑功能失常以及损伤机体阴阳、精血等。由此可见,情志养生对于人体是十分重要的。

三、情志养生的方法

人有各种各样的情绪,这是人对外界刺激的反应。生活中难免产生这样或那样不良的情绪,关键在于善于控制和调节。常用的控制和调节情绪方法有以情制情法、移情法、升华超脱法、暗示法、开导法、节制法、疏泄法等。

1. 以情制情法

中医根据情志及五脏间存在的阴阳五行生克原理,用互相制约、互相克制的情志来转移和干扰原来对机体有害的情志,借以达到协调情志的目的。如,喜伤心者,以恐胜之;思伤脾者,以怒胜之;悲伤心者,以喜胜之;恐伤肾者,以思胜之;怒伤肝者,以悲胜之等。

2. 移情法

通过一定的方法和措施转移人的情绪,以解脱不良情绪刺激的方法叫移情法。如琴棋书画移情法,养生学家认为,"七情之病者,看书解闷,听曲消愁,有胜于服药者"。此外,还有运动移情法等。中医养生学家认为,当思虑过度心情不快时,应外出旅游或锻炼,让山清水秀的环境调节消极情绪,使人陶醉在蓝天白云、鸟语花香的大自然里,以舒畅情怀,忘却烦恼。

3. 升华超脱法

升华超脱法是用理智战胜不良情绪的干扰,并投身到事业中去,也就是常说的化悲痛为力量。最典型的例证是西汉司马迁因罪下狱,惨遭腐刑。司马迁以坚强不屈的精神全力投入到《史记》的撰写之中,以舒志解愁,把身心创伤等不良刺激转变为奋发向上的行动。

4. 暗示法

暗示不仅影响人的心理与行为,而且能够影响人体的生理机能。一般多采用语言暗示,也可采用手势、表情或采用暗示性药物及其他暗号等。《三国演义》里"望梅止渴"的故事,即是暗示法的典型例证。

5. 开导法

开导法即是以解释、鼓励、安慰、劝勉的方法解除患者思想顾虑,提高战胜病痛的信心,从而配合治疗,促进康复。《内经》就记载了开导法,认为"人之情,莫不恶死而乐生,告之以其败,语之以其善,导之以其所便,开之以其所能,虽有无道人,恶有不听者乎?"

6. 节制法

古人说:"欲有情,情有节,至人修养以止欲,故不过行其情也。"这里讲的就是节制法,也就是通过节制调和情感,防止七情过激,从而达到心理平衡的目的。

7. 疏泄法

俗话说,"不如人意常八九,如人之意一二分"。人的一生中,处于逆境的时间大多多于顺境的时间,身处逆境,苦闷、惶恐之时,不能郁闷在心,应一吐为快,"郁而发之"。疏泄法很多,或找朋友解闷聊天,或争辩一次或大哭一场等。

第六节 | 老年人四季养生

一、老年四季养生的意义和原则

(一)老年四季养生的意义

四时养生,就是指按照一年四季气候阴阳变化的规律和特点进行调养,从而达到养生和延年益寿的目的。

四季春、夏、秋、冬,四时寒热温凉的变化,是一年中阴阳消长形成的。冬至阳生,由春到夏是阳长阴消的过程,所以有春之温,夏之热;夏至阴生,由秋至冬是阴长阳消的过程,所以有秋之凉,冬之寒。人类作为自然界的一部分,不能脱离客观自然条件而生存,而是要顺应四时的变化以调摄人体,以达到阴阳平衡、脏腑协调、气血充盛、经络通达、情志舒畅的养生保健目的。

(二)老年四季养生的原则

中医讲究顺时养生,即顺应四时气候,阴阳变化规律,从精神、起居、饮食、运动等方面综合调养的养生方法。其宗旨是"春夏养阳,秋冬养阴"。正如《黄帝内经》里所说:"故智者之养生也,必顺四时而适寒暑。""顺四时而适寒暑",这是中医养生学里的一条极其重要的原则,也可以说是长寿的法宝。

春夏是阳长阴消的时期,阳长占优势,所以春夏要借助天地阳长的趋势养阳;秋冬是阴长阳消的阶段,因此,秋冬要利用天地阴长的时机养阴。顺应四时阴阳气化,借助天时养生,所以得天之助获得了事半功倍的效果。

一年四季呈现着春生、夏长、秋收、冬藏的自然现象。所以春天要养"生",夏天要养"长",秋天要养"收",冬天要养"藏"。

1. 春天养"生"

在春天应借助大自然的生机,去激发人体的生机,鼓动生命的活力,从而进一步激发五脏,尽快从冬天的藏伏状态中走出来,进入新一年的生命活动。春天重在养肝,因为肝主生机,肝应于春。

2. 夏天养"长"

利用夏天天地的长势,去促进人体的生长功能,重点在养心,通过调动心的气血运行功能去加强人体的生长功能。养长包括夏天要长个子、长肉、长骨骼。

3. 秋天养"收"

顺应秋天大自然的收势,来帮助人体的五脏尽快进入收养状态,让人体从兴奋、宣发的状态逐渐转向内收、平静的状态。

4. 冬天养"藏"

冬天养"藏"指顺应冬天天时的藏伏趋势,调整人体的五脏,让人体各脏经过一年的辛苦后,逐渐进入休整状态,也就是相对的"冬眠"状态。

二、老年四季养生的方法

(一)春季养生法

春季阳气生发,万物始生。一年之计在于春,春季是养生最佳时期,也是养生的开始。

春季的五行属性为木,其生理特点为"木曰曲直",即向上生长和向外舒展,具有生长、升发、条达、舒畅的特点。

春季的五脏归属为肝,肝具有条畅情志、疏泄气机的作用。

1. 情志

春天肝气生发,故易动怒,所以要力戒暴怒,更忌情怀忧郁,做到心胸开阔,乐观向上,保持心境愉悦的好心态。关键是顺应春天阳气生发、万物萌生的特点,使自己的精神、情志、气血也能像春天的气候那样舒展畅达、生机勃发。

2. 饮食

中医认为,养阳重在养肝。在饮食方面要考虑春季阳气初生,宜食辛甘发散之品,不宜食酸收之味。保肝十分重要,饮食做到均衡,多吃新鲜蔬菜,少吃酸、辣及油炸、烤、煎食品,勤喝水,少饮酒。平时调理好情绪,每天保持有个好心情,有目的地选择一些柔肝养肝、疏肝理气的草药和食品:草药如枸杞、丹参、元胡等;食品选择有辛温发散功效的大枣、豆豉、葱、香菜、花生等。

3. 起居

春季养生秘诀在注意保持体内的阳气。春天气温适中,湿度也适合睡眠,加上春天比冬天夜短,故有春困,能"春眠不觉晓"。此外,在初春,天气由寒转暖,各种致病的细菌、病毒随之生长繁殖,温热毒邪开始活动,现代医学所说的流感、流脑、麻疹、猩红热、肺炎也多有发生和流行。因此在春季,起居宜早睡早起,保持每天有充足睡眠;午饭半小时后应适当小憩,一般以 30min 或 40min 为宜;房间注意通风,保持室内空气清新;坚持锻炼身体,根据自己年龄、体质,选择慢跑、散步、保健操等适当的锻炼项目。

（二）夏季养生法

夏季天气渐热,阳气旺盛,植物繁盛。

夏季的五行属性为火,其特性为"火曰炎上",即是温暖、上升,具有温热、升腾、活动、上升的作用。

夏季的五脏归属为心,其生理特点为"心为君主之官",心主血脉,心藏神。

1. 情志

天阳下济,地热上蒸,天地之气上下交合,是万物繁荣的季节。夏季是一年阳气最盛的季节,是人体新陈代谢旺盛的时期,在整个夏季的养生中要注重对心脏的养护。夏季要神清气和,快乐欢畅,心胸宽阔,精神饱满,如万物生长需要阳光那样,对外界事物要有浓厚的兴趣,培养乐观外向的性格,以利于气机的通泄。与此相反,凡懈怠厌倦,恼怒忧郁,则有碍气机通畅。

2. 饮食

夏时中医认为宜多食酸味以固表,多食咸味以补心。从阴阳学角度看,夏月伏阴在内,饮食不可过寒,如心旺肾衰,即外热内寒之意,因其外热内寒,故冷食不宜多吃,少则犹可,贪多定会寒伤脾胃,令人吐泻。

夏季应以清淡爽口,又能刺激食欲的饮食为主,具有清热祛暑功效的食物有茄子、鲜藕、绿豆芽、丝瓜、黄瓜、冬瓜、西瓜、西红柿等。夏季西瓜、西红柿多食,可生津止渴。老年人应少吃油腻食物,体弱者应避免食用冷饮及生冷瓜果,以免引起消化功能障碍。西瓜、绿豆汤、乌梅小豆汤,为解渴消暑之佳品,但睡前勿吃西瓜。

3. 起居

夏季炎热,"暑易伤气",若汗泄太过,令人头昏胸闷,心悸口渴,恶心甚至昏迷;夏日炎热,腠理开泄,易受风寒湿邪侵袭。起居应该遵循以下几点。

(1)《黄帝内经》中有"夏三月……夜卧早起,无厌于日",意指夏季要早点起床,以顺应阳气的充盈,晚些入睡,以顺应阴气的不足。顺应自然界阳盛阴衰的变化,宜晚睡早起。

(2)安排室外工作和体育锻炼时,应避开烈日炽热之时,加强防护。

(3)合理安排午休时间;每日温水洗澡。

(4)睡眠时带空调的房间,室内外温差不宜过大,不宜夜晚露宿。

4. 运动

夏季多阳光,但不要厌恶日长天热,仍要适当运动。夏季运动最好选择在清晨或傍晚天气较凉爽时进行,场地宜选择在河湖水边、公园庭院等空气新鲜的地方,有条件的人可以到森林、海滨地区去疗养、度假。锻炼的项目以散步、慢跑、太极拳、广播操为好,不宜做过分剧烈的活动,若运动过激,可导致大汗淋漓,汗泄太多,不但伤阴气,也易损阳气。在运动锻炼过程中,出汗过多时,可适当饮用淡盐开水或绿豆盐水汤,切不可饮用大量凉开水,更不能立即用冷水冲头、淋浴,否则会引起寒湿痹证等多种疾病。

（三）秋季养生法

秋季阳气始收,阴气渐长多事之秋。白露过后雨水渐少,天气干燥,昼热夜凉,气候寒热多变,容易伤风感冒,许多旧病也易复发,故被称为"多事之秋"。

秋季的五行属性为金,其特性为"金曰从革",即是收敛、沉降、稳定,具有清洁、肃降、收敛的作用。

秋季的五脏归属为肺,其生理特点为"相傅之官",肺主气,司呼吸。

1. 情志

悲忧易伤肺,肺气虚则机体对不良刺激的耐受性下降,易生悲忧之情绪,所以在进行自我调养时不可背离自然规律,循其古人之纲要"使志安宁,以缓秋刑,收敛神气,使秋气平;无外其志,使肺气清,此秋气之应,养收之道也"。

在精神调养方面要做到内心宁静,神志安宁,心情舒畅,切忌悲忧伤感,即使遇到伤感的事,也应主动予以排解,以避肃杀之气,同时还应收敛神气,以适应秋天容平之气。

2. 饮食

酸味收敛肺气,辛味发散泻肺,秋天宜收不宜散,所以要尽量少吃葱、姜等辛味之品,适当多食酸味果蔬。秋季燥气,易伤津液,故饮食应以滋阴润肺为宜;朝朝盐水,晚晚蜜汤。总之,秋季时节,可适当食用芝麻、糯米、粳米、蜂蜜、枇杷、菠萝、乳品等柔润食物,以益胃生津。

中医医书记载:"盖晨起食粥,推陈出新,利膈养胃,生津液,令人一日清爽,所补不小。"建议根据自身实际选择不同的粥食用,如百合红枣糯米粥滋阴养胃,扁豆粥健脾和中,生姜粥御寒止呕,胡桃粥润肺防燥,菊花粥明目养神,山楂粥化痰消食,山药粥健脾固肠,甘菊枸杞粥滋补肝肾。

3. 起居

在起居调养方面:立秋之季已是天高气爽之时,应开始"早卧早起,与鸡具兴",早卧以顺应阳气之收敛,早起为使肺气得以舒展,且防收敛之太过。立秋乃初秋之季,暑热未尽,虽有凉风时至,但天气变化无常,即使在同一地区也会出现"一天有四季,十里不同天"的情况。因而着衣不宜太多,否则会影响机体对气候转冷的适応能力,易受凉感冒。

（四）冬季养生法

冬季阳气内藏,生机潜伏冬不藏精、春必病瘟。

冬季的五行属性为水,其特性为"水曰润下",即是滋润、向下、寒凉,具有滋润、寒凉、向下运行的作用。

冬季的五脏归属为肾,其生理特点为"作强之官",肾藏精,肾主纳气,肾主水,肾主生殖等。

1. 情志

在精神调养上要做到力求其静,控制情志活动,保持精神情绪的安宁,含而不露,避免烦扰,使体内阳气得以潜藏。

2. 饮食

冬季是进补的好季节,进补要顺应自然,注意养阳。少食生冷,但也不宜燥热,根据体质有的放矢地食用一些滋阴潜阳,热量较高的膳食为宜,根据中医"虚则补之,寒则温之"的原则,冬季要多吃温、热性质的食物,提高机体的耐寒力。狗肉、羊肉是老年人冬季滋补佳品,此外每天晨起服人参酒一小杯,可防风、御寒、活血。将牛肉切小块,加黄酒、葱、姜用砂锅炖烂,食肉喝汤,可益气止渴、滋养脾胃。同时也要多吃新鲜蔬菜以避免维生素的缺乏,如牛羊肉、乌鸡、鲫鱼,多饮豆浆、牛奶,多吃萝卜、青菜、豆腐、木耳等。

3. 起居

中医认为,"冬者,天地闭藏",即是说冬季万物闭藏,自然界阴盛阳衰,各种动植物都潜藏阳气,以待来春。因此,冬季养生应注重敛阴护阳:尽量早睡晚起,保持较长的休息时间,使意志安静,人体潜伏的阳气不受干扰;坚持适当锻炼,但要注意做好充分的准备活动,锻炼后要及时擦干汗液;注意背部保暖,背部是"阳中之阳",风寒等极易通过人体背部侵入而引疾病,老年人、儿童及体弱者尤其应注意避寒就暖。

早睡晚起,日出而作,保证充足的睡眠,有利于阳气潜藏,阴精蓄积。而衣着过少过薄、室温过低既易感冒又耗阳气。反之,衣着过多过厚,室温过高则腠理开泄,阳气不得潜藏,寒邪易于侵入。冬天动一动,少闹一场病;冬天懒一懒,多喝药一碗;常晒太阳,少洗澡。

三、四季养生食谱

（一）春季

早春饮食取温避凉。早春应适当吃些春笋、香椿、菠菜、柳芽、荠菜、葱、姜、蒜、

456

韭菜、芥菜等偏于温补的蔬菜和野菜,不能一味食用人参等温热补品,以免春季气温逐渐上升,加重身体内热,损伤到人体正气;应少食黄瓜、冬瓜、茄子、绿豆等性凉食物。

晚春饮食宜清补,可以适当选择甘蔗汁、荠菜、百合、螺、鸭肉、苦瓜、紫菜、海带、海蜇、绿豆等平补食物,少食辛辣、黏冷、肥腻之物。

（二）夏季

夏季是阳气最盛的季节,此时也是人体新陈代谢最旺盛的时候,人体出汗过多而容易丢失津液,因此夏季养生应该以清淡食物为主,避免伤津耗气。

夏季饮食多清淡。夏季暑热,人的脾胃消化功能相对较弱,应适当吃些清热解毒的食物,蔬菜类如茼蒿、芹菜、小白菜、香菜、苦瓜、竹笋、黄瓜、冬瓜等;鱼类如青鱼、鲫鱼、鲢鱼等,这些食物能起到清热解暑、消除疲劳的作用,对中暑和肠道疾病有一定的预防作用。

夏季饮食宜补气。可适当选择一些滋阴补气的食物,如胡萝卜、菠菜、桂圆、荔枝、花生、番茄等。多食杂粮、蔬果以寒其体,但生冷瓜果当适可而止,不可过食,以免过于寒凉,损伤脾胃。夏季心气旺盛,易伤人气阴,在这个季节里,应以补气养阴、清暑热为主,如冬瓜、西瓜、莲藕、鸭肉等,不宜多食温补、滋腻厚味之品。

（三）秋季

秋季阳气渐收,阴气渐长,此时人体也应顺应四时变化的规律,进入保护阴气的时机,在饮食方面应以防燥养阴、滋阴润肺为主。

入秋饮食宜甘润。宜多选甘寒滋润之品,如银耳、梨、葡萄、糯米、甘蔗、豆浆、莲藕、菠菜、猪肺等,这些食物有润肺生津、养阴清燥的作用。应少食葱、姜、辣椒等辛味之品。秋季饮食宜滋补。

秋季引补是中医养生要旨之一,为冬令进补打好基础,避免冬季虚不受补的发生,可适当服用百合、川贝等中药材,对于缓解秋燥有良效。秋季宜少辛增酸。秋天要少吃一些蒜、韭菜、辣椒等辛味之品,以免伤及肺气;要多吃一些酸味的水果和蔬菜,要选择葡萄、芒果、山楂等酸味食品,以防秋燥。

（四）冬季

冬季是万物生机潜伏闭藏的季节,此时天寒地冻,人体血液循环减慢。中医认为,此时寒邪强盛,易伤及人体阳气,因此,冬季养生重在滋补。

冬季饮食宜滋补。冬季饮食养生的基本原则是要顺应体内阳气的潜藏,敛阳护阴。可适当选用羊肉、狗肉、虾、桂圆、栗子、甲鱼等食物,多吃些薯类,如甘薯、马铃薯等,多吃蔬菜类如大白菜、白萝卜、绿豆芽等。

冬季忌食寒性食物。冬三月草凋零、冰冻虫伏,是自然界万物闭藏的季节,人

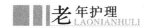

的阳气也要潜藏于内,脾胃功能相对虚弱,若再食寒凉,宜损伤脾胃阳气。因此冬季应少吃荸荠、柿子、生萝卜、西瓜等性凉的食物。同时,不要吃得过饱,以免引起气血运行不畅,更不要饮酒御寒。

第七节 | 老年人现代养生法

一、禁食养生法

(一)概念

所谓的禁食疗法,是指在一定时间内停止进食,只适量饮水或者喝生果汁、菜汁,以达到祛病、改善体质、增进健康的目的。禁食疗法古已有之,在我国《黄帝内经》中也有对食忌疗法、饥饿疗法的记载。《红楼梦》中不少情节也对禁食治病做了详细描写。根据禁食时间长短不同,分为间歇禁食疗法和完全禁食疗法两种。

(二)意义

超重和肥胖在代谢综合征发生、发展中起到了决定性的作用。禁食期间,胰岛得到休息,而脂肪则相应被分解。这就是禁食期间很多人体重会下降的原因。通过禁食疗法,能明显减轻代谢综合征患者的体重和腰围,即减轻肥胖,从而减少代谢综合征发生的"危险因子",发挥防病治病作用。时不时地利用禁食进行养生可以帮助人们把体内病残、衰老的细胞以及代谢废物排出体外,而在体内的"赃物"排出后,上述疾病就会随之好转,同时也达到了促进健康的作用。与用药养生相比,不会出现不良反应,也就避免了对人体造成的损害。

(三)方法

1. 禁食前准备

(1)心理准备:禁食的目的是为了使身心获得休息,而不只是减肥,首先在心理上应该要明确,不能太过于注重禁食带来的减肥效果。

(2)饮食准备:决定进行禁食前要慢慢开始改变饮食习惯,首先,尽可能不吃肉食类食品及非天然食品,多吃瓜果蔬菜。食量应逐渐减少,饮食多以素食为主。这样做的目的是使身体能够逐渐适应新的饮食习惯的节奏,循序渐进地达到禁食的目的。而禁食之后的恢复饮食也应循序渐进地进行。

2. 禁食阶段

(1)设定日程:禁食的时间一般以 1d 为宜,两次禁食之间最好要相隔两周以上。或者依照自己的身体和环境来制定实施的日程。建议时间宜选在周末进行,别在压力最大的上班期间进行禁食,以免身体严重缺乏热量而导致身体不适。

(2)减食:禁食前几天针对性的对平时的饮食作调整,具体操作可以参照下面的做法:禁食日前三天即为开始减食的日期,如果减食日为 3d,摄取食物的量依序为:3/3→2/3→1/3→禁食,减食过程应慢慢进行,让身体逐渐适应。有人会有这样的心理,即将禁食前大吃一顿来弥补未来不吃东西的失落感,这样就会踏进养生的误区,千万不能这样做,只会付诸东流。

(3)禁食:选择合适的禁食方式,在这段时间内,所清除的应该不只是体内毒素,还有心灵上的提升。因此,可以选择一些益智或感兴趣的事情去做,以转移对食物的渴求,例如可以看看书、听听歌等,同时也能愉悦心情。

3. **恢复饮食**

一般来说,禁食的成功是取决于这个阶段的,这才是么对禁食者的真正考验时期。刚刚恢复饮食会有饥饿感,但应切忌大吃大喝,摄取食物的原则应该和减食阶段相同,逐渐添加一些像全麦面包、沙拉一类的食物。

(四)注意事项

(1)禁食之前应进行全面的身体检查,看是否适合禁食,凡身体虚弱、患急性病的人以及精神病、结核病患者不可禁食。

(2)禁食一个月内禁止烟、酒,不喝刺激性饮料,禁止性生活。

(3)禁食过程中严禁热水浴。

(4)禁食期间,如感到虚弱而无法忍受饥饿,应中止禁食。

(5)禁食结束后,胃肠功能十分弱,故而饮食应以米汤开始,量由少至多渐增,至第五天可恢复正常食量的一半,然后再逐渐恢复。

二、静坐养生法

(一)概念

静坐养生是我国固有的养生术,是一门既古老又科学的身心修炼方法。自古以来,中国人一直以静坐为涵养道德和保养身体的秘法。早在战国时期,庄子就主张要摒弃私欲,在静中养生。明朝的王阳明继承、发扬了这一学说,创建了静坐术。特别是佛教传入中国之后,打坐更成为儒释道所有修行者的必备功课。静坐一法,佛法叫坐禅。禅,为心体寂静而能审虑之义;定,为心定止于一境而离散动之义。禅定之人可从中获得禅味,即轻安寂静之妙味,愉悦身心,即一心清静,万念俱寂,自然而得适悦之妙味。

(二)意义

现代医学研究表明,静坐时人的耗氧量显著下降,心脏负荷减轻,脑血流量增加,人的身心得到充分休息,大脑功能得到积极调整,从而大大提高了人的身体素质,使人耳聪目明健康起来。这是因为人静坐时,全身肌肉放松,心率、呼吸及大脑电波缓慢,高度有序,耗氧量减少,基本代谢率降低,免疫功能增强,全身小血管舒张,血中肾上腺素与其他紧张激素下降,大脑皮质处于保护性抑制状态,皮质功能同步化增强,神经功能协调统一等一系列生物生理变化,对强身健体、防治疾病及延缓衰老均相当有效。

（三）方法

静坐养生的具体做法有以下几点。

1. 环境

找一个幽静的地方,比如房间或者公园等角落,要保证无人干扰。

2. 物品

找一个柔软的坐垫,也可以选择坐在床上或沙发上。

3. 姿势

头自然正直,忌僵硬,鼻正对肚脐,眼微闭,唇略合,牙不咬,舌舐上腭,宽衣松带,腰背放松,肩肘下沉,但不用力;身宜平直,脊椎要正,背勿靠它物,胸部可略前倾;手心向下,自然地轻放在靠近小腹的大腿根部;两脚平行着地与肩同宽,座位以屈膝90°为宜。

4. 呼吸

吸长而缓,呼短而促,行之不经意之间,静坐特别讲究运气,要求自然、不用力、摒杂念、意在丹田。

5. 时间

清晨和临睡前较好。每次静坐 30min,每日 2 次。

（四）注意事项

(1)静坐时要宽衣松带,摘下手表、眼镜、首饰等。

(2)选择安静、干净和避风的环境。情绪不稳定时不要勉强,待心平静下来才开始静坐。

(3)不讲究时间和方位,只要有时间就可以练习。

(4)不要在过饥过饱的情况下静坐。天气恶劣时不宜静坐,晨间大雾不要在室外练习。

(5)静坐过程中如出现恶心、头痛、呼吸困难等现象,请不要害怕,睁开眼睛,做几下呼吸引导,拍打全身即可。

由于静坐可澄心,符合祖国医学心定则气和顺,气和顺则血道畅,精气内充,正气强盛,强身祛病的观念。静坐时精神凝放,使散乱的心念逐步归于凝定,使浮躁不安的情绪趋于平和,达到气血平和,阴阳平衡。静坐对肺结核、神经官能症、神经衰弱、心脏病、头痛、失眠等疾病均有好处,还可增强耐寒和消化能力。亦可润泽肌肤,有美容功效。

养生的方法很多,这里只介绍两种,但无论如何,养生重在实践和坚持,需要从生活中的点点滴滴做起。现将养生之道总结为"一、二、三、四、五"。望老年人记住:真正重视"一个",以健康为中心;经常实践"两点",糊涂一点,潇洒一点;充分认识"三个"忘记,忘记过去,忘记年龄,忘记恩恩怨怨;注意"三个不",不要不服老,不急躁,不生气;努力做到"四乐",进取有乐,知足常乐,助人为乐,自得其乐;处事求"五然",凡事顺其自然,遇事处之泰然,得意之时惕然,失意之时坦然,艰辛曲折必然。

第八节 传统经典保健法

一、针灸疗法

(一)概念

中医针灸疗法:是针法和灸法的合称。针法是把毫针按一定穴位刺入患者体内,用捻、提等手法来治疗疾病。灸法是把燃烧着的艾绒按一定穴位熏灼皮肤,利用热的刺激来治疗疾病。针灸是中国古代常用的治疗各种疾病的手法之一。

(二)原理

中医针灸依据的是"虚则补之,实则泻之"的辨证原则,进针后通过补、泻、平补平泻等手法的配合运用,以取得人体本身的调节反应。"灸"即艾灸,以火点燃艾炷或艾条,烧灼穴位,将热力透入肌肤,以温通气血。针灸就是以这种方式刺激体表穴位,并通过全身经络的传导,来调整气血和脏腑的功能,从而达到"扶正祛邪"、"治病保健"的目的。

(三)功能

1. 疏通经络

《灵枢·海论》说:"夫十二经脉者,内属于腑脏,外络于肢节。"十二经脉的分布,阳经在四肢之表,属于六腑;阴经在四肢之里,属于五脏。并通过十五络的联系,沟通表里,组成了气血循环的通路,它们"内溉脏腑,外濡腠理",维持着正常的生理功能。疏通经络的作用就是可使瘀阻的经络通畅而发挥其正常的生理作用,是针灸最基本、最直接的治疗作用。经络"内属于脏腑,外络于肢节",运行气血是其主要的生理功能之一。经络不通,气血运行受阻,临床表现为疼痛、麻木、肿胀、瘀斑等症状。针灸科选择相应的腧穴和针刺手法及三棱针点刺出血等使经络通畅,气血运行正常。

2. 调和阴阳

针灸治病的主要作用在于调和阴阳,正如《灵枢·根结》说:"用针之要,在于知调阴与阳,调阴与阳,精气乃光,合形与气,使神内藏。"针灸调和阴阳的作用就是可使机体从阴阳失衡的状态向平衡状态转化,是针灸治疗最终要达到的目的。针灸调和阴阳的作用,基本是通过腧穴和针刺手法来完成的。疾病发生的机理是复杂的,但从总体上可归纳为阴阳失衡。针灸调和阴阳的作用是通过经络阴阳属性、经穴配伍和针刺手法完成的。

3. 扶正祛邪

扶正,就是扶助抗病能力;祛邪,就是祛除致病因素。扶正祛邪是临床治疗的重要法则,在正邪双方斗争中,两者盛衰的程度不同,其病证也不同。"邪气盛则实,精气夺则虚",所以治疗时实证应用泻法,虚证应用补法,针灸扶正祛邪的作用就是可以扶助机体正气及驱除病邪。疾病的发生发展及转归的过程,实质上就是正邪相争的过程。针灸治病,就是在于能发挥其扶正祛邪的作用。

（四）常用灸法

灸法,是用艾绒或其他药物放置在体表的穴位上烧灼、温熨,借灸火的温和热力以及药物的作用,通过经络的传导,起到温通气血、扶正祛邪的作用,以达到治病和保健目的的一种外治法。它能治疗针刺效果较差的某些病症,或结合针法应用,更能提高疗效,所以是针灸疗法中的一项重要内容。故《医学入门》说:"凡病药之不及,针之不到,必须灸之。"常用灸法可分为艾灸法和非艾灸法两大类。

1. 艾炷灸

艾炷灸施灸时所燃烧的锥形艾团,称为艾炷。临床上根据不同的灸法,使用大小不同的艾炷。艾炷的制作一般用手捻。将纯净的艾绒放在平板上,用拇、食、中三指边捏边旋转,把艾绒捏紧成规格大小不同的圆锥形艾炷,小者如麦粒大,中者如半截枣核大,大者如半截橄榄大。每燃烧尽一个艾炷,称为一壮。施灸时,即以艾炷的大小和壮数多少来掌握刺激量的轻重。艾炷灸可分为直接灸和间接灸两类。

（1）直接灸:又称明灸、着肤灸,即将艾炷直接置放在皮肤上施灸的一种方法。根据灸后对皮肤刺激的程度不同,又分为瘢痕灸和无瘢痕灸两种。

瘢痕灸又称化脓灸,即用黄豆大或枣核大艾炷直接放在穴位上施灸,局部组织经烫伤后产生无菌性化脓现象,以改善体质,增强机体的抗病能力,从而起到防治疾病的目的。《针灸资生经》中说："凡着艾得灸疮，所患即瘥，若不发，其病不愈。"说明古代灸法一般要求达到化脓，即所谓"灸疮"，而且把灸疮的发或不发，看成是取得疗效的关键。目前临床上对哮喘、慢性胃肠病、体质虚弱、发育障碍等证多采用本法。其操作方法是：①选择体位及点穴：因灸治要将艾炷安放在穴位表面，并且施治时间较长，所以选取的体位要求平正、舒适。待体位选好后正确点穴，可用棉签蘸甲紫或用墨笔在穴位上划点标记。《千金要方》说："凡点灸法，皆须平直，四肢无使倾倒，灸时孔穴不正，无益于事，徒破皮肉耳。若坐点则坐灸之，卧点而卧灸之……"说明古人对于灸疗时的体位和点穴是十分重视的。②艾炷的安放和施灸：艾炷安放时先在穴位上涂少量蒜液或凡士林，以增加黏附性和刺激作用。放好后，用线香点燃艾炷，烧近皮肤时患者有灼痛感，可用手在穴位四周拍打以减轻痛感。灸完1壮后，除去灰烬，方可换炷，每换1壮，即可涂凡士林或大蒜液1次，可连续灸7～9壮。③敷贴淡膏药：灸满壮数后，在灸穴上敷贴淡膏药，可每天换贴1次。大约1周左右，灸穴逐渐出现无菌性化脓反应，如脓液多，膏药应勤换，约经30～40d，灸疮结痂脱落，局部留有疤痕。在灸疮化脓时，局部应注意清洁，避免污染，以免并发其他炎症（正常的无菌性化脓，脓液较淡色白，若感染细菌而化脓，脓色多呈黄绿色）。同时可多吃一些营养较丰富的食物，促使灸疮的正常透发，有利于提高疗效。此灸法有后遗瘢痕，灸前应征求患者同意。

无瘢痕灸又称非化脓灸，临床上多用中小艾炷。施灸时先在所灸腧穴部位涂少量的凡士林，以使艾炷便于黏附，然后将艾炷放置于腧穴部位点燃施灸，当艾炷燃剩五分之二或四分之一而患者感到微有灼痛时，即可易炷再灸。若用麦粒大艾炷施灸，当患者感到有灼痛时，医者可用镊子将艾炷熄灭，然后继续易炷再灸，待将规定壮数灸完为止。一般应灸至局部皮肤红晕而不起泡为度。因其皮肤无灼伤，故灸后不化脓，不留瘢痕。一般虚寒性疾患均可采用此法。

(2)间接灸又称隔物灸、间隔灸，是用药物将艾炷与施灸腧穴部位的皮肤隔开进行施灸的方法。古代的隔物灸法种类很多，广泛用于临床各种病证。所隔的物品有动物、植物和矿物，多数属于中药。药物又因病、因、证的不同，既有单方，又有复方。故治疗时既发挥了艾灸的作用，又有药物的功能。有特殊效果且常用的间接灸有以下几种：①隔姜灸：将鲜生姜切成直径大约2～3cm、厚约0.2～0.3cm的薄片，中间用针刺数孔，然后将姜片置于应灸腧穴部位或患处，再将艾炷放姜片上面点燃施灸。当艾炷燃尽，再易炷施灸。灸完规定的壮数，以使皮肤潮红而不起泡为度。常用于因寒而致的呕吐、腹痛、腹泻以及风寒痹痛等。②隔蒜灸：将鲜大蒜头切成厚约0.2～0.3cm的薄片，中间用针刺数孔（捣蒜如泥亦可），置于应灸腧穴或患处，然后将艾炷放在蒜片上点燃施灸。待艾炷燃尽，易炷再灸，直至灸完规定的壮数。此法多用于治疗瘰疬、肺痨及初起的肿疡等症。③隔盐灸：用纯净的食盐填敷于脐部,或于盐上再置一薄姜片,上置大艾炷施灸,可防止食盐受火爆起而伤人。一般灸3～7壮。此法有回阳、救逆、固脱之功,但需连续施灸,不拘壮数,以待脉起、肤温、证候改善。临床上常用于治疗急性寒性腹痛、吐泻、痢疾、淋病、中风脱证等。④隔附子饼灸:将附子研成粉末,以黄酒调和,做成直径约3cm、厚约0.8cm的附子饼,中间留一小孔或用针刺数孔,将艾炷置于附子饼上,放在应灸腧穴或患处,点燃施灸。由于附子辛温大热,有温肾补阳的作用,故多用于治疗命门火衰而致的阳痿、早泄、遗精或疮疡久溃不敛等症。

2. 艾卷灸

艾卷灸又称艾条灸,即用桑皮包裹艾绒卷成圆筒形的艾卷,将其一端点燃,对准穴位或患处施灸的一种方法。有关艾卷灸的最早记载见于明代朱权的《寿域神方》一书,其中有"用纸实卷艾,以纸隔之点穴,于隔纸上用力实按之,待腹内觉热,汗出即瘥"的记载。后来发展为在艾绒内加入药物,再用纸卷成条状艾卷施灸,名为"雷火神针"和"太乙神针"。在此基础上又演变为现代的单纯艾卷灸和药物艾卷灸。

按操作方法艾卷灸又分为悬灸、实按灸两种,现介绍如下。

(1)悬灸:按其操作方法又可分为温和灸、雀啄灸、回旋灸等。

温和灸:将艾卷的一端点燃,对准应灸的腧穴或患处,约距离皮肤2～3cm处进行熏烤,使患者局部有温热感而无灼痛为宜,一般每处灸5～7min,至皮肤红晕为度。如果遇到局部知觉减退者或小儿等,医者可将中、食两指分开,置于施灸部位两侧,这样可通过医者手指的感觉来测知患者局部的受热程度,以便随时调节施灸的距离和防止烫伤。

雀啄灸:施灸时,艾卷点燃的一端与施灸部位的皮肤并不固定在一定的距离,而是像鸟雀啄食一样,一上一下活动地施灸。一般来说,雀啄灸可使老年人有发热、出微汗和局部肌肉兴奋或全身振作的感觉,此法透邪解表力大。

回旋灸:施灸时,艾卷点燃的一端与施灸部位的皮肤虽保持一定的距离,但不固定,而是向左向右方向移动或反复旋转地施灸。此法发挥热度均匀,作用面大,对麻痹疗效显著,常用于风湿痹痛及神经麻痹症。

(2)实按灸:或称太乙针,艾条灸之一种。先制作太乙神针,然后在选定施灸穴位上,将上述艾卷点燃后再用七层棉纸包裹,紧按该穴。如老年人感觉太烫,可将艾卷略提起,等热减再灸,如此反复施行。常用于风湿痹证。

总之,艾灸疗法种类较多,除了上述的方法外,还有灯火灸、温灸器灸等,其他的不做介绍。

二、推拿保健

（一）概念

推拿,古称按摩、按跷等,是中医学的一个重要组成部分,属中医外治法之一。它是以中医的脏腑、经络学说为理论基础,并结合西医的解剖和病理诊断,而用手法作用于人体体表的特定部位以调节机体生理、病理状况,达到理疗目的的方法,从性质上来说,它是一种物理的治疗方法。从推拿的治疗上,可分为保健推拿、运动推拿和医疗推拿。

中医推拿是在中医基础理论指导下,根据病情,在人体体表特定部位或穴位上,运用各种手法以及某些特定的肢体活动,以调节机体生理、病理状态,从而达到疾病防治目的的一种方法。

（二）功能

1. 疏通经络,调和气血

《黄帝内经》里说"经络不通;病生于不仁,治之以按摩",说明按摩有疏通经络的作用。经络内属于脏腑,外络于肢节,沟通于脏腑和体表之间,将人体的脏腑组织器官联系成为一个有机的整体。经络又是运行气血的通路,因此,经络不通,脏腑就会生病,气血会发生阻滞、逆乱,筋骨关节会萎缩不用等。推拿治病,通过各种手法刺激,可疏通经络,调和气血,当人体经络疏通后,气血运行才能正常。如按揉足三里,推脾经可增加消化液的分泌功能等,从现代医学角度来看,按摩主要是通过刺激末梢神经,促进血液、淋巴循环及组织间的代谢过程,以协调各组织、器官间的功能,使机能的新陈代谢水平有所提高。

2. 平衡阴阳,调理脏腑

人体在正常情况下,保持着阴阳相对平衡的状态,人体生病,是因为"阴阳失调"。推拿治疗,就是根据证候的属性来调节阴阳的偏盛偏衰,平衡脏腑,使其恢复正常的生理功能,所谓"阴平阳秘,精神乃治"。推拿调整阴阳,平衡脏腑的作用,主要是运用各种手法刺激一定的腧穴来完成的。例如用较强的拿按法刺激内关,可治疗心动过缓,而用较弱的揉按法刺激内关,可治疗心动过速。又如阳虚患者,可用揉法、擦法等较强刺激量的手法,作用于督脉和背俞等穴,以助其阳。而阴虚患者,则用摩法、揉法等较弱的手法,作用于任脉(为阴经之海)腧穴,以补其阴。经常做推拿或自我推拿,还能增强五脏六腑的功能。例如,经常摩中脘,揉气海、关元、天枢,按揉合谷、足三里、三阴交等穴,促使胃肠功能加强,并增强肾与膀胱的功能,使食欲增强,二便通畅。

3. 活血祛瘀,理筋整复

因闪挫撞击、跌扑损伤后,导致气滞血淤,阻塞经络,或伤筋损骨,出现肿胀、疼痛等,推拿治疗时,可根据损伤的不同部位,采用不同的手法和选用一定的腧穴进行治疗。例如,胸胁挫伤而引起的胸胁疼痛,在胸胁、背部用摩法、推法,还应根据其经脉循行路线和穴位的功效,采用拿揉内关、合谷、阳陵泉等。又如踝关节扭伤,主要用揉法作用于病变局部及其周围,同时按揉太冲、三阴交,以加强活血祛瘀的功效。再如,外伤引起的筋脉、关节扭伤或脱位,可用推拿手法理筋、正骨、复位等。又因筋骨是肝肾的外合。肝血盈则筋得所养,骨髓充则骨骼劲强。故当损骨伤筋病情严重时,还应推拿肝经和肾经的腧穴,以补益肝肾,促进筋骨修复。

4. 缓解拘急,消肿止痛

痉挛主要指四肢或面部肌肉拘急,屈伸不利。推拿对外感风寒,寒湿蕴结和肝血亏虚引起者,有较好疗效。例如,外感风寒,侵入太阳经脉,经气失宣,寒性收引而发病者,可用拿按法作用于风池穴,用擦法、按法作用于背部,使其发汗,驱散风邪。又如肝血亏虚,不能养筋引起的痉挛。可揉关元、肾俞和肝经腧穴,以补益肝肾之本,再按揉其病变部位,以缓解痉挛。推拿手法能产生热量,疏通局部气血,滑利关节,使痉挛的肢体得以舒缓。由于推拿对经络的疏通有明显效果,故气血运行通畅,水液不得聚积不至于发生肿胀、疼痛等症状。

5. 扶正祛邪,防病保健

扶正,就是扶助抗病能力;祛邪,就是祛除致病因素,人体正气旺盛,邪气就不能造成疾病。如果正气虚弱,邪气就会乘虚而入致病,得病之后,即是正气和邪气相互斗争的过程。若正气足,正能胜邪,则邪退而病愈。若正虚不能胜邪,则邪进而病情恶化。若经常推拿,又能灵活运用适当的手法和选取补虚的腧穴,就可起到补虚强体,防止外邪内侵的作用。在邪气已经致病的情况下,推拿一方面可以鼓舞人体正气,另一方面又可以疏通经络,发汗解表,祛风除寒,或活血化瘀,消肿止痛,或理筋整复,缓解拘急等,以使疾病好转和痊愈。

（三）推拿治法

推拿基本治法可以概括为推拿八法。

1. 温法

"劳者温之","损者温之",适用于虚寒证。

2. 补法

适用于功能衰弱及体虚者。

3. 和法

和解之法。

4．散法

"结者散之,摩而散之"。

5．通法

"通则不痛,痛则不通",适用于痛证或经络不通所引起的病证。

6．泻法

泻法为攻逐结滞、通泄大便的治法。

7．汗法

适用于外感风寒或风热之邪。

8．清法

以清热为主要的作用。

参考文献

[1] 陈长香,余昌妹. 老年护理学[M]. 2版. 北京:清华大学出版社. 2013.

[2] 化前珍. 老年护理学[M]. 3版. 北京:人民卫生出版社. 2013.

[3] 郭桂芳. 老年护理学[M]. 北京:人民卫生出版社. 2012.

[4] 赵美玉. 老年护理学[M]. 郑州:郑州大学出版社. 2011.

[5] 张会君,王利群. 老年护理学[M]. 南京:江苏科学技术出版社,2013.

[6] 尤黎明,吴瑛. 内科护理学[M]. 4版. 北京:人民卫生出版社,2008.

[7] 孙玉石. 老年护理学[M]. 北京:科学技术出版社,2007.

[8] 鲁亚平. 老年护理学[M]. 北京:科学技术出版社,2006.

[9] 孙国庆. 老年护理学[M]. 南京:江苏科学技术出版社,2008.

[10] 肖新丽,谢玉琳. 老年护理学[M]. 北京:中国医药科技出版社,2009.

[11] 黄金. 老年护理学[M]. 2版. 长沙:湖南科学技术出版社,2009.

[12] 王海霞. 老年护理学[M]. 上海:同济大学出版社,2008.

[13] 姚景鹏. 老年护理学[M]. 2版. 北京:北京大学医学出版社,2007.

[14] 王英,黄一凡. 老年护理学[M]. 南昌:江西科学技术出版社,2007.

[15] 陆再英,钟南山. 内科学[M]. 7版. 北京:人民卫生出版社,2008.

[16] 蔡聚雨. 养老康复护理与管理[M]. 2版. 上海:第二军医大学出版社,2012.

[17] 孙建萍. 老年护理学[M]. 北京:人民卫生出版社,2014.

[18] 聂莉. 康复护理学[M]. 南昌. 江西科学技术出版社,2008.

[19] 姜贵云. 康复护理学[M]. 北京:人民卫生出版社,2002.

[20] 姜贵云. 康复护理学[M]. 北京:北京大学医学出版社,2009.

[21] 杨艳玲,杨信才,王彦. 康复护理学[M]. 北京:北京大学医学出版社,2007.

[22] 郭学军,周梅. 康复护理学[M]. 郑州:郑州大学出版社,2008.

[23] 马素慧,陈长香. 康复护理学[M]. 北京:清华大学出版社,2013.

[24] 施杞. 实用中国养生全书[M]. 上海:学林出版社,1990.

[25] 王艳梅. 老年护理学[M]. 2版. 北京:人民卫生出版社,2013.

[26] 陈洁,朱明珍,陆月梅. 我国老年护理的现状与展望[J],中华现代临床护理学杂志,2007,2(2):110 - 114.

[27] 陈国亮. 开展社区老年人健康管理成效观察[J]. 中国实用医药,2012,7(35):273 - 274.

[28] 齐美苓. 浅析国内外老年人健康管理[J]. 现代交际:下半月,2014,1:17.

[29] 赵惠芬. 老年人健康管理现状及发展方向[J]. 国外医学·老年医学分册,2008,29(4):187-189.

[30] 姚业祥. 对社区老年人健康管理的思考[J]. 齐齐哈尔医学院学报,2011,3(13):2148-2149.

[31] 张冬妮,刘永军. 老年人自我健康管理综合策略研究进展[J]. 护理学报,2013,20(6):25-27.

[32] 林晓嵩. 健康管理在我国人口老龄化进程中的作用[J]. 中国全科医学,2006,9(21):1749-1750.

[33] 王安龙. 健康管理在老年化体系中作用分析[J]. 医学信息,2011,24(3):272-273.

[34] 张砚,胡春平. 老年健康管理方略研究[J]. 中国社会医学杂志,2010,27(1):26-28.

[35] 笪素娟. 影响老年人心理健康的主要因素及干预措施[J]. 中国初级卫生保健,2006,20(4):64-65.

[36] 甘英. 尿失禁的护理研究及进展[J]. 现代医药卫生,2012,28(13):2014-2016.

[37] Raul A L. Compendium of urologic drugs[J]. Drugs Fut,2003,28(4):386-395.

[38] Topinkova E,Neuwirth J,Stankova M,et al. Urinaryand feacal incontinence in geriatric facilitiesin the Czech Republic[J]. Cas Lek Cesk,1997,136(18):573-577.

[39] 程清琳,郭惠文. 老年尿失禁的护理健康教育[J]. 中国民康医学,2012,24(14):1770-1771.

[40] 颜日丽,熊菊芽. 尿失禁病人的家庭护理和健康指导[J]. 护理研究,2006,20(3):690-691.

[41] 李锐. 尿失禁的护理进展[J]. 现代临床医学,2013,39(4):307-309.

[42] 梁少芬. 尿失禁病人的护理与研究进展[J]. 中外健康摘,2012,7(13):21-22.

[43] 马珍. 老年人视力减退292例临床分析[J]. 临床医学,2010,23(11):116.

[44] 陶燕燕,王芝英. 老年卧床病人大便失禁相关因素分析及护理[J]. 航空航天医药,2010,21(9):1729-1730.

[45] Sindhusake D,Mitchell P,Smith W,et al. Validation of self-eported hearing loss1The blue moutains hearing study[J]. Int J Ep idemiol,2001,30:

1371 – 1378.

[46] Nondahl D M，Cruickshanks K J，Wiley T L，et al. Prevalence and 5-year incidence of tinnitus among older adults：the ep idemiology of hearing loss study[J]. Am Acad Audio，2002，13：323 – 331.

[47] 刘丞，卜行宽. 听力减退的流行病学研究[J]. 中华耳鼻咽喉头颈外科杂志，2005，40(10)：75 – 797.

[48] 王玉霞，张春红. 老年人鼻出血的护理[J]. 齐齐哈尔医学院学报，2008，30(3)：381 – 382

[49] 蔡美琴. 预防老年人肥胖的 6 个原则[J]. 家庭健康，2009，12：25.

[50] 孙倩倩. 失眠：严重危害老年人健康的疾病[J]. 中国社区医师，2013，29(14)：548.

[51] 汪济红. 老年住院患者失眠原因的分析及护理[J]. 求医问药，2012，10(5)：136 – 137.

[52] 刘艳，石振玉，张志芳. 老年焦虑患者的临床特点及护理[J]. 中国老年保健医学，2009，7(1)：98.

[53] 陈蕾，杨帆，沈红. 神经衰弱患者的心理护理干预[J]. 中国民康医学，2008，20(17)：2075 – 2076.

[54] 刘同昌. 老年歧视与社会责任[J]. 人口与经济，2000，1：57 – 60.

[55] 陆峥，高之旭. 老年人的性功能和性适应[J]. 实用老年医学，2003，17(2)：71 – 73.

[56] Kiri V A，Pride N B，Soriano J B. Inhaled corticosteroids in chronic obstructive pulmonary disease：results from two observational designs free of immortal time bias[J]. Am J Respir Crit Care Med，2005，172(4)：460 – 464.

[57] World Health Oranization. Global atlas on cardiovascular disease prevention and control 2011 [R]. Geneva：WHO，2011.

[58] Mathers C D，Loncar D. Projection of global mortality and burden of disease from 2002 to 2030[J]. Plos Med，2006，3(11)：442.

[59] Vogiatzis I，Tsikrika E，Sachpekidis V，et al. Factors affectingsmoking resumption after acute coronary syndromes[J]. Hellenic J Cardiol，2010，51(4)：294 – 300.

[60] 张伟男，中国老人的临终关怀与死亡教育问题[J]. 中国医药指南，2013，11(19)：761 – 762.

[61] 周玲君，赵继军. 对我国临终关怀发展策略的思考[J]. 中国护理管理，